Chemie für Mediziner
7. überarbeitete Auflage

Chemie für Mediziner

Kurzgefaßtes Lehrbuch für Studenten

Klaus Beyermann

7., überarbeitete Auflage
112 Abbildungen, 71 Tabellen

1993
Georg Thieme Verlag Stuttgart · New York

Prof. Dr., Dr. h. c., Dr. h. c. K. Beyermann
Institut für Anorganische Chemie und Analytische Chemie
Johannes-Gutenberg-Universität, Mainz

Die Deutsche Bibliothek – CIP-Einheitsaufnahme

Beyermann, Klaus:
Chemie für Mediziner : kurzgefaßtes Lehrbuch für Studenten ;
71 Tabellen / Klaus Beyermann. – 7., überarb. Aufl. – Stuttgart ;
New York : Thieme, 1993

1. Auflage 1971
2. Auflage 1973
3. Auflage 1976
4. Auflage 1979
5. Auflage 1983
6. Auflage 1987
1. engl. Ausgabe 1975
1. ital. Ausgabe 1978
1. poln. Ausgabe 1978
2. poln. Ausgabe 1983

Geschützte Warennamen (Warenzeichen) werden *nicht* besonders kenntlich gemacht. Aus dem Fehlen eines solchen Hinweises kann also nicht geschlossen werden, daß es sich um einen freien Warennamen handele.

Das Werk, einschließlich aller seiner Teile, ist urheberrechtlich geschützt. Jede Verwertung außerhalb der engen Grenzen des Urheberrechtsgesetzes ist ohne Zustimmung des Verlages unzulässig und strafbar. Das gilt insbesondere für Vervielfältigungen, Übersetzungen, Mikroverfilmungen und die Einspeicherung und Verarbeitung in elektronischen Systemen.

© 1971, 1993 Georg Thieme Verlag, Rüdigerstraße 14,
D-70469 Stuttgart – Printed in Germany

Satz: Tutte Druckerei GmbH, Salzweg-Passau (Monotype Lasercomp)
Druck: Druckhaus Götz GmbH, 71636 Ludwigsburg

ISBN 3-13-468307-5   1 2 3 4 5 6

Vorwort zur 7. Auflage

Die 7. Auflage berücksichtigt die ab 1988 gültige Fassung des Gegenstandskatalogs des Instituts für Medizinische und Pharmazeutische Prüfungsfragen. In ihr wird die – auch gar nicht besonders sinnvolle – ehemalige Trennung zwischen „Chemie für Mediziner" und „Biochemie" aufgehoben. Dadurch wird angedeutet, daß es einen gleitenden Übergang zwischen beiden Fächern gibt. Es wird aber auch verdeutlicht, daß die „Chemie für Mediziner" Vorausleistungen zu erbringen hat und sich dabei auf ihren Bezug zur Medizin und Biochemie besinnen sollte.

Die entsprechenden Stichworte des Gegenstandskatalogs sind im Text und im Register durch Fettdruck kenntlich gemacht. Im Sinne der Betonung der biochemischen Relevanz wurde der biochemische Teil ausgeweitet, um die Anwendbarkeit des vorher Vorgestellten besser zu zeigen.

Mainz, im Sommer 1993 *Klaus Beyermann*

VI

Periodensystem der Elemente

Gruppe:
(H: Haupt-)
(N: Neben-)

|—— s-Elemente ——|—————— d-Elemente ——————|—————— p-Elemente ——————|

Periode	H1	H2	N3	N4	N5	N6	N7	N8			N1	N2	H3	H4	H5	H6	H7	H8
1.	1 H																	2 He
2.	3 Li	4 Be											5 B	6 C	7 N	8 O	9 F	10 Ne
3.	11 Na	12 Mg											13 Al	14 Si	15 P	16 S	17 Cl	18 Ar
4.	19 K	20 Ca	21 Sc	22 Ti	23 V	24 Cr	25 Mn	26 Fe	27 Co	28 Ni	29 Cu	30 Zn	31 Ga	32 Ge	33 As	34 Se	35 Br	36 Kr
5.	37 Rb	38 Sr	39 Y	40 Zr	41 Nb	42 Mo	43 Tc	44 Ru	45 Rh	46 Pd	47 Ag	48 Cd	49 In	50 Sn	51 Sb	52 Te	53 J	54 Xe
6.	55 Cs	56 Ba	57 La	72 Hf	73 Ta	74 W	75 Re	76 Os	77 Ir	78 Pt	79 Au	80 Hg	81 Tl	82 Pb	83 Bi	84 Po	85 At	86 Rn
7.	87 Fr	88 Ra	89 Ac	104 Ku														

6.	Lanthaniden:	58 Ce	59 Pr	60 Nd	61 Pm	62 Sm	63 Eu	64 Gd	65 Tb	66 Dy	67 Ho	68 Er	69 Tm	70 Yb	71 Lu
7.	Actiniden	90 Th	91 Pa	92 U	93 Np	94 Pu	95 Am	96 Cm	97 Bk	98 Cf	99 Es	100 Fm	101 Md	102 No	103 Lr

Inhaltsverzeichnis

Zusammenhänge zwischen Chemie und Medizin XV
Einleitung 1

Teil I	Mathematische, physikalische und chemische Grundlagen der Biochemie

1 **Mathematisch-physikalische Grundlagen** 6
1.1 Mathematische Grundkenntnisse 6
  Größen, Zahlenwerte, Einheiten 6
  Angabe von Zahlenwerten 7
  Angabe von Zahlenwerten als Dezimalwert oder
  als Zehnerpotenz 7
  Rechnen mit Zehnerpotenzen 8
  Logarithmen 9
  Proportionen, Dreisatz 10
  Darstellung von Meßwertreihen 11
  Grenzbedingungen 15
  Gültigkeit für den medizinischen Bereich 15
1.2 Physikalische Grundkenntnisse 15

Allgemeine Chemie 17

2 **Aufbau der Materie** 17
2.1 Atomaufbau 17
  Die Elementarteilchen des Atoms und ihre Eigenschaften 17
  Aufbau verschiedener Atome aus den Elementarteilchen 18
  Isotopie 18
  Elemente 19
  Medizinisch wichtige Isotope 20
  Möglichkeiten der Beschreibung von Atom-Eigenschaften 21
  Avogadro-Konstante, Mol 22
  Aufbau der Elektronenhülle, Orbitalbegriff 23
  Periodensystem der Elemente 25
  Zusammenhang zwischen Elektronenkonfiguration und
  Periodensystem 28
  Hauptgruppenelemente – Nebengruppenelemente 29
  Medizinisch wichtige Elemente 31
  Gesetzmäßigkeiten innerhalb des Periodensystems 33

2.2	Aufbau von Verbindungen aus Atomen	37
	Ableitung des Molekülbegriffs	37
	Möglichkeiten der Beschreibung von Molekülen, Strukturformeln, Summenformeln	37
	Typen der chemischen Bindung	39
	Ionenbindung	39
	Kovalente Bindung	42
	Sonderrolle des Kohlenstoffs bei der Bildung kovalenter Bindungen	49
	Metallische Bindung	50
	Polarisierte kovalente Bindung als Zwischenform zwischen kovalenter und Ionenbindung	50
	Moleküle mit Dipolnatur	53
2.3	Kombination von Ionen und Molekülen zu Verbindungen mit komplizierterem Bau	54
	Koordinative Bindung	54
	Metallkomplexe	55
	Chelatkomplexe	57
	Biochemische Bedeutung natürlich vorkommender Chelatkomplexe	59
	Assoziate	63
	Hydratation – ein biochemisch wichtiger Sonderfall der Solvatation	64
	Solvatation	67
	Wasserstoffbrückenbindung	68
	Hydrophobe Wechselwirkung	71
2.4	Vielzahlsysteme der empirischen Beobachtung	72
	Zustandsformen der Materie	72
	Reine Substanz, Gemisch	75
	Die Begriffe homogen und heterogen	76
	Reinheitskriterien	78
3	**Qualitative Beschreibung der Reaktionen von Stoffen**	**81**
3.1	Reaktionen unter Beteiligung von Ionen	81
	Prinzip der Ion-Ion-Reaktion und der elektrolytischen Dissoziation	81
	Säuren und Basen	81
	Ampholyte und Zwitterionen	88
	Salze	89
	Hydrolyse	91
3.2	Redox-Reaktionen	92
	Oxidationszahl	92
	Aufstellung von Halbzellenreaktionen	95
	Einfluß der Wasserstoffionenkonzentration auf Redox-Reaktionen	97

	Nachweis des Elektronentransfervorgangs	
	auf elektrochemischem Weg	97
	Redoxindikatoren	103
	Biochemische Bedeutung von Redox-Prozessen	108
3.3	Übersicht über einige Reaktionen organischer Stoffe	110
	Dissoziation kovalenter Bindungen	110
	Addition	110
	Elimination	110
	Substitution (bzw. Kombination von Addition und Elimination)	110
	Umlagerung	111
3.4	Polymerisations- und Polykondensationsreaktionen	111
	Polymerisationsreaktion	111
	Polykondensationsreaktion	112
3.5	Aufstellung einfacher Reaktionsgleichungen	114
3.6	Berechnungen chemischer Umsetzungen	115
3.7	Stoffmengen- und Konzentrationsangaben	116

4	**Quantitative Gesetzmäßigkeiten bei der Reaktion von Stoffen**	119
4.1	Chemisches Gleichgewicht	119
	Chemische Reaktion als Gleichgewichtsreaktion	119
	Ableitung des Massenwirkungsgesetzes in homogenen Systemen	120
	Systemtypen	122
	Anwendungsbeispiele für das Massenwirkungsgesetz	123
	Einfluß der Reaktionsparameter auf die Gleichgewichtslage	126
	Gekoppelte Gleichgewichte	127
	Anwendung des Massenwirkungsgesetzes auf die Dissoziation schwacher Elektrolyte	128
	pK-Wert	129
	Abhängigkeit der Dissoziation von der Elektrolytkonzentration	130
	pH-Wert	130
	Ionenprodukt des Wassers	131
	Berechnung der pK-Werte in korrespondierenden Säure-Basen-Paaren (wäßrige Lösungen)	132
	Neutralpunkt, saurer und basischer Bereich der pH-Skala	133
	Bedeutung des pH-Wertes für die Medizin	133
	Pufferung	135
	pH-Wert-Berechnung von Pufferlösungen	137
	Pufferkapazität	140
	Die Puffersysteme des Blutes	140
	Titrationskurven	141
	Messung von pH-Werten	145

X Inhaltsverzeichnis

4.2	Heterogene Gleichgewichte	148
	Löslichkeit	149
	Verteilung einer Substanz zwischen zwei Flüssigkeiten	153
	Verteilung eines Gases zwischen einer Flüssigkeit und einer Gasphase	155
	Verteilungsgleichgewichte eines Stoffes zwischen einer Flüssigkeit und einem Festkörper	157
	Gleichgewichte unter Einbeziehung von Membranen	164
	Anwendungen heterogener Gleichgewichte	170
5	**Geschwindigkeit chemischer Reaktionen**	**171**
5.1	Reaktionsgeschwindigkeit	171
5.2	Abhängigkeit der Reaktionsgeschwindigkeit von der Konzentration	173
	Reaktionsordnung	173
	Reaktion nullter Ordnung	175
	Reaktion erster Ordnung (und pseudo-erster Ordnung)	175
	Reaktion zweiter Ordnung	178
	Zahlenbeispiele von Reaktionsgeschwindigkeiten	178
5.3	Temperaturabhängigkeit der Reaktionsgeschwindigkeit	179
	RGT-Regel	180
	Arrhenius-Gleichung	180
5.4	Parallelreaktionen	181
6	**Energieverhältnisse bei chemischen Reaktionen**	**182**
6.1	Gleichgewichtsthermodynamik	182
6.2	Der 1. Hauptsatz der Thermodynamik	183
6.3	Der 2. Hauptsatz der Thermodynamik	187
6.4	Entropie	189
6.5	Hydrophobe Wechselwirkung	192
6.6	Regulatorische Bedeutung der hydrophoben Wechselwirkung und der Wasserstoffbrückenbindung	194
6.7	Bestimmung von $\Delta G°$	194
6.8	Bestimmung von ΔG, wenn nicht unter Standardbedingungen gearbeitet wird	197
6.9	Kopplung von Reaktionen	198
6.10	Aktivierungsenergie E_A	201
6.11	Katalysator	203
6.12	Enzyme	206

Organische Chemie ... 208

7 Allgemeine Organische Chemie ... 208
7.1 Bindungsverhältnisse, Molekülgeometrie und
Ladungsverteilung beim Kohlenstoff-Atom ... 208
    sp^3-Zustand des Kohlenstoff-Atoms ... 208
    sp^2-Zustand, C=C-Doppelbindung ... 210
    Konjugierte Doppelbindungen ... 211
    Aromatisches System ... 212
    Carbonyl-Gruppe ... 214
7.2 Isomerien organischer Verbindungen ... 215
    Übersicht über Isomerietypen ... 215
    Struktursiomerie ... 216
    Konformationsisomerie ... 219
    cis-trans-Isomerie (eine der beiden Formen
der Konfigurationsisomerie) ... 222
    Molekülasymmetrie (oder Chiralität) ... 226
    Verschiedene Aussagemöglichkeiten von
Formeldarstellungen ... 235
7.3 Grundlegende Begriffe der allgemeinen organischen Chemie ... 236
    Homologe Reihen ... 236
    Hydrophile und lipophile Eigenschaften ... 239
    Reaktive Teilchen ... 239

8 Spezielle organische Chemie ... 241
8.1 Formale Ableitung organischer Stoffe aus
Grundkohlenwasserstoffen und funktionellen Gruppen ... 241
    Alkane (Paraffine) als Grundkohlenwasserstoffe ... 241
    Ungesättigte Grundkohlenwasserstoffe, Alkene ... 242
    Aromatische Systeme ... 243
    Heterocyclen ... 243
8.2 Eigenschaften und Reaktionen spezieller Stoffgruppen ... 245
    Alkane (Paraffine) ... 245
    Substanzen mit Doppelbindungen ... 245
    Aromaten ... 247
    Alkohole ... 248
    Ether ... 251
    Phenole ... 252
    Thioalkohole (Mercaptane) ... 253
    Thioether ... 254
    Sulfonsäuren ... 255
    Halogen-Verbindungen ... 256
    Amine ... 258
    Quartäre Ammonium-Verbindungen ... 264
    Aldehyde, Ketone ... 265

Chinone 271
Carbonsäuren 274
Carbonsäure-Derivate 280
Ester 281
Amide 287
Thiocarbonsäure-ester 289
Säureanhydride 290
Säurechloride 290
Phosphorsäureester und -anhydride 291
Hydroxy- und Keto(Oxo)carbonsäuren 293
Di- und Tricarbonsäuren 298

9 Beschreibung biochemisch wichtiger niedermolekularer Stoffe 299
9.1 Aminosäuren 299
    Nomenklatur 299
    Reaktionen 303
    Biochemische Bedeutung 307
    Oligopeptide 308
9.2 Zucker (Kohlenhydrate) 309
    Einteilungsmöglichkeiten 309
    Einige biochemisch wichtige Monosaccharide 310
    Cyclische Form der Monosaccharide 312
    Konformere bei Pyranoseformen 313
    Vergleich verschiedener formelmäßiger Darstellungen ... 314
    Bildung anomerer Zucker 314
    Abkömmlinge von Zuckern 316
    Glycosidische Bindung 317
    Disaccharide 319
9.3 Lipide 321

Teil II Verstärkte biochemische Anwendung chemischer Grundlagen

10 Biopolymere 328
10.1 Polysaccharide 328
    Homoglykane 328
    Heteroglykane 333
10.2 Nucleinsäuren 333
    Struktur 335
    Funktionen 340
10.3 Proteine 341
    Primärsequenz 341
    Sekundärstruktur 342

Tertiärstruktur 346
Quartärstruktur 348
Bindungskräfte in Proteinen 349
Zusammengesetzte Proteine 350

11 Einige allgemeine Begriffe der Biochemie 353
11.1 Enzymaktivität 353
Carboxypeptidase als Beispiel 353
Allgemeine Aussagen zur Enzymaktivität
(Energetik, Schritte der Reaktion, Dreipunktanlagerung,
Molekülkarte) 355
Untersuchungsmethoden zur Aufklärung von
Enzymreaktionsmechanismen 358
Abhängigkeit der Enzymaktivitäten von Hemmstoffen,
Aktivatoren, pH und Temperatur 360
Nomenklatur der Enzyme 361
11.2 Proteinbiosynthese 362
11.3 Energetische Kopplung und zentrale Rolle des ATP 365

12 Energiestoffwechsel 368
12.1 Aufgaben des Stoffwechsels 368
12.2 Glykolyse 368
12.3 Einschleusung anderer Kohlenhydrate in die Glykolyse ... 373
12.4 Gruppenübertragende oder „aktivierte"
Nucleosidphosphate 375
12.5 Bildung von Acetyl-CoA 378
12.6 Citrat-Cyclus 381
12.7 Atmungskette 384

Sachverzeichnis 392

Zusammenhänge zwischen Chemie und Medizin

(in der Reihenfolge, wie sie im Text auftreten)

Chemisch-naturwissenschaft- licher Sachverhalt	Medizinbezogener Sachverhalt	Seite
Teil I des Buches Mathematische, physikalische und chemische Grundlagen der Biochemie		6–326
Phosphor-Isotop ^{32}P	Verwendung in Strahlentherapie	20
Iod-Isotop ^{131}I	Verwendung in Schilddrüsendiagnostik	20
Iod-Isotop ^{125}I	Verwendung zur Eiweißmarkierung	20
Radium-Isotop ^{226}Ra	Verwendung in Strahlentherapie	21
Kobalt-Isotop ^{60}Co	Verwendung in Telekobalttherapie	21
Biochemisch wichtige Elemente	Zusammensetzung des menschlichen Körpers	27
Biochemisch wichtige Nebengruppenelemente	Biochemische Wirkung	31
Spurenelemente	Mitwirkung in Enzymen	31
Eisen, Kobalt, Kupfer	Mitwirkung bei Erythropoese	32
Medizinisch wichtige Elemente	Verwendung in Medizin bzw. Rolle als Giftstoffe	33
Kenntnis der Größenordnung cytologischer Strukturen	Funktionelle Zusammenhänge bei Erythrocyt und Kernmembran	46
Ozon, Formel, Bildung	Schutzwirkung in Atmosphäre gegen UV-Strahlung der Sonne; Giftwirkung	53
Cyanid-Komplexe, Cyanide	Toxizität des Cyanid-Ions	57
Blutfraktionen	Hämatokrit	59
Erythrocyten	Funktion bei Sauerstofftransport	60
Hämstruktur	Funktion bei Sauerstofftransport	60
Koordinative Bindung im HbO$_2$	Sauerstofftransport im Blut	61
Wertigkeit des Fe im Häm	Met-Hb-Bildung	61
Struktur von CN$^-$ und CO	Störung d. O$_2$-Bindung am Häm	62
Fe und Cu als Zentral-Ion	Funktion der Cytochrome	62

XVI Zusammenhänge zwischen Chemie und Medizin

Chemisch-naturwissenschaftlicher Sachverhalt	Medizinbezogener Sachverhalt	Seite
Cyanid-Komplexe mit Cytochrom-Fe	Toxizität des CN^-	62
Co^{3+} als Zentralteilchen	Biologisch wichtige Chelate	62
Chelatoren	Giftentfernung	63
	Entfernung bei Cu^{2+} bei Wilson-Erkrankung	63
	bakterizide, fungizide Wirkung	63
	Prüfung des Wirkmechanismus von Schwermetallen	63
	Entfernung von Ca^{2+}- etwa in Blutproben	63
Zusammensetzung des Körpers	Wasser als biophysikalisch wichtige Komponente	66
Hydratationen von Alkalimetall-Ionen	Aussalzen von Proteinen	66
Größe von hydratisierten und nichthydratisierten Ionen	Theorie der Bildung von Nervenaktionspotentialen	66
Siedepunktsanomalie des Wassers	Thermoregulation des Körpers	69
Hydratation von SO_4^{2-} unter Bildung von H-Brücken	Wirkung als Abführmittel (Laxans)	71
Phasenlehre	Beispiele Blut, Atemluft, Heterogenität der Gewebe	75
Dispersionstyp	Arzneimitteldarreichung, Gewerbehygiene	76
Absorptionsphotometrie	Wichtigstes Verfahren der klinischen Chemie	79
Salzsäure	Funktion im Magensaft	83
Ammoniak als Base	Entfernung durch Nieren	86
Natriumhydroxid, Kaliumhydroxid	Ätzwirkung starker Basen auf Haut	86
Flußsäure	Flußsäureverätzung der Haut, Behandlung durch Ca^{2+}	87
Struktur des Apatit	Knochenaufbau	90
Fluorapatit	Rolle im Zahnschmelz	90
Ionales Calcium	Funktion bei Blutgerinnung, Nervenaktion, Muskelkontraktion	91
Potentialbildende Prozesse	Auswahl von Prothetikmaterial	101
Elektronenstruktur	Optischer Test	

Zusammenhänge zwischen Chemie und Medizin

Chemisch-naturwissenschaftlicher Sachverhalt	Medizinbezogener Sachverhalt	Seite
Reduktion, Oxidationsvermögen, Spektrum		104
pH-Abhängigkeit von Redox-Vorgängen	biochemische Redox-Skala	107
Redoxprozesse	Rolle bei biologischer Oxidation	108
Oxidationsreaktionen mit Luftsauerstoff	Relevanz für Umweltprozesse	108
Dioxin-Verbrennung	Entsorgung, Schaffung neuer Umweltbelastungen	109
Stabilität von Kunststoffpolymeren	Vorteile bei Verwendung in Prothetik	112
	Nachteile wegen schlechter biologischer Abbaubarkeit	112
Umkehrbarkeit von Polykondensationsreaktionen	Biologischer Abbau durch Hydrolyse	112
Mol, Gramm, Val	Konzentrationsmaße der klinischen Chemie	116
Stationäre Zustandssysteme	Rolle in Biochemie und Stoffwechsel	123
pH-Wert	Reaktion von Körperflüssigkeiten	133
	Harnausscheidung	134
	Bohr-Effekt (O_2-Bindung an Hb)	134
	Eiweißeigenschaften	134
	enzymatische Leistungen	134
	Arzneimittelwirkung	135
	Entzündung	135
	Knochenauf- und -abbau	135
	vaginale Flora	135
	Homöostase von Blut und Liquor	135
Puffersysteme des Blutes	Wirkung zur Homöostase	140
Nomogramm	Einfache Korrelation der Werte der Henderson-Hasselbalch-Gleichung	142
Titrationskurve	Bestimmung der Magensaftacidität	145
Heidelberger Kapsel	intratestinale pH-Messung	145
Genauigkeit v. pH-Messungen	Einfluß auf klinische Daten	148
Mikro-Glaselektrode	Patientenüberwachung	148

XVIII Zusammenhänge zwischen Chemie und Medizin

Chemisch-naturwissenschaftlicher Sachverhalt	Medizinbezogener Sachverhalt	Seite
Übersättigung	Bildung von Nierenkonkrementen	149
Löslichkeit von $MgSO_4$, $CaSO_4$, $BaSO_4$	Medizin. Verwendung, z. B. $BaSO_4$ als Kontrastmittel bei MDP	151
Löslichkeit von Calciumphosphat, Magnesiumammoniumphosphat	Nierensteinauflösung	151
Bleisulfid	Bleisaum	151
Löslichkeit von Lipiden	Funktion von Lipiden	153
Lipidlöslichkeit v. Farbstoffen	Fettfärbung in der Histologie	154
Wasser-/Lipid-Löslichkeit	Narkosetheorie	155
Lipidlöslichkeit v. Wirkstoffen	Resorption im Darm	155
Lipidlöslichkeit v. Pestiziden	Anreicherung in Nahrungskette	155
Henry-Gesetz über Gasverteilung	O_2-, N_2-Gehalte in Lunge und Blut	156
	hyperbare Oxygenation	156
	Sauerstoffgehalte in Höhe	156
	Inhalationsnarkose Taucherluft	157
Ionenaustauscher	Entzug von Natrium-Ionen Depotwirkung von Arzneimitteln	159
	Diagnostik v. Magensaftacidität	160
	Knochen als Austauscher	160
Anwendung der Gelchromatographie	Bestimmung der Eiweißbindung	161
Gaschromatographie	Anwendung in klin. Chemie	163
Eigenschaften v. Lipiden und Proteinen	Struktur und Funktion der unit-membrane	165
Diffusionsvermögen von Indikatorsubstanzen	Bestimmung der Kompartimente EZR, IZR usw.	165
Membranbarrieren	Gliöse Blut-Hirn-Schranke	166
Molekülgröße	Diffusion durch Membranen der Bowmannschen Kapsel im Nephron	166
Osmotische Verhältnisse	Mikroskopisches Aussehen der Erythrocyten	167
Ladung u. Größe v. Proteinen	Intrazelluläre Lokalisation	168

Zusammenhänge zwischen Chemie und Medizin XIX

Chemisch-naturwissenschaftlicher Sachverhalt	Medizinbezogener Sachverhalt	Seite
Donnan-Gleichgewicht	Konsequenz zur Elektrolytverteilung auf EZR/IZR	169
	Bildung von Membranpotentialen	170
Reaktionsgeschwindigkeit	Unterschiedliche Stabilität von Nahrungsmitteln	171
Reaktion 1. Ordnung	Krebswachstum, Hungerkurve	177
	Arzneimittelkinetik	177
RGT-Regel	Zellteilung, Schlagfrequenz des Herzens, Nervenimpulsleitgeschwindigkeit	180
Entropie	Diffusion, Proteindenaturierung	191
Wechselbeziehung Entropie/Energie	Grundlage der Lebensprozesse	191
Hydrophobe Wechselwirkung	Micellenbildung, Ausbildung von Myelinfiguren, Automatismen der Ausbildung von Proteinstrukturen	193
Größenordnung der Energie hydrophober Wechselwirkungen und von Wasserstoffbrückenbindungen	Stabilität u. Dynamik von Molekülen	194
Zerlegung von Reaktion in viele kleine Einzelreaktionen	Biochemische Bedeutung, Vorteile des Vielstufenprozesses	199
Kopplung endergonischer mit exergonischen Reaktionen	Ermöglichung endergonischer Prozesse in der Biochemie	201
Chiralität	Kennzeichen biogener Bildung	233
	Selektiver Umsatz am Enzym	233
Konfigurationsbetrachtungen	Erklärung von Pharmakon-Rezeptor-Wechselwirkung	234
schwach saurer Charakter des Pyrrols	Funktion im Porphyrin-Ringsystem	245
Große chemische Stabilität der Paraffine	Pharmakologische Verwendung als im Stoffwechsel nicht angreifbare Laxantien	245
Isopren	Baueinheit vieler Naturstoffe	247
Aromatische Verbindungen	Essentieller Charakter	247

Zusammenhänge zwischen Chemie und Medizin

Chemisch-naturwissenschaftlicher Sachverhalt	Medizinbezogener Sachverhalt	Seite
Benzol	Toxizität	248
Mehrfach anellierte Aromaten	Krebserregung	248
Diethylether, Eigenschaften	Verwendung bei Inhalationsnarkose	252
Phenole	Toxischer Charakter	253
Penicillamin	Therapie von Schwermetallvergiftungen	254
Sulfonsäuren als starke, polare Verbindungen	Vorkommen in Kopplungsprodukten und als Vorstufe von PAPS	255
Halogenkohlenwasserstoffe	Verwendung als Inhalationsnarkotikum	257
Organische Iod-Verbindungen	Röntgenkontrastmittel	257
Halogenierte Phenole als Zwischenprodukte bei Insecticid-Herstellung	Gefahr der Dioxin-Bildung	258
Imidazol-Struktur	Rolle beim Bohr-Effekt	261
pK-Werte von Aminen	Einfluß auf Membranpassage	261
Bildung Schiffscher Basen	Transaminierungsreaktionen	262
	Wirkung von Formaldehyd als Fixationsmittel in Histologie	262
Alkohole, Aldehyde	Verwendung zur Desinfektion	263
Amid-Bildung	Fluoreszenzmarkierung von Aminen oder Proteinen	263
Histamin	Allergische Reaktionen	264
Serotonin	Rolle bei Kontraktion glatter Muskulatur	264
Cholin, Acetylcholin, Cholinesterasehemmer	Rolle bei Muskelkontraktion	265
Abhängigkeit der Spaltung von Acetal-Bindungen vom pH-Wert	Resorption von Nahrungsstoffen	268
Aldol-Addition	Kettenverlängerung	271
	Fettsäuresynthese, Citratcyclus	273
Chinone	Mitwirkung in Atmungskette	273
Naphthochinon-Struktur	Rolle von Vit. K und Antagonisten	273
Nicotinsäureamid	Funktion als H-Überträger	273
Elektronendichte	Wichtige Größe für Pharmakon-Rezeptor-Wechselwirkung	272

Zusammenhänge zwischen Chemie und Medizin XXI

Chemisch-naturwissenschaftlicher Sachverhalt	Medizinbezogener Sachverhalt	Seite
Arachidonsäure, Konformation, Konfiguration	Vorstufe zur Prostaglandinsynthese	274
p-Aminobenzoesäure, Struktur	Antagonismus von Sulfonamiden	275
Emulgatoren	Biozide Wirkung, parenterale Fett-Zufuhr, Arzneimittelzubereitungen	278
Säurestärke v. Carbonsäuren und Sulfonsäuren	Rolle bei Hydrolyse und Seifenwirkung	279
Cumarin-Struktur	Antagonismus zu Vit. K	286
Fette	Energiestapelform	286
Harnstoff	Ausscheidung von Ammoniak	288
Phosphamid-Bindung	Rolle bei Muskelkontraktion	289
Thiocarbonsäureester	Beispiele für aktivierte Verbindungen	289
Säureanhydrid-Bindung	Aktivierung von Aminosäuren	290
Phosgen-Bildung aus $CHCl_3$	Einschränkung der Nutzung von $CHCl_3$	291
Phosphorsäureanhydrid-Bindung	Energiereiche Bindung	291
Decarboxylierung von Aminosäure	Bildung biogener Amine	295
Phosphoenolpyruvat	Zentrale Funktion im Stoffwechsel	296
Decarboxylierung von Ketosäuren	Stoffabbau im Citrat-Cyclus	297
Ketocarbonsäuren	Transaminierung zu Aminosäuren	297
Acetessigsäure-Aceton	Acetonkörper des Diabetikers	298
Decarboxylierung	„Einbahnstraßen" im Stoffwechsel	296
EDTA	Benutzung zur Entgiftung	303
Glutathion	Funktion als Redoxpuffer in Erythrocyten	306
Mesomerie, Konfiguration der Peptidbindung	Folgerungen für Proteinstruktur	307
Struktur von Ocytocin und Adiuretin	Funktionsunterschiede als Hormone	309
Uronsäuren	Ausscheidung von Kopplungsprodukten	316

XXII Zusammenhänge zwischen Chemie und Medizin

Chemisch-naturwissenschaftlicher Sachverhalt	Medizinbezogener Sachverhalt	Seite
Zuckeralkohole	Verwendung als Zuckerersatzmittel in Diät	317
Glycosidische Bindung	Bedeutung in Naturstoffchemie	318
Lactose als reduzierender Zucker	Verwechslungsmöglichkeit mit Glucose bei Stillenden	321
Schmelzpunkt, Zusammensetzung von Fetten	Funktion im Körper	322
Phospholipide	Membranbestandteile	323
Cholesterol	Ausgangssubstanz für Synthese von Steroidhormonen	324
Gallensäuren, Konfiguration	Emulgatorfunktion	325
Retinal, **cis-trans**-Umwandlung	Funktion in der Retina	326

Teil II des Buches
Chemische Grundlagen   Biochemische Anwendung 327–390

Einleitung

Didaktischer Aufbau des Buches

Die Chemie lehrt, was eintritt, wenn Stoffe miteinander reagieren.
Eine genauere Betrachtung dieser Definition zeigt, daß Chemie sich offensichtlich mit zwei großen Fragenkomplexen beschäftigt. Einmal erhebt sich die Frage „Was ist Stoff?". Zum anderen müssen die Gesetzmäßigkeiten der Reaktionsabläufe beschrieben werden, also nach welchen Mechanismen, mit welcher Intensität und mit welcher Geschwindigkeit die Stoffe miteinander reagieren.
Dabei sind zuerst einige ganz wenige mathematische und physikalische Grundlagen zu besprechen. Es wird dann im Rahmen der „Allgemeinen Chemie" eine Beschreibung des Aufbaus der Materie gegeben, und es werden die Gesetzmäßigkeiten der Reaktionsabläufe beleuchtet. Wir werden uns schließlich dem speziellen Arbeitsgebiet der organischen Chemie zuwenden (unter bewußter Vernachlässigung der anorganischen Chemie und der analytischen Chemie, die hier nur erwähnt werden, soweit sie für den Mediziner wichtig sind). Einen Überblick über den Aufbau des Buches zeigt Tab. 1.

Bevor wir mit der Besprechung beginnen, wollen wir uns jedoch zuerst die Frage vorlegen, ob der Mediziner überhaupt an einer Auseinandersetzung mit den Fachproblemen der Chemie interessiert sein kann.

Tab. 1 Schematische Übersicht über den Aufbau des Buchprogramms

	Mathematisch-physikalische Grundlagen
Allgemeine Chemie	**Aufbau der Materie, Stoffbeschreibung**
	Reaktionen der Stoffe miteinander
	Qualitative Beschreibung der wichtigsten Reaktionen
	Quantitative Beschreibung der Reaktionen
	– Konzentrationsabhängigkeit der Reaktionen (Massenwirkungsgesetz in homogenen und heterogenen Systemen)
	– Geschwindigkeit chemischer Reaktionen (Kinetik)
	– Energieverhältnisse bei chemischen Reaktionen (Energetik)
Organische Chemie	**Allgemeine Organische Chemie**
	Spezielle Organische Chemie
	Biochemisch wichtige Stoffe

2 Einleitung

Da der menschliche Körper aus einer Vielzahl von Stoffen aufgebaut ist, muß auch die Medizin an der Klärung des „Stoffbegriffes" interessiert sein. Teilgebiete der Heilkunde (Physiologische Chemie, Physiologie) beschäftigen sich sehr ausführlich mit der Frage, welche Substanzen lebensnotwendig sind und was die Grundlage dieser Wirkung ist.

Andere Stoffe können eine schädigende Wirkung haben, und man kann auf dieser Basis den Krankheitsbegriff definieren, wenn man sagt: „Schädigende Stoffe machen krank." Derartige Substanzen müssen möglichst erkannt werden. Nur so ist auch oft eine Abgrenzung des geschädigten vom nichtgeschädigten Körper aufgrund der Kenntnis des Stoffbestandes des Gesunden und des Kranken möglich (klinisch-chemische Diagnostik). Aus der Reaktionsweise schädlicher Stoffe mit körpereigenen Bestandteilen können eventuell Schlüsse gezogen werden auf den Schädigungsmechanismus anderer Materialien. Viele schädliche Substanzen sind als solche nicht bekannt oder man kennt den Mechanismus ihrer Schädigung nicht. Es ist auch nur bedingt möglich, Vorhersagen zu machen, ob, wann, wie und in welchem Maße ein Stoff schädlich ist. Die Diskussion der teratogenen – mißbildungserzeugenden – Wirkung von Arzneimitteln und die oft noch unklare biochemische Rolle unbewußt aufgenommener Insektizide oder mancher Umweltgifte zeigen neben vielen anderen Beispielen die Aktualität derartiger Fragestellungen chemischer Natur und die Notwendigkeit medizinisch-chemischer Forschungsarbeit.

Die Kenntnis von Reaktionen kann weiter zum Nutzen angewandt werden, wenn irgendein schädlicher Körperbestandteil durch einen anderen Stoff – ein Heilmittel – in der Schädigungswirkung gehemmt wird. Auf solchen Erkenntnissen der Chemie basiert die Pharmakologie.

Diese unvollständige Aufzeichnung zeigt, daß Chemie in vieler Hinsicht für die Medizin wichtig ist, um etwas über die Ergebnisse der Einwirkung von Stoffen aufeinander im menschlichen Körper auszusagen.

> Im folgenden Text sind Abschnitte, die verstärkt den Bezug chemischer Sachverhalte zur Medizin wiedergeben, durch graue Rasterung unterlegt, um sie deutlich zu machen. Solche Inhalte müssen nicht unbedingt im Rahmen des Prüfungsverfahrens des Instituts für medizinische und pharmazeutische Prüfungsfragen – jedenfalls zum Physikum – abgefragt werden. Dennoch sollten diese Abschnitte das Interesse für Chemie wecken und zeigen, daß man sie in der Medizin benötigt.

Neben dieser intrinsischen Motivation muß die extrinsische – also die auf die Prüfung bezogene – nicht vergessen werden. **Um den Hinweis auf die Begriffe des Gegenstandskatalogs zu geben, wurden diese im Text und im Sachverzeichnis durch Fettdruck hervorgehoben.** Der Leser kann sich somit sehr schnell ein Bild machen, wo schwerpunktmäßig Prüfungswissen im Text behandelt wird.

Die Reaktionsweisen der Chemie sind vielfältig – je nach den beteiligten Substanzen. Das macht es notwendig, zuerst an einfachen überschaubaren Beispielen – gleichsam Modellfällen – die Grundlagen der Reaktionsmöglichkeiten zu studieren. Es wird dabei unter Umständen notwendig werden, auf Grundtatsachen aus dem Bereich der Physik oder der Mathematik zurückzugehen, um die Chemie zu verstehen und danach die Sonderfälle der Biochemie, der klinischen Chemie und der Pharmakologie zu beleuchten. Die Modellfälle werden nicht immer in direktem Zusammenhang mit einer medizinischen Anwendung stehen. Es soll aber im folgenden versucht werden, so oft wie möglich den Bezug zwischen Medizin und Chemie aufzuzeigen. Die Ausblicke zur Medizin müssen andererseits naturgemäß unvollständig bleiben. Sie können im Rahmen einer Chemieeinführung nur den Charakter von Hinweisen haben.

Die Grenzen einer Einführung in die Chemie für Medizinstudenten werden durch zwei Gegebenheiten – das Ausgangswissen der Studenten und das erstrebte Ziel des Wissensstandes – festgelegt.

Betrachten wir zuerst die Zielsetzung. Chemie wird für die meisten Medizinstudenten im besten Fall Hilfswissenschaft sein. Diese Rolle darf nicht durch ein unbegründetes Stoff-Überangebot in das Gegenteil umschlagen! Andererseits braucht der Student gewisse Grundlagen, um andere Fächer zu verstehen und um vor allen Dingen bei der heutigen Zunahme der naturwissenschaftlichen Betrachtungsweise in der Medizin zukunftssicher ausgebildet zu sein.

Auf der anderen Seite muß das Ausgangswissen berücksichtigt werden, das der Student mitbringt. Die Erfahrung an der Universität zeigt hier, daß das Chemiewissen leider oft als sehr gering angesehen werden muß.

Die folgende Behandlung des Stoffs wird folglich nichts voraussetzen. Die Darstellungsweise muß dann so einfach wie möglich gehalten werden. Dem kommt entgegen, daß chemische Sachverhalte im Grunde einfach sind. Diese Einfachheit aufzuzeigen soll auch Aufgabe des folgenden Buches sein, um so den Medizinstudenten die unbegründete Furcht vor der Chemie zu nehmen. Das Buch kann bei dieser Auffassung nur ein Basiswissen geben, das für die meisten Zwecke jedoch ausreichen dürfte. Der Interessiertere muß sich kompliziertere Dinge, Ausnahmen von Regeln usw. aus den bewährten Lehrbüchern der Chemie selbst erarbeiten.

Teil I
Mathematische, physikalische und chemische Grundlagen der Biochemie

1 Mathematisch-physikalische Grundlagen

Ein Verständnis chemischer Sachverhalte setzt – ganz wenige – mathematische und physikalische Grundkenntnisse voraus, die hier zuerst behandelt werden sollen.

1.1 Mathematische Grundkenntnisse

Größen, Zahlenwerte, Einheiten

Zahlenwerte fallen in der Chemie und den anderen Naturwissenschaften in zwei Formen an, nämlich als

– Größen, die aus Zahlenwert und Einheit bestehen, und aus
– Zahlen, die nur aus dem Zahlenwert bestehen und keine Einheit besitzen (relative Zahlenwerte).

Unter der Einheit eines Meßwertes versteht man eine Angabe der Meßvorschrift. Es hat wenig Sinn, zu sagen, daß „ein Patient 37 hat", weil man nicht weiß, ob er 37°C Körpertemperatur, 37 kg Körpergewicht oder 37 Geschwister hat. Man muß also bei jeder Größe Zahlenwert und Einheit angeben.

Ausgenommen davon sind relative Zahlenwerte. Wenn man einen Wert a unter Bezug auf einen Wert b angibt, dann kann man sagen, daß „a x-mal größer ist als b". x ist dann eine relative Angabe, die als reiner Zahlenwert einheitenlos ist.

37 mg, 37 g, 37 kg sind unterschiedliche physikalische Größen mit der Dimension Masse. Die Dimension gibt also die Art der physikalischen Größe an.

Bei Gleichungen müssen die Dimensionen stimmen. So mögen im folgenden Beispiel die Größen A und B die Dimension „Energie" haben. Es folgt dann, daß in der Gleichung

$A = B + C \cdot T$

die linke Seite die Dimension einer Energie hat. Folglich muß auch die rechte Seite diese Dimension besitzen. Daraus ergibt sich, daß $C \cdot T$ diese Dimension haben muß. Also muß C die Dimension Energie/T (T = absolute Temperatur) haben.

Angabe von Zahlenwerten

In den Naturwissenschaften resultieren alle Zahlen aus Messungen, deren Ergebnis oft mathematisch verarbeitet wurde. Man erkennt häufig nicht so einfach, daß Meßverfahren zugrunde liegen bzw. welche ausgenutzt werden. Alle Messungen haben Meßfehler. Die Exaktheit der Naturwissenschaften besteht nur darin, daß sie sich dieser Fehler im klaren ist! Naturwissenschaft ist nicht etwa *per se* exakt oder exakter als andere Wissenschaften.

Es ist daher nicht möglich, naturwissenschaftliche Angaben – natürlich auch im medizinischen Anwendungsbereich – beliebig genau zu formulieren. Aussagen sind nur möglich und sinnvoll „im Rahmen des Meßfehlers" oder „innerhalb der Meßgenauigkeit". Damit ist eine Zahlenangabe auf so viele Dezimalstellen zu beschränken wie durch die Meßgenauigkeit gerade eben noch garantiert ist. Jede weitergehende Angabe ist wissenschaftliche Hochstapelei (die zu Lasten des „Angebers" gerechnet wird).

Man wird in der Regel bei chemischen Versuchen Meßfehler von einigen Prozent finden. Ein Meßergebnis ist damit nur auf zwei bis drei Stellen angebbar. Bei physikalischen Messungen erreicht man häufig etwas bessere Meßgenauigkeiten. Aber auch hier ist – von Sonderfällen abgesehen – eine Zahlenangabe auf mehr als drei Stellen oft sinnlos.

Angabe von Zahlenwerten als Dezimalwert oder als Zehnerpotenz

Man kann Zahlenwerte als Dezimalgrößen schreiben, z. B.

3,17 m oder
317 000 000 000 m oder
0,000 000 317 m.

Statt der unübersichtlich vielen Nullen bei den Dezimalstellen gibt man besser Zehnerpotenzen an, also

$$7\,000\,000 \text{ m} = 7 \cdot 10^6 \text{ m};$$
$$317\,000\,000 \text{ m} = 3{,}17 \cdot 10^8 \text{ m};$$
$$0{,}000\,007 \text{ m} = 7 \cdot 10^{-6} \text{ m};$$
$$0{,}000\,000\,317 \text{ m} = 3{,}17 \cdot 10^{-7} \text{ m} \quad \text{usw.}$$

Oft sind auch diese Zahlenangaben unübersichtlich. Man schreibt deswegen naturwissenschaftliche Angaben unter Bezug auf Basiseinheiten, die im Internationalen Einheitensystem (SI-System) festgelegt sind. In der Chemie werden die folgenden Basiseinheiten benötigt (Tab. 2).
Angaben sind entweder in Zehnerpotenzen dieser Basiseinheiten zu ma-

Mathematisch-physikalische Grundlagen

Tab. 2 Basisgrößen und Basiseinheiten des SI-Systems, die in der Medizin wichtig sind

Basisgröße	Einheitenzeichen	Basiseinheit
Länge	m	Meter
Masse	kg	Kilogramm
Stoffmenge	mol	Mol
Energie	J	Joule
Temperatur	K	Kelvin*
Zeit	s	Sekunden

* wird auch in °C (Grad Celsius) angegeben.

chen oder unter Verwendung von Untereinheiten, die sich jeweils um drei Zehnerpotenzen unterscheiden (Tab. 3).

Die vorangegangenen Beispiele kann man auch wie folgt ausdrücken:

$7 \cdot 10^3$ km;
$3{,}17 \cdot 10^5$ km;
7 µm,
317 nm.

Tab. 3 Dezimale Vielfache und Teile von Einheiten

Abkürzung	Vorsilbe	Bedeutung	Beispiel
k	Kilo	10^3	Kilometer
m	Milli	10^{-3}	Millimeter
µ	Mikro	10^{-6}	Mikrometer
n	Nano	10^{-9}	Nanometer
p	Piko	10^{-12}	Pikometer

Rechnen mit Zehnerpotenzen

Addieren bzw. Subtrahieren von Zahlen in Zehnerpotenzangabe:
Man rechnet alle Zahlen in die gleiche Zehnerpotenz um und addiert bzw. subtrahiert dann die Vorzahlen.

$$7 \cdot 10^6 + 12 \cdot 10^6 = 19 \cdot 10^6 = 1{,}9 \cdot 10^7$$

oder

$$7 \cdot 10^6 + 5 \cdot 10^3 = 7000 \cdot 10^3 + 5 \cdot 10^3 = 7005 \cdot 10^3 = 7{,}005 \cdot 10^6$$

Multiplizieren erfolgt durch Addition der Hochzahlen

$$a \cdot 10^c \cdot c \cdot 10^d = a \cdot c \cdot 10^{c+d} \quad a \cdot 10^b \cdot c \cdot 10^d = a \cdot c \cdot 10^{b+d}$$
$$10^3 \cdot 10^7 = 10^{10}$$

Analog erfolgt Division durch Abzug der Hochzahlen.

Logarithmen

Jede Zahl a kann man auch als Potenz darstellen, also in der Form

$a = b^c$.

Man nennt b die Basis und c den Logarithmus zu a (oder von a). Man schreibt das als

$c = \log_b a$ (c ist der Logarithmus von a zur Basis b).

Eine andere Schreibweise ist:

$c = {}^b\!\log a$.

Es gibt verschiedene Logarithmensysteme. Wichtig sind die speziellen Typen:

– dekadisches System mit 10 als Basis,
  Symbol lg (oder $^{10}\!\log$),
– natürliches System mit e = 2,718 als Basis,
  Symbol ln (oder $^e\!\log$),
– binäres System mit 2 als Basis,
  Symbol lb (oder $^2\!\log$).

Die verschiedenen Systeme lassen sich leicht ineinander umrechnen.

$\ln x = 2{,}302 \lg x$ bzw. $\lg x = 0{,}434 \ln x$

Man arbeitet meist mit den dekadischen Logarithmen.
Im dekadischen System ist z. B. der Logarithmus von 100 gleich 2,00, weil $10^2 = 100$ ist. Analog ist der dekadische Logarithmus von 10 gleich 1,00. Entsprechend lassen sich die Logarithmen der ganzen Zehnerpotenzen errechnen (Tab. 4).

Tab. 4 Logarithmen ganzer Zehnerpotenzen

Zahl = Numerus	lg
10^3	3,00
10^2	2,00
10 (= 10^1)	1,00
10^0 (= 1)	0,00
10^{-1}	−1,00
10^{-2}	−2,00

Tab. 5 Zweistellige Logarithmentabelle

Numerus	lg
2	0,30
3	0,48
4	0,60
5	0,70
6	0,78
7	0,85
8	0,90
9	0,95

Zwischenwerte lassen sich aus Tab. 5 entnehmen (nur 2stellige Angaben) 90 (= $9 \cdot 10^1$) wird zusammengesetzt aus den beiden Logarithmen

0,95 + 1,00. Der dekadische Logarithmus von 90 ist damit 1,95. Das heißt, daß $10^{1,95} = 90$.

Als Rechenregeln für den Umgang mit Logarithmen muß man sich merken:
- Die Multiplikation zweier Zahlen wird als Addition der Logarithmen durchgeführt.
- Der Division entspricht die Subtraktion der Logarithmen.
- Für den Ausdruck $\log \frac{a}{b}$ kann man auch schreiben $-\log \frac{b}{a}$.
- Den Ausdruck $\log a = x + \log b$ kann man umwandeln in:

  $\log a - \log b = x$ bzw. $\log \frac{a}{b} = x$.

- Der Logarithmus der Basis = 1. $\lg 10 = 1$; $\ln e = 1$.
- In den Naturwissenschaften benutzt man gern statt der Angabe eines Zahlenwertes in der Form $a \cdot 10^c$ die Angabe als Logarithmus

  $c + \lg a$.

- B möge die Basis eines logarithmischen Systems sein. Es gelten dann die folgenden Zusammenhänge (mit $\log B = 1$):

  $x = B^y$ $\log x = y \log B = y$
  $x = B^{-y}$ $\log x = -y$
  $x = B^{zy}$ $\log x = zy$
  $x = aB^{zy}$ $\log x = \log a + zy$ bzw. $\log \frac{x}{a} = zy$

Entsprechend gilt z. B. für

$x = ae^{-ky}$ $\ln x = \ln a - ky$ bzw. $\ln \frac{x}{a} = -ky$ bzw. $\ln \frac{a}{x} = ky$

Proportionen, Dreisatz

In den Naturwissenschaften muß man oft Größen in Beziehung zueinander, „in Proportion oder in umgekehrte Proportion", bringen. Das geschieht mit Hilfe der Dreisatzrechnung.
A möge zu B in einem Verhältnis stehen. Ein weiteres Paar C und X möge den gleichen Gesetzmäßigkeiten des Verhältnisses unterliegen. Kennt man A, B und C, dann kann man den unbekannten Wert von X berechnen. Der Ansatz

A zu B wie C zu X   oder $\dfrac{A}{B} = \dfrac{C}{X}$

kann nach X aufgelöst werden:

$$X = \frac{B \cdot C}{A}$$

Nach diesem Muster wird auch die Prozentrechnung durchgeführt. Man berechnet den Prozentsatz x unter Bezug auf den Wert von C = 100. Eine in Prozent auszudrückende Größe, die als A vorgegeben ist und die auf die Gesamtmenge B bezogen wird, wird dann als A/B = x/100 berechnet.

Darstellung von Meßwertreihen

Bei naturwissenschaftlichen Messungen variiert man Größen und mißt das Verhalten anderer Größen in Abhängigkeit von den ersten. Man bemüht sich dabei möglichst, in übersichtlichen Versuchsanordnungen nur eine Größe zu verändern und die Reaktion einer zweiten Größe zu beobachten. Die zweite Größe wird *abhängige Variable*, die erste *unabhängige Variable* genannt. Das Ergebnis kann in verschiedener Weise dargestellt werden.
Häufig wird eine Darstellung in Form der Meßwertreihe (Tab. 6) gewählt, z. B. als Ergebnis eines Versuchs, bei dem A (in Einheiten E_1) in Abhängigkeit von U (in Einheiten E_2) gemessen wurde. Das wird abgekürzt dargestellt in der Form A/E_1, bzw. U/E_2.

Tab. 6 Dokumentation des Zusammenhangs zwischen unabhängiger und abhängiger Variabler

unabhängige Variable U/E_1	abhängige Variable A/E_2
2	0,30
3	0,48
4	0,60
5	0,70
6	0,78

Die Wertepaare kann man auch in Form eines Nomogramms darstellen (Abb. 1, S. 12). Einer solchen graphischen Darstellung kann man leicht Zwischenwerte entnehmen.
Kombinationen mehrerer Nomogramme spielen gelegentlich in der Medizin eine Rolle, etwa um schnell einen Zusammenhang zwischen mehreren Größen zu finden (S. 142).
Schließlich kann man die verschiedenen Daten in Diagrammen darstellen. Bei diesen spielen Systeme mit rechtwinkligem Koordinatensystem eine große Rolle. In ihnen wird auf der (senkrechten) Ordinate immer die abhängige Variable (als Antwort), auf der (waagerechten) Abszisse die Unabhängige U (als „Frage an das System") aufgetragen.

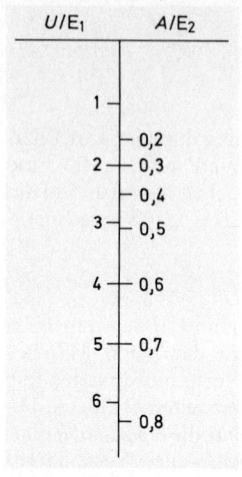

Abb. 1 Auftragung von Daten in Form eines Nomogramms

Stets ist anzugeben:
- die Bedeutung der Achsen,
- die Richtung, in der auf den Achsen steigende Werte aufgetragen werden (in der Regel durch Angabe eines Pfeils),
- die Bedeutung des Schnittpunkts der Achsen (Koordinaten) – des *Ursprungs*,
- die Teilung (Ordinatenmaßstab).

Die Zahlenpaare unseres Beispiels ergeben in linear-linearer Auftragung das Diagramm der Abb. 2.

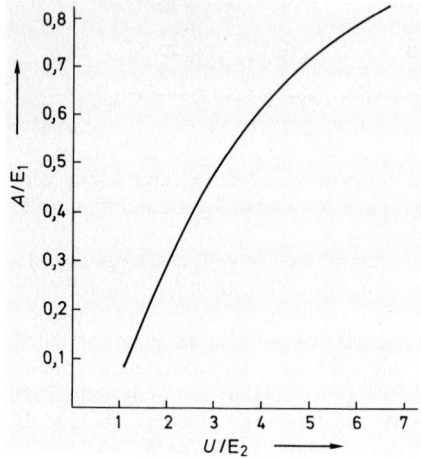

Abb. 2 Auftragung von Daten in linear-linearer Achseneinteilung

Wählt man als Ordinateneinteilung einen logarithmischen Maßstab, dann erhält man (bei *linear/logarithmischer* oder *halblogarithmischer Auftragung*) das folgende Diagramm des gleichen Sachverhalts (Abb. 3).

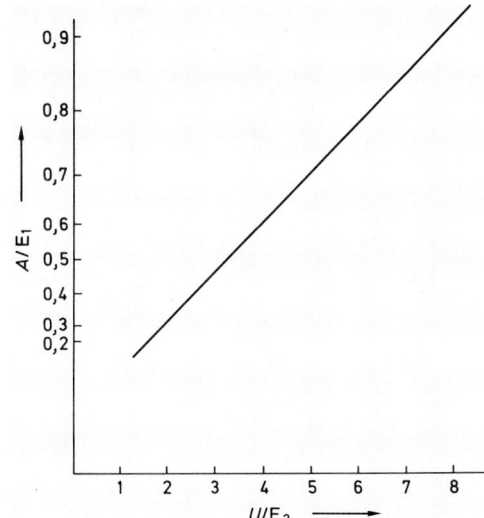

Abb. 3 Auftragung von Daten in halblogarithmischer Achsenteilung

Es empfiehlt sich, bei graphischen Auftragungen zwei Sondersituationen zu betrachten – nämlich erstens, daß die Unabhängige gleich Null wird, und zweitens, daß sie sehr groß wird (gleich *unendlich*). Derartige *Extremwertbetrachtungen* ergeben viel Verständnis für naturwissenschaftliche Zusammenhänge, wie die folgenden Beispiele lehren.

Ist die Unabhängige bei dem hier vorgegebenen Diagramm nicht vorhanden, also ihr Wert gleich Null, dann nimmt die Abhängige auch den Wert

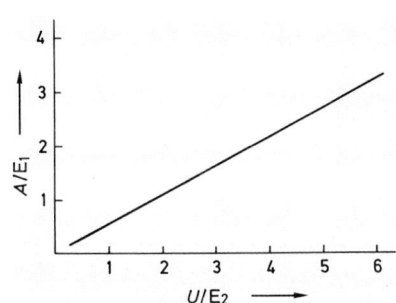

Abb. 4 Beispiel für einen linearen Zusammenhang

Null an. Die Kurve geht dann durch den Schnittpunkt der Achsen (diese Aussage gilt nicht für Systeme mit Ordinatenabschnitt!). Steigert man den Einfluß der Unabhängigen zu sehr großen Werten, dann ist – bei Beibehalt des linear-proportionalen Zusammenhanges gemäß Diagramm Abb. 4 – eine entsprechend große Reaktion bei der abhängigen Variablen zu prognostizieren.

Beim folgenden Beispiel (Abb. 5) *kann* das System offensichtlich bei großer Einflußnahme der Unabhängigen nicht entsprechend reagieren. Selbst bei sehr großer Steigerung von *U* findet man keine Zunahme mehr der Antwort der abhängigen Variablen. Das System ist *gesättigt*.

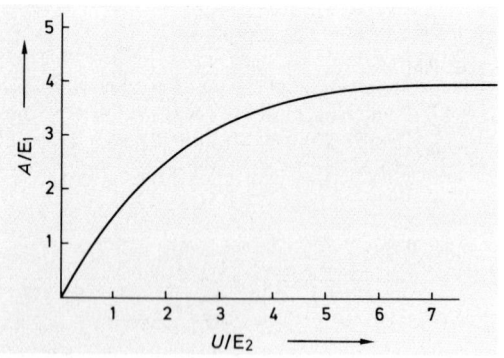

Abb. 5 Beispiel für einen nicht-linearen Zusammenhang

In Abb. 6 nimmt die Reaktion der Abhängigen mit steigendem Wert der Unabhängigen sehr stark zu. Das System *brennt durch*, bei sehr starkem Einfluß der Unabhängigen.

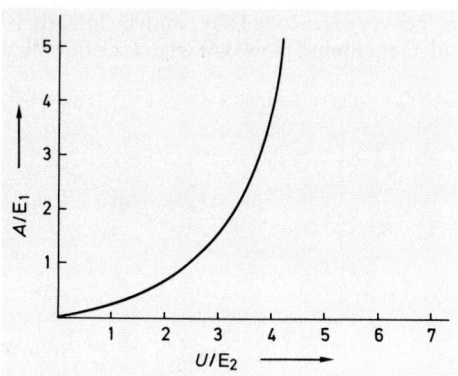

Abb. 6 Beispiel für einen nicht-linearen Zusammenhang

Grenzbedingungen

Die Diskussion der Beispiele zeigt, daß offensichtlich naturwissenschaftliche Zusammenhänge nur innerhalb bestimmter Grenzen durch bestimmte Gesetzmäßigkeiten beschrieben werden können. Verläßt man diesen Bereich, gelten andere Gesetzmäßigkeiten. So sind Aussagen über flüssiges Wasser offensichtlich nur im Temperaturintervall von $0\,°C$ bis $100\,°C$ (unter Normaldruck) sinnvoll.
Man muß sich also bei einer Systembeschreibung in Form von Gesetzmäßigkeiten – ausgedrückt durch Diagramme, Formeln usw. – immer der Grenzen des Gültigkeitsbereiches im Klaren sein.

Gültigkeit für den medizinischen Bereich

Soweit naturwissenschaftliche Sachverhalte in den medizinischen Bereich spielen, gelten auch die obigen Feststellungen. Da Lebewesen extrem kompliziert zusammengesetzt sind und damit Systeme mit vielen Variablen darstellen, muß man sich über die Grenzen der Aussagefähigkeit von Reaktionen abhängiger Größen auf die Variation *unabhängiger* Größen im klaren sein.

1.2 Physikalische Grundkenntnisse

Die *Erhaltungssätze* der Physik sind auch in der Chemie grundlegend. Nach ihnen gilt, daß in einem abgeschlossenem System keine Materie, Energie oder elektrische Ladung neu geschaffen oder vernichtet werden kann. Führt man in einem derartigen System einen Versuch durch, dann müssen Anfangs- und Endzustand bezüglich der Summe von Masse, Ladung und Energie übereinstimmen.

Die Wechselwirkung chemischer Reaktionspartner wird auf elektrostatische Wechselwirkungen zurückgeführt. Deswegen ist das Grundgesetz der Elektrostatik von Bedeutung, nach dem sich gegensinnig elektrisch geladene Körper anziehen, während sich gleichsinnig geladene Körper abstoßen. Für Punktladungen mit der Ladung e, die den Abstand r voneinander haben, gilt dann das Coulombsche Grundgesetz,

$$F = \frac{1}{\varepsilon} \frac{e_1 \cdot e_2}{r^2}$$

wonach die wirkende Kraft F dem Abstand r zum Quadrat umgekehrt proportional ist. ε ist eine Proportionalitätskonstante, die sogenannte relative Dielektrizitätskonstante. Vakuum hat $\varepsilon = 1,00$.
Ein Dipol ist ein elektrisch geladener Körper, dessen Ladung e ungleichmäßig über die Körperoberfläche verteilt ist. Man kann sich die positive

Ladung an einem Punkt, die negative an einem anderen Punkt konzentriert denken. Beide Ladungsschwerpunkte haben dann den Abstand a voneinander. Ein solcher Dipol ist durch sein *Dipolmoment p* gekennzeichnet, nämlich

$$p = e \cdot a$$

Für die Wechselwirkung zweier Dipole erhält das Coulombsche Gesetz die Form

$$F = \frac{1}{\varepsilon} \frac{p_1 p_2}{r^4}$$

Die Dipol-Dipol-Wechselwirkung nimmt also mit r^4 ab. Sie ist damit wesentlich weniger weitreichend als die Wechselwirkung zweier elektrostatischer Punktladungen.

Allgemeine Chemie

2 Aufbau der Materie

2.1 Atomaufbau

Die Elementarteilchen des Atoms und ihre Eigenschaften

Atome bilden die Grundbausteine der Materie. Sie sind äußerst klein und haben annähernd Kugelgestalt. Ihr Durchmesser beträgt etwa 0,1 nm = 100 pm. 10^8 Atome würden, aneinandergelegt, gerade eine Strecke von 1 cm Länge ergeben. Ein Würfel von 1 cm Kantenlänge faßt damit ungefähr $10^8 \times 10^8 \times 10^8$ Atome, also etwa 10^{24} Atome.

Die genauere Untersuchung ergibt, daß ein Atom aus einem Kern besteht, der außen von Elektronen umgeben ist. Der Kern ist im Vergleich zum Gesamtatom wieder sehr klein. Sein Durchmesser beträgt etwa 10^{-2} pm, also etwa ein Zehntausendstel des Atomdurchmessers. Der Raum, in dem sich die Elektronen befinden, die Elektronenhülle, macht offensichtlich den Hauptanteil des Volumens des Atoms aus.

Elektronen sind die Elementarteilchen der Elektrizität. Jedes Elektron trägt die gleiche – negative – Ladung. Die Atomhülle enthält also eine Anzahl negativer Ladungen.

Da das Atom als Ganzes elektrisch ungeladen ist, muß der Kern ebensoviele positive Ladungen besitzen, wie Elektronen in der Hülle vorhanden sind, um deren negative Ladungen genau zu kompensieren.

Der Kern ist aus zwei Elementarbausteinen mit fast gleicher Masse aufgebaut, den positiv geladenen Protonen und den nichtgeladenen Neutronen (elektrisch neutral).

Die Masse des Elektrons beträgt rund $^1/_{2000}$ der Masse des Protons. Da

Tab. 7 Übersicht über die drei wichtigsten Elementarteilchen

Name	Symbol	Ladung	abs. Masse (g)	rel. Masse
Proton	p oder p$^+$	+1	$1{,}673 \times 10^{-24}$	1
Neutron	n	0	$1{,}675 \times 10^{-24}$	1
Elektron	e oder e$^-$	−1	$9{,}109 \times 10^{-28}$	5×10^{-4}

das Zahlenverhältnis Proton/Elektron in jedem Atom konstant (und wegen der Elektroneutralität gleich 1) ist, folgt, daß der Beitrag der Elektronen zur Gesamt-Atommasse vernachlässigbar klein ist. Die gesamte Masse des Atoms ist also praktisch im Kern konzentriert.

Aufbau verschiedener Atome aus den Elementarteilchen

Die einfachsten Atome sind die Atome des Wasserstoffs (Chemisches Symbol H). Der Kern eines Wasserstoff-Atoms besteht nur aus einem Proton. Die einzige Ladung des Kerns wird durch ein Elektron kompensiert.

Der Kern des Natrium-Atoms (Symbol Na) enthält 12 Neutronen und 11 Protonen. Zur Kompensation der 11 positiven Ladungen muß er von 11 Elektronen in der Hülle umgeben sein.

Beim Phosphor-Atom (Symbol P) sind 15 Protonen und 16 Neutronen im Kern vereinigt. In der Hülle des Phosphoratoms befinden sich 15 Elektronen.

Man bezeichnet die Zahl der Protonen, die mit der Zahl der Elektronen identisch sein muß, auch als **Kernladungszahl** oder als **Ordnungszahl.** Wasserstoff hat die Ordnungszahl 1, Natrium 11 und Phosphor 15.

Zur Beschreibung von Atomeigenschaften dient noch eine zweite Zahl, die **Nucleonenzahl** (früher Massenzahl genannt). Sie ergibt sich durch Summieren der Anzahl der Protonen und der Neutronen eines Kerns. Die Massenzahl von Wasserstoff ist 1, von Natrium 23 und von Phosphor 31.

Es besteht damit folgender **Zusammenhang zwischen den Begriffen Ordnungszahl, Kernladungszahl und Nucleonenzahl (Massenzahl) einerseits und Zahl der Protonen im Kern sowie der Elektronen in der Hülle andererseits:**

Kernladungszahl = Ordnungszahl = Zahl der Protonen = Zahl der Elektronen
Nucleonenzahl = Summe der Zahl der Protonen und Neutronen.

Zur Identifizierung von Ordnungszahl, Kernladungszahl und Nucleonenzahl an entsprechend gekennzeichneten Elementsymbolen benutzt man eine Symbolik. Nach ihr schreibt man die (kleinere) Ordnungszahl als (Fuß-)Index an das Elementsymbol und die (fast stets größere) Nucleonenzahl als Hochzahl an das Elementsymbol. Die obigen Beispiele ergeben damit: $^{1}_{1}H$, $^{23}_{11}Na$, $^{31}_{15}P$.

Isotopie

Häufig findet man, daß Atome mit gleicher Ordnungszahl verschiedene Nucleonenzahlen haben. Da ihr Protonengehalt konstant sein muß, können sie sich nur durch den Neutronengehalt unterscheiden. Beim Chlor findet man so z. B. Atome mit 17 Protonen und 18 Neutronen sowie Atome mit 17 Protonen und 20 Neutronen ($^{35}_{17}$Cl, $^{37}_{17}$Cl). Diese beiden Atomarten sind sogenannte **Isotope**.

Untersucht man viele Chlor-Atome, dann findet man etwa 75% Chlor-Isotope mit der Massenzahl 35 und etwa 25% Isotope mit der Massenzahl 37. Man nennt diese Prozentzahl die Isotopenhäufigkeit. Da die Isotopenzusammensetzung eines Elements praktisch konstant ist, sind die Isotopenhäufigkeitszahlen für ein Element eine Naturkonstante.

Isotope sind demnach Atome mit gleicher Protonenzahl, aber verschiedener Nucleonenzahl. Man erkennt die Elementsymbole von Isotopen an der gleichen Kernladungszahl (tiefgestellt) und unterschiedlicher Nucleonenzahl (hochgestellt).

Elemente

Atome mit gleicher Ordnungszahl bilden ein Element. Chemische Elemente sind fast immer aus mehreren Isotopen zusammengesetzt. Dabei können sich maximal bis zu 10 verschiedene Isotope (wie im Fall des Zinns) mit unterschiedlichem Beitrag an der Elementzusammensetzung beteiligen.

Diese obere Grenze deutet an, daß sich Neutronen und Protonen nicht beliebig kombinieren können. Das fällt bereits bei der Betrachtung der Massenzahlen auf. Die Zahl der Neutronen ist fast gleich der Zahl der Protonen. Nur bei Atomen höherer Masse herrscht ein geringfügiger Neutronenüberschuß vor.

Stark vereinfachend kann man dieses Verhalten so beschreiben: Die Neutronen haben die Funktion eines Kitts. Wollte man versuchen, einen Kern nur aus Protonen aufzubauen, dann würden sich diese wegen ihrer gleichen Ladung stark abstoßen. Die Neutronen mildern diesen Effekt und führen so zu einer Stabilität der Kerne.

Auf der anderen Seite zeigen radiochemische Experimente, bei denen man zusätzlich Neutronen in den Kern einschießt, daß ein Überschuß von Neutronen über das Verhältnis 1:1 hinaus auch zu Instabilität und Kernzerfall – also Radioaktivität – führt.

Wichtige Beispiele von Elementen seien hier erwähnt: Beim Wasserstoff kennt man: $^1_1$H, $^2_1$H (auch **Deuterium** genannt) und $^3_1$H (ein radioaktives Isotop mit dem Namen **Tritium**). Die Häufigkeit der Isotope beträgt 99,99% für $^1_1$H und 0,01% für das Deuterium. Der Anteil des Tritiums ist verschwindend gering. Andere wichtige Beispiele sind Isotope des Kohlenstoffs (chemisches Symbol C). Man kennt $^{12}_6$C mit 98,9% Häufigkeit, $^{13}_6$C mit 1,1% Häufigkeit und $^{14}_6$C – ein radioaktives Isotop mit sehr geringer Häufigkeit.

Die rechnerische Atommasse natürlicher Elemente ist wegen der unterschiedlichen Beteiligung der verschiedenen Isotope (aufgrund der Isotopenhäufigkeit) **nie eine ganze Zahl**. Es resultieren vielmehr immer Zahlen mit mehreren Stellen hinter dem Komma.

Medizinisch wichtige Isotope

Neben diesen – hauptsächlich bei biochemischen Versuchen eingesetzten – Isotopen des H und C seien noch **einige medizinisch wichtige Isotope** genannt.

Das **Phosphor-Isotop** ^{32}P wird in Form von Verbindungen in der Strahlentherapie eingesetzt, die in den erkrankten Körper injiziert werden. Da Phosphor-Verbindungen sich im Knochengewebe stark anreichern, können die radioaktiven ^{32}P-Atome auf das dort befindliche blutzellenbildende (erythropoetische) System einwirken und die vermehrte Bildung roter Blutkörperchen (bei der Polyzythämie) oder weißer Blutzellen (bei der Leukämie) bremsen.

Das **Iod-Isotop** ^{131}I (Iod) wird – wie alle Iod-Isotope – in Form bestimmter Verbindungen von der Schilddrüse stark angereichert. Nach Gabe des (radioaktiven) ^{131}I kann die Anreicherung und damit die Funktionsfähigkeit der Schilddrüse verhältnismäßig einfach bestimmt werden. ^{131}I hat eine Halbwertszeit von acht Tagen. Das heißt, daß die Radioaktivität eines ^{131}I-Präparates nach acht Tagen durch radioaktiven Zerfall auf die Hälfte zurückgegangen ist. Nach weiteren acht Tagen beträgt sie dann ein Viertel der Aktivität des Ausgangspräparates. Da Iod-Isotope in der Schilddrüse gespeichert werden können und radioaktive Strahlung schädlich ist, ist die medizinische Diagnostik u. U. noch an anderen Iod-Isotopen mit kürzerer Halbwertszeit interessiert, um so die Strahlenbelastung für den Patienten gering zu halten. Ein Beispiel eines kurzlebigeren Iod-Isotops ist ^{132}I mit 2,4 Stunden Halbwertszeit (die Problematik bei derartig kurzlebigen radioaktiven Präparaten besteht darin, daß sie kurz nach ihrer Herstellung appliziert werden müssen, woraus u. U. organisatorische Probleme entstehen).

Zur Abschätzung der Strahlenbelastung muß – außer der Halbwertszeit – auch noch die Strahlungsart und die Energie der Strahlung bekannt sein. Zur intrakorporalen Applikation werden dabei möglichst energiearme Strahler angewandt, deren Energie auf der anderen Seite nicht so schwach sein darf, daß die Strahlung das Gewebe nicht ausreichend durchdringt.

^{125}**I** ist ein sehr weicher Strahler mit etwa 60 Tagen Halbwertszeit. Die Strahlung ist so wenig durchdringend, daß das Isotop nur bei Laborversuchen – etwa zur Markierung bestimmter Eiweiß-Fraktionen – eingesetzt wird. Diese können u. U. injiziert werden. Zur Messung der Aktivität muß jedoch eine Blutprobe entnommen und außerhalb des Körpers gemessen werden. Schon sehr lange wird $^{226}_{88}$**Ra** (Radium) (mit einer Halbwertszeit von 1580 Jahren) verwandt. Schließlich sei das **Cobalt-Isotop** ^{60}Co erwähnt (etwa fünf Jahre Halbwertszeit). Seine Strahlung wird zur Telecobalttherapie eingesetzt. Häufig befindet sich eine starke Cobalt-Quelle außerhalb des Körpers des Patienten. Gelegentlich werden aber Drähte mit ^{60}Co in den Körper eingeführt (Spick-Methode) oder Lösungen von ^{60}Co-Verbindungen in Gummibeuteln als Hohlapplikator – etwa in der Blase – angewandt. Neben den aufgeführten Beispielen gibt es noch viele weitere Anwendungen radioaktiver oder nichtaktiver, also stabiler Isotope. Das radioaktive Isotop des Wasserstoffs (^{3}H, **Tritium**) und das des Kohlenstoffs (^{14}C) werden sehr viel in der Laboratoriumsmethodik eingesetzt, um Reaktionen aufzuklären. Man kann Stoffe mit diesen Isotopen „markieren", ohne dadurch ihre chemischen oder physikalischen – und biologischen – Eigenschaften zu ändern, mit der Ausnahme, daß sie strahlen. Sie können aufgrund dieser Strahlung leicht nachgewiesen und verfolgt werden.

Möglichkeiten der Beschreibung von Atom-Eigenschaften

Bei Kenntnis der Massenzahlen läßt sich die Masse eines einzelnen Atoms, die absolute Atommasse berechnen. Die absolute Atommasse eines Wasserstoff-Atoms beträgt z. B. $1 \times 1,6 \times 10^{-24}$ g, die absolute Masse des Natrium-Atoms $23 \times 1,6 \times 10^{-24}$ g.

Diese Zahlen sind sehr unhandlich. Man hat deshalb eine andere Angabe eingeführt, die einen Vergleich der Massen verschiedener Atome ermöglicht. Als Basis bot sich zunächst die Masse des kleinsten Atoms, des Wasserstoff-Atoms, an. Man gab an, wieviel mal größer die Masse des zu vergleichenden Atoms als die Masse des Wasserstoff-Atoms war.

Diese anschauliche Festlegung wurde später zugunsten der Masse des Kohlenstoff-Isotops 12 als Grundlage, die mit 12,000 festgesetzt wurde,

Tab. 8 Zusammenstellung einiger Atommassen (auf 2 Stellen hinter dem Komma abgekürzt)

Name	Symbol	Masse	Name	Symbol	Masse
Wasserstoff	H	1,00	Phosphor	P	30,97
Kohlenstoff	C	12,01	Schwefel	S	32,06
Stickstoff	N	14,00	Chlor	Cl	35,45
Sauerstoff	O	15,99	Kalium	K	39,10
Fluor	F	18,99	Calcium	Ca	40,08
Natrium	Na	22,99	Iod	I	126,90
Magnesium	Mg	24,32			

verlassen. Es gilt damit **die Definition der relativen Atommasse (reine Zahl) als Verhältnis der Masse eines Atoms zu $1/12$ der Masse des Bezugsatoms ^{12}C**. Dem Wasserstoff kommt jetzt die Atommasse 1,00797 zu, dem Natrium 22,9898. Der kleine Unterschied gegenüber der alten Skala macht sich nur bei Präzisionsmessungen bemerkbar.

In der biochemischen Literatur findet man neuerdings häufiger als Dimensionsangabe für relative Atommassen die Einheit „Dalton" angegeben (abgekürzt Da oder auch d).

Avogadro-Konstante, Mol

Das Kohlenstoff-Isotop 12 ist ferner Grundlage der Berechnung der Avogadro-Konstante. Zur Ermittlung der Anzahl der Kohlenstoff-Atome in 12,000 Gramm des reinen Kohlenstoff-Isotops ^{12}C werden die 12,000 g durch die absolute Masse des einzelnen Isotops ($12 \times 1,6 \times 10^{-24}$ g) dividiert. Als Ergebnis erhält man 6×10^{23} (genauer $6,02205 \cdot 10^{23}$), die **Avogadro-Konstante** N_A (früher Loschmidt-Zahl). Mit ihrer Hilfe ist die Stoffmengeneinheit Mol definiert. Das Einheitenzeichen dafür ist mol. 1 Mol eines aus Atomen aufgebauten Stoffes enthält 6×10^{23} Atome. Die **Definition der Avogadro-Konstante** (Größenordnung 6×10^{23} mol^{-1}) kann also – gleichwertig – in zwei Formulierungen angegeben werden:

1. Die Avogadro-Konstante gibt an, wieviel Atome in 12,000 Gramm Kohlenstoff des Kohlenstoff-Isotops ^{12}C sind.
2. Die Avogadro-Konstante gibt an, wieviel Teilchen in der Stoffmengeneinheit Mol vorhanden sind.

Unter **Konzentration** (Stoffmengenkonzentration) versteht man Stoffmenge pro Volumeneinheit. Sie wird gemessen in mol/l (mol $\cdot$ l^{-1}). Eine Lösung, die 1 Mol pro Liter enthält, nennt man *1* molar (oder kürzer molar).

Die Konzentration des Stoffes A wird c_A oder $c(A)$ symbolisiert. Gelegentlich wird auch die Schreibweise in eckigen Klammern verwandt [A]. Ohne weitere Erklärung sei hier festgestellt, daß nach der „Regel von Avogadro" 1 Mol eines sog. „idealen Gases" unter „Normalbedingungen" (0° Celsius, 1 atm. Druck) ein Volumen von 22,4 l einnimmt. In einem idealen Gas üben die Komponenten des Gases keinerlei Wechselwirkung aufeinander aus. Beispiele idealer Gase sind die Edelgase und Wasserstoff. Bestimmt man die Masse, die 22,4 Liter des idealen Gases unter Normalbedingungen haben, dann erhält man derartig auf experimentellem Weg die Masse eines Mols des Gases.

Aufbau der Elektronenhülle, Orbitalbegriff

Für eine Wechselwirkung – also eine chemische Reaktion – müssen sich zwei Atome weitgehendst annähern bzw. zusammenstoßen. Sie beginnt also immer unter Beteiligung der Elektronenhülle. Kenntnisse über ihren Aufbau sind für das Verständnis chemischer Reaktionen wichtig.

Moderne Auffassungen (wie sie in Form der sogenannten „Schrödinger-Gleichung" beschrieben werden) über den Aufbau der Elektronenhülle müssen die Theorien zur Natur des Elektrons berücksichtigen, das sich mit etwa $1/10$ der Lichtgeschwindigkeit im Raum der Elektronenhülle bewegt. Bei dieser Geschwindigkeit schreibt man dem Elektron eine Korpuskel- und Wellennatur zu, wobei sein Verhalten allerdings besser durch Welleneigenschaften wiedergegeben wird. Analog den anderen Elementarteilchen gilt auch für das Elektron die Unschärfe-Beziehung, d. h. man vermag entweder den momentanen Aufenthaltsort beliebig genau zu bestimmen, kann aber dann den Impuls des Teilchens nur sehr ungenau angeben oder man bestimmt den Impuls und vermag über den Aufenthaltsort nichts auszusagen.

Eine Beschreibung des Elektrons ist nur mit Hilfe einer komplizierten Gleichung möglich, die den Zusammenhang zwischen Energieverhältnissen und Welleneigenschaften des Elektronensystems beschreibt. Mögliche Lösungen dieser Gleichung werden Orbitale genannt. Ein Orbital ist also im strengen Sinn ein abstrakter mathematischer Begriff.

Es besteht eine enge mathematische Beziehung von ihm zu der Wahrscheinlichkeit, mit der man das Elektron im Raum trifft. In übertragenem Sinn benutzt man daher in der Chemie häufig den Ausdruck Orbital zur Beschreibung eines von ein oder zwei Elektronen erfüllten Raums. Dabei ist dieser Raum nach außen nicht streng begrenzt. Das Elektron kann sich mit einer gewissen Wahrscheinlichkeit auch einmal sehr weit weg vom Kern aufhalten, um dann bald wieder in nächste Kernnähe zurückzukehren.

Statt des, im Prinzip unendlich ausgedehnten, Orbitalraums gibt man häufig eine Raumumhüllende an, die einen Raum umschreibt, innerhalb dessen sich das Elektron mit einer gewissen Wahrscheinlichkeit, also etwa zu 90% der Zeit, aufhält.

Diese abstrakten Vorstellungen werden etwas verständlicher, wenn man sich das Elektron als leuchtenden Punkt vorstellt, den man mit einem Fotoapparat mit sehr langer Belichtungszeit fotografiert. Man erhält dann ein Bild, das an den Stellen, wo das Elektron sich häufig befand, hohe Belichtung aufweist, während an anderen Stellen nur gelegentlich einmal das Elektron von der Kamera gesehen wurde. Synonym mit Orbital benutzt man deshalb auch die Ausdrücke Elektronendichteraum oder auch Elektronenwolkenraum.

24 Aufbau der Materie

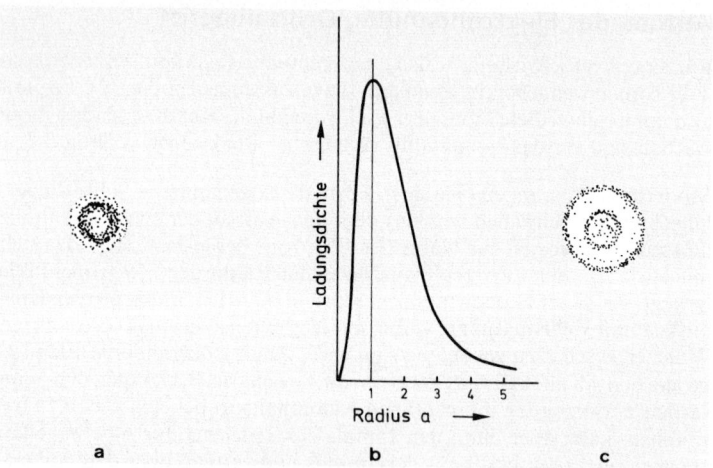

Abb. 7 Ladungsverteilung bei s-Orbitalen
a Schematische Darstellung mit Schnittebene durch den Atomkern bei einem Wasserstoff-Atom
b Ladungsdichte in Abhängigkeit des Abstands a vom Kern beim Wasserstoff-Atom
c Schematische Darstellung mit Schnittebene durch den Kern bei Kombination von zwei s-Orbitalen

Man kann also ein **Orbital als Raum der Aufenthaltswahrscheinlichkeit von Elektronen oder gleichsinnig als Raum mit bestimmter Elektronendichte bezeichnen.** In einem Orbital können maximal zwei Elektronen untergebracht werden.

Es sind verschiedene Typen von Orbitalen bekannt, von denen hier nur die beiden einfachsten Typen – das s-Orbital und das p-Orbital – besprochen werden (zum d-Orbital s. S. 29).

Beim s-Orbital umhüllt die 90%-Wahrscheinlichkeitsfläche einen Kugelraum, in dessen Zentrum der Atomkern steht. **Das s-Orbital ist also kugelsymmetrisch.** Innerhalb des Kugelraums können maximal zwei Elektronen untergebracht werden (die sich durch ihren – hier nicht weiter zu erklärenden – Spin unterscheiden müssen). Die Elektronendichte ist im übrigen nicht gleichförmig innerhalb des s-Orbitals, wie es die Abb. 7b zeigt. Bei komplizierteren Atomen werden mehrere s-Orbitale miteinander kombiniert (Abb. 7c), wobei stets der Kern im Zentrum aller Orbitale steht.

Trägt man die Ladungsdichte in Abhängigkeit vom Kernabstand auf, erhält man das in Abb. 7b dargestellte Bild. Es ergibt einen Wert größter Ladungsdichte an der Stelle 1. Nach außen ist der Orbitalraum nicht begrenzt. Es besteht eine gewisse Wahrscheinlichkeit, etwa an der Stelle 5 das Elektron anzutreffen.

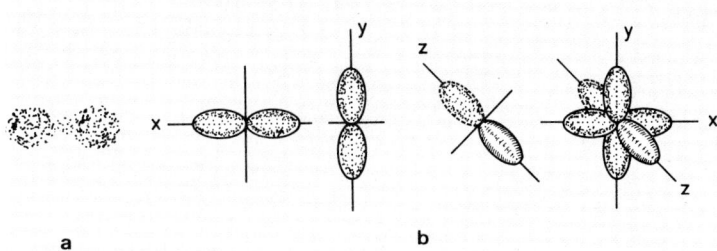

Abb. 8
a Schematische Darstellung der Ladungsverteilung in einem p-Orbital
b Kombination von drei p-Orbitalen, deren Längsachse parallel der x-Achse, der y-Achse und der z-Achse zu denken ist, zu dem rechts gezeigten Gebilde

p-Orbitale sehen hantelförmig aus, denn die Fläche, innerhalb derer das Elektron mit einer Wahrscheinlichkeit von 90% angetroffen wird, umschreibt eine Hantel. Der Kern steht im Knotenpunkt der Hantel. **Das p-Orbital hat eine Rotationsachse als Symmetrieelement.** Es vermag gleichfalls bis zu zwei Elektronen (wieder mit unterschiedlichem Spin) aufzunehmen. Bei komplizierteren Atomen werden p-Orbitale kombiniert. Sie stehen dabei immer mit ihren Längsachsen senkrecht aufeinander (Abb. 8).

Schließlich werden auch s-Orbitale und p-Orbitale miteinander kombiniert. Stets bildet dabei der Atomkern den Mittelpunkt der s-Orbitale bzw. steht in den Knotenpunkten sämtlicher p-Orbitale. Natürlich können und müssen sich die verschiedenen s-Orbitale und p-Orbitale in ihrer Größe unterscheiden. Da alle Orbitale maximal mit zwei Elektronen besetzbar sind, unterscheiden sie sich auch in ihrer Elektronendichte.

Periodensystem der Elemente

Die Ordnungszahl (= Kernladungszahl) ermöglicht eine gesetzmäßige Anordnung chemischer Elemente, wenn man diese in einer Reihe mit steigender Ordnungszahl aufzählt: Wasserstoff (1), Helium (2), Lithium (3), Beryllium (4), Bor (5), Kohlenstoff (6), Stickstoff (7), Sauerstoff (8), Fluor (9), Neon (10), Natrium (11), Magnesium (12) usw. Bei der Betrachtung dieser Reihe fällt auf, daß sich ähnliches physikalisches und chemisches Verhalten in ihr wiederholt. Helium, Neon (und Argon mit der Kernladungszahl 18) sind gasförmige Elemente von einer ganz auffälligen Reaktionsträgheit, so daß man ihnen den Namen Edelgase gegeben hat. Lithium, Natrium und Kalium zeigen ebenfalls sehr große Ähnlichkeit. Auffällig ist, daß man immer auf verwandte Elemente trifft, wenn man acht Elemente weitergeht (Helium – Neon) (Lithium – Natrium). Es wird

Aufbau der Materie

Tab. 9 Periodensystem der Elemente (biochemisch wichtige Elemente fett gedruckt)

	1. Gruppe (Alkalimetalle)	2. Gruppe (Erdalkalimetalle)	3. Gruppe	4. Gruppe	5. Gruppe	6. Gruppe	7. Gruppe (Halogene)	8. Gruppe (Edelgase)
1. Periode								Helium ($_2$He)
2. Periode	Lithium ($_3$Li)	Beryllium ($_4$Be)	Bor ($_5$B)	**Kohlenstoff** ($_6$C)	**Stickstoff** ($_7$N)	**Sauerstoff** ($_8$O)	**Fluor** ($_9$F)	Neon ($_{10}$Ne)
3. Periode	**Natrium** ($_{11}$Na)	**Magnesium** ($_{12}$Mg)	Aluminium ($_{13}$Al)	Silicium ($_{14}$Si)	**Phosphor** ($_{15}$P)	**Schwefel** ($_{16}$S)	**Chlor** ($_{17}$Cl)	Argon ($_{18}$Ar)
4. Periode	**Kalium** ($_{19}$K)	**Calcium** ($_{20}$Ca)					**Brom** ($_{35}$Br)	
5. Periode							**Iod** ($_{53}$I)	

Wasserstoff ($_1$H) steht in der ersten Periode. Er ist schwierig einer bestimmten Gruppe zuzuordnen.

so eine Periodizität sichtbar, wenn man die chemisch verwandten Elemente untereinander stellt. Derartig untereinander stehende Elemente bilden eine **Gruppe**. Man erhält mit diesem Ordnungsprinzip das Periodensystem, wenn man die Elemente nach steigender Kernladungszahl ordnet und chemisch verwandte Elemente in einer Gruppe zusammenfaßt. Die waagerecht geschriebene Zeile – also etwa die Liste Lithium bis Neon – nennt man eine **Periode**.

Die Gruppen werden in der angegebenen Weise (Tab. 9) beziffert. Sie tragen darüber noch Namen – wie Alkalimetall-Gruppe, Erdalkalimetall-Gruppe, Halogene, Edelgase –, die auf spezifische Eigenschaften der Elemente hinweisen (Tab. 9). Spricht man von links im Periodensystem stehend, ist ein Element mit niedriger Gruppennummer gemeint und rechts im System stehend eines mit hoher Gruppennummer. So bedeutet oben im Periodensystem stehend eine Periode mit niedriger Ziffer, entsprechend stehen unten im Periodensystem Elemente mit hoher Perioden-Zahl.

Tab. 9 ist eine Kurzform des Periodensystems. In ihr sind nur **Hauptgruppenelemente** aufgeführt. Davon sind diejenigen fett gedruckt, die **biochemisch** wichtig sind und deren **Zuordnung von Name und Symbol zur zutreffenden Hauptgruppe vom Medizinstudenten beherrscht werden muß**. Die genannten Elemente machen mehr als 99% des Gesamtkörpergewichts des Menschen aus (Tab. 10).

Die Aufstellung der Tab. 9 ist für die ersten drei Perioden vollständig, um die Entwicklung des Periodensystems deutlich zu machen. In den höheren Perioden ist die Aufstellung unvollständig (ein vollständiges Periodensystem findet sich auf S. VI).

Tab. 10 Chemische Zusammensetzung des menschlichen Körpers

Element	Prozentsatz des Gesamtkörpergewichts	Element	Prozentsatz des Gesamtkörpergewichts
O	65,0	S	0,25
C	18,0	K	0,2
H	10,0	Na	0,15
N	3,0	Cl	0,15
Ca	1,5	Mg	0,05
P	1,0		

Zusammenhang zwischen Elektronenkonfiguration und Periodensystem

Es gibt natürlich einen Zusammenhang zwischen der Elektronenkonfiguration eines Elements und seiner Stellung im Periodensystem. Um ihn zu zeigen, soll **der Aufbau der Elektronenhülle (Elektronenkonfiguration) bei den Elementen bis zur Ordnungszahl 10 beschrieben werden.**

Das Wasserstoff-Atom besitzt ein Elektron, das sich in einem s-Orbital befindet. Man bezeichnet dieses kernnahe Orbital mit der Ziffer 1 (diese Ziffer wird auch Hauptquantenzahl genannt). In der Kurzsymbolik kennzeichnet man die Konfiguration dieses Elektrons mit $1s^1$, was besagt, daß sich 1 Elektron in dem s-Orbital der Zahl 1 befindet.
Beim Helium wird dieses s-Orbital mit einem 2. Elektron voll aufgefüllt. Die Elektronenkonfiguration des Heliums ist somit $1s^2$. Damit sind alle Möglichkeiten der Elemente der 1. Periode erschöpft. Man bezeichnet diese Konfiguration als abgeschlossene Elektronenschale.

Beim Element mit der Kernladungszahl 3 ($_3$Li) muß ein zusätzliches Orbital zur Verfügung gestellt werden. Es handelt sich hierbei um ein s-Orbital, das mit der Ziffer 2 ($2s$) gekennzeichnet wird. Somit ist es zwangsläufig raumbeanspruchender als das $1s$-Orbital (Abb. 7c, S. 22). Das Lithium steht also in der 2. Periode mit der Elektronenfiguration $1s^2\ 2s^1$.

Beim Beryllium (Ordnungszahl 4) muß ein viertes Elektron untergebracht werden. Hierzu wird das $2s$-Orbital voll besetzt, so daß die Kurzsymbolik der Elektronenkonfiguration für Be lautet: $1s^2\ 2s^2$.

Beim Element der Ordnungszahl 5 (Bor) werden 4 Elektronen in der gleichen Konfiguration angeordnet wie bei dem im Periodensystem links neben ihm stehenden Element (Beryllium). Das 5. Elektron wird in einem p_x-Orbital untergebracht, gekennzeichnet mit der Zahl 2. Die Elektronenkonfiguration von Bor ist damit $1s^2\ 2s^2\ 2p_x^1$.

Beim Kohlenstoff wird wieder – ausgehend von der Konfiguration des linksstehenden Nachbarelements – ein zusätzliches Elektron untergebracht. Es befindet sich allerdings nicht in dem p_x-Orbital, sondern in einem p_y-Orbital. Kohlenstoff hat damit 2 halbbesetzte p-Orbitale der Hauptquantenzahl 2. Die Elektronenkonfiguration lautet: $1s^2\ 2s^2\ 2p_x^1\ 2p_y^1$.

Beim Stickstoff wird schließlich das p_z-Orbital besetzt, so daß folgende Kurzsymbolik resultiert: $1s^2\ 2s^2\ 2p_x^1\ 2p_y^1\ 2p_z^1$, oder ohne Detailbeschreibung der p-Orbitale: $1s^2\ 2s^2\ 2p^3$.

Sauerstoff besitzt ein vollgefülltes p_x-Orbital und je ein halbgefülltes p_y- und p_z-Orbital. Die Symbolik ergibt demnach: $1s^2\ 2s^2\ 2p_x^2\ 2p_y^1\ 2p_z^1$ (bzw. $1s^2\ 2s^2\ 2p^4$).

Beim Fluor sind alle p-Orbitale besetzt bis auf das p_z-Orbital. Beim **Neon** – Element 10 – wird schließlich auch das p_z-Orbital voll besetzt und damit der Zustand einer abgeschlossenen äußeren Elektronenhülle erreicht, der für Edelgase charakteristisch ist. Die Elektronenkonfiguration des Neons lautet $1s^2\ 2s^2\ 2p^6$.

Beim Neon sind alle Möglichkeiten der 2. Periode erschöpft. Zur Unterbringung weiterer Elektronen wird ein neues System mit noch kernferneren Orbitalen (Hauptquantenzahl 3) eröffnet. Elemente, bei denen diese Orbitale besetzt werden, gehören zur 3. Periode des Systems.

Der Symbolik kann man die Zahl aller Elektronen eines Elements (und damit die Kernladungszahl) entnehmen, wenn man die hochgestellten Zahlen addiert. **Man kann die Zahl der Hauptgruppe des betreffenden Elements erkennen,** wenn man die Elektronen abzählt, die sich auf der äußersten, noch nicht abgeschlossenen Elektronenhülle befinden. Man nennt diese Elektronen Valenzelektronen. **Es gilt also: Zahl der Valenzelektronen = Gruppennummer des Periodensystems.**
Beim Kohlenstoff sind das z. B. 4 Elektronen (Hauptquantenzahl 2), so daß C in der 4. Hauptgruppe des Periodensystems stehen muß. Sauerstoff hat 6 Außenelektronen. O steht damit in der 6. Gruppe des Periodensystems.

Hauptgruppenelemente – Nebengruppenelemente

Die genannten Regeln gelten allerdings nur für **Hauptgruppenelemente** – insbesondere für die ersten 10 Elemente des Periodensystems. **Bei diesen werden beim Durchlaufen einer Periode von links nach rechts äußere Schalen aufgefüllt.**
Das verdeutlicht auch eine andere Darstellungsweise, mit einer in der Chemie häufig angewandten Symbolik. Die Orbitale werden hierbei durch Kreise (oder auch Rechtecke) dargestellt (Tab. 11).

In sie trägt man die Elektronen als Pfeile ein. Ein Kreis oder ein Kästchen vermag maximal zwei Pfeile aufzunehmen, die durch gegensinnige Spin-Richtung gekennzeichnet sein müssen. Im oberen Teil des Schemas erkennt man – bis zum Neon – den Sachverhalt, der oben mit Hilfe der Kurzsymbolik dargestellt wurde. Nach analogen Prinzipien wird die dritte Periode (Natrium bis Argon) aufgebaut, was durch die Elektronenkonfiguration dieser beiden Elemente im Schema angedeutet wird.

Bei Eröffnung der 4. Periode werden neuartige Gesetzmäßigkeiten beobachtet. Das Element der Ordnungszahl 19 im Hauptquantenzahlsystem 3 hat noch (5) weitere, unbesetzte Orbitale vom d-Typ, die man sich als besonders exzentrische Hanteln vorstellen kann. Offensichtlich erfordert die Besetzung dieser $3d$-Orbitale viel Energie (Abb. 9), weil die Elektronen sich in ihnen sehr weit vom Kern entfernt aufhalten. Erst wenn das

Tab. 11 Schema der Besetzung der Orbitale
(nicht besetzte Orbitale sind durch leere Kreise dargestellt)

Hqz	1	2		3			4
Orbitale	s	s	p	s	p	d	s
Elemente:							
1. Periode $_1$H	①						
1. Periode $_2$He	⑪						
2. Periode $_3$Li	⑪	①	○○○				
2. Periode $_4$Be	⑪	⑪	○○○				
2. Periode $_5$B	⑪	⑪	①○○				
2. Periode $_6$C	⑪	⑪	①①○				
2. Periode $_7$N	⑪	⑪	①①①				
2. Periode $_8$O	⑪	⑪	⑪①①				
2. Periode $_9$F	⑪	⑪	⑪⑪①				
2. Periode $_{10}$Ne	⑪	⑪	⑪⑪⑪				
3. Periode $_{11}$Na	⑪	⑪	⑪⑪⑪	①	○○○	○○○○○	
3. Periode ⋮	⋮	⋮	⋮	⋮	⋮	⋮	
3. Periode $_{18}$Ar	⑪	⑪	⑪⑪⑪	⑪	⑪⑪⑪	○○○○○	
4. Periode $_{19}$K	⑪	⑪	⑪⑪⑪	⑪	⑪⑪⑪	○○○○○	①
4. Periode $_{20}$Ca	⑪	⑪	⑪⑪⑪	⑪	⑪⑪⑪	○○○○○	⑪
4. Periode $_{21}$Sc	⑪	⑪	⑪⑪⑪	⑪	⑪⑪⑪	①○○○○	⑪

$4s$-Orbital (Element K und Ca) voll besetzt ist, kann ein $3d$-Orbital Elektronen aufnehmen. Dieses Verhalten kann man sich etwa so veranschaulichen: Das voll besetzte $4s$-Orbital umfängt die d-Orbitale. Die beiden äußeren $4s$-Elektronen üben dabei einen zurückstoßenden Einfluß auf die Elektronen der d-Orbitale aus, die damit mehr in Kernnähe gedrängt werden. Fehlt dieser umhüllende Einfluß der $4s$-Elektronen, dann können die Elektronen der d-Orbitale auf ihren sehr exzentrischen Bahnen nicht im Kerneinfluß gehalten werden. Ein solches System ist relativ in-

stabil. Somit werden ab Element 21 die inneren Orbitale der Hauptquantenzahl 3 besetzt, wie es das Schema der Tab. 11 andeutet. **Bei diesen sogenannten Nebengruppenelementen werden beim Durchlaufen einer Periode von links nach rechts innere Schalen besetzt.**
Die Nebengruppenelemente sind im Periodensystem (s. letzte innere Umschlagseite) mit N bezeichnet. Sie „schieben" sich zwischen die Elemente der 2. und 3. Hauptgruppe, die typische Metalle sind. Folglich sind auch **alle Nebengruppenelemente Metallbildner.**

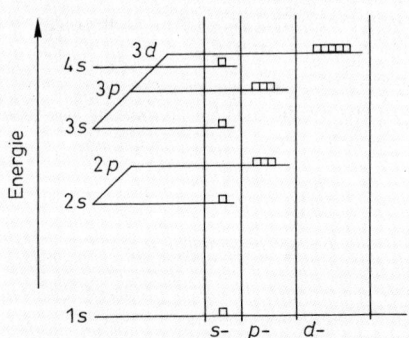

Abb. 9 Energieschema der verschiedenen Orbitale

Das Schema zeigt, daß die Besetzung des 2s-Orbitals mehr Energie erfordert als die Besetzung des 1s-Orbitals. Bei der p-Orbitalbesetzung wird immer mehr Energie verlangt als bei der Auffüllung eines s-Orbitals gleicher Hauptquantenzahl.

Medizinisch wichtige Elemente

Von einigen **wichtigen Nebengruppenelementen (Co, Cu, Cr, Mo, Mn) sollte der Mediziner Symbol und Namen zuordnen können** (Tab. 12). Die aufgeführten Elemente kommen dabei im menschlichen Körper in recht geringer Konzentration vor. Man bezeichnet sie daher auch als **Spurenelemente.** Viele dieser Elemente wirken in Enzymen, deren Aufbau und Funktion später beschrieben wird (S. 206). Ohne ihre Mitwirkung kommt es zu schwerwiegenden Störungen im Stoffwechsel. Da die Enzymwirkung oft an das Vorhandensein von Spurenelementen gebunden ist, führt deren Mangel zu vielfältigen Beeinflussungen negativer Art.

Eisen spielt außerdem im roten Blutfarbstoff – dem Hämoglobin – eine wesentliche Rolle (S. 59). Allerdings ist bei einer Konzentration von Hämoglobin von 14–16 g/100 ml Vollblut beim Erwachsenen und einem Eisengehalt von etwa 0,34% des Hämoglobins Eisen in diesem Zusammenhang kein echtes Spurenelement mehr. Da Eisen von vitaler Bedeutung ist, legt der Körper Eisenspeicher an, aus denen es im Bedarfsfall mobilisiert werden kann. Es wird dann mit Hilfe bestimmter Eisentransport-Systeme im Blut an den Bedarfsort gebracht.

Ähnliches gilt für das Spurenelement Kupfer, von dem man ebenfalls Depot- und Transportformen neben den funktionell aktiven Formen kennt. Schließlich sei erwähnt, daß Cobalt Bestandteil des Vitamin B_{12} (Cobalamin) ist.

Die Hauptgruppenelemente Fluor und Iod treten im menschlichen Körper in geringer Konzentration auf. Sie sind also in dieser Hinsicht Spurenelemente.

Viele andere Elemente haben medizinische und biochemische Bedeutung (Tab. 10, S. 27).

Tab. 12 Biochemisch wichtige Nebengruppen-Elemente

Name	Symbol	Mitwirkung bei	Zahl der heute bekannten Enzyme, in denen das Element vorkommt	Tagesdosis [mg/Tag (Mensch)]	Bestand des Erwachsenen (mg)
Zink	Zn	vielen Stoffwechselfunktionen, Wundheilung	6	10–15	100
Eisen	Fe	Erythrocytenbildung	mehr als 3	25	3000–5000
Cobalt	Co	Erythrocytenbildung	3	0,002	10
Kupfer	Cu	Erythrocytenbildung	5	2	100
Chrom	Cr	Insulinwirkung	?	?	10–100
Molybdän	Mo		2	0,2	20
Mangan	Mn		mehr als 4	2–5	20

Der Mediziner sollte **Name und Symbol einiger medizinisch wichtiger Elemente wie As, Hg, Cd, Tc (s. a. Tab. 13) und Br (s. Tab. 9, Brom) zuordnen können.** Es ist sinnvoll, sich schon jetzt eine Übersicht über die Verwendung bzw. Bedeutung dieser Stoffe zu verschaffen.

Tab. 13 Name, Symbol und Verwendung einiger medizinisch wichtiger Elemente

Name	Symbol	Verwendung bzw. Bedeutung
Helium	He	Verwendung bei Lungenfunktionsprüfung, als Stickstoffersatz in Luft für Tieftaucher
Lithium	Li	Behandlung gewisser Psychosen
Barium	Ba	Verwendung in manchen Röntgenkontrastmitteln, wasserlösliche Barium-Verbindungen sind giftig
Blei	Pb	wichtiges Umweltgift, keine therapeutische Bedeutung
Arsen	As	Giftstoff, heute kaum noch therapeutische Bedeutung
Cadmium	Cd	Umweltgift
Quecksilber	Hg	Umweltgift, gelegentlich in pharmazeutisch genutzten Verbindungen
Technetium	Tc	künstlich hergestelltes radioaktives Element (Halbwertszeit von ^{99}Tc etwa sechs Stunden), das zur Schilddrüsendiagnostik und zur Darstellung anderer Organe verwandt wird

Gesetzmäßigkeiten innerhalb des Periodensystems

Das Periodensystem stellt ein wichtiges Hilfsmittel zur Erkennung von Ähnlichkeiten bzw. Zusammenhängen dar. Da die Zuordnung chemisch verwandter Elemente in Gruppen erfolgte, muß innerhalb einer Gruppe die Ähnlichkeit besonders auffällig sein. Es ergeben sich außerdem gewisse gesetzmäßige Beziehungen beim Durchlaufen einer Periode.

Im folgenden soll die **Änderung einiger Eigenschaften der Elemente beim Durchlaufen einer Periode oder einer Gruppe aufgezeigt werden.**

Atomradien. Obwohl bei ihnen die Problematik besteht, daß – je nach Versuchsbedingungen – etwas unterschiedliche Werte gemessen werden, kann man die Möglichkeiten der Diskussion anhand des Periodensystems hier ganz gut zeigen. Der Mediziner sollte dabei nur die Tendenz des Verlaufs verstehen und keine Zahlenwerte lernen.

Aus Abb. 10 kann man entnehmen, daß innerhalb der 2. und 3. Periode die Atomradien mit steigender Ordnungszahl abnehmen. Man erklärt das mit der steigenden Kernladung, die – nach dem elektrostatischen Grundgesetz (S. 15) – die gegensinnig geladenen Elektronen stärker an-

34 Aufbau der Materie

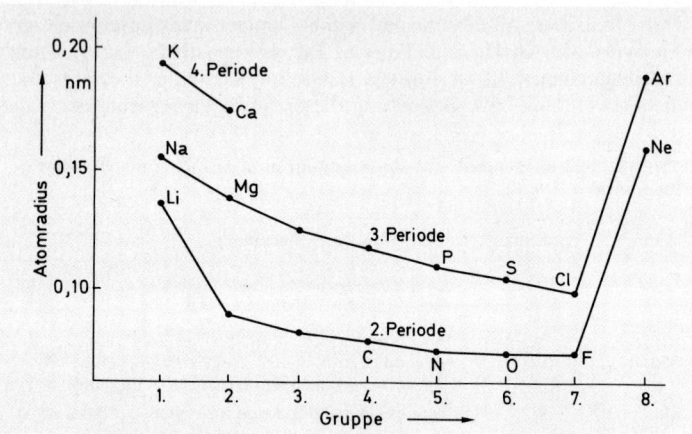

Abb. 10 Änderung der Atomradien innerhalb des Periodensystems. (Nicht eingetragen sind H (Atomradius etwa 0,04 nm) und He (Atomradius etwa 0,12 nm). Die Radien von Atomen hängen etwas von deren Partnern ab. Die hier angegebenen Werte wurden aus Messungen berechnet, die das Verhalten der Atome in Kristallen wiedergeben (Werte aus Remy).

zieht. Auf der anderen Seite erfolgt durch Besetzung der letzten noch freien Orbitalposition innerhalb einer Periode beim Übergang von der 7. zur 8. Gruppe eine starke Aufweitung des Atomradius.

Mit Eröffnung jeder neuen Periode nimmt der Atomradius zu, da das s-Orbital außerhalb der bereits besetzten Orbitale liegen muß.

Ionenradien. Fügt man einem Atom Elektronen zu oder entzieht man ihm diese, ändert sich die Gesamtladung. Erhalten werden geladene Teilchen, die **Ionen**. Im ersten Fall resultieren negativ geladene Ionen, die Anionen, im zweiten Fall positiv geladene Ionen, die Kationen. Wird ein Elektron entzogen oder zugefügt, dann resultiert ein einfach geladenes oder einwertiges Ion. Bei Zugabe oder Entfernung mehrerer Elektronen entstehen mehrfach geladene, also *mehrwertige* Ionen. Die Zahl der Ladungen wird als Wertigkeit des Ions bezeichnet. Ionen werden durch ihr Elementsymbol symbolisiert, dem die rechts oben hingeschriebene Ladungszahl und das Ladungszeichen zugefügt werden, also Na^+, Ca^{2+}, Cl^-.

Da durch die Aufnahme von Elektronen bei der Bildung eines Ions aus einem Atom der Besetzungszustand der Orbitale geändert wird, nimmt bei einer Auffüllung der Radius des Ions im Vergleich zum Atom zu. Anionen haben also größere Radien als die dazugehörigen Atome

Atomaufbau 35

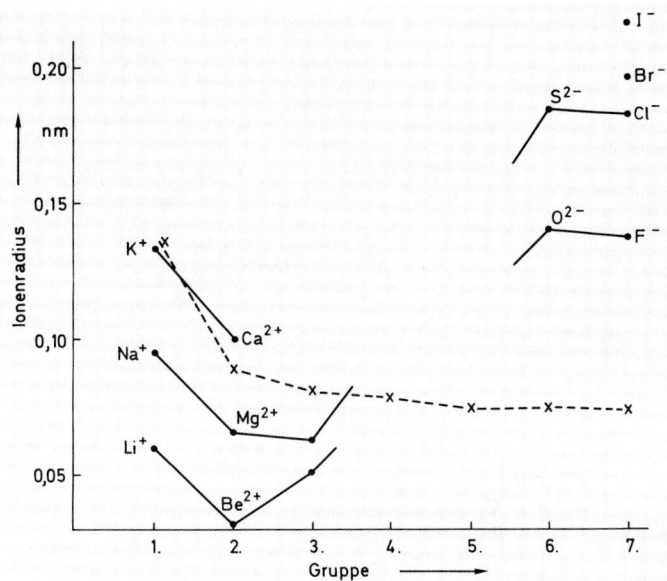

Abb. 11 Gang der Ionenradien einiger medizinisch wichtiger Hauptgruppenelemente (zum Vergleich ist die Kurve der Atomradien der 2. Periode gestrichelt eingetragen).

(s. Abb. 11). Bei der Abgabe von Elektronen sind entleerte Orbitale nicht mehr vorhanden. Der Radius von Kationen ist deshalb kleiner als der der dazugehörigen Atome. Aus Abb. 11 ist der **Gang der Ionenradien im Periodensystem** ersichtlich.

Elektronegativität. Das Vermögen, Ionen zu bilden, ist unterschiedlich ausgeprägt. Die Tendenz zur Aufnahme von Elektronen bezeichnet man als Elektronenaffinität. Ein Maß für das Vermögen, Elektronen abzugeben, ist das Ionisierungspotential. Elektronenaffinität und Ionisierungspotential zeigen ebenfalls einen gesetzmäßigen Gang mit dem Periodensystem.

Um die beiden – z. T. schwierig zu messenden – Größen Elektronenaffinität und Ionisierungspotential zu einer gemeinsamen Größe zusammenzufassen, hat man die **Elektronegativität** eingeführt. Sie ist das Vermögen eines Atoms, (innerhalb einer Verbindung) Elektronen anzuziehen. Man hat Elektronegativitätseinheiten eingeführt, deren **Gang mit dem Periodensystem** sich aus Abb. 12 entnehmen lassen.

36 Aufbau der Materie

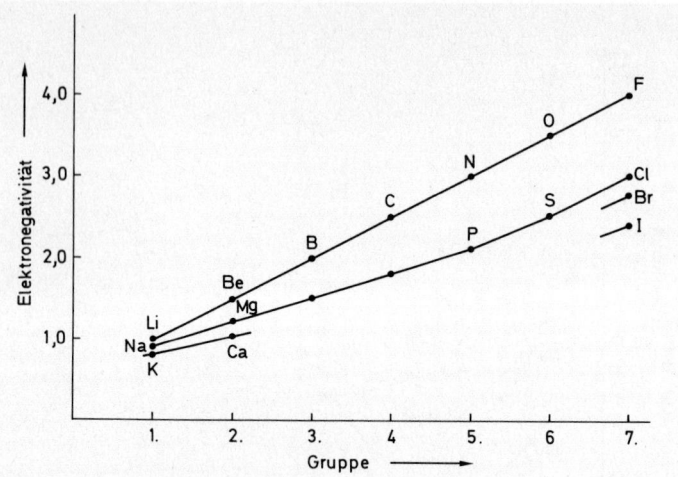

Abb. 12 Gang der Elektronegativitätswerte einiger medizinisch wichtiger Elemente innerhalb des Periodensystems

Fluor ist das Element mit der größten Elektronegativität. Fluor-Atome haben damit eine ausgeprägte Tendenz, Elektronen an sich zu ziehen. In der zweiten Periode nehmen die Elektronegativitätswerte (linear) um jeweils eine halbe Einheit ab, wenn man zur nächstkleineren Gruppe übergeht. Aus dem Diagramm wird ferner die Tendenz klar, daß innerhalb einer Gruppe von oben nach unten die Elektronegativität abnimmt (nicht eingetragen ist der Wasserstoff mit einer Elektronegativität von etwa 2,0).

Metallischer oder nichtmetallischer Charakter. Kennt man das Ionisierungspotential, kann man auch etwas über die Tendenz eines Elementes aussagen, als **Metall** oder als **Nichtmetall** zu fungieren. Auch diese Eigenschaft ist abhängig von der **Stellung** des Elements im **Periodensystem**.

Für **Metalle** ist ihr Aussehen, ihr Glanz, ihre Dichte und insbesondere ihre elektrische Leitfähigkeit charakteristisch. Diese beruht auf einer Verschiebung von Elektronen – den Trägern der elektrischen Ladung – im Leiter. Bei guter Leitfähigkeit muß er also viele freibewegliche Elektronen enthalten. Metalle geben tatsächlich leicht die äußeren Elektronen wegen des niedrigen Ionisierungspotentials ab. Es entstehen positiv geladene Ionen, die durch die beweglichen, abgegebenen Elektronen zusammengehalten werden. Also kann typischer metallischer Charakter bei den Elementen links im Periodensystem in den Hauptgruppen erwartet werden. So sind Alkali- und Erdalkali-Metalle gute elektrische Leiter. Der nichtmetallische Charakter muß demnach auf der Gegenseite des Periodensystems ausgeprägt sein – also bei den Halogenen oder bei Sauerstoff und Schwefel. Tatsächlich sind diese Elemente (O, S, F, Cl) gasförmig bei Zimmertemperatur bzw. flüssig (Brom) oder fest (S, I), jedoch mit sehr niedrigem Schmelzpunkt. Sie zeigen keine metallische Leitfähigkeit.

2.2 Aufbau von Verbindungen aus Atomen

Ableitung des Molekülbegriffs

Es gibt etwa 100 chemische Elemente. Sie allein können nicht die der Natur eigentümliche Stoffvielfalt bedingen. Offensichtlich kann diese nur durch Kombination mehrerer Elemente miteinander erreicht werden. Dabei kann weder Materie vernichtet noch – in Umkehrung – aus dem Nichts neu gebildet werden. Das gleiche gilt für Ladungen, da auch sie an materielle Ladungsträger gebunden sind. Die Kombination von Atomen wird unter drei Bedingungen erreicht:

1. Bei der Vereinigung wird von Atomen, also im ganzen ungeladenen Teilchen ausgegangen. Das Produkt der Reaktion muß dann auch elektrisch ungeladen sein, da während des Kombinationsprozesses keine Ladungen verloren gehen.
2. Es muß bei der Reaktion etwas Neues entstehen, das über die bloße Summe der Ausgangspartner hinausführt. Die kombinierten Atome sind zu einer Einheit mit völlig neuen Eigenschaften geworden. In ihr müssen sie durch Bindungskräfte zusammengehalten werden.
3. Das Zahlenverhältnis der Atome nach der Kombination muß durch ganze Zahlen ausdrückbar sein, da nur ganze Atome in die Reaktion eintraten und keine Bruchstücke verloren gingen. Ein Atom A kann sich also mit einem Atom B zu AB kombinieren. Es ist aber auch etwa eine Vereinigung von einem Atom A mit drei Atomen B zu ABBB denkbar. Ganzzahlig ist das Verhältnis auch noch, wenn sich sieben A mit fünf B verbinden.

Man nennt das bei der Kombination entstehende Gebilde **Molekül** oder **Molekel** (von lat. *molecula* – kleine Masse.) Das Molekül ist elektrisch neutral und enthält mehrere Atome in bestimmter gesetzmäßiger Zahl.

Möglichkeiten der Beschreibung von Molekülen, Strukturformeln, Summenformeln

Ein – biochemisch extrem wichtiger – Vertreter ist das Wasser, das durch Kombination von zwei Atomen Wasserstoff und einem Atom Sauerstoff entsteht. Für eine kurze Formel des Wassers könnte man HHO oder HOH schreiben. Offensichtlich geben diese beiden Schreibweisen verschiedene Reihenfolgen der Atome zueinander an. Sie drücken demnach einen räumlichen Sachverhalt aus oder eine Struktur. Zur genauen Beschreibung dienen Strukturformeln (S. 47).

Man kann auch eine Summenformel erstellen, bei der die Zahl der kombinierten Atome durch einen Index angegeben wird. Wasser ist dann mit der Summenformel H_2O zu formulieren.

Andere Beispiele von Molekülen sind: NH_3 Ammoniak, CO_2 Kohlendioxid, HCl Chlorwasserstoff, $(NH_2)_2CO$ Harnstoff, $C_6H_{12}O_6$ Glucose. Der Definition widerspricht es auch nicht, wenn sich gleiche Atome zu einem Molekül vereinigen. H_2, das Molekül des Wasserstoffs, N_2 – molekularer Stickstoff – und O_2 sind solche Beispiele.

Moleküle haben eine Masse – die absolute molare Masse –, die sich durch Summation der absoluten Atommassen berechnen läßt, weil nach der obigen Aussage die Atome bei der Reaktion erhalten bleiben. Ein Molekül Wasser hat also die gleiche Masse wie zwei Atome Wasserstoff ($2 \times 1,6 \times 10^{-24}$ g) und 1 Atom Sauerstoff ($16 \times 1,6 \times 10^{-24}$ g) zusammengenommen (also $18 \times 1,6 \times 10^{-24}$ g).

Ähnlich wie bei der relativen Atommasse hat man auch eine relative Molekülmasse festgelegt, die angibt, wieviel mal größer die Masse des Moleküls ist als die eines Wasserstoff-Atoms (bzw. als ein Zwölftel des Kohlenstoff-12-Isotops). Da die relative molare Masse häufiger angegeben wird, bezeichnet man sie auch kurz als „die" molare Masse oder – ungenauer – als das Molekulargewicht. Diese Größen haben keine Einheit, sondern sind reine Zahlen.

Man berechnet die relative molare Masse einer Verbindung, die durch Summenformel oder Strukturformel charakterisiert ist, **bei Vorgabe der relativen Atommassen durch Summation.**

Die relative molare Masse von Wasser ist 17,99 (bzw. 17,99 d), die von Ammoniak 17,00, die von Harnstoff 60,00 usw. Die kleinstmögliche relative molare Masse ist 2. (Eins ist nicht möglich, da Wasserstoff allein ein Atom ist und kein Molekül.) – Die meisten Substanzen von chemischem Interesse haben relativ molare Massen im Bereich um 100. Man bezeichnet sie als **niedermolekular** im Gegensatz zu den **hochmolekularen** Stoffen, deren molare Masse größer als 1000 (oder 1 kd) ist. (Diese Grenze ist willkürlich und fließend.)

Zu den hochmolekularen Stoffen gehören äußerst wichtige Körperbausteine, nämlich die Proteine (oder Eiweißkörper) und Nucleinsäuren.

Die relative molare Masse ist für ein Molekül eine spezifische Größe, die zu dessen Identifizierung und Charakterisierung dienen kann. Sie läßt sich auf vielfältige Weise – übrigens ausnahmsweise genau auf mehrere Stellen hinter dem Komma – mit Hilfe moderner Methoden bestimmen.

Typen der chemischen Bindung

Es gibt drei verschiedene Typen der Bindungskräfte, die Atome zusammenhalten. Man stellt diese Typen der Bindung gern in einem Dreieck schematisch dar, weil dieses auch gut die existierenden Übergangs- und Mischformen zwischen den Extremtypen symbolisieren läßt (Abb. 13).

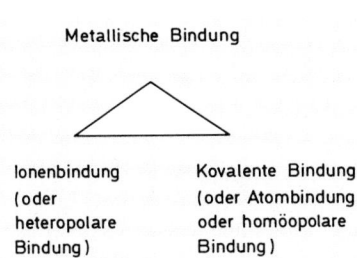

Metallische Bindung

Ionenbindung (oder heteropolare Bindung)

Kovalente Bindung (oder Atombindung, oder homöopolare Bindung)

Abb. 13 Darstellung der drei wichtigsten Typen der chemischen Bindung in Form des Bindungsdreiecks

Ionenbindung

Bildung von Ionen

Ein Experiment soll die Vorgänge bei der Bildung von Ionen und der nachfolgenden Bildung einer Ionenbindung zeigen.
Eine zugeschmolzene Glasampulle mit metallischem Natrium wird in eine Flasche gegeben und diese mit Chlorgas gefüllt. Nach sorgfältigem Schließen wird durch kräftiges Schütteln die das Natrium enthaltende Glasampulle zerbrochen. Das Chlorgas kommt in Kontakt mit Natrium und nach leichtem Erwärmen erfolgt eine sehr heftige Reaktion. Nach dem Abkühlen des Gefäßes finden wir eine farblose Substanz, die sich bei der weiteren Untersuchung als Kochsalz (Natriumchlorid, Formel NaCl) erweist.
Es ist aus Na^+- und Cl^--Ionen aufgebaut. Da die Flasche bei dem Experiment geschlossen blieb, müssen alle eingesetzten Partner nach Ablauf der Reaktion noch vorhanden sein, auch die Elektronen.
Aus diesen Befunden kann man ableiten, daß das Natrium-Atom sein Elektron abgegeben hat und ein Na^+-Ion entstanden ist. Das Chlor-Atom hat dieses Elektron aufgenommen und ein Cl^--Ion wurde gebildet. Das Natrium-Ion hat die Elektronenkonfiguration des im Periodensystem benachbarten Edelgases Neon angenommen. Man kann das schematisch darstellen, s. Abb. 14, wenn man die Elektronen der gleichen Hauptquantenzahl stark vereinfacht als Punkte – auf einem Kreis – zeichnet.
Das Chlor-Atom besitzt nach Aufnahme des vom Natrium gespendeten Elektrons als Chlorid-Ion ebenfalls Edelgascharakter. Man spricht in

40 Aufbau der Materie

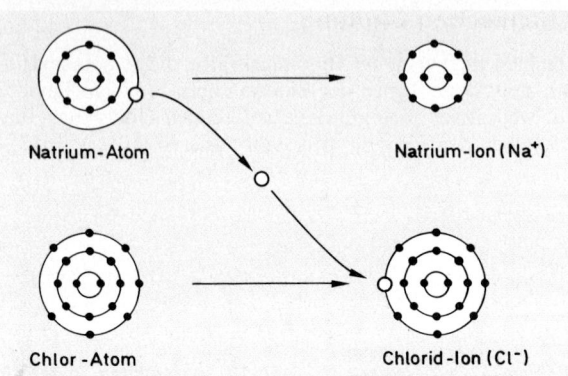

Abb. 14 Vorgänge bei der Bildung von Natriumchlorid aus einem Natrium-Atom und einem Chlor-Atom (die Atomkerne sind nicht eingezeichnet)

diesem Zusammenhang vom „Streben nach der Achterkonfiguration der Edelgase" (**Oktettregel**) als treibender Kraft für die Bildung von Ionen. Man nennt den Vorgang der Elektronenübertragung Elektronentransfer. Natrium fungiert als Spender – also als Elektronendonator – und das Chlor-Atom als Empfänger – also als Elektronenacceptor.

Der Elektronentransfer-Prozeß erfolgt um so einfacher, je ausgeprägter die Acceptor- und Donoreigenschaften der Partner sind. Als Maß für die Acceptorfähigkeit gilt die Größe der Elektronegativität. Ein kleiner Wert der Elektronegativität ist ein Hinweis auf gute Donorfunktionen. Elektronentransfer-Prozesse zwischen Elementen laufen demnach besonders gut ab, wenn Metalle aus der linken Seite des Periodensystems mit Nichtmetallen der rechten Seite in Reaktion treten (d. h. bei großer Elektronegativitätsdifferenz).

Die Ionen können sich dann im 2. Teilschritt nach dem Grundgesetz der Elektrostatik gegenseitig anziehen.
Die geschilderte chemische Reaktion läßt sich mit der chemischen Symbolschrift vereinfacht in Form von Gleichungen beschreiben. Dabei stehen auf der linken Seite der (oder die) Ausgangsstoff(e) und auf der rechten Seite das (oder die) Bildungsprodukt(e).

Reaktion 1: Abgabe des Elektrons vom Natrium-Atom unter Bildung des Natrium-Kations

$$Na \longrightarrow Na^+ + e^-$$

Reaktion 2: Aufnahme des Elektrons vom Chlor-Atom unter Bildung des Chlorid-Ions

$$Cl + e^- \longrightarrow Cl^-$$

Reaktion 3: Bildung der Ionenbindung aus den Ionen (die in den Elektronentransfer-Reaktionen 1 und 2 gebildet worden waren)

$$Na^+ + Cl^- \longrightarrow NaCl$$

Die Reaktionsbeschreibung lehrt, daß sich eine **Ionenbindung zwischen Atomen stark unterschiedlicher Elektronegativität ausbildet.** Die Elektronegativitätsdifferenzen sind dann am größten, wenn die Ausgangsatome aus Gruppen des Periodensystems stammen, die weit voneinander entfernt sind – also bei Reaktionen von Elementen der 1. oder 2. Hauptgruppe (als Kationenbildner) und Elementen der 6. oder 7. Hauptgruppe (als Anionenbildner).
Die Bindungskraft ist elektrostatischer Natur und nicht gerichtet. Typischerweise bilden sich im Festkörperzustand **Ionengitter** aus (s. S. 73).

Einige Eigenschaften und Namen von Ionen
Tab. 14 enthält Formeln und Namen einiger in der Medizin interessierender Ionen.

Während bei den Kationen der Zusatz Ion in der sprachlichen Bezeichnung nötig ist, um zwischen dem Atom und dem Ion zu differenzieren, ist der Zusatz bei den Anionen-Namen nicht unbedingt nötig. Chlorid unterscheidet sich schon sprachlich vom Chlor.
Manche Ionen können in mehreren Wertigkeitsstufen vorkommen, z. B. Fe^{2+} und Fe^{3+}. Man muß in diesen Fällen auch die Namen in der aus Tab. 14 ersichtlichen Weise eindeutig kennzeichnen!
Die Aufzählung zeigt weiter, daß Ionen auch aus mehreren Atomen zusammengesetzt sein können (z. B. NH_4^+ oder PO_4^{3-}).

Tab. 14 Formeln und Namen einiger medizinisch wichtiger Ionen

Formel	Name	Formel	Name
Na^+	Natrium-Ion	Cl^-	Chlorid-Ion
K^+	Kalium-Ion	F^-	Fluorid-Ion
Ca^{2+}	Calcium-Ion	I^-	Iodid-Ion
Mg^{2+}	Magnesium-Ion	S^{2-}	Sulfid-Ion
H^+	Wasserstoff-Ion	SO_4^{2-}	Sulfat-Ion
Cu^{2+}	Kupfer-Ion	PO_4^{3-}	Phosphat-Ion
Fe^{2+}	Eisen(II)-Ion	HCO_3^-	Hydrogencarbonat-Ion
Fe^{3+}	Eisen(III)-Ion	HO^-	Hydroxid-Ion
NH_4^+	Ammonium-Ion		

Das Wasserstoff-Ion ist identisch mit dem Proton (S.18).

Neben der Ladung ist die Form eines Ions von Wichtigkeit. Einfache Ionen haben annähernd Kugelgestalt, kompliziertere – insbesondere hochmolekulare – dagegen stark von der Kugelgestalt abweichende Formen. Sie können z.T. fadenförmig sein.

Kovalente Bindung

Bildung kovalenter Bindungen
Zwischen Atomen, die keine oder nur eine geringe Elektronegativitätsdifferenz haben, bildet sich u. U. eine kovalente Bindung aus. Beispiele sind die Reaktion zwischen zwei gleichen Atomen oder zwei Atomen, die in der Mitte des Periodensystems stehen.

Bei den in der Mitte des Periodensystems stehenden Elementen ist die Tendenz zur Abgabe oder Aufnahme von Elektronen zur Erreichung des Edelgas-ähnlichen Zustandes wenig ausgeprägt. Aus diesem Grund fehlen auch in Abb. 11, S.35 die Größenangaben dieser Ionenradien.

Im folgenden Gedankenexperiment soll angenommen werden, daß sich ein Atom A einem anderen Atom B nähert. Da die Orbitale von A und B nicht scharf begrenzt nach außen abgeschlossen sind, sondern sich die Aufenthaltswahrscheinlichkeit des Elektrons nur bei großem Abstand vom Kern asymptotisch dem Wert Null nähert, wird nach einer gewissen Annäherung Wechselwirkung der Elektronen der beiden Atome eintreten. Anfänglich werden die Elektronenwolken wegen ihrer gleichartigen Ladung einer weiteren Annäherung steigenden Widerstand entgegensetzen. Bei einem gewissen Abstand kann das Orbital des A-Atoms in die Nähe des Kerns des B-Atoms geraten. Dabei kommt auch das B-Orbital in die Nähe des A-Kerns. Das führt zu einer weiteren spontanen Annäherung. Beide Elektronen bilden letztlich einen gemeinsamen Orbitalraum, der dann auch beide Atomkerne A und B umhüllt. Als Ergebnis hat sich nach anfänglichem Widerstand gegen die Annäherung bei bestimmten Abstandswerten ein Zustand höherer Stabilität ausgebildet, in dem A und B verharren – es ist eine Bindung geknüpft worden.

In Abb.15 hat die Kurve ein Minimum beim Atomkernabstand b, dem der stabile Zustand der geknüpften Bindung entspricht. Würde man versuchen, A noch näher an B heranzuschieben, müßte man sehr hohe Energien aufbringen und die Elektronenhüllen sehr stark ineinanderdrücken. Auf der anderen Seite muß zur Entfernung von A von B auch Energie aufgewandt werden, die Dissoziationsenergie D, um die beiden Atome aus ihrem gegenseitigen Einflußbereich herauszuziehen. Die Dissoziationsenergie ist (betragsmäßig) gleich der Bildungs- bzw. **Bindungsenergie**. Sie liegt bei kovalenten Bindungen in der Größenordnung von etwa 400 kJ/Mol.

Aufbau von Verbindungen aus Atomen 43

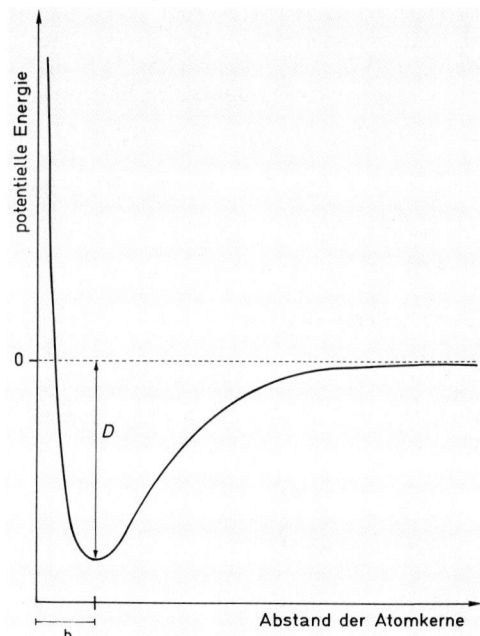

Abb. 15 Energieverhältnisse bei der Annäherung zweier Atome, die eine Bindung eingehen

Das Streben nach einer Edelgas-ähnlichen Konfiguration wird auch bei der kovalenten Bindung als treibende Kraft angesehen. Abb. 16 versucht das deutlich zu machen. Die beiden Wasserstoff-Atome überlagern ihre Elektronenbahnen. Daraus folgt, daß sie auch beide ihre Elektronen gemeinsam benutzen. Für das einzelne Wasserstoff-Atom ist damit der anzustrebende Zustand der Edelgaskonfiguration (hier Helium mit zwei Elektronen) erreicht.

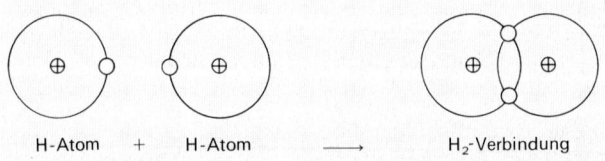

Abb. 16 Schema der Bildung der H_2-Verbindung und Reaktionsgleichung

Berechnet man das Elektronendichtediagramm des Wasserstoff-Moleküls und zeichnet es, erhält man im wesentlichen das gleiche Bild (Abb. 17). Zwischen den beiden Kernen ist die Stelle der größten Aufenthaltswahrscheinlichkeit der beiden Elektronen.

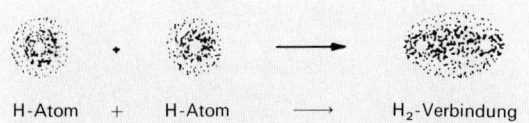

Abb. 17 Ladungsdichteverteilung bei der Bildung der H_2-Verbindung

Man nennt den gemeinsamen Elektronenaufenthaltsraum, der das bindende Elektronenpaar enthält, **Molekülorbital** (abgekürzt MO). Dieser ist verschieden von den Atomorbitalen der unverbundenen Ausgangs-Atome.

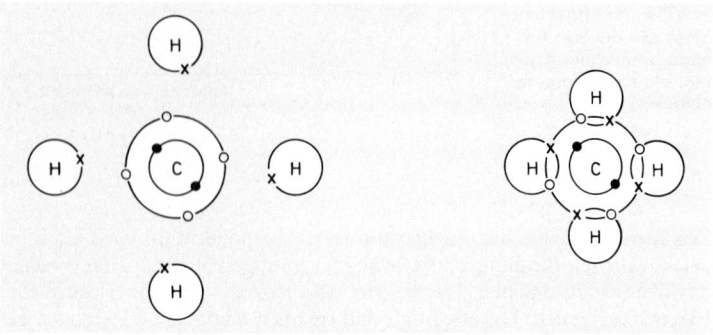

Abb. 18 Schema der Bildung der Methan-Molekel

Ein prinzipiell gleiches Verhalten soll am Beispiel der Methan-Molekel beschrieben werden, die aus einem Kohlenstoff-Atom, umgeben von vier Wasserstoff-Atomen, besteht (Abb. 18). Auch hier ergibt sich für jedes Wasserstoff-Atom nach der Verbindungsbildung eine Heliumkonfiguration und für das Kohlenstoff-Atom eine Neon-Elektronen-Struktur.

Die geknüpfte Bindung ist durch das Vorliegen **eines gemeinsamen Elektronenpaars** gekennzeichnet. Bei dieser Elektronenpaar-Bindung stiftet jedes der an der Bindung beteiligten Atome ein Elektron. Der Beitrag ist genau wie die Ladungsverteilung gleichförmig (griech.: homöos).

Man bezeichnet daher die kovalente Bindung auch als homöopolare Bindung.

Bindigkeit

Im Beispiel der Methan-Molekel geht der Kohlenstoff vier kovalente Bindungen ein. Jedes der Wasserstoff-Atome geht nur eine Atombindung ein.

Tab. 15   Wichtige Bindigkeiten

Verbindung	Bindigkeit des	
	Wasserstoffs	zweiten Partners
CH_4	1	C : 4
NH_3	1	N : 3
NH_4^+	1	N : 4
H_2O	1	O : 2
H_3O^+	1	O : 3
H_2S	1	S : 2
HCl	1	Cl : 1

Man spricht daher von der Einbindigkeit des Wasserstoffs. Die Bindigkeit (oder Kovalenz) eines Elements gibt an, wieviel einbindige Partner das Element kovalent fixieren kann. Kohlenstoff ist im Methan vierbindig.

Tab. 15 bringt **Angaben der Bindigkeit von Kohlenstoff, Stickstoff, Sauerstoff, Schwefel, Chlor und Wasserstoff in vorgegebenen Verbindungen.**

Tab. 15 zeigt, daß die Bindigkeit eines Elements variabel sein kann. Einzelheiten über den Aufbau der genannten Verbindungen s. S. 48, 54).

Abb. 17, S. 44 zeigt, daß durch Überlappen der beiden kugelförmigen s-Orbitale bei der Bildung der H_2-Verbindung eine räumliche Vorzugsrichtung zustande kommt. Dieser Raumeffekt wird noch ausgeprägter, wenn sich p-Orbitale zur Bindung überlagern. In jedem Fall ist die Verbindungslinie zwischen den Atommittelpunkten bei einer kovalenten Bindung **gerichtet**. Sie bildet die **Bindungsachse** aus. Da der Zusammenhalt durch die Wellenfelder der Elektronen erfolgt, herrscht um die Bindungsachse freie Drehbarkeit. Man nennt eine solche einfache Bindung auch σ-**Bindung (Sigma-Bindung).**

Bindungsenergie bei kovalenten Bindungen

Die **Größenordnung der Bindungsenergie von Atombindungen** ist etwa **200–400 kJ/mol**. Zur Angabe genauerer Werte müssen bei allen Bindungen Einzelheiten der Bindungspartner berücksichtigt werden (Beispiele s. S. 185).

Bindungslängen. Die Bindungslängen im stabilen Zustand der Partner kann man messen. Für eine Kohlenstoff-Kohlenstoff-Bindung beträgt der Wert etwa 0,15 nm, für Stickstoff-Stickstoff 0,14 nm und für Wasserstoff-Wasserstoff 0,056 nm.

In diesem Zusammenhang ist nicht nur die **Kenntnis der Größenordnung von Bindungslängen** (etwa 0,1 bis 0,3 nm = 100–300 pm) für den Mediziner interessant, sondern auch ein Vergleich mit zytologischen Größenordnungen. Besonders gut eignet sich hierzu der menschliche Erythrocyt, weil er eine recht konstante Größe hat. Im Mittel ist sein Durchmesser beim Gesunden etwa 7,5 µm. Man müßte von einer Atomart, mit einem Durchmesser von 0,1 nm etwa 75 000 Atome nebeneinander legen, um die Länge des Erythrocytendurchmessers zu erhalten. Aus dieser Abschätzung kann man sich ein Bild der atomaren-molekularen chemischen Welt im Vergleich zur mikroskopisch sichtbaren histologisch-medizinischen machen. Analoge Berechnungen lassen sich anstellen, wenn man die geometrischen Dimensionen von Molekülen kennt (wozu die Kenntnis von Bindungslängen nützlich ist).

Tab. 16 Gegenüberstellung der Größen verschiedener Gebilde von medizinisch-biochemischem Interesse

Gebilde	Größe (nm)
Atome, Ionen	0,1 (bis 0,5)
Niedermolekulare Moleküle	∼1
Albumin (ein Serumeiweiß)	15 × 4
Fibrinogen (ein fadenförmiger Serumeiweißkörper)	70 × 4
Unit membrane (Dicke)	3 bis 6 bis 10
Zellkern (Durchmesser)	2000
Zelle	500 bis 20 000 (und größer)

Man kann dann z. B. abschätzen, wieviel Moleküle nötig sind, um die Oberfläche eines Erythrocyten zu bedecken usw.
Der Durchmesser einer mittleren Pore in der Zellkernmembran von Säugetieren beträgt etwa 70 nm. Obwohl diese Poren größere molekulare Einheiten passieren können, darf ihre Größe ein Maximalmaß nicht überschreiten. Ein gestreckt gebautes Molekül, dessen Atome einen Bindungsabstand von 0,15 nm haben, darf höchstens 450 derartiger Bindungen in der Kette enthalten, um durch diese Pore (quergestellt) hindurchtreten zu können.

Kennzeichnung von Bindungen
Es ist die Konvention, jeweils das Elektronenpaar einer kovalenten Bindung durch einen Strich darzustellen. Er deutet zugleich ihre räumliche

Ausrichtung an. Man erhält mit einer solchen Strichformel eine Raum- oder **Strukturformel**, deren Aussage wesentlich über die der Summenformel hinausgeht. Die oben im Detail abgeleitete Formel des Methan-Moleküls [Abb. 18] lautet in Kurzform:

```
      H                        H
      ·×                       |
  H ×C× H         ⟶        H—C—H
      ·×                       |
      H                        H
```

Die Formel des Moleküls des Wasserstoffs sieht dann wie folgt aus:

H—H

Zur Kennzeichnung von Atombindungen (kovalente Bindungen) bzw. Ionenbindungen in vorgegebenen Verbindungen gibt es zwei Möglichkeiten. Einmal weist die vorgegebene Formel bereits die typischen Merkmale der Ionenbindung (Plus- und Minus-Zeichen) oder der Atombindung (Strukturformel mit dem Bindungsstrich) auf. Im zweiten, schwierigeren Fall fehlen sie. Aber die Regel über die Elektronegativitätsdifferenzen besagt, daß Elemente mit großen Elektronegativitätsdifferenzen Ionenbindungen und solche mit kleinen Elektronegativitätsdifferenzen Atombindungen eingehen. Da es aber hierbei Übergangsformen gibt (S. 50), ist eine Entscheidung oft schwierig.

Bindungswinkel
Zweiatomige Moleküle (Beispiel: N_2, O_2, H_2 ferner Cl_2, Br_2) müssen immer gestreckt gebaut sein. Bei dreiatomigen oder mehratomigen Molekülen ist der gestreckte Bau dagegen die Ausnahme (Beispiel: CO_2). Man findet vielmehr für ein bestimmtes Atom charakteristische Vorzugsrichtungen der Bindungsausbildungen, so daß typische Valenzwinkel entstehen.

Charakteristische, gewinkelte Moleküle sind Wasser, Ammoniak, Alkohole und Amine.

Im H_2O beträgt der Winkel H—O—H etwa $105°$. Beim NH_3 liegt ein Winkel von etwa $109°$ zwischen H—N—H vor. Im Methan beträgt der Winkel H—C—H $109°$.

An sich sollte man diese Winkel nicht erwarten.
Beim Sauerstoff-Atom ist z. B. ein $2s$-Orbital mit drei aufeinander senkrechten p-Orbitalen kombiniert. Man sollte vorhersehen, daß die s-Orbitale der Wasserstoff-Atome auch rechtwinklig kombiniert werden. Das ist jedoch offensichtlich nicht der Fall. Man nennt diesen Prozeß der Änderung der Orbital-Winkel, der u. U. auch mit einer Änderung der Elektronendichte im Orbital einhergeht, Hybridisierung.

Die Bindungswinkel beim Wasser und beim Ammoniak sind praktisch identisch mit dem Tetraederwinkel (Abb. 19). Ein Tetraeder ist ein Körper, dessen vier Flächen von gleich großen, gleichseitigen Dreiecken gebildet werden. Man muß sich das Sauerstoff-Atom, bzw. das Stickstoff-Atom in der Mitte eines solchen Tetraeders vorstellen. Die Orbitale zeigen dann in die vier Ecken der Tetraeder, wobei sie einen Valenzwinkel von etwa 109° – den Tetraederwinkel – miteinander einschließen.

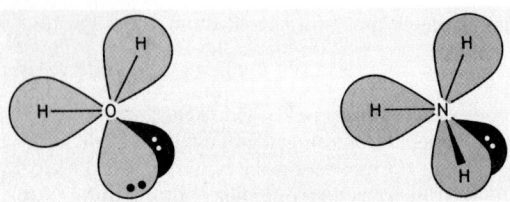

Abb. 19 Darstellung der räumlichen Anordnung der Elektronenwolken (nach Hybridisierung) beim Wasser und beim Ammoniak

Verwandte des Wassers und des Ammoniaks, Alkohole und Amine (S. 248, 259) enthalten die OH-Gruppe des Wassers bzw. einen NH_2-Rest aus dem Ammoniak. Damit sind die gleichen Winkel auch in diesen Verbindungen zu erwarten.

Auftreten freier Elektronenpaare
Bei H_2O bleiben bei der Bildung der beiden kovalenten Bindungen zwischen H und O noch vier Elektronen des Sauerstoffs frei. Da sie paarweise

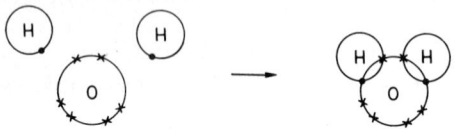

auftreten, bilden sie zwei stabile freie Elektronenpaare, die als **Strich** gekennzeichnet werden. **Stickstoff, Sauerstoff, Schwefel und Chlor sind häufig Träger freier Elektronenpaare**. Die **Zahl der freien Elektronenpaare** kann man sich nach dem oben angegebenen Schema selbst ableiten.
Die Moleküle Wasser, Ammoniak und Schwefelwasserstoff sind Beispiele, in denen freie Elektronenpaare auftreten.

Im Fall des Ammoniaks sind an drei Ecken des Tetraeders Wasserstoff-Atome zu denken. In die Richtung der vierten Ecke weist das Orbital, das das freie Elektronenpaar enthält. Beim Wasser sind zwei Ecken durch Wasserstoff-Atome besetzt zu denken, während die beiden freien Elektronenpaare in Orbitalen sind, die auf die anderen beiden Ecken des Tetraeders weisen.

Bildung von Doppel- und Dreifachbindungen
Elektronen, die nicht zur Bindung verwendet werden, können – außer als freies Elektronenpaar bei einem Atom – auch zur Ausbildung von Doppel- oder Dreifachbindungen zwischen zwei Atomen ausgenutzt werden. Durch das Auftreten solcher Mehrfachbindungen wird die freie Drehbarkeit eingeschränkt. Die Elektronenstruktur wird im Einzelnen später bei der sehr wichtigen C=C-Bindung beschrieben. Einfache Beispiele sind die Moleküle Kohlendioxid, Stickstoff und Sauerstoff, die im übrigen zeigen, daß Moleküle mit Mehrfachbindungen noch zusätzliche freie Elektronenpaare tragen können.

⟨O=C=O⟩ |N≡N| ⟨O=O⟩

Sonderrolle des Kohlenstoffs bei der Bildung kovalenter Bindungen

Kohlenstoff-Atome haben die Fähigkeit, sich miteinander zu langen **Ketten** zu verbinden. Wegen dieser Sonderstellung trennt man die Chemie der Kohlenstoff-Verbindungen als *Organische Chemie* ab und stellt sie der verbleibenden Chemie – der *Anorganischen* – gegenüber. Die Organische Chemie hat, weil der Kettenbildung kaum Grenzen gesetzt sind, eine Vielzahl von Verbindungen zu beschreiben. Wie schon der Name andeutet, machen diese Verbindungen den Stoffbestand und die Lebensfähigkeit der Organismen aus. Die Organische Chemie (S. 208) hat aus diesem Grund auch für die Medizin größte Bedeutung.

Ein wichtiges Kennzeichen der kovalenten Einfachbindung ist die freie Drehbarkeit. Sie ist auch bei C—C-Bindungen gewährleistet. Bei mehreren solchen Bindungen entsteht eine Fülle von Erscheinungsformen des gleichen (!) Moleküls.

Hier wurden nur die C-Atome der Kette eingetragen und die anderen Bindungen freigelassen. Sie müssen natürlich aufgrund der Vierbindigkeit des Kohlenstoffs (S. 45) ebenfalls abgesättigt werden. Einer der häufigsten Bindungspartner ist Wasserstoff (s. z. B. im Methan-Molekül). Man nennt solche Moleküle, die nur aus C- und H-Atomen aufgebaut sind, **Kohlenwasserstoffe**. Bei der Beschreibung ihrer Formeln fehlt oft die Aufführung der H-Atome, um dadurch ein klareres Formelbild zu erhalten. Es kommen auch andere Partner zur Absättigung der freien Bindungen der C—C-Kette in Frage.

Neben kettenförmigen Verbindungen entstehen auch **ringförmige** Moleküle. Insbesondere Fünfring- und Sechsring-Systeme bilden sich leicht, weil sie die Forderung nach einem Valenzwinkel von 109° gut erfüllen können. Kleinere Ringe sind instabil wegen ihres ungünstigen Winkels und zeigen daher Ringspannung.

Bei den Grundskeletten ringförmiger Kohlenstoff-Verbindungen liegt Ringspannung bei den beiden linken Ringsystemen vor. Fünf- und Sechsring-Systeme zeigen kaum Spannung. Die Ecken der Ringstrukturen symbolisieren ein C-Atom, das zwei H-Atome trägt. Bei C—C-Bindungen können auch Mehrfachbindungen auftreten.

Metallische Bindung

In Metallen sind praktisch alle Elektronen der äußersten Schale von ihren Atomen abgetrennt. Die Elektronen bewegen sich frei zwischen den verbleibenden positiv geladenen Atomrümpfen. Die Freibeweglichkeit der Elektronen bedingt u. a. die elektrische Leitfähigkeit und die Undurchsichtigkeit der Metalle.

Polarisierte kovalente Bindung als Zwischenform zwischen kovalenter und Ionenbindung

Zwischen der kovalenten und der Ionenbindung gibt es fließende Übergänge (S. 39). Nach Pauling kann man berechnen, wievielprozentig der Ionencharakter einer Bindung ist, wenn man die Differenz der Elektronegativitäten der Reaktionspartner kennt. Dieser Zusammenhang ist in der Abb. 20 dargestellt.

Im LiF (Lithiumfluorid) liegt eine Bindung vor, die praktisch zu 100% Ionencharakter hat, weil die Elektronegativitätsdifferenz von Li zu F sehr groß ist. Bei Lithiumchlorid ist der Ionencharakter etwas weniger ausgeprägt, jedoch stärker als beim Lithiumiodid. Auf der anderen Seite sind HCl, HBr und HJ keine strikt kovalent gebauten Verbindungen. Sie haben einen Anteil an Ionencharakter, der vom Iodwasserstoff über Bromwasserstoff zu Chlorwasserstoff (und Fluorwasserstoff) zunimmt.

Aufbau von Verbindungen aus Atomen 51

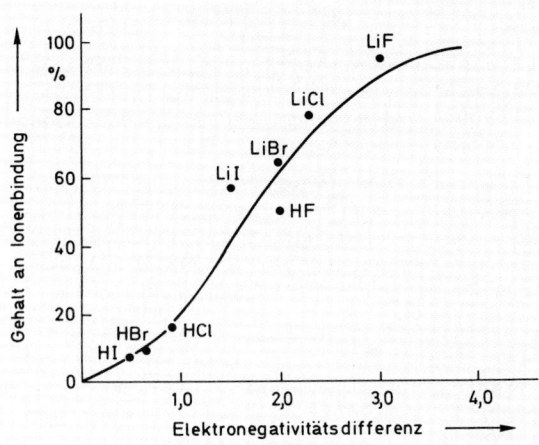

Abb. 20 Zusammenhang zwischen Elektronegativitätsdifferenz und Charakter der Bindung

Ein Zwischenzustand tritt immer auf, wenn ein stark elektronegatives Element in kovalenter Bindung an ein weniger elektronegatives Element gebunden ist. Das stärker elektronegative Element zieht dann das bindende Elektronenpaar stärker zu sich hin. Die Bindung wird dadurch **polarisiert**, in der Formelsprache (evtl. noch durch ein kleines hochgestelltes $^\delta$) mit Angabe der negativen und positiven Seite der Bindung symbolisiert.

$$C : Cl \qquad \overset{\delta^\oplus \quad \delta^\ominus}{C-Cl}$$

Wegen des Einflusses der Elektronegativität auf die Polarisierung kann man deren Richtung bei folgenden Einfachbindungen leicht festlegen:

$$\overset{\delta^\ominus \;\; \delta^\oplus}{O-H} \qquad \overset{\delta^\ominus \;\; \delta^\oplus}{N-H} \qquad \overset{\delta^\oplus \;\; \delta^\ominus}{C-O} \qquad \overset{\delta^\oplus \;\; \delta^\ominus}{C-Cl} \qquad \overset{\delta^\oplus \;\; \delta^\ominus}{C-N}$$

Eine Polarisation kann auch bei Doppelbindungen erfolgen. Dabei kann ein Elektronenpaar bis hin zu dem einen Bindungspartner delokalisiert sein:

$$A=B \quad \longrightarrow \quad A-\overline{B}$$

Man nennt den Vorgang Elektronendelokalisation. Man gibt die Richtung der Verschiebung des Elektronenpaars durch einen gebogenen Pfeil an. Eine andere Möglichkeit besteht in der Verwendung von Plus- und Minuszeichen an der betroffenen Bindung:

A=B bzw. A⁺—B⁻

Die Gefahr einer Verwechslung mit den Plus- und Minuszeichen einer rein ionalen Bindung (S.39) ist gering, denn bei einer polarisierten Doppelbindung liegt ja immer noch zusätzlich die – durch den Bindestrich symbolisierte – Einfachbindung vor.

Das Ion der Rhodanwasserstoffsäure ist das Thiocyanat-Ion (CNS^-). Man benutzt es zum Nachweis von Eisen (III)-Ionen, mit denen es eine tief rosenrot gefärbte Verbindung gibt (daher der Name von gr. rhodos – rosenrot). Man schlägt zwei Strukturformeln vor, die durch Verschiebung der Doppelbindung ineinander übergehen.

$$|\bar{\underline{S}}-C\equiv N| \quad \longleftrightarrow \quad \bar{\underline{S}}=C=\bar{N}^-$$

Die linke Formel bietet allerdings das Problem, daß der Schwefel nicht zweibindig ist. Die rechte Formel stimmt nicht mit der Dreibindigkeit des Stickstoffs überein. In der Realität liegt ein Zwischenzustand zwischen den beiden Formen vor. Wegen dieses Zwischenzustands nennt man das Ergebnis der Elektronendelokalisation auch Mesomerie (mesos gr. dazwischen, meros gr. Teilchen). Die beiden angegebenen Formeln bezeichnet man als mesomere Grundstrukturen. Der Doppelpfeil symbolisiert das Vorliegen einer Mesomerie.

Ozon ist ein Molekül mit der Summenformel O_3. Man könnte das linear gebaute Molekül so formulieren:

$$\bar{O}=O=\bar{O}$$

Dabei kommt man in Schwierigkeiten mit den Bindigkeitsregeln. Man schreibt deswegen zwei mesomere Grenzformeln:

$$|\bar{O}=\overset{+}{\bar{O}}-\bar{O}|^- \quad \longleftrightarrow \quad ^-|\bar{O}-\overset{+}{\bar{O}}=\bar{O}|$$

Man könnte argumentieren, daß eine Formel ausreicht – etwa die linke – und daß die andere Formel nichts anderes als die „Rückansicht" der linken Formel ist. Damit müßte aber ein derartiges Molekül zwei Bindungsarten haben mit unterschiedlicher Bindungslänge. In Wirklichkeit liegen aber im Ozon nur 2 völlig gleiche Bindungslängen vor. Man muß deswegen ein ständiges Übergehen der linken mesomeren Formel in die rechte symbolisieren. Tatsächlich liegt im Mittel der – an Stelle des Doppelpfeils zu denkende, schwierig zu schreibende – mesomere Zwischenzustand vor.

Ozon entsteht in der äußersten Atmosphäre dadurch, daß O_2-Moleküle durch UV-Strahlung der Sonne gespalten werden. Der resultierende atomare Sauerstoff ist sehr reaktionsbereit (wegen der Sechserkonfiguration in der äußersten Elektronenhülle). Er lagert sich mit molekularem O_2 zu O_3 zusammen. O_3 selbst absorbiert UV-Strahlung ziemlich stark. Dadurch kann diese für fast alle Lebewesen auf Dauer schädliche Strahlung nicht in die tiefere Erdatmosphäre eindringen. Der Ozongürtel der höheren Stratosphäre schützt damit das Leben auf der Erde. Anthropogene – also vom Menschen gemachte – Luftverunreinigungen, die in immer stärkerem Maße in die höhere Atmosphäre gelangen, können unter Umständen mit Ozon reagieren. Dadurch nimmt der Ozongehalt der Schutzschicht ab. Es ist derzeit noch strittig, ob die Nacherzeugung von Ozon durch Sonneneinstrahlung Schritt hält mit der Reaktion von Luftverunreinigungen.

Ozon hat einen starken Geruch (gr. ozein, riechen). Es ist für alle Lebewesen sehr giftig. Ozon wird deswegen in der Wasserentkeimung verwandt. (Ein Überschuß zerfällt relativ schnell in harmlosen Sauerstoff.)

Moleküle mit Dipolnatur

Es gibt zwei Ursachen, die zur Bildung von Molekülen mit Dipolcharakter führen:

- Ausbildung polarer Atombindungen,
- Vorhandensein von Atomen mit freien Elektronenpaaren.

Ammoniak und Wasser sind Dipol-Moleküle. Beim Wasser liegt das negative Ende des Dipols bei den Orbitalen mit den freien Elektronenpaaren, das positive Ende bei den Wasserstoff-Atomen. Durch die Elektronegativität des Sauerstoffs werden noch zusätzlich die beiden O—H-Bindungen polarisiert.

Das Erkennen von Dipolmolekülen ist bei vorgegebenen Strukturformeln möglich, wenn man sowohl auf das Vorhandensein freier Elektronenpaare (an N, O oder S) als auch auf das polarer Atombindungen achtet.

Man bezeichnet Atomgruppen innerhalb eines Moleküls mit Dipol-Struktur als *polare Gruppen*. Ein Molekül wird als *polar* bezeichnet, wenn der Einfluß dieser Gruppen sich stark bemerkbar macht. Beim Fehlen polarer Gruppen ist das Molekül *unpolar*. Typische Beispiele unpolarer Moleküle sind die Kohlenwasserstoffe.

2.3 Kombination von Ionen und Molekülen zu Verbindungen mit komplizierterem Bau

Koordinative Bindung

Bei Vorhandensein eines oder mehrerer freier Elektronenpaare kann eine Wechselwirkung auch zwischen zwei für sich elektrisch ungeladenen Molekülen oder zwischen einem Molekül und einem Ion stattfinden. Typisch ist dabei:

- **Ein Partner ist der ausschließliche Donor des Elektronenpaars, aus dem die Bindung entsteht. Der Donor muß mindestens ein freies Elektronenpaar haben.**
- **Der andere Partner hat eine Elektronenlücke. Er fungiert als Acceptor.**

Es entsteht wieder eine Elektronenpaarbindung, und zwar eine koordinative Bindung. In Strukturformeln wird sie durch einen Pfeil gekennzeichnet, dessen Spitze auf den Elektronenacceptor weist.

$$-\overset{|}{\underset{|}{A}} \;+\; :D \;\longrightarrow\; -\overset{|}{\underset{|}{A}}:D \quad (\text{bzw.} \;\; -\overset{|}{\underset{|}{A}} \leftarrow D)$$

Acceptor + Donor ⟶ koordinative Bindung

Diese Symbolik wird problematisch, wenn gleichartige Liganden fixiert werden. Nach der Ausbildung der koordinativen Bindung ist der Unterschied zur kovalenten Bindung nicht mehr zu erkennen. Bei der Reaktion

$$\underset{H}{\overset{H}{\underset{|}{|}}}H-N| \;+\; H^+ \;\longrightarrow\; \underset{H}{\overset{H}{\underset{|}{|}}}H-\overset{+}{N}-H$$

ist hinterher nicht mehr feststellbar, welches der Wasserstoff-Atome das koordinativ gebundene ist. Die Pfeilsymbolik entfällt deshalb oft. Sie wird auch dann problematisch, wenn nach der Bildung der koordinativen Bindung die Elektronenstruktur noch zusätzlich verschoben wird.

Das Proton ist das kleinste Ion mit ausgeprägter Elektronenlücke. Es reagiert folglich sehr gut mit Elektronenpaardonatoren – wie etwa dem Wasser.

$$H^+ \;+\; \overset{\frown}{\underset{H}{O}}H \;\longrightarrow\; \left[\underset{H}{\overset{\frown}{O}}\underset{H}{{}^{\diagdown}H} \right]^+$$

Das entstandene Gebilde $(H_3O)^+$ bezeichnet man als Hydroxonium-Ion oder auch Hydronium-Ion. Protonen liegen in wäßriger Lösung fast ausschließlich in dieser Form vor, die allerdings noch zusätzlich hydratisiert sein kann (S. 67).

Da die koordinative Bindung kaum von einer kovalenten Bindung unterschieden werden kann, ist es verständlich, daß die Größenordnung der Bindungsenergie – etwa 400 kJ/mol – bei beiden Bindungstypen vergleichbar ist.

Metallkomplexe

Wichtige Anwendungsbeispiele der koordinativen Bindung sind die Komplexe – insbesondere die **Metallkomplexe**. Sie sind so aufgebaut, daß ein Metall-Ion als Acceptor fungiert und geeignete um das Ion gebundene Partner – sogenannte **Liganden** (lat.: *ligare* = binden) – als Elektronendonoren fungieren. **Das bindende Elektronenpaar in Metallkomplexen stammt also nur von diesem Partner.**

Als Metall-Kationen, die im Zentrum des Komplexes stehen und daher als **Zentralteilchen** bezeichnet werden, eignen sich besonders gut Kationen von Elementen mit Elektronenlücken in inneren Schalen – also insbesondere Nebengruppenelement-Kationen.

Geladene und ungeladene Teilchen können Liganden sein. Da das Zentral-Ion positiv geladen ist, müssen Anionen den geladenen Liganden bilden. Beispiele sind Chlorid-Ionen, die mit vielen Schwermetallkationen Komplexe bilden können, z. B. den Komplex $[FeCl_6]^{3-}$. Er entsteht,

Tab. 17 Beispiele von Liganden in Metallkomplexen

	Name	Struktur	
Ionen	Fluorid-Ion	$|\underline{\overline{F}}|^-$	
	Chlorid-Ion	$|\underline{\overline{Cl}}|^-$	
	Iodid-Ion	$|\underline{\overline{I}}|^-$	
	Cyanid-Ion	$|C\equiv N|^-$	
Moleküle	Ammoniak	$|NH_3$	
	Amine	H\N–R / H	(R = organischer Rest)
	Wasser	H / O \ H	
	Alkohole	H / O \ R	(R = organischer Rest)
	Thioalkohole	H / S \ R	(R = organischer Rest)

R = organischer Rest

wenn an $FeCl_3$ (Eisen(III)chlorid) drei Chlorid-Ionen angelagert werden. Der resultierende Komplex ist dreiwertig negativ. Er wird mit eckigen Klammern in der Formel angedeutet.

Ungeladene Teilchen müssen als Donor freie Elektronenpaare aufweisen. Moleküle mit OH-, NH-, NH_2- oder SH-Gruppen können als Komplexbildner dienen. (Tab. 17).

Die Anzahl der Liganden ist bei der Komplexbildung nicht beliebig, sondern abhängig von der Größe des Zentral-Kations und der des Liganden. Das Zahlenverhältnis Ligand/Zentral-Ion heißt **Koordinationszahl** und hat häufig den Wert 6, manchmal 8 oder 4, selten einen anderen.

Sind Ligand, Zentral-Ion und Koordinationszahl bekannt, kann man Reaktionsgleichungen auf ihre Richtigkeit überprüfen bzw. solche Gleichungen selbst aufstellen (Tab. 18).

Hat sich ein Komplex einmal gebildet, dann ist es unter Umständen durchaus möglich, seine Liganden ganz oder teilweise auszutauschen, indem man andere Liganden anbietet. Werden diese fester gebunden, dann findet „**Ligandenaustausch**" statt. So ist z. B. das Wasser in Komplexen häufig schwächer gebunden als z. B. das Cyanid-Ion. Ein Aquo-Komplex läßt sich daher oft in einen Cyano-Komplex überführen. Die Liganden müssen auch nicht alle ausgetauscht werden, so daß derartig gemischte Komplexe entstehen. Dies kann in der Biochemie eine Rolle spielen, weil z. B. Eisen-Ionen von organischen Liganden fixiert werden, die beim Ligandentausch nur z. T. durch andere Liganden ersetzt werden (s. z. B. Hämoglobin S. 60).

Tab. 18 Beispiele von Zentral-Ionen, Liganden und Koordinationszahlen in Metallkomplexen

Zentral-Ion	Ligand	Koordinationszahl	Reaktionsgleichung
Cu^{2+}	NH_3	4	$Cu^{2+} + 4NH_3 = [Cu(NH_3)_4]^{2+}$
Fe^{3+}	Cl^-	6	$Fe^{3+} + 6Cl^- = [FeCl_6]^{3-}$
Fe^{3+}	CN^-	6	$Fe^{3+} + 6CN^- = [Fe(CN)_6]^{3-}$
Co^{3+}	NH_3	6	$Co^{3+} + 6NH_3 = [Co(NH_3)_6]^{3+}$
Co^{3+}	Cl^-, NH_3	6	$Co^{3+} + 3Cl^- + 3NH_3$ $= [Co(NH_3)_3Cl_3]$
Cr^{3+}	H_2O	6	$Cr^{3+} + 6H_2O = [Cr(H_2O)_6]^{3+}$

Das Cyanid-Ion mit der Formel CN^- ist ein in der Komplexchemie häufig verwandtes Reagens. Es wird im Labor meist aus KCN (Kaliumcyanid) erzeugt, das als Salz in wäßriger Lösung vollständig zerfällt (s. S. 89) in: $KCN \rightleftharpoons K^+ + CN^-$. Die Cyanid-Verbindungen sind wegen ihrer Komplexbildung mit Fe^{3+} sehr giftig. Zur Aufrechterhaltung der Körperfunktionen, z. B. der Umwandlung chemischer Energie in andere Energieformen, sind innerhalb aller Zellen kleine Fe^{3+}-Mengen notwendig. Durch Zugabe von Cyanid-Ionen wird das Eisen(III)-Ion in den Cyanid-Komplex überführt. In ihm ist das Eisen-Ion komplex von den sechs Liganden umgeben oder maskiert. Es kann nicht mehr seine Funktionen in der Zelle ausüben und wichtige Stoffwechselprozesse werden unterbrochen. KCN und NaCN (Natriumcyanid) werden großtechnisch hergestellt und bei einigen chemischen Prozessen eingesetzt. Viel verwandt werden sie zur Härtung von Metallen in Schmelzen mit Cyanid-Zusätzen. Die Abfälle müssen sorgfältig entsorgt werden. Es kommt immer wieder zu Umweltzwischenfällen, wenn Cyanid-haltige Abwässer in Flüsse gelangen. Die lebensfeindliche Wirkung kleinster Cyanidmengen führt dann sofort zur Abtötung ganzer Gewässer.

Chelatkomplexe

Chelatkomplexe sind Sonderfälle der Metallkomplexe, bei denen ringförmige Verbindungen entstehen.

Dazu muß der Ligand
- mindestens zwei Atome besitzen, die Träger eines oder mehrerer freier Elektronenpaare sind und die
- einen solchen Abstand voneinander haben, daß bei der Bildung des Chelatringes keine Ringspannung auftritt.

Als Träger freier Elektronenpaare fungieren wieder die Atome N, O, S – in Form der Gruppen -NH_2, -OH, -SH u. a.

Der Ligand, er heißt **Chelator**, tritt bei Vorhandensein von zwei reaktiven Gruppen zweimal mit dem Zentralteilchen in Wechselwirkung. Er „beißt" zu. Er ist *bidentat* (oder „zweizähnig"). Liganden mit drei komplexbildenden Gruppen sind *tridentat* usw. Der Name des gesamten Komplexes wird vom griechischen Wort für Krebsschere (*chele*) abgeleitet.

Die Bildung eines Chelats hängt von der Größe und der Elektronenkonfiguration des Zentral-Kations ab. Es passen also nur ganz bestimmte Kationen in die Zange des Chelatbildners. Daraus resultiert eine hohe Selektivität bei Chelatbildungsreaktionen.

Durch die Chelatbildung wird das Zentral-Kation von organischen Molekülen eingehüllt. Der anorganische Charakter des Zentralteilchens kann dadurch vollkommen *maskiert* werden, und das gesamte Gebilde (Kation und Chelator-Liganden) verhält sich mehr wie eine organische Verbindung.

58 Aufbau der Materie

Tab. 19 Gegenüberstellung typischer Eigenschaften eines Metallkomplexes (monodentat) und eines Chelatkomplexes

Klassischer Metallkomplex

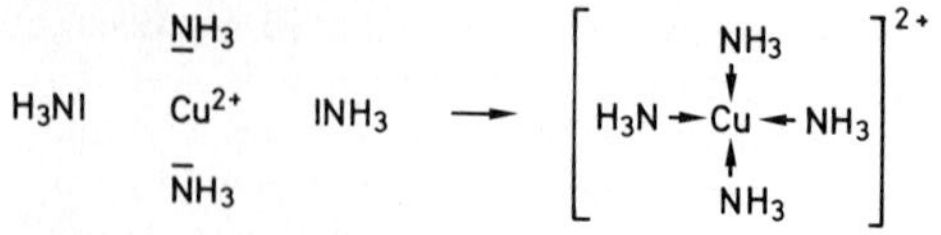

$$H_3N| \quad \underline{N}H_3 \atop \overline{N}H_3 \quad Cu^{2+} \quad |NH_3 \quad \longrightarrow \quad \left[\begin{array}{c} NH_3 \\ \uparrow \\ H_3N \rightarrow Cu \leftarrow NH_3 \\ \downarrow \\ NH_3 \end{array} \right]^{2+}$$

Ligand:	monodentat
Ligand:	Ammoniak
Ligand:	anorganisch oder organisch
Komplex:	nicht ringförmig

Chelatkomplex

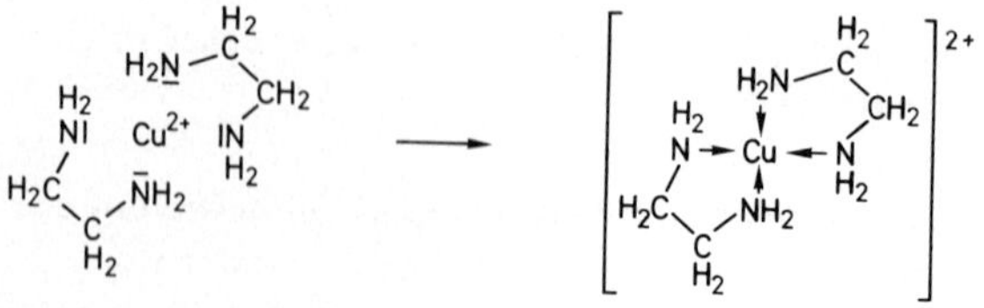

Ligand:	bidentat (in anderen Fällen auch polydentat)
Ligand:	Diaminoethan
Ligand:	fast immer organisch
Komplex:	Ringstruktur, **hauptsächlich 5- und 6-Ringe wegen fehlender Ringspannung**

Tab. 20 zeigt nochmals das **Typische von Chelatkomplexstrukturen, nämlich das Auftreten ringförmiger Verbindungen mit dem Metall-Ion M als Zentralteilchen. Mit diesem Kriterium kann der Leser Chelatkomplex-Strukturen aus vorgegebenen Verbindungen erkennen** (weitere Beispiele S. 60, 115, 124, 390).

Kombination von Ionen und Molekülen 59

Tab. 20 Übersicht über Nicht-Chelat-Komplexe und Chelatkomplexe (M: Zentral-Metallion, X, Y Liganden)

	Koordinationszahl 4	Koordinationszahl 6
Nicht-Chelat-Komplexe = einzähnig	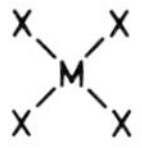 X–M–X (tetraedrisch)	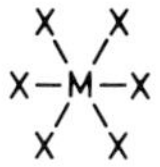 X–M–X (oktaedrisch)
Chelat-Komplexe = mehrzähnige Komplexe a) zweizähnig	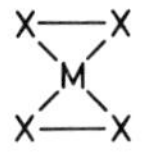 X–X–M–X–X	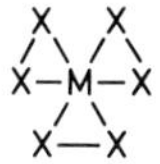 X–M–X mit zweizähnigen Liganden
b) dreizähnig	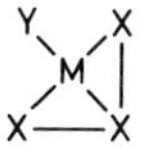 Y–X–M–X–X	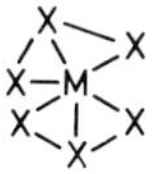 X–M–X mit dreizähnigen Liganden

Biochemische Bedeutung natürlich vorkommender Chelatkomplexe

Hämoglobin. Im biologischen System besitzen einige natürliche Chelat-Komplexe größte Bedeutung. Wichtigstes Beispiel ist der Eisen-Porphyrin-Komplex im Häm des roten Blutfarbstoffes.

Aufgabe des roten Blutfarbstoffs ist der Sauerstoff-Transport. Der erwachsene Mensch braucht in Ruhe etwa 200 cm^3 Sauerstoff pro Minute. Bei körperlicher Tätigkeit kann der Wert auf das Vielfache ansteigen. Der Sauerstoff wird benötigt, um im Gewebe – etwa der Muskulatur – Verbrennungsprozesse durchzuführen. So wird aus chemischen Stoffen, die letztlich der Nahrung entstammen, und unter Beteiligung von Sauerstoff Energie gewonnen, die für die Aufrechterhaltung des Lebens nötig ist. Dabei entstehen als Abbauprodukte hauptsächlich CO_2 und H_2O. Da ohne diesen Energiegewinn kein Leben möglich ist, muß der komplizierte Organismus des Menschen ohne Sauerstoffzufuhr sterben.

Blut ist eine aus vielen Komponenten zusammengesetzte Flüssigkeit. Beim Zentrifugieren erhält man zwei Fraktionen – den Flüssigkeitsanteil des Blutplasmas und den hauptsächlich aus den roten Blutkörperchen (Erythrocyten) bestehenden zellulären Anteil. Man nennt den Anteil des Volumens der Blutzellen am Blutvolumen *Hämatokrit*. Beim gesunden Erwachsenen beträgt er etwa Volumenanteile $\varphi_i = 45\%$, d. h. 45 ml Zellen/100 ml Blut. Die Gesamtblutmenge des Erwachsenen beträgt etwa 5 Liter.

Plasma und Erythrocyten transportieren den Sauerstoff. In der Lunge lösen sich in 100 ml Wasser des Plasmas etwa 0,3 cm³ Sauerstoff (rein physikalisch). So kann auf diesem Wege nur ein ganz geringer Anteil des Bedarfs bei Ruhe transportiert werden! Den Hauptanteil dieser so lebenswichtigen Leistung müssen die Erythrocyten aufbringen. 100 ml Vollblut können etwa 22 cm³ Sauerstoff aufnehmen, also etwa zwei Zehnerpotenzen mehr als es durch die rein physikalisch bedingte Löslichkeit möglich ist. Die Erythrocyten enthalten den roten Blutfarbstoff, der Sauerstoff recht spezifisch bindet. In 100 ml Blut befinden sich beim gesunden Mann etwa 16 g Blutfarbstoff, bei der gesunden Frau etwa 14 g.

Der rote Blutfarbstoff besteht aus einem Protein-Anteil, dem Globin und einem niedermolekularen Teil, dem Träger der Sauerstofftransport-Eigenschaften, dem Häm. Das Häm ist ein kompliziert gebautes System aus Komplex-Liganden-liefernden Partnern, die gemeinsam in ihrer Mitte ein zweiwertiges Eisen-Ion in chelat-komplexer Bindung halten. Man nennt das System mit den vier organischen Ringen Porphyrinring-System (Abb. 21).

Das Chelat-Ringsystem ist über die organischen Reste R an vier Stellen an das Globin gebunden (Abb. 21 b zeigt eine seitliche Ansicht des schematisierten Porphyrin-Rings). Man erkennt die Sechserkoordination des Eisens als Punkt in der Mitte der Ebene des Chelat-Komplexes. Eine (nach oben gezeichnete) Bindung geht direkt zum Proteinanteil, der das ganze System einhüllt (er ist durch Schlangenlinien symbolisiert, um den Ausschnitt aus dem großen Proteinmolekül anzudeuten). Auf der nach unten gezeichneten Seite ist ein Spalt im Globin-Anteil frei, durch den Wasser oder Sauerstoff an die sechste Koordinationsstelle treten kann.

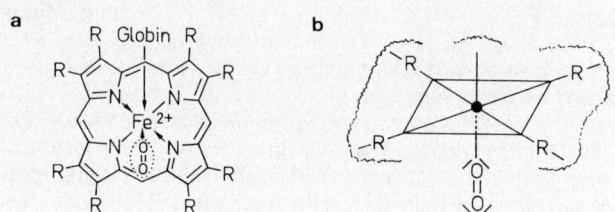

Abb. 21 Schematische Übersicht über die Struktur des Porphyrin-Rings im Häm des HbO₂.
Die Reste R sind nur schematisch angegeben

Beim Eisen ist im elementaren Zustand die folgende Elektronenkonfiguration in der 3. und 4. Schale gegeben: 3. Schale: 2 Elektronen im s-Orbital, 6 in p-Orbitalen, 6 in d-Orbitalen. In der 4. Schale ist ein s-Orbital mit 2 Elektronen voll besetzt. Die Bildung des Fe^{2+}-Ions beruht auf der Abgabe der beiden Elektronen des $4s$-Orbitals. Zur Bildung des Fe^{3+}-Ions muß zusätzlich noch ein Elektron aus einem der d-Orbitale abgegeben werden.

Zur vollständigen Auffüllung der d-Orbitale werden beim Fe^{2+} vier Elektronen benötigt. Im Häm werden entsprechend vier Elektronenpaare von den organischen Gruppen gespendet, wobei es sich immer um freie Elektronenpaare an Stickstoff-Atomen handelt. Zwei Bindungen des Eisens zum Porphyrin-Ringsystem sind ional, Fe^{2+} tritt an die Stelle von zwei Protonen, die vom Ringsystem abgegeben werden können. Nach Abgabe der Wasserstoff-Ionen ist es als Anion zu formulieren, das entsprechend mit Fe^{2+} reagiert. Eine genaue Zuordnung der Bindungen im Chelat-Ringsystem ist im übrigen schwierig, weil die Elektronen der Doppelbindungen locker sind und sich von ihren Bindungsorten entfernen können – also *delokalisiert* werden können.

Bei der Reaktion mit Sauerstoff läuft die Reaktion ab, in der Hb abgekürzt für Hämoglobin steht. $Hb + O_2 \rightarrow Hb \cdot O_2$ Sauerstoff ist durch vier freie Elektronenpaare im Molekül gekennzeichnet. Er ist demnach ein geeigneter Partner für die Bildung einer koordinativen Bindung mit dem Nebengruppenelement Eisen. Die O_2-Bindung erfolgt sehr leicht und schnell, wenn ein genügender Sauerstoff-Überschuß zur Verfügung steht – also etwa in der Nähe der Alveolen der Lungen. An Stellen mit niedrigem Sauerstoff-Gehalt – etwa im Gewebe – kann der Sauerstoff leicht wieder abgegeben werden. Im ganzen Prozeß ändert sich die Zweiwertigkeit des Eisens nicht!

Wird das Eisen(II) zur dreiwertigen Stufe umgewandelt, entsteht Methämoglobin, das keine Sauerstoff-Transportfähigkeit mehr besitzt. Im Häm mit zweiwertigem Eisen sind alle Bindungen so weit beansprucht, daß dieser gesamte Molekülanteil keine positiven Ladungen trägt. Nach Änderung zum dreiwertigen Eisen wird gegenüber der vorherigen Situation jetzt eine positive Ladung wirksam. Der derartig geladene Komplex zieht ein Anion, z. B. Cl^- an, das dann an die Stelle fixiert wird, an der der Sauerstoff angelagert werden sollte. Die Sauerstoff-Transportkapazität geht also verloren. Methämoglobin-Bildung muß daher vom Körper vermieden werden. Die Verpackung des zweiwertigen Eisens in der Chelatgruppierung stellt einen gewissen Schutz gegen Methämoglobin-Bildung dar.

Wenig geschützt ist das Häm gegen andere Stoffe mit Sauerstoff-ähnlicher Elektronenstruktur, nämlich CN^- oder CO (Kohlenmonoxid).

Wir hatten bereits die hohe Komplexbildungstendenz des CN^- kennengelernt. CN^- reagiert mit dem Eisen (allerdings in dreiwertiger Form), und es entsteht Cyanhämoglobin (HbCN). Die Transportfunktion für Sauerstoff entfällt und der Cyanid-exponierte Organismus muß unter Umständen an Sauerstoff-Mangel sterben. Cyanid ist deswegen so gefährlich, weil seine Affinität zum Eisen des Häms um ein Vielfaches größer ist als die des Sauerstoffs, so daß schon kleine Cyanid-Konzentrationen genügen, um allen Sauerstoff vom Häm zu verdrängen. Gleiches Verhalten zeigt CO, das daher auch ein starkes Gift ist.

Weitere natürliche Chelat-Verbindungen liegen innerhalb der Zelle in den Mitochondrien vor. In diesen Organellen wird der herantransportierte Sauerstoff zur Energiegewinnung genutzt. Ganz wesentliche Funktionen bei diesem Prozeß nehmen **Cytochrome**, gefärbte Chelatkomplexe, mit einer dem Häm verwandten Struktur ein, in denen Eisen oder Kupfer als Zentral-Kation fungiert. (s. a. S. 390)

Die Cytochrome unterscheiden sich vom Häm ganz wesentlich dadurch, daß die Wertigkeit des Eisens auch innerhalb der Chelatbindung wechseln kann, ohne daß die Wirkung verlorengeht. Die Funktion der Cytochrome beruht vielmehr auf diesem Wertigkeitswechsel!

Die akut toxische Wirkung kleiner Cyanid-Mengen, die innerhalb kürzester Zeit zum Tod führen kann, beruht auf einem Eingriff in diese intrazellulären Atmungsprozesse und – erst in zweiter Hinsicht – auf einer Beeinflussung der Sauerstoff-Transportkapazität des Hämoglobins.

Ein weiteres biochemisch wichtiges Beispiel eines Chelat-Komplexes ist das Vitamin B12 – **Cobalamin** genannt –, das Co^{3+} als Zentral-Kation enthält. Genannt seien ferner die Eiweißkörper, die im Blutplasma Eisen transportieren – Transferrin – bzw. Kupfer – Coeruloplasmin. Chelatkomplexe mit sehr komplizierter Struktur des Chelatoranteils liegen in einigen Biokatalysatoren vor (S. 206, 354).

Ihre Wirkung beruht darauf, daß das biochemisch wirksame Metall-Ion in diesen Wirkstoffen in chelatartiger Bindung wie in einer Zange festgehalten wird. Derartig kann es einem anderen Partner in einer bestimmten Anordnung leicht entgegengehalten werden.

Das Zentral-Ion im Chelat muß genau in den Komplex hineinpassen. Diese Tatsache erklärt die schon lange bekannte spezifische Wirkung bestimmter Metall-Ionen, die wie Eisen, Kupfer oder Cobalt als Spurenelemente lebenswichtig sind und mit der Nahrung zugeführt werden müssen. Diese Spurenelemente liegen als Chelate mit spezifischen Funktionen im Körper vor. Ihre Rolle im Chelat kann nicht ersatzweise von anderen Metall-Ionen übernommen werden.

Bei sehr großer Ähnlichkeit ist dennoch ein versehentlicher Einbau eines falschen Zentral-Kations möglich, der meistens zum Funktionsverlust führt. Auf diesem Prinzip beruht die Giftwirkung vieler Metall-Ionen.

Biochemische Bedeutung künstlicher Chelatoren. Fügt man lebenden Organismen künstliche Chelatbildner-Moleküle zu, reagieren diese mehr oder weniger stark mit den vorhandenen Metall-Kationen. Diese können u. U. maskiert und somit wirkungslos werden. Das Chelat kann möglicherweise aus dem Organismus ausgeschieden werden. Beide Effekte werden ausgenützt.

- Es können auf diese Weise körperfremde schädliche Kationen (Metallgifte) aus dem Körper herausgeschleust werden (*Detoxifikation*). Z. B. wird bei der Wilsonschen Erkrankung wegen eines Mangels an Coeruloplasmin das Kupfer nicht abtransportiert und der Organismus mit diesem Element überschwemmt, was bei höheren Kupfer-Gehalten zu toxischen Wirkungen führt. Durch Gabe geeigneter Chelatbildner kann man beim Erkrankten den Kupfer-Ionenüberschuß zur Ausscheidung bringen.

- Mit Hilfe von Chelatbildnern können auch *radioaktive* Kationen ausgeschieden werden (*Dekontamination*).

- Chelatbildner werden eingesetzt, um Bakterien und Pilzen, die zum Überleben Spurenelemente brauchen, diese zu entziehen. Einige *bakterientötende* (bakterizide) oder *pilztötende* (fungizide) Arzneimittel sowie manche Antibiotika funktionieren nach diesem Prinzip.

- Mit Chelatoren läßt sich die spezifische Wirkung von Metall-Kationen in biochemischen Systemen aufheben. So wird die Blutgerinnung durch Calcium-Ionen gefördert. Fehlen diese Ionen, kann das Blut nicht gerinnen. Setzt man einer Blutprobe einen Chelatbildner in genügender Menge zu, der mit dem Calcium-Ion reagiert, dann wird das Calcium in den Chelatkomplex überführt und die gerinnungsfördernde Wirkung des Calciums ist aufgehoben. Eine solche Blutprobe bleibt flüssig. Das wird bei der Blutkonserve oder bei Laboruntersuchungen einer Blutprobe ausgenutzt. (Chelatoren für Calcium-Ion sind: Oxalat, Citrat und insbesondere **EDTA**, S. 303.)

Unter Verwendung von Chelatoren kann man experimentell feststellen, ob Metall-Kationen an biochemischen Prozessen beteiligt sind.

Assoziate

Im Gegensatz zu den Komplexen mit ziemlich strengen Bauplänen handelt es sich bei den Assoziaten um Gebilde, bei denen sich mehrere Partner *locker* zusammenlagern. Räumliche Faktoren stehen dabei nicht so stark im Vordergrund wie bei den Komplexen. Auch muß der eine Beteiligte nicht unbedingt ein Kation sein. Es können vielmehr Wechselwirkungen zwischen Anionen, Neutralmolekülen, Kationen und Dipolen stattfinden. Stets werden koordinative Bindungen ausgebildet.

Hydratation – ein biochemisch wichtiger Sonderfall der Solvatation

Tab. 21 Zusammensetzung des Körpers eines gesunden Erwachsenen (65 kg) (nach Thompson, King, Biochem. Disorders in Human Disease, 1964)

Komponente	Massenanteil w_i (%)
Wasser	61,6
Proteine	16,9
Fette	13,8
Mineralstoffe	6,9
Kohlenhydrate	0,8

Man sieht, daß Wasser mengenmäßig der wichtigste Bestandteil des menschlichen Körpers ist. Es ist dessen wesentlichstes Lösungsmittel und deshalb sehr wichtig für den Ablauf chemischer Reaktionen. Der Mediziner muß die beeinflussenden Größen kennen.

Wasser kann als Dipol mit Ionen oder Molekülen, die in ihm gelöst sind, in Wechselwirkung treten.

Hydratation von Kationen
Kationen haben einen relativ kleinen Radius (S. 35). Folglich sind die Coulomb-, bzw. Dipol-Wechselwirkungskräfte (S. 15) bei ihnen größer als etwa bei den größeren Anionen. Im Fall der Kationen bilden sich mit Wasser Sphären, in denen die Wassermoleküle zum Kation ausgerichtet sind – sogenannte *Hydrathüllen*.

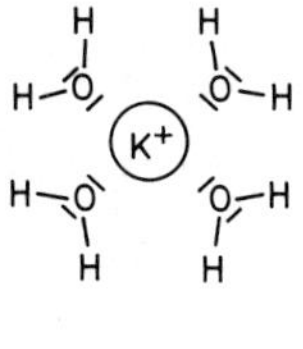

Bei sehr starker Wechselwirkung mit einem sehr kleinen Kation kann sich zusätzlich um eine erste Hülle noch eine zweite Hülle legen. Diese ist dann allerdings weniger fest gebunden als die innere.

Die Anzahl der von einem Kation gebundenen Wassermolekeln beträgt etwa bei Li^+ 13, bei Na^+ 9, bei K^+ 4, bei Mg^{2+} 14 und bei Ca^{2+} 10–12. Die Hydratationszahlen variieren stark je nach den Versuchsbedingungen. Das ist eine Folge der relativ schwachen Ion-Dipol-Kräfte, die schon durch kleine äußere Einflüsse gestört werden. **Bei gleicher Ladung binden Kationen verschiedener Größe um so mehr Wassermoleküle, je kleiner die positiven Ladungsträger sind.** Denn je kleiner der Ladungsträger ist, desto größer ist die Ladungsdichte.

Vergleicht man dagegen zwei Kationen etwa gleichen Durchmessers (z. B. Ca^{2+} mit Na^+ oder Mg^{2+} mit Li^+, S. 35), dann ist der **Träger der höheren Ladung bei gleicher Kugeloberfläche zu etwas stärkerer Hydratation befähigt.**

Die Wechselwirkung hängt auch von der Temperatur ab, denn die Beweglichkeit von Molekülen (S. 72) nimmt mit steigender Temperatur zu. Bei höherer Temperatur wird damit die Hydratation leichter gestört als bei tieferer Temperatur. Dabei wird natürlich die äußere, lockerer gebundene Hydrathülle viel leichter abgestreift als die in direkter Nähe des Kations befindliche innere.

Wird Wasser durch chemisch verwandte Verbindungen – nämlich Alkohole, wie Methanol oder Ethanol (Formeln S. 237) – ersetzt, ändern sich die Wechselwirkungsverhältnisse kaum. K^+ bindet vier Moleküle Methanol oder vier Moleküle Ethanol, dagegen nur zwei Moleküle Aceton (Formel S. 238). Bei Lösungsmitteln mit weniger polaren Gruppen als die OH-Gruppe bzw. kleinem OH-Gruppen-Anteil am gesamten Molekül wird die Möglichkeit zur Wechselwirkung mit dem Kation entsprechend verringert.

Tab. 22 Einige die Hydratation–Solvatation beeinflussende Größen

Beeinflussende Größe	Ein Anstieg der beeinflussenden Größe führt bei der Hydratation–Solvatation zu:
Kationenradius	Erniedrigung
Temperatur	Erniedrigung
Ionenladung	Erhöhung
Polarität des Lösungsmittels	Erhöhung

Die Ausbildung von Hydrathüllen führt zur Veränderung vieler Eigenschaften des Kations. Der Durchmesser nimmt durch die Hüllenbildung zu. Das Lithium-Ion (mit zwei Hydrathüllen) ist wegen der weitaus stärkeren Bindung durch ein kleines Kation größer als das Natrium-Ion in der hydratisierten Form. Die Durchmesser der hydratisierten Ionen zeigen damit genau den entgegengesetzten Gang in der 1. Gruppe des Periodensystems wie bei den nackten Ionen (S. 35). Abb. 22 zeigt diesen Sachver-

66 Aufbau der Materie

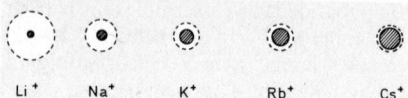

Li⁺   Na⁺   K⁺   Rb⁺   Cs⁺

Abb. 22 Hydratationsgrad der Alkalimetall-Ionen. Das nichthydratisierte Ion ist schraffiert gezeichnet. Die gebrochen gezeichnete Kreislinie deutet den Umfang des hydratisierten Ions an

halt. Die nichthydratisierten Ionen sind schraffiert gezeichnet. Der Umfang des hydratisierten Ions ist durch eine unterbrochene Kreislinie angedeutet.

Lithium- und Natrium-Ion vermögen erhebliche Mengen Wasser zu binden. Löst man Eiweiße in Wasser auf, und setzt diesen Lösungen Lithium- oder Natriumsalze zu, wird das Wasser zum Teil an diese Kationen gebunden. Es steht folglich nicht mehr in dem ursprünglichen Maße zur Lösung der Eiweiße zur Verfügung, die daher durch den Salzzusatz ausgeflockt werden. Kalium-Ionen sind schwächer hydratisiert und flocken deswegen auch schwächer aus. – Der Prozeß wird als Aussalzen bezeichnet. Durch diese Methode gewinnt man Eiweiße aus Lösungen.

Die Vergrößerung des Durchmessers bewirkt eine Verkleinerung der Beweglichkeit des Kations. Das größere, hydratisierte Kation vermag nicht mehr so gut Membranporen mit kleinem Durchmesser zu passieren. Auf dem unterschiedlichen Durchtrittsvermögen durch solche Membranen beruhen teilweise Theorien, die die unterschiedlichen Kalium- und Natrium-Ionengehalte innerhalb und außerhalb der Zelle erklären. Das Kalium-Ion befindet sich hauptsächlich im intrazellulären Raum, das Natrium-Ion im extrazellulären Raum. Diese unterschiedlichen Verteilungen sind die Grundlage für die Nervenaktion und die Zellaktivität schlechthin.

Zwischen dem Inneren einer Nervenzelle und dem Zelläußeren herrscht im Ruhezustand eine Potentialdifferenz von etwa 70–80 mV. Das Zelläußere ist positiv geladen. Für das Zustandekommen dieses Ruhepotentials sind in erster Linie die Kalium-Ionen verantwortlich. Sie befinden sich im Zellinneren in etwa 50mal höherer Konzentration als im extrazellulären Raum. Die Kalium-Ionen versuchen, durch die Membran hindurch zu diffundieren. Die für die Elektroneutralität im Zellinneren sorgenden korrespondierenden Anionen (Protein-Anionen) sind so groß, daß sie nicht durch die Membran durchtreten können. Als Folge entsteht die Potentialdifferenz eines Membranpotentials (s. S. 169).

Die Membran ist im unerregten Zustand für Natrium-Ionen so gut wie undurchlässig, obwohl außerhalb der Zelle die Natrium-Ionenkonzentration rund 10mal höher ist als im Zellinneren. Durch die Nervenerregung wird jedoch die Permeabilität der Membran für Natrium-Ionen plötzlich geändert, die nun so stark ins Zellinnere einströmen können, daß sich das Potentialgefälle umkehrt. Kurzfristig – bis zum Abklingen der Erregung – ist das Innere der Nervenzellen positiv polarisiert unter Ausbildung eines Aktionspotentials.

Die unterschiedlichen Durchdringungsvermögen des hydratisierten Na^+ und des hydratisierten K^+ liefern nur einen Beitrag zur Theorie der Erregung. Andere wichtigere Ursachen der Verteilung werden durch einen aktiven Transport bewirkt, der auf anderen Mechanismen beruht.

Das Hydroxonium-Ion (S. 54) ist bei Zimmertemperatur durch etwa drei Wassermoleküle zusätzlich hydratisiert, so daß eine Hydratationszahl des H^+ von etwa vier resultiert.

Hydratation von Anionen
Anionen können ebenfalls Hydrate bilden. Die Hydratation ist bei Anionen jedoch geringfügiger, weil diese größer sind und die von ihnen ausgehende Feldstärke entsprechend kleiner ist. Chlorid-Ionen binden z. B. in wäßriger Lösung drei Wassermoleküle durch Hydratation.

Hydratation von Molekülen. Eine Hydratbildung erfolgt auch mit polaren Molekülen, etwa organischen Stoffen, die lokale Elektronenüberschüsse oder -defizite haben. Neben anderen polaren Gruppen kommen hauptsächlich OH-Gruppen und NH-Gruppen in organischen Molekülen als Wechselwirkungsort zur Hydratation in Frage. Beispiele biochemisch wichtiger hydratisierter Moleküle mit vielen OH-Gruppen sind die Zukker und mit vielen NH-Gruppen die Proteine. Das Ausmaß der Hydratation hängt dabei noch von anderen Faktoren ab.

Solvatation

Es gibt neben Wasser eine ganze Reihe von Flüssigkeiten, deren Moleküle Dipolcharakter haben. Diese Substanzen besitzen häufig für alle möglichen Stoffe ein gutes Lösungsvermögen, und sie sind daher Lösungsmittel (Solventien). Ähnlich wie Wasser bilden sie mit den in ihnen aufgelösten Stoffen unter Umständen Assoziate, sogenannte Solvate.

Wasserstoffbrückenbindung

Bildung von Wasserstoffbrücken
Die Wasserstoffbrückenbindung ist eine Wechselwirkung zwischen zwei Dipolen. Sie kommt dadurch zustande, daß eine NH- oder OH-Gruppe (S. 51) polarisiert wird. Das Wasserstoff-Atom ist in ihr relativ positiv polarisiert und tritt nun mit Trägern freier Elektronenpaare in Wechselwirkung. **OH- oder NH-Gruppen fungieren als Donor, die kovalent gebundenen N- oder O-Atome als Acceptoren der Wasserstoffbrückenbindung.** Am Beispiel der Zusammenlagerung (Assoziation) von zwei Wassermolekülen wird die Dipol-Dipol-Wechselwirkung gezeigt.

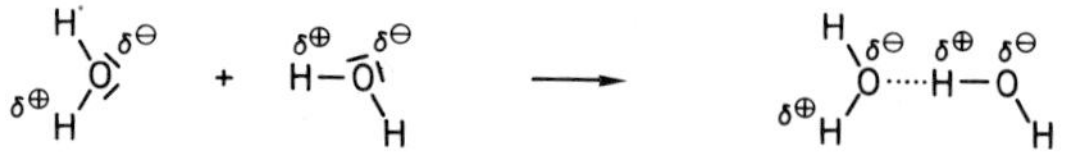

Das Vorliegen von Wasserstoffbrücken kennzeichnet man in Formeln durch eine Reihe von Punkten.

Alkohole sind nahe Verwandte des Wassers (S. 248), da sie wie dieses die OH-Gruppe tragen. Daher beobachtet man auch in Alkoholen die Ausbildung von Wasserstoffbrücken.

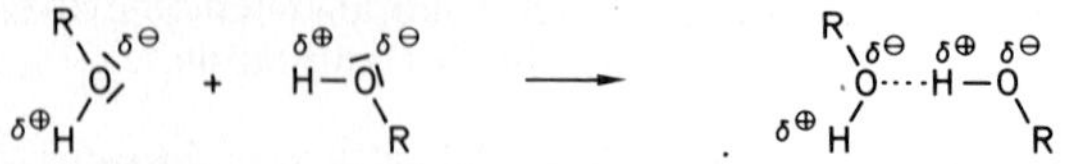

Weitere organische Moleküle mit OH-Gruppen sind Phenole (S. 252) oder mit NH-Gruppen sind Amide (S. 287), die auch Wasserstoffbrückenbildung zeigen.

Organische Säuren tragen eine COOH-(Carboxy-)Gruppe. Sie stellt eine Kombination einer OH-Gruppe und einer C=O-Gruppe dar (S. 214). Die freien Elektronenpaare der CO-Gruppe stellen die Acceptorbereiche, die H-Atome der OH-Gruppe die Donator-Bereiche der Wasserstoffbrücken zwischen den einzelnen Säuremolekülen dar.

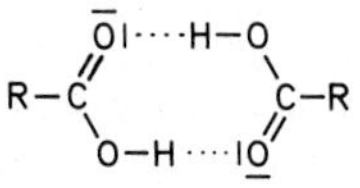

Dipol-Dipol-Wechselwirkungskräfte sind schwach im Vergleich zu den elektrostatischen Kräften (S. 16). **Die Bindungsenergie der Wasserstoffbrückenbindung** beträgt folglich nur etwa 5–10% der Bindungsenergie kovalenter Bindungen, also etwa 20 kJ/mol Wasserstoffbrückenbindungen (s. S. 185).

Wasserstoffbrücken können intermolekular (zwischen verschiedenen Molekülen) oder intramolekular (innerhalb eines Moleküls) geknüpft werden. Häufig werden mehrere Brücken ausgebildet, so daß damit u. U. doch wieder Bindungsenergien in der Größenordnung kovalenter Bindungen erreicht werden.

Konsequenzen der Bildung von Wasserstoffbrückenbindungen
Die Wasserstoffbrückenbindung ist von *großer* Konsequenz, etwa für das Verhalten des Wassers, das über derartige Brücken zu Schwärmen und Ringen von 6–8 Wassermolekülen assoziiert ist.

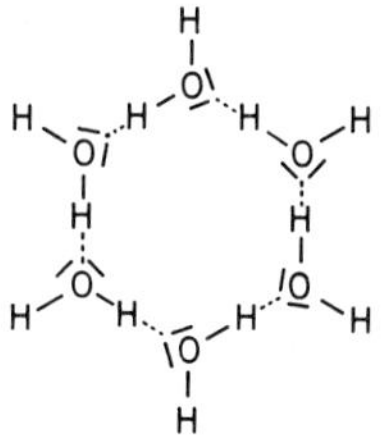

Die molare Masse ist damit vielfach größer als beim einfachen Molekül. Vergleicht man, gleiche Assoziation vorausgesetzt, größere und kleinere Moleküle, dann sind die größeren weniger beweglich. Sie lassen sich auch schwieriger in die Dampf-Phase überführen.

Die Folgen werden deutlich, wenn man den Siedepunkt des Wassers (100 °C) mit dem Siedepunkt des Schwefelwasserstoffs (-60 °C) vergleicht. Da Schwefelwasserstoff eine fast doppelt so große molare Masse wie das Wasser hat, müßte der Siedepunkt der dem Schwefelwasserstoff im Periodensystem analogen Verbindung (H_2O) noch viel tiefer liegen als -60 °C. Wegen der Wasserstoffbrückenbildung ist das jedoch nicht der Fall.

Bei Fehlen der Wasserstoffbrückenassoziation des Wassers ist in der vorliegenden Form kein Leben auf der Erde möglich, bei dem z. B. der menschliche Körper mit einem Wassergehalt von etwa 65% auf diesen Hauptbestandteil für eine Fülle von Funktionen angewiesen ist. Ohne Assoziation wäre das Wasser bei den Temperaturen auf der Erdoberfläche längst verdunstet. – Außerdem sind die physikalischen Eigenschaften des Wassers Voraussetzung für viele physiologische Wirkungen. So ist die Verdampfungswärme des Wassers wegen der Assoziation recht groß. Man muß also einen ungewöhnlich hohen Energiebetrag investieren, um eine bestimmte Menge Wasser zu verdampfen. Nur deswegen kann aber Wasser auch gut als Kühlmittel verwendet werden. Schon durch Verdunstung kleiner Wassermengen im Schweiß läßt sich an heißen Tagen oder bei stärkerer Wärmeproduktion im Körper eine gute Kühlwirkung erzielen, ohne daß die Körperzusammensetzung und der Wasserhaushalt wesentlich angegriffen werden.

Wasserstoffbrückenbindungen spielen eine ganz wichtige Rolle für den **Zusammenhalt von Makromolekülen**, z.B. von 2 Nukleinsäuremolekeln (S. 339) oder innerhalb eines Eiweißmoleküls (S. 343). Wasserstoffbrückenbindung wird durch die Anwesenheit anderer Kationen beeinflußt. Durch die Kationen des Salzes werden die Wasserstoffbrückenbindungen (und Dipolkräfte) zwischen zwei benachbarten Proteinmolekülen unterbrochen, so daß die beiden nicht mehr so stark zueinander fixiert sind. Folglich können sie leichter in Lösung gehen. Man beobachtet also mit steigendem Salzzusatz zuerst eine gesteigerte Löslichkeit, die nach Durchgang durch ein Maximum wegen der Fällung durch hohe Salzkonzentrationen aufgrund der Salzhydratation wieder abnimmt (Abb. 23).

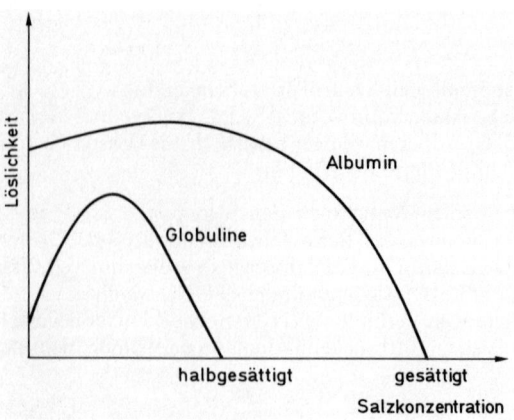

Abb. 23 Löslichkeit verschiedener Serumeiweiße in Lösungen mit unterschiedlicher Salzkonzentration (halbschematisch) (*Albumin* [molare Masse etwa 70000], *Glubuline* [molare Masse zwischen 10^5 und 10^{66}]. Die Albumine machen etwa $^2/_3$ des Plasma-Eiweiß-Gehaltes aus, die Globuline den Rest)

Die gegenseitige Löslichkeit kann durch Wasserstoffbrückenbindung beeinflußt werden. So lösen sich Ammoniak, Methanol oder Ethanol in Wasser unter Ausbildung von Wasserstoffbrücken besonders gut auf. Auch einige sauerstoffhaltige Anionen, wie z. B. SO_4^{2-}, bilden verstärkt Wasserstoffbrücken mit Wassermolekülen aus. Nur so ist erklärbar, daß das im Vergleich zum Chlorid-Ion relativ große Sulfat-Anion in wäßriger Lösung etwa drei Wassermolekeln (abhängig von der Konzentration) als Hydrat-Sphäre bindet (S. 67). Diese feste Bindung ist von pharmakologischer Konsequenz.

Seit langem benutzt man Natrium- oder Magnesiumsulfat als Abführmittel (Laxans). Man löst die Salze auf. Wegen der Hydratation der Sulfat-Anionen werden diese nicht durch die Membran der Darmschleimhaut in den Körper aufgenommen. Die Sulfat-Ionen bleiben im Darmlumen zurück und halten dabei (osmotisch) Wasser zurück, das dann mit dem Kot ausgeschieden wird.

Zusammenfassung: Wasserstoffbrückenbindungen erhöhen qualitativ den Siedepunkt und die gegenseitige Löslichkeit (in der Regel). Die scheinbare molare Masse der Assoziationspartner nimmt zu.

Hydrophobe Wechselwirkung

Die hydrophobe Wechselwirkung ist ein sehr schwacher Bindungstyp. Die Größenordnung – etwa 4 kJ/mol – zeigt dies. Eine Erklärung dieses für eine Reihe biophysikalischer Vorgänge wichtigen Bindungstyps erfolgt später (S. 184).

Van der Waals-Kräfte

Sie werden als vorübergehende (fluktuierende) Polarisationen der Elektronenwolke gegenüber dem Kern erklärt (Abb. 24). Aus derartig polarisierten Positionen ergeben sich ganz schwache Wechselwirkungen, die **van der Waals-Kräfte**, z. B. in fast völlig abgesättigten Systemen ohne erkennbare permanente Elektronenanhäufung oder -asymmetrie.

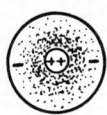 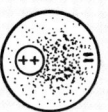 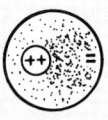

Abb. 24 Zur Erklärung der van der Waals-Kräfte. Die beiden vorübergehend polarisierten Atome auf der rechten Seite der Abbildung ziehen sich gegenseitig schwach an

Die sehr schwachen van der Waals-Kräfte erreichen fast nie eine Energie von 4 kJ/mol.

2.4 Vielzahlsysteme der empirischen Beobachtung

Bisher wurden die Eigenschaften und Reaktionen der Stoffe auf molekular-atomarer Basis – also gleichsam aus der *Sicht der einzelnen Moleküle, Atome oder Ionen* – beschrieben. Tagtäglich geht man jedoch mit einer unvorstellbar großen Zahl solcher Individuen um – etwa von der Größenordnung der Avogadro-Konstanten. Das makroskopisch zu beobachtende Verhalten läßt sich jedoch aus den submikroskopischen Gegebenheiten erklären, bzw. man kann aus den empirisch gefundenen Daten auf die molekularen-atomaren Eigenschaften rückschließen.

Zustandsformen der Materie

Die Atome oder Moleküle eines (idealen) Gases haben eine sehr große Geschwindigkeit v, die mit der absoluten Temperatur T und der Masse μ der Gasteilchen zusammenhängt:

$$v = \sqrt{\frac{3KT}{\mu}} \qquad K = \text{Konstante}$$

Danach ist die Geschwindigkeit der Temperatur direkt und der Masse des Gasteilchens indirekt proportional. Bei Temperaturerhöhung nimmt die Geschwindigkeit der Gasmoleküle zu.

Die Moleküle eines Gases stoßen sich gegenseitig bei ihrem Flug im Gasraum. Ein einzelnes Sauerstoff-Molekül im O_2-Gas bei Normaldruck wird bei Zimmertemperatur von den anderen Sauerstoff-Molekülen in einer Sekunde 10^{10} mal gestoßen!

Die Stöße führen mal zu einer Abstoßung, mal zu einer Anziehung der Gasteilchen. Bei einem idealen Gas mitteln sich die beiden gegensinnigen Effekte gerade heraus, so daß im ganzen „keine Wechselwirkung" resultiert. Nichtideale, reale Gase – wie z. B. Kohlendioxid – zeigen dagegen häufig ein leichtes Überwiegen der anziehenden Wirkung.

Die Geschwindigkeit v ist eine *mittlere Geschwindigkeit*. Das Molekül fliegt nämlich mal schnell und mal langsam, je nachdem, wie es gerade gestoßen wird.

Bei Betrachtung vieler Gasmoleküle findet sich ein gewisser Prozentsatz langsamer Teilchen, der einem relativ häufigen Prozentsatz von Molekülen mit einer mittelmäßigen Geschwindigkeit gegenübersteht. Außerdem gibt es noch einige Moleküle mit hoher Geschwindigkeit. Die Auftragung dieses Sachverhalts ergibt eine Kurve (Abb. 25). Die linke Kurve hat ein ausgeprägtes Maximum. Die meisten Teilchen des Gases haben wahrscheinlich eine Geschwindigkeit, die diesem Punkt entspricht (die wahr-

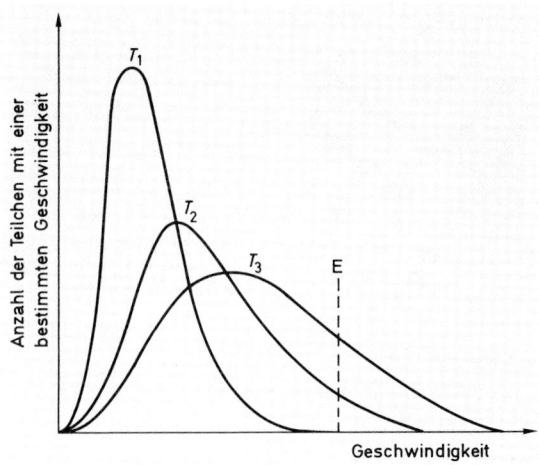

Abb. 25 Schema der Verteilung der Geschwindigkeit, die die Teilchen eines Gases haben können
T_1 ist kleiner als T_2. T_3 ist höher als T_2

scheinlichste Geschwindigkeit des Vielzahlsystems und die mittlere Geschwindigkeit des Einzelmoleküls sind nicht ganz, aber fast identisch). Bei Temperaturerhöhung des Gases nimmt die Anzahl schneller bewegter Teilchen zu. Die Lage des Maximums wandert zu Werten höherer Geschwindigkeit aus, wie es die mittlere Kurve angibt. Weitere Temperatursteigerung bedingt eine nochmalige Verschiebung der Lage des Maximums und eine weitere Abflachung.

Zustand bei kristallinen Festkörpern. In einem Festkörper ist die Beweglichkeit der Atome oder Moleküle im Vergleich zu Gasmolekülen sehr, sehr klein. Physikalische Untersuchungen lehren, daß kristalline Festkörper ein sehr strenges Bauprinzip besitzen. Ihre Bestandteile (Atome, Ionen, Moleküle) sind auf bestimmten Positionen angeordnet, den Gitterpositionen. Jedem Bestandteil kommt immer nur eine bestimmte Gitterposition zu (Abb. 26). Die Chlorid-Ionen des Kochsalzes sind auf Gittergeraden – gedachten Linien – angeordnet, die als Diagonale erkennbar ist. In den Schnittpunkten der Gittergeraden – den Gitterpunkten – sitzen jeweils Chlorid-Ionen. Die Natrium-Ionen befinden sich ebenfalls auf Gittergeraden. Die Gittergeraden einer Ebene bilden eine Netzebene, mehrere im Raum übereinander angeordnete Netzebenen bilden ein Raumgitter. Jeder kristalline Festkörper ist nach diesem Prinzip aus einem Raumgitter aufgebaut. Das innere Aufbauprinzip äußert sich in

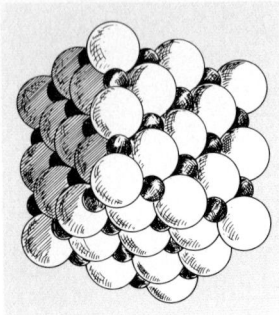

Abb. 26 **Aufbau des Kochsalzgitters.** (Große weiße Kugeln: Chlorid-Ionen. Kleine schwarze Kugeln: Natrium-Ionen)

äußeren Regelmäßigkeiten, wie etwa der kristallinen Form usw. Der kristalline Zustand herrscht bei Festkörpern in der unbelebten Natur vor.

Zustand amorpher Festkörper. Nichtkristalline Festkörper sind selten. Sie heißen amorph (griech. formlos), weil das Fehlen der inneren Ordnung mit Gitterstruktur sich auch im Fehlen einer gesetzmäßigen äußeren Form äußert. Beispiele amorpher Festkörper sind Glas, Leim und außerdem viele Kunststoffe.

Amorphe Festkörper nehmen eine Zwischenstellung zwischen kristallinen Festkörpern und Flüssigkeiten ein. Man bezeichnet amorphe Stoffe auch als *unterkühlte Schmelzen.*

Zustand flüssiger Stoffe. In Flüssigkeiten haben die Teilchen eine größere Beweglichkeit als im Festkörper, die jedoch kleiner ist als im Gas. Die größere Beweglichkeit erlaubt z. B., daß Flüssigkeiten die Form eines vorgegebenen Gefäßes ausfüllen, was Festkörper nicht tun. Flüssigkeiten können jedoch nicht – wie Gase – jedes beliebig vorgegebene Volumen ausfüllen, weil die Beweglichkeit der Teilchen der Flüssigkeit nicht ausreicht, um jeden Ort des vorgegebenen Volumens zu erreichen. Gase können dieses, wie die schnelle Ausbreitung eines riechenden Gases in einem größeren Raum sehr auffällig zeigt.

Der Einfluß der Temperatur auf den Aggregatzustand und den Ablauf chemischer Reaktionen. Der Aggregatzustand hängt – stoffindividuell – von der Temperatur ab. Damit hängt die Beweglichkeit der Teilchen des Stoffes von der Temperatur ab.

Auch *innerhalb* eines Moleküls finden temperaturabhängige Bewegungen statt. Die Bestandteile des Moleküls können Schwingungen gegeneinander vollführen oder Rotationsbewegungen ausführen, wie es bereits bei der freien Drehbarkeit der C—C-Bindung beschrieben war.

Chemische Reaktionen verlaufen als Stoßreaktion zwischen den beteiligten bewegten Teilchen. Reaktionsmöglichkeiten im starren Festkörper

sind deswegen gering. Der flüssige oder der gasförmige Zustand bietet bessere Reaktionsbedingungen.
Bereits die alte Alchimisten-Erfahrung – *Corpora non agunt, nisi fluida* – besagt, daß die Reaktionsbereitschaft im flüssigen oder gelösten Zustand am größten ist.

Die Temperatur nimmt damit bei praktisch allen chemischen Reaktionen eine dominierende Rolle ein.

Reine Substanz, Gemisch

Stoffe unseres täglichen Erfahrungsbereiches sind entweder reine Substanzen oder Gemische.

Reine Stoffe lassen sich mit physikalischen Mitteln *nicht* mehr weiter zerlegen. Die chemische Zusammensetzung eines reinen Stoffes ist eine Stoffkonstante, die der Stoffbeschreibung dienen kann. Konstante Zusammensetzung bedingt dann auch konstante physikalische Eigenschaften (Siedepunkt, Schmelzpunkt, optische Daten usw.). Sehr reine Stoffe, ohne die geringsten Mengen an Verunreinigungen, kommen nur ausnahmsweise im täglichen Leben vor. Die Reinigung ist kostspielig und bleibt nur Sonderzwecken vorbehalten, etwa zur Anwendung bei Arzneimitteln oder Chemikalien zum wissenschaftlichen Einsatz. Reinste Stoffe spielen eine Rolle in der Halbleitertechnologie, die wiederum die Grundlage für die Herstellung der Computer-Chips ist.

Eine Aussage über chemische Umsetzungen kann man nur von reinen Substanzen oder bei bekanntem Verunreinigungsgrad machen. Aus diesem Grund spielt die Reinigung chemischer Stoffe bzw. die Analyse kleinster Mengen von Verunreinigungen vor der Verwendung für Versuchszwecke eine große Rolle.

Gemische bestehen aus mehreren reinen Substanzen, die sich mit Hilfe physikalischer Verfahren trennen lassen. Die Zusammensetzung von Gemischen kann in ziemlich weiten Grenzen schwanken und mit der Zusammensetzung die physikalischen Eigenschaften wie Dichte, Aussehen usw. Beispiele für **Gemische** sind alle **Lösungen**. Durch Destillation läßt sich das Lösungsmittel entfernen und der gelöste Stoff bleibt abgetrennt übrig.

Blut ist ein Gemisch aus Erythrocyten, anderen zellulären Elementen und Blutplasma. Das Plasma ist seinerseits ein kompliziertes Gemisch aus vielen gelösten Bestandteilen und dem Lösungsmittel Wasser. Die zellulären Elemente lassen sich durch Zentrifugieren von Plasma abtrennen. – Die Atemluft ist ein Gemisch aus verschiedenen Gasen. Ein- und Ausatmungsluft unterscheiden sich dabei in der quantitativen Zusammensetzung.

Die Begriffe *homogen* und *heterogen*

Homogen heißt einheitlich in jeder Richtung, an jedem Ort und in jeder Beziehung. Eine homogene Substanz muß überall die gleiche chemische Zusammensetzung und die gleichen physikalischen Eigenschaften (Farbe, Dichte, Leitfähigkeit von Wärme und elektrischen Strom usw.) haben. Beispiele homogener Systeme sind reine Stoffe in einem Aggregatszustand (Eis oder flüssiges Wasser oder Wasserdampf). Homogene Systeme können aber auch aus Mischungen von Gasen oder Lösungen bestehen. Einen homogenen Teilbereich nennt man *Phase*.
Gasgemische müssen immer homogen sein. Dem widerspricht auch nicht die Tatsache, daß man ein spezifisch schweres Gas in einen Raum bringen und es vorsichtig mit einem leichteren Gas *überschichten* kann. An der Übergangsstelle sieht man Schlieren, eventuell sogar Farbunterschiede bei gefärbten Gasen – also Inhomogenitäten. Dennoch bilden zwei unterschiedlich schwere Gase ein homogenes System, denn im Laufe der Zeit mischen sich die Gase wegen der Molekularbewegung der Gasteilchen.

Bevor man also ein System als homogen oder eventuell heterogen klassifizieren kann, muß das System sich mit allen Komponenten im Gleichgewicht befinden.
Heterogene Systeme enthalten mehrere homogene Teilsysteme. Tab. 23 gibt Namen und Zusammensetzung einiger **heterogener Mischungen an, wie Gemenge, Suspension, Emulsion und Aerosol.** In der 1. Längsspalte ist der Aggregatzustand der verteilten (dispergierten) Phase, als Überschrift der Aggregatzustand des Dispersionsmittels – also der 2. Phase – angegeben, innerhalb derer sich die 1. Phase befindet. (Kreuze deuten an, daß es stabile 2-Phasen-Systeme gibt, deren Namen hier nicht interessieren sollen.)

Tab. 23 Heterogene Systeme

	Dispersionsmittel		
	fest	flüssig	gasförmig
Dispergierter Stoff:			
fest	Gemenge	Suspension	Aerosol, Staub
flüssig	+	Emulsion	Nebel
gasförmig	+	+	−

Manche Arzneimittel werden in Form von Aufschlämmungen oder Suspensionen, meist intramuskulär, injiziert. – Aerosole von Pharmaka werden in der Inhalationstherapie angeboten. – Die Unterscheidungen der heterogenen Systeme werden weiter in der Gewerbehygiene wichtig. Die Bekämpfung schädlicher Substanzen hat sich oft danach zu richten, ob ein Feststoff oder eine Flüssigkeit als Noxe in der Luft vorliegt.

Im menschlichen Körper spielt die feste Phase mit Ausnahme des Knochens so gut wie keine Rolle. Sie kann daher auch praktisch nicht als Dispersionsmittel dienen. – Die Gasphase ist nur in Zusammenhang mit Atmungsprozessen erwähnenswert, denn es gibt sonst im menschlichen Körper keine größeren Gasräume, in denen Stoffe dispergiert sind.

Die Aussage *homogen* oder *heterogen* ist allerdings vom Untersuchungsmittel abhängig, je nachdem, ob das bloße Auge oder das Elektronenmikroskop benutzt wird.

Ein Stück Muskel z. B. erscheint auf den ersten Blick einheitlich. Beim näheren Hinsehen fallen neben der Muskulatur Gefäße, Nerven, Fascien als Bestandteile auf. Der Muskel ist heterogen. Bei einem Stückchen quergestreifter Muskulatur sieht man unter dem Lichtmikroskop, daß das vorher scheinbar optisch homogene Material aus Kernen, Sarkosomen, Sarkoplasma und Muskelfasern aufgebaut ist. Die Untersuchung der Fibrillen mit Hilfe eines Elektronenmikroskopes ergibt weitere Inhomogenitätsbereiche. Gewebe sind also stets heterogene Systeme, und man kann diese Mikroheterogenität ursächlich mit dem Leben in Zusammenhang bringen und als charakteristisch für das lebende Gewebe bezeichnen.

Die gleiche Problematik wird auch bei der Einteilung in echte Lösungen, kolloidale oder grob-disperse Systeme deutlich.

Tab. 24 Übersicht über die drei Bereiche verschiedenen Dispersionsgrades

Bereich	Teilchengröße (nm)	Beispiele
molekular-dispers (*echte Lösungen*)	0,05–1	niedermolekulare Stoffe, echte Lösungen
kolloid-dispers	1–200	Makromoleküle in Lösungen
grob-dispers	>200	lichtmikroskopisch auflösbare Teilchen

Es gibt fließende Übergänge zwischen den homogenen, molekular dispersen Systemen und den grob dispersen Systemen. Da man z. B. heute mit Hilfe der Elektronenmikroskopie größere Moleküle einzeln sichtbar machen kann, erhebt sich die Frage, ob solche kolloid dispersen Systeme noch als homogen oder bereits als heterogen klassifiziert werden müssen. Modernste Geräte gestatten inzwischen die optische Darstellung auch niedermolekularer Moleküle, ja einzelner Atome. Damit wird sogar die Frage nach der Homogenität im echt gelösten System gestellt.

Reinheitskriterien

Eine wesentliche Aufgabe des Chemikers ist es, aus vorgegebenen Gemischen, etwa von Analysenproben von Blut oder Harn, bestimmte Komponenten rein zu isolieren, um sie dann zu untersuchen.

Auch bei der Herstellung neuer chemischer Komponenten – der Synthese – spielt die Reinheitsprüfung der Syntheseprodukte, insbesondere in der pharmazeutischen Chemie, eine fundamentale Rolle, da eine pharmakologische Wirkung im Prinzip nur von einem reinen Präparat überschaubar garantiert werden kann.

Als **Kriterien für die Reinheit** kann man jede molekülspezifische (oder eventuell ionenspezifische) Größe wählen. Wichtig ist die Bestimmung der **Schmelztemperatur** oder der **Siedetemperatur** der reinen Substanz. Optische Untersuchungen liefern ein **Spektrum** oder die **Brechzahl** als Reinheitskriterium. Schließlich lassen sich **chromatographische Daten** (S. 163) als Reinheitskriterium verwenden.

Eine reine Substanz kristallisiert in einem Gitter, das nicht durch Fremdstoffe gestört ist. Wären diese vorhanden, wäre der Gitterbau unregelmäßig, und es genügte eine geringere Energie als beim Reinkristall, um den Kristall zum Zusammenbruch – also zum Schmelzen – zu bringen. **Verunreinigungen erniedrigen** also den **Schmelzpunkt** einer reinen Substanz. Schmelzpunkte (bekannter Substanzen) findet man in Tabellen aufgeführt. Ist die Vermutung auf das Vorliegen einer (reinen) Substanz aufgrund des Schmelzpunktes gegeben, kann man durch Zumischen einiger Kristalle der fraglichen Substanz in Reinform und Wiederholung der Bestimmung des Schmelzpunktes beim Misch-Schmelzpunkt prüfen, ob eine Erniedrigung durch den Zusatz erfolgte. Ist das nicht der Fall, ist es sehr wahrscheinlich, daß man die Substanz (rein) vorliegen hat, die man zugesetzt hat.

Der Siedepunkt von Gemischen ist (in der Regel) **höher** als der der Reinsubstanzen. Man kann damit anhand der Siedetemperatur prüfen, ob eine destillierende Substanz rein ist.

Am häufigsten angewandt werden heute spektroskopische Daten zur Identifizierung unbekannter Substanzen und zur Überprüfung der Reinheit.
Die Untersuchung kann mit Licht verschiedener Wellenlänge erfolgen. Verwandt werden gelegentlich Röntgenstrahlen, das kurzwelligste Licht

des Spektrums, das experimentell noch einigermaßen gehandhabt werden kann. Eingesetzt wird außerdem ultraviolettes Licht (mit Wellenlängen von etwa 190 bis 400 nm), sichtbares Licht (400 bis 800 nm) und infrarotes Licht (800 bis 20000 nm).

Licht kurzer Wellenlänge – wenn es von Materie absorbiert wird – hebt Elektronen auf höhere Energieniveaus an, z. B. bei organischen Molekülen mit locker gebundenen Elektronen (Elektronenspektroskopie). Die Energie der infraroten Strahlung vermag nur die Schwingungsvorgänge der einzelnen Atome oder Atomgruppen in einem Molekül gegeneinander anzuregen (**Molekülschwingungsspektroskopie**). Da die Frequenz der Schwingungen von der Bindungskraft der Atome in der Molekülgruppierung abhängen, kann man mit der **Infrarotspektroskopie** sehr genaue Analysen dieser Schwingungsverhältnisse und damit des Molekülaufbaus überhaupt machen.

Bei allen Verfahren gilt grundsätzlich, daß nur die Energie aufgenommen wird, die der absorbierende Stoff auch wirklich verwerten kann. Bei Einstrahlung von Licht aller Wellenlängen wählt sich der absorbierende Stoff die für ihn passenden Quanten aus, die nach der Durchstrahlung der Probe dem Licht fehlen. Das durchgetretene Licht hat folglich eine andere Wellenlängenzusammensetzung als das eingestrahlte. Durch Bestimmung der Lage der Absorptionsstellen hinsichtlich der Wellenlänge ist eine Zuordnung zum Absorptionsmechanismus bzw. zum Molekül möglich. Diese graphische Auftragung der Absorption gegen die Wellenlänge des eingestrahlten Lichts ergibt ein **Spektrum** (s. z. B. S. 387).

In ihm findet man bei bestimmten Wellenlängen Stellen starker Absorption (**Absorptionsmaxima**) des eingestrahlten Lichtes. Die Lage der Maxima ist substanzspezifisch und damit zur Identifizierung der Substanz geeignet. Verunreinigungen haben ihrerseits spezifische Absorptionsspektren, anhand derer sie erkannt werden können.

Mit Hilfe der Absorptionsspektroskopie kann man zugleich auch quantitative Bestimmungen durchführen. Da etwa 98% der Bestimmungsverfahren der klinischen Chemie und damit ein Großteil der Daten der Diagnostik auf Photometrie beruhen, werden die Grundlagen der quantitativen Photometrie kurz beschrieben.

Grundlage der Bestimmung ist das Lambert-Beersche Gesetz. Es lautet

$$\lg \frac{I_0}{I} = \varepsilon \cdot c \cdot d = E \quad \text{bzw.} \quad I = I_0 \cdot e^{-2,3 \cdot \varepsilon \cdot c \cdot d}$$

ε = molarer dekadischer Absorptionskoeffizient

I_0 ist Intensität des Lichts bei Eintritt in die Probe, I die Intensität, nachdem das Licht die Probe mit der Schichtdicke d durchlaufen hat. Die Anzahl der lichtabsorbierenden Teilchen/Volumeneinheit der Lösung (Konzentration c) beeinflußt die Absorption. Je mehr Teilchen vorhanden sind, um so stärker ist die Absorption. Meist bestimmen die Geräte das Verhältnis I/I_0 („Transmission") bzw. den dekadischen Logarithmus $\lg I_0/I$, der als Extinktion E bezeichnet wird. Sie ist der Schichtdicke d, der Konzentration c und dem Extinktionskoeffizient ε proportional. (Bei bekannter Schichtdicke d und Kenntnis des Extinktionskoeffizienten kann man damit direkt Konzentrationen messen).

3 Qualitative Beschreibung der Reaktionen von Stoffen

3.1 Reaktionen unter Beteiligung von Ionen

Prinzip der Ion-Ion-Reaktion und der elektrolytischen Dissoziation

Bei der Ion-Ion-Reaktion reagiert A^+ mit B^-:

$$A^+ + B^- \longrightarrow AB$$

Die treibende Kraft für diese Reaktion ist das im Coulombschen Gesetz beschriebene Anziehungsvermögen elektrisch gegensinnig geladener Teilchen.
Die doppelte Umsetzung

$$A^+ + B^- + C^+ + D^- \longrightarrow AD + C^+B^- \longrightarrow AD + BC$$

ist nur eine Erweiterung der Ion-Ion-Reaktion.
Unter bestimmten Bedingungen kann die Bildungsreaktion eines aus Ionen aufgebauten Moleküls AB rückläufig sein. Es gilt dann:

$$AB \longrightarrow A^+ + B^-$$

Eine solche Trennung in die ionalen Einzelbestandteile ist eine Dissoziation. Bei diesem Vorgang müssen die bindenden Coulomb-Kräfte elektrischer Natur gelöst werden (griech.: *lysein*). Man nennt den hier vorliegenden Prozeß der Dissoziation genauer **elektrolytische Dissoziation** und die Stoffe, die dazu fähig sind, **Elektrolyte**.
Stoffe AB, die in wäßriger Lösung weitgehend vollständig dissoziieren, nennt man **starke Elektrolyte**. Stoffe, die unvollständig dissoziieren, heißen **schwache Elektrolyte**. Man kennt verschiedene Gruppen von Elektrolyten: Säuren-Basen, Salze und Ampholyte.

Säuren und Basen

Säuren können Wasserstoff-Ionen abdissoziieren. Basen sind in der Lage, Protonen anzulagern (Definition nach Broenstedt).
Säuren, die pro Molekül nur ein Wasserstoff-Ion abspalten können, sind einprotonig (Tab. 25, 1–5). Werden zwei (Tab. 25, 6–8) oder drei Protonen abdissoziiert, sind sie zweiprotonig oder dreiprotonig, kurz also mehrprotonig.
Die wichtigen Säuren Schwefelsäure, Phosphorsäure, Salpetersäure wer-

Tab. 25 Namen und Formeln anorganischer Säuren

Name	Formel
1 Salzsäure, Chlorwasserstoffgas	HCl
2 Bromwasserstoffsäure	HBr
3 Iodwasserstoffsäure	HI
4 Blausäure, Cyanwasserstoff	HCN
5 Salpetersäure	HNO_3
6 Schwefelwasserstoff	H_2S
7 Schwefelsäure	H_2SO_4
8 Kohlensäure	H_2CO_3
9 Phosphorsäure	H_3PO_4
10 Schweflige Säure	H_2SO_3
11 Salpetrige Säure	HNO_2

den als *Stammsäuren* bezeichnet. Säuren, die ein Sauerstoff-Atom weniger als die Stammsäure enthalten, werden als -ige Säure bezeichnet (Tab. 25, 10, 11). Säuren, in denen ein Sauerstoff-Atom der Stammsäure durch ein Schwefel-Atom ersetzt ist, heißen Thiosäuren, z. B. Thioschwefelsäure ($H_2S_2O_3$).

Die sauerstoffhaltigen anorganischen Säuren entstehen durch Reaktion eines *Säureanhydrids* mit Wasser

$$CO_2 + H_2O \longrightarrow H_2CO_3$$
Kohlendioxid

$$SO_2 + H_2O \longrightarrow H_2SO_3$$
Schwefeldioxid

$$SO_3 + H_2O \longrightarrow H_2SO_4$$
Schwefeltrioxid

$$P_2O_5 + H_2O \longrightarrow 2\,HPO_3$$
Phosphorpentoxid — Metaphosphorsäure

$$P_2O_5 + 2\,H_2O \longrightarrow H_4P_2O_7$$
Pyrophosphorsäure

$$P_2O_5 + 3\,H_2O \longrightarrow 2\,H_3PO_4$$
Orthophosphorsäure

Metaphosphorsäure kann unter Wasseraufnahme Pyrophosphorsäure und diese unter Wasseraufnahme Orthophosphorsäure bilden. Bei dieser Reaktion wird das Pyrophosphorsäure-Molekül gespalten, wobei auffällig viel Energie frei wird.

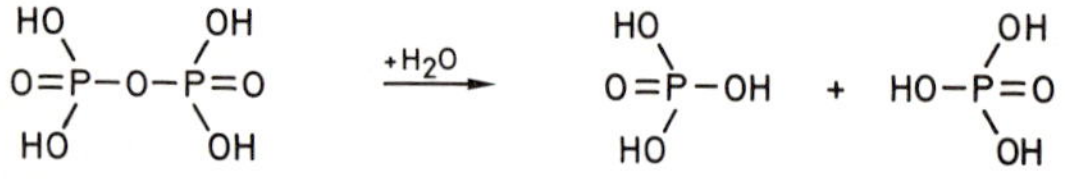

$$\underset{HO}{\overset{HO}{\diagdown}}P\underset{\parallel}{\overset{}{}}\text{—O—}P\underset{\diagdown OH}{\overset{\diagup OH}{}} \xrightarrow{+H_2O} \underset{HO}{\overset{HO}{\diagdown}}P\text{—OH} \;+\; HO\text{—}P\underset{\diagdown OH}{\overset{\diagup OH}{}}$$

Diese Spaltungsreaktion und die von organischen Derivaten der Pyrophosphorsäure spielt in der *Biochemie* eine große Rolle.

Organische Säuren haben eine (oder mehrere) COOH-Gruppe(n). Beispiele sind die Essigsäure CH_3-COOH oder die Buttersäure $CH_3-CH_2-CH_2-COOH$ (weitere Beispiele S. 238).

Die Strukturformeln von Schwefel- und Phosphorsäure lassen sich nur dann mit den Bindigkeitsregeln und der Oktettkonfiguration in Einklang bringen, wenn man die Elektronen delokalisiert formuliert:

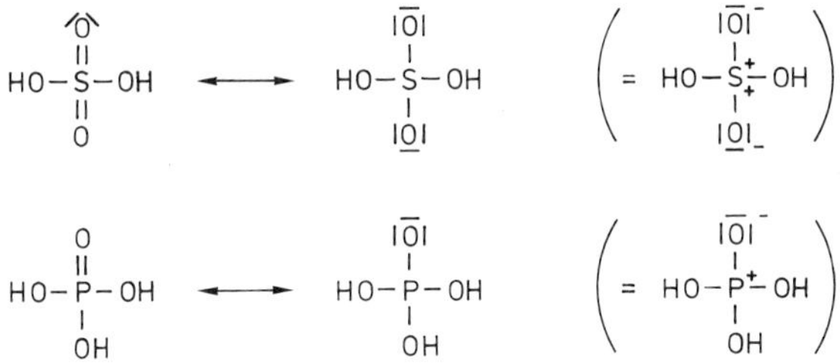

Entsprechend resultieren durch Abspaltung der Protonen aus den Säuren (hochsymmetrisch gebaute) Anionen:

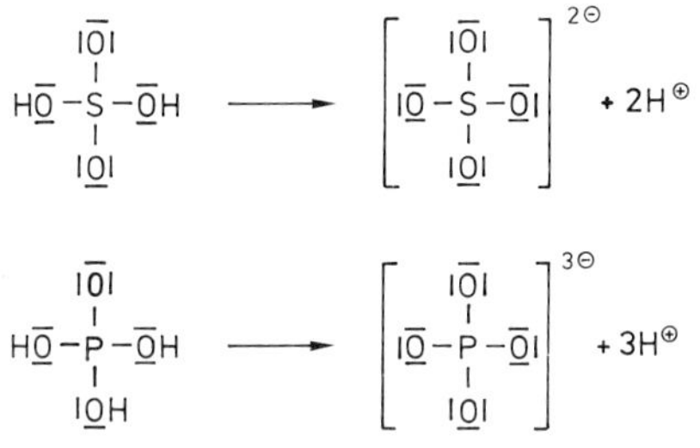

Viele anorganische Säuren dissoziieren ihr Wasserstoff-Ion weitgehend ab; sie sind **starke Säuren**, während die organischen Säuren stets **schwach** sind.

Im menschlichen Organismus kommen hauptsächlich organische Säuren vor. Das Auftreten der einzigen starken Säure, der Salzsäure im Magensaft, ist nur möglich durch den Schutzmechanismus der Magenschleimhaut. Die Eigenproduktion der starken Säure HCl verlangt spezielle Stoffwechselleistungen vom Magen bzw. von speziellen Zellen.

Die charakteristische Dissoziationsgleichung für eine Säure AH lautet:

$$AH \longrightarrow A^- + H^+ \tag{1}$$

Es entsteht bei diesem Prozeß das negativ geladene Teilchen A^- – das Säureanion. Eine Base B würde die kennzeichnende Reaktion eingehen:

$$B + H^+ \longrightarrow BH^+ \tag{2}$$

Die Base B kann ein Anion sein oder ein elektrisch ungeladenes Molekül, das freie Elektronenpaare aufweisen muß, um mit Hilfe koordinativer Bindungen das Proton zu fixieren. Für die Base A^- gilt die Protonenanlagerungsreaktion:

$$A^- + H^+ \longrightarrow AH \tag{3}$$

Gleichung (3) ist die Umkehrung von Gleichung (*1*).
Es gilt damit:

$$AH \longrightarrow A^- + H^+$$

Broenst.-Säure $\longrightarrow$ Broenst.-Base + H^+

Eine Broensted-Säure liefert also bei der Dissoziation stets eine Broensted-Base und ein Proton. Man nennt die derartig miteinander in Beziehung stehenden Komponenten ein korrespondierendes (oder konjugiertes) **Säure-Basen-Paar**.
Die Ausgangssäuren in Tab. 26 sind Neutralmoleküle, Anionen oder Kationen, analog können die Basen unterschiedliche Ladung tragen. (Beispiele positiv geladener Basen sind bekannt, interessieren jedoch nicht im biochemischen Bereich.)

Tab. 26 Wichtige Broensted-Säuren und ihre korrespondierenden (konjugierten) Basen

Broenst.-Säure		Broenst.-Base	
H_2SO_4	$\rightleftarrows$	HSO_4^-	$+ H^+$
H_3PO_4	$\rightleftarrows$	$H_2PO_4^-$	$+ H^+$
$H_2PO_4^-$	$\rightleftarrows$	HPO_4^{2-}	$+ H^+$
H_2O	$\rightleftarrows$	OH^-	$+ H^+$
H_3O^+	$\rightleftarrows$	H_2O	$+ H^+$
NH_4^+	$\rightleftarrows$	NH_3	$+ H^+$
HCl	$\rightleftarrows$	Cl^-	$+ H^+$
CH_3COOH	$\rightleftarrows$	CH_3COO^-	$+ H^+$
H_2CO_3	$\rightleftarrows$	HCO_3^-	$+ H^+$

Salzsäure ist eine starke Säure. Das bedeutet, daß der Dissoziationsprozeß sehr weitgehend verläuft bzw. daß das Chlorid-Ion keine große Tendenz zeigt, das Proton anzulagern und HCl zu bilden.
Das Chlorid-Ion ist also eine schwache Broensted-Base. In einem korrespondierenden Säure-Basen-Paar entspricht also einer starken Säure eine schwache Base. Analog gilt, daß eine starke Base – Beispiele sind das OH^--Ion und das CH_3COO^--Ion in Tab. 26 – das Proton begierig aufnimmt und damit eine schwachdissoziierte Säure bildet.
Wasser vermag zu dissoziieren:

$$H_2O \longrightarrow H^+ + OH^-$$

Gibt man in eine wäßrige Lösung eine starke Broensted-Base, so wird sie dem Wasser Protonen *entreißen* und es entsteht eine wäßrige Lösung, die überschüssige OH-Ionen enthält.

$$B + H^+ + OH^- \longrightarrow BH^+ + OH^-$$

Wäßrige Lösungen starker Broensted-Basen enthalten damit immer OH^--Ionen.

Mehrstufig dissoziierende Säuren
Von den 3 biochemisch wichtigen, mehrprotonigen Säuren

- Schwefelsäure H_2SO_4,
- Phosphorsäure H_3PO_4,
- Kohlensäure H_2CO_3,

sollen hier die Einzelstufen der Dissoziationsgleichungen im Wasser aufgeführt werden. Wasser kann auch als Protonenacceptor (Tab. 26) – also als Base – fungieren, wobei sich die korrespondierende Säure $(H_3O)^+$ bildet.

$$H_2SO_4 + H_2O \longrightarrow HSO_4^- + (H_3O)^+ \qquad (1)$$
$$BS_1 \quad\;\; BB_1 \quad\;\;\;\; BB_2 \quad\;\; BS_2$$

Dabei reagiert die Broensted-Säure BS_1 mit der Broensted-Base BB_1 unter Lieferung der Broensted-Base BB_2 und der Broensted-Säure BS_2. Der Vorgang ist als Protonen-Transfer zu bezeichnen. Die Eigenschaften der beteiligten miteinander *gekoppelten* Säuren und Basen entscheiden, welche Reaktion bevorzugt abläuft, die Übertragung des Protons von der starken Säure BS_1 auf den Protonenacceptor BB_1 oder die gegensinnige Reaktion, bei der BS_2 der stärkere Protonendonator und BB_2 der stärkere Protonenacceptor ist.

Gleichung (*1*) beschreibt die erste Stufe der Dissoziation der 2protonigen Säure H_2SO_4. In einer zweiten Reaktion dissoziiert jetzt HSO_4^- weiter:

$$HSO_4^- + H_2O \longrightarrow SO_4^{2-} + (H_3O)^+ \qquad (2)$$

Analog verlaufen die Dissoziation von Phosphorsäure, Reaktion (3) bis (5) und Kohlensäure, Reaktion (6), (7).

$$H_3PO_4 + H_2O \longrightarrow H_2PO_4^- + (H_3O)^+ \quad (3)$$
$$H_2PO_4^- + H_2O \longrightarrow HPO_4^{2-} + (H_3O)^+ \quad (4)$$
$$HPO_4^{2-} + H_2O \longrightarrow PO_4^{3-} + (H_3O)^+ \quad (5)$$
$$H_2CO_3 + H_2O \longrightarrow HCO_3^- + (H_3O)^+ \quad (6)$$
$$HCO_3^- + H_2O \longrightarrow CO_3^{2-} + (H_3O)^+ \quad (7)$$

Im Grunde genommen muß man immer bei der Dissoziation von Säuren in wäßriger Lösung die Rolle des Wassers als gekoppelte Base berücksichtigen. Meist schenkt man sich jedoch diese exaktere Formulierung.

Citronensäure (Struktur S. 294) ist eine 3protonige organische Säure mit großer biochemischer Bedeutung. Die Dissoziation verläuft in Analogie zu der der anorganischen Säuren.

Im menschlichen Körper entstehen aus Stoffwechselreaktionen Säuren. Diese muß der Körper eliminieren, da sie sonst den Organismus schädigen. Ein Weg besteht in der Ausscheidung des H^+-Ions durch die Nieren. Das Proton wird zum Teil an NH_3 gekoppelt, das als Base fungiert. Es entsteht das NH_4^+-Kation, von dem der Erwachsene täglich 1 Gramm ausscheidet, wobei der Körper zugleich noch einen Teil des für ihn giftigen NH_3, das auch aus Stoffwechselprozessen stammt, eliminiert.

Der Prozeß der Fixierung des H^+-Ions durch Basen ist auch bei den Aminen wichtig (S. 259). Sie kommen ebenfalls im Körper vor und wirken als Protonenacceptor, haben also Eigenschaften von Basen.
Natriumhydroxid (NaOH) und Kaliumhydroxid (KOH) sind Substanzen, die in wäßriger Lösung vollständig dissoziieren:

$$NaOH = Na^+ + OH^-$$
$$KOH = K^+ + OH^-$$

Diese Hydroxide liefern damit sehr einfach die stärkste Base, das OH^--Ion. Sie werden deswegen großtechnisch in riesigen Mengen hergestellt und bei vielen chemischen Prozessen verwandt. Die Substanzen selbst ätzen sehr stark.
Auf die Haut gebracht zerstören Lösungen mit etwas höherer Konzentration an OH-Ionen das Gewebe. Es entstehen „Nekrosen" (abgetötete Gewebebezirke), die verhältnismäßig locker strukturiert sind. Folglich können weitere OH-Ionen durch diese Bereiche in die Tiefe eindringen und weiteres gesundes Gewebe zerstören. Verätzun-

gen mit solchen stärker basischen Lösungen heilen daher sehr schwer. Durch entsprechende Schutzmaßnahmen (Handschuhe, Schutzbrillen, Schutzkleidung) müssen daher Personen geschützt werden, die gewerblich mit solchen basischen Stoffen arbeiten.

Säureverätzungen sind vergleichsweise etwas weniger gefährlich, da höhere Konzentrationen von H-Ionen zur Ausfällung von Eiweiß führen. Dadurch wird ein etwas dichteres Verätzungsgewebe geschaffen als bei Laugenverätzungen. Folglich können die die Zerstörung verursachenden H-Ionen nicht ganz so leicht in tiefere Gewebsschichten eindringen. Es ist dennoch selbstverständlich, daß auch Säureverätzungen im Labor und im gewerblichen Betrieb durch entsprechende Schutzmaßnahmen zu vermeiden sind.

Nach Unfällen empfiehlt es sich, den betroffenen Hautbezirk mit viel Wasser auszuwaschen. Eine Behandlung mit entsprechenden Gegenmitteln, etwa durch Basen bei Säureverätzungen, sollte nur unter größter Vorsicht und mit entsprechend milden Gegenmitteln (z. B. mit $NaHCO_3$-Lösung) erfolgen, um nicht noch weitere Verätzungen hervorzurufen.

Besonders bösartige Verletzungen erzeugt Flußsäure (HF). Diese Substanz wird industriell genutzt, etwa um Glas zu ätzen. Dabei kann es zu Unfällen kommen, in deren Verlauf konzentrierte Flußsäure auf die Haut gelangt. Sie dringt dort sehr schnell tief ein, weil das Fluorid-Ion sehr klein ist (s. Periodensystem). Das Anion „zieht" dann aus elektrostatischen Gründen „sein" Kation (also das H-Ion) nach, sodaß HF sehr schnell ins Gewebe eindringt. Die Behandlung muß innerhalb von Minuten durch tiefes Unterspritzen des betroffenen Bereiches mit Ca-Ionen-haltigen Lösungen erfolgen. Sie reagieren mit Fluorid-Ion unter Bildung von in Wasser schwerlöslichem Calciumfluorid (CaF_2), sodaß der Eindringprozeß unterbrochen wird. Dennoch kommt es auch nach solchen Maßnahmen zu oft nur im Verlauf von Monaten heilenden Gewebsdefekten.

Neutralisationsreaktion

Löst man eine starke Broensted-Säure und eine starke Substanz BX in Wasser auf, so dissoziieren beide vollständig:

$$HA + BX + H_2O \longrightarrow H^+ + A^- + B^+ + X^- + H^+ + OH^-$$

Wenn nun X^- eine starke Base ist, dann reagiert sie sofort mit H^+. Außerdem lagern sich H^+ und OH^- zu Wasser zusammen. Starke Säure und BX *neutralisieren* sich also. Es bleiben damit A^- und B^+ in wäßriger Lösung. Engt man diese stark ein, dann lagern sich auch diese beiden Komponenten unter Salzbildung zusammen. Ein typisches Beispiel ist die Reaktion:

$$HCl + NaOH + H_2O \longrightarrow Na^+ + Cl^- + 2 H_2O$$

Ampholyte und Zwitterionen

Stoffe, die Säure und Base zugleich sind, heißen Ampholyte (gr.: *amphos* = beide).

1. Ein wichtiges Beispiel in der anorganischen Chemie ist das Wasser, da es als Protonendonator, also als Broensted-Säure:

   $H_2O \longrightarrow H^+ + OH^-$

   und als Broensted-Base auftreten kann:

   $H_2O + H^+ \longrightarrow H_3O^+$

2. Ein anderes Beispiel sind die Anionen, die bei den einzelnen Dissoziationsstufen mehrprotoniger Säuren entstehen, also z.B. HSO_4^-, HCO_3^-, $H_2PO_4^-$ und HPO_4^{2-} und noch dissoziablen Wasserstoff enthalten. Bei dessen Abspaltung wirken diese Anionen als Säuren. Lagern sie auf der anderen Seite Protonen an (unter Umkehrung der Bildung aus der korrespondierenden Säure), haben die Anionen Basenfunktion.

3. Bestimmte organische Ampholyte besitzen die für organische Säuren charakteristische Gruppe (COOH-) und die für die Baseneigenschaften verantwortliche Amino-Gruppe (NH_2-) innerhalb eines Moleküls. Man nennt solche Verbindungen **Aminosäuren**. Diese biochemisch äußerst wichtigen Stoffe haben stets das gleiche Bauprinzip, das der COOH-Gruppe benachbarte Kohlenstoff-Atom der Kette trägt die Amino-Gruppe. Die allgemeine Formel für Aminosäuren lautet:

$$\begin{array}{c} NH_2 \\ | \\ R-C-COOH \\ | \\ H \end{array} \quad \text{bzw.} \quad \begin{array}{c} \overset{+}{N}H_3 \\ | \\ R-C-COO^- \\ | \\ H \end{array}$$

$$\begin{array}{c} \overset{+}{N}H_3 \\ | \\ \underline{} \\ | \\ COO^- \end{array}$$

Schematische Formel der Aminosäure – Ampholyt-Form

Die in der Mitte stehende Formel wird als **Zwitterion** bezeichnet, zugleich Kation und Anion. (Es hat außerdem Ampholytnatur).
Bei Zugabe von H^+-Ionen oder beim Abzug von H^+-Ionen laufen folgende Reaktionen ab

$$\begin{array}{c} NH_2 \\ | \\ \underline{} \\ | \\ COO^- \end{array} \quad \underset{-H^+}{\overset{+H^+}{\rightleftarrows}} \quad \begin{array}{c} \overset{+}{N}H_3 \\ | \\ \underline{} \\ | \\ COO^- \end{array} \quad \underset{-H^+}{\overset{+H^+}{\rightleftarrows}} \quad \begin{array}{c} \overset{+}{N}H_3 \\ | \\ \underline{} \\ | \\ COOH \end{array}$$

Zwitterionen müssen nicht unbedingt Ampholytnatur haben. Lecithin (S. 323) ist das Beispiel eines Zwitterions, das keine Ampholytnatur hat.

Salze

Charakteristisch für **Salze** ist ihre **vollständige Dissoziation in wäßriger Lösung**, sie sind also **starke Elektrolyte**.

Formal entstehen Salze durch Ersatz von Protonen aus einer Säure – in der Regel durch Metallkationen (Aminsalze S. 259).

Die Namen der Salze sauerstoff-freier Säuren enden auf **-id** – z. B. Chlorid, Sulfid, Cyanid (Salz der Blausäure). Salze der sauerstoffhaltigen anorganischen Säuren haben einen Namen, der auf **at** endet – z. B. Sulfat (Salz der Schwefelsäure), Carbonat (Salz der Kohlensäure), Phosphat (Salz der Phosphorsäure) und Nitrat (Salz der Salpetersäure). Salze sauerstoffärmerer Säuren werden nach Sonderregeln bezeichnet, Nitrit (Salz der salpetrigen Säure) und Sulfit (Salz der schwefligen Säure).

Der Name des Kations wird mit dem des Anions kombiniert – also z. B. Natriumnitrat ($NaNO_3$), Kaliumnitrat (KNO_3), Silbernitrat ($AgNO_3$), Natriumchlorid (NaCl), Natriumfluorid (NaF), Natriumbromid (NaBr), Natriumiodid (NaI), Calciumchlorid ($CaCl_2$), Calciumfluorid (CaF_2), Zinksulfat ($ZnSO_4$), Cobaltsulfat ($CoSO_4$), Cobaltchlorid ($CoCl_2$), Kupfersulfat ($CuSO_4$) usw. Bei einigen Elementen können Kationen in verschiedener Wertigkeitsstufe oder Oxidationszahl (s. S. 41, 93) vorkommen. Man bezeichnet die unterschiedlichen Verbindungen dann genauer unter Angabe der Wertigkeit des Kations, also z. B. Eisen-(II)-chlorid ($FeCl_2$) bzw. Eisen-(III)-chlorid ($FeCl_3$). Kupfer-(I)-sulfat (Cu_2SO_4) bzw. Kupfer-(II)-sulfat ($CuSO_4$).

Werden die verschiedenen Wasserstoff-Ionen mehrprotoniger Säuren nur teilweise durch Metall-Ionen ersetzt, dann erhält man **saure Salze**, die sich in wäßriger Lösung jedoch nicht als Säuren verhalten müssen. In der Medizin sind wichtig:

Na_3PO_4 Trinatriumphosphat   (tertiäres Phosphat)
Na_2HPO_4 Dinatriumhydrogenphosphat   (sekundäres Phosphat)
NaH_2PO_4 Natriumdihydrogenphosphat   (primäres Phosphat)

Saure Salze werden auch durch den Zusatz Bi ... gekennzeichnet, z. B. Natriumhydrogencarbonat heißt auch Natrium**bi**carbonat.

Die vollständige Dissoziation der Salze in wäßriger Lösung ist von medizinischer Bedeutung.
Die Salze in der Nahrung dissoziieren im Magen-Darm-Trakt im dort vorhandenen Wasser vollständig. Die resultierenden Kationen und Anionen verteilen sich auf die verschiedenen Gewebe unterschiedlich und üben getrennte Funktionen aus.

Kalium-Ion, Natrium-Ion und Chlorid-Ion sind – zusammen mit Calcium-Ion, Magnesium-Ion und Phosphat-Ion – die Elektrolyte des medizinischen Sprachgebrauchs. Sie haben osmotische Funktion und sorgen für die Aufrechterhaltung der Elektroneutralität. Sie wirken mit bei der Potentialbildung an Membranen und sind daher mitverantwortlich für die Nervenaktion.

Phosphat ist zusammen mit Calcium (und Magnesium und Natrium) Bestandteil des Skelettsystems.

Knochen sind kompliziert gebaute, heterogene Gebilde und bestehen aus Mark und Compacta bzw. Spongiosa. In der Compacta, die im wesentlichen die Tragefunktion erfüllt, finden sich Knochenzellen, um die herum sehr viel Zwischensubstanz ausgeschieden ist. Sie besteht etwa zur Hälfte aus anorganischen Bestandteilen und zu etwa jeweils einem Viertel aus organischer Substanz und Wasser. Das anorganische Material des Knochengewebes ist überwiegend **Apatit**, eine Calciumphosphat-Verbindung der Formel

$$3\,Ca_3(PO_4)_2 + Ca(OH, Cl)_2.$$

In dieser Struktur ist das Calcium-Ion durch andere 2wertige Metall-Ionen teilweise ersetzbar, besonders gut durch die Ionen der Elemente der gleichen Gruppe des Periodischen Systems, nämlich Sr^{2+}, Ba^{2+}, Ra^{2+} (Radium), Be^{2+}, ferner durch Pb^{2+}. Das Hydroxyl- bzw. Chlorid-Ion ist gleichfalls austauschbar gegen Fluorid- oder Carbonat-Ion.

Der Zahnschmelz enthält einen besonders hohen Fluoridanteil im Apatit, entsprechend dem fast völligen Ersatz von OH^- und Cl^- im Apatit durch Fluorid-Ion. Die entstehende Verbindung aus Calciumphosphat und Calciumfluorid (CaF_2) nennt man Fluorapatit $3\,Ca_3(PO_4)_2 \cdot CaF_2$. Er ist für die im Vergleich zum Knochen größere Härte des Zahnschmelzes verantwortlich. Bei Fluoridmangel, etwa in der Nahrung oder im Trinkwasser, werden „weichere" Zähne gebildet, die leichter bakteriell angegriffen werden können. Man setzt zur Verhütung von Karies deswegen gern Zahnpasten Fluorid-Verbindungen zu, um den Zahnschmelz im Sinne des Ionenaustauschs (s. S. 160) zu härten. Allerdings sind zu große Zusätze, in Form der bedenkenlosen Trinkwasserfluorierung, wiederum bedenklich, da Fluorid-Ion in hoher Konzentration ein „Calciumräuber" ist, der mit Ca-Ionen reagiert unter Bildung von CaF_2 allein, das etwas besser wasserlöslich ist als Fluorapatit. Fluorid ist ein Beispiel einer Substanz mit geringer „therapeutischer Breite." Das besagt, daß der Spielraum bei der Dosierung zwischen nützlichem und schädlichem Zusatz relativ eng ist. Man bemüht sich in der Pharmakologie um Substanzen mit großer therapeutischer Breite.

Knochengewebe befindet sich in ständigem Auf- und Abbau, und seine Zusammensetzung ist auch aus diesem Grund variabel. Die Umstrukturierung bedeutet Auflösung und Neuabscheidung des schwerlöslichen Apatits, eventuell verbunden mit Heranführung oder Abtransport von Ca^{2+} und Phosphat auf dem Blutweg.

Dabei besteht das Problem, daß beide Ionen zusammen schwerlösliches Calciumphosphat bilden. Zur Vermeidung dieses Effektes wählt die Natur den Kunstgriff, die Baumaterialien verpackt anzuliefern. Ein Teil des Calciums liegt im Serum in komplexer, nicht-ionogener Bindung vor (S. 55). Das Phosphat wird zum größten Teil nicht als Phosphat-Ion, sondern in organischer Bindung angeliefert, die durch die Aktivität von Enzymen – Phosphatasen – am Bedarfsort, der Knochenaufbauzone, gespalten wird, worauf es dort bei Anwesenheit von Calcium-Ionen zur Fällung des Calciumphosphats kommt, das dann sekundär zum Apatit umstrukturiert wird. Der organische Anteil der Zwischensubstanz ist an dem ganzen Prozeß mitbeteiligt, da über ihn die erste Fixierung der Calcium-Ionen aus dem Blutserum abzulaufen scheint.

Calcium-Ion und Magnesium-Ion spielen eine Rolle bei der Muskelkontraktion. Das Calcium-Ion ist außerdem notwendig für die Blutgerinnung und vermag Membranpermeabilitäten herabzusetzen und dadurch eine dichtende Wirkung zu haben. Calcium-Ionen können somit die Übererregbarkeit der motorischen Nerven dämpfen.

Hydrolyse

Enthält ein Salz das Anion einer schwachen Säure, beobachtet man beim Auflösen des Salzes in Wasser Hydrolyse – also Reaktion mit dem Wasser. Beim Einbringen des Salzes dissoziiert es zuerst vollständig im Wasser.

$$MA \longrightarrow M^+ + A^-$$

Dann reagieren M^+ und Anion A^- mit dem Wasser, das selbst in geringem Maße dissoziiert ist.

$$A^- + OH^- + H^+ \longrightarrow HA + OH^-$$

Gemäß den Eigenschaften der schwachen Säure HA muß sich diese bei gleichzeitigem Vorhandensein von H^+ und A^- bilden. Als Folge wird dem System H^+ entzogen. Es resultiert in der wäßrigen Lösung eine basische Reaktion (S. 133). Derartig reagieren z. B. die Na- oder K-Salze organischer Säuren, da diese schwach sind.

Analoges gilt für ein Salz, das aus einer schwachen Base und einer starken Säure entstanden ist, wie etwa Ammoniumchlorid (NH_4Cl). Hier findet in wäßriger Lösung eine Hydrolyse statt, bei der überschüssige H^+-Ionen resultieren.

3.2 Redox-Reaktionen

Definitionen

Eine Redox-Reaktion ist eine Elektronentransferreaktion, bei der ein Partner als Elektronendonator (**Reduktionsmittel**) und ein anderer Partner als Elektronenacceptor (**Oxidationsmittel**) wirkt. Der Donator wird durch die Abgabe des Elektrons oxidiert, während das Oxidationsmittel durch die Annahme der Elektronen selbst reduziert wird.
Elektronenabgabe ist also Oxidation, Elektronenaufnahme Reduktion.
Elektronenaufnahme kann nie ohne gleichzeitige Elektronenabgabe erfolgen.

Die Bildungsreaktion des Natriumchlorids aus Natrium und Chlor (S.40) war bereits als Elektronentransferreaktion vorgestellt worden. Man kann sie in zwei verschiedenen Formen schreiben:

$$Na \longrightarrow Na^+ + e^- \qquad (1)$$
$$Cl + e^- \longrightarrow Cl^- \qquad (2)$$
$$Na + Cl \longrightarrow NaCl \qquad (3)$$

Den Reaktionstyp, in dem das transferierte Elektron in der Gleichung hingeschrieben wird, nennt man *Halbzellenreaktion*. Die beiden Halbzellenreaktionen (1) und (2) ergeben zusammengesetzt die Gesamtreaktion (3), in der keine freien Elektronen auftauchen. Dennoch ist auch Reaktion (3) eine Redox-Reaktion. Um das zu erkennen, ist die Anwendung der *Oxidationszahl* hilfreich.

Oxidationszahl

Zur Charakterisierung von Redox-Prozessen dient die **Oxidationszahl**. Wasserstoff hat (fast) immer die Oxidationszahl $+1$, Sauerstoff fast immer -2 (seltene Ausnahme: im H_2O_2 -1). Unverbundene Elemente haben die Oxidationszahl Null. Die Summe aller Oxidationszahlen muß in einer Verbindung gleich Null sein, in einem Ion gleich der Ladung des Ions. Tab. 27 gibt **Beispiele von Oxidationszahlen biochemisch wichtiger Elemente und Ionen.**
Die Berechnung der Oxidationszahl wird an einigen Beispielen kurz geschildert. In H_3PO_4 ist die Oxidationszahl des Sauerstoffs (-2) viermal einzusetzen, also $=-8$. Die Oxidationszahl des Wasserstoffs $(+1)$ ist dreimal einzusetzen, also $+3$. Phosphor muß eine Oxidationszahl von $+5$ haben, um eine Summe der Oxidationszahlen von Null zu ergeben, wie es die Regeln verlangen. Die Oxidationszahl des Chroms in $Cr_2O_7^{2-}$ wird aus $7 \times -2 = -14$ berechnet. Außerdem ist das Ion zweimal negativ geladen. Zur Kompensation von -12 müssen die beiden Chrom-Atome je die Oxidationszahl $+6$ tragen.

Tab. 27 Wichtige Oxidationszahlen

Ion, bzw. Verbindung	Oxidationszahl
H^+, Na^+, K^+, Cu^{1+}	+1
Mg^{2+}, Ca^{2+}, Fe^{2+}, Cu^{2+}, Zn^{2+}, Co^{2+}	+2
C (in CO_2)	+4
C (in H_2CO_3, HCO_3^-)	+4
N (in HNO_3, NO_3^-)	+5
N (in HNO_2, NO_2^-)	+3
N (in NH_3, NH_4^+)	−3
P (in H_3PO_4, PO_4^{3-})	+5
S (in H_2SO_4, SO_4^{2-})	+6
S (in H_2SO_3, SO_2, SO_3^{2-})	+4
S (in H_2S, S^{2-})	−2
F^-, Cl^-, I^-	−1

Die Oxidationszahl eines Elementes in einer Säure und dem Anion dieser Säure ist gleich (H_3PO_4, $H_2PO_4^-$, HPO_4^{2-}, PO_4^{3-}), weil der Vorgang der Abspaltung des Protons bei gleichzeitiger Ladungsänderung am Anion keine Änderung der Oxidationsziffer bedingt.

Bei organischen Molekülen polarisiert man kovalente Bindungen in Gedanken so, daß dem elektronegativen Atom die bindende Ladung zuerteilt wird. In der Regel wird dieses ein Sauerstoff-Atom sein, das pro polarisierte Einfachbindung die Oxidationszahl −1 erhält.

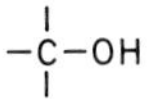

$$-\overset{|}{\underset{|}{C}}-OH \quad \text{wird also zu} \quad -\overset{|}{\underset{|}{\overset{+1}{C}}}-\overset{-1}{OH}$$

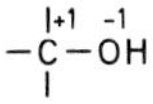

In der C=O-Gruppe rechnet man zwei polarisierte Einfachbindungen, sie wird also zu

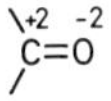

$$\overset{+2}{\underset{}{C}}=\overset{-2}{O}$$

Die COOH-Gruppe formuliert man schließlich mit den Oxidationsziffern.

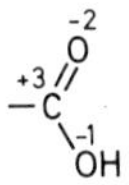

$$-\overset{+3}{C}\overset{\overset{-2}{O}}{\underset{\underset{-1}{OH}}{\diagup\!\!\!\diagup}}$$

Daraus resultiert, daß der Übergang

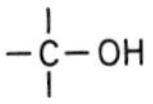

$$-\overset{|}{\underset{|}{C}}-OH \quad zu \quad C=O \quad zu \quad -C\overset{\diagup\!\!\!\diagup O}{\underset{OH}{\diagdown}}$$

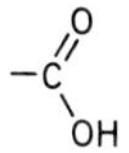

Tab. 28 Beispiele von Redox-Gleichungen, aus denen sich – anhand der Oxidationszahlen – die Rolle des Oxidationsmittels und des Reduktionsmittels erkennen läßt

Gleichung	Oxidationsmittel (wird selbst reduziert, seine Oxidationszahl sinkt)	Reduktionsmittel (wird selbst oxidiert, Oxidationszahl steigt)	
$\mathrm{Na} + \mathrm{Cl} \rightarrow \mathrm{NaCl}$ 00	Cl	Na	(1)
$\mathrm{H}_2 + \mathrm{O} \rightarrow \mathrm{H}_2\mathrm{O}$ $00+1\ -2$	O	H_2	(2)
$2\mathrm{KI} + \mathrm{Cl}_2 \rightarrow \mathrm{I}_2 + 2\mathrm{KCl}$ $-100-1$	Cl_2	I^-	(3)
$2\mathrm{Fe}^{3+} + \mathrm{H}_2\mathrm{S} \rightarrow \mathrm{S} + 2\mathrm{Fe}^{2+} + 2\mathrm{H}^+$ $+3-20+2$	Fe^{3+}	S^{2-}	(4)
$14\mathrm{H}^+ + \mathrm{Cr}_2\mathrm{O}_7^{2-} + 6\mathrm{Cl}^- \rightarrow 2\mathrm{Cr}^{3+} + 3\mathrm{Cl}_2 + 7\mathrm{H}_2\mathrm{O}$ $\phantom{14H^+ + Cr_2O_7^{2-}}+6-1+30$	$\mathrm{Cr}_2\mathrm{O}_7^{2-}$	Cl^-	(5)
$\mathrm{Cr}_2\mathrm{O}_7^{2-} + 5\mathrm{H}^+ + 3\mathrm{H}_2\mathrm{SO}_3 \rightarrow 2\mathrm{Cr}^{3+} + 3\mathrm{HSO}_4^- + 4\mathrm{H}_2\mathrm{O}$ $\phantom{Cr_2O_7^{2-}}+6+4+3+6$	$\mathrm{Cr}_2\mathrm{O}_7^{2-}$	$\mathrm{H}_2\mathrm{SO}_3$	(6)
$6\mathrm{MnO}_4^- + 6\mathrm{OH}^- + \mathrm{I}^- \rightarrow 6\mathrm{MnO}_4^{2-} + \mathrm{IO}_3^- + 3\mathrm{H}_2\mathrm{O}$ $+7-1+6\phantom{MnO_4^{2-} +}+5$	MnO_4^-	I^-	(7)

ein Oxidationsvorgang ist, da die Oxidationszahl des Kohlenstoffs zunimmt.

Die folgende Reaktion beschreibt eine Reduktion des CrO_3 zu Cr^3 wobei ein organischer Stoff – ein Alkohol zu einem Aldehyd oxidiert wird.

$$2\ CrO_3 + 3\ H_2SO_4 + 3\ R-CH_2-OH \longrightarrow Cr_2(SO_4)_3 + 6\ H_2O + 3\ R-C\overset{O}{\underset{H}{\diagdown}}$$

Auch für dieses Beispiel gilt – wie bei den anderen in Tab. 28 – daß mit Hilfe von Oxidationszahlen der Reaktionspartner relativ einfach in vorgegebenen Redox-Gleichungen Reduktionsmittel und Oxidationsmittel erkannt werden können.

Aufstellung von Halbzellenreaktionen

Bei einfachen Fällen kann man die Halbzellenreaktionen direkt hinschreiben. Es sind das, bei den Reaktionen der Tab. 28, zuerst immer die Reaktion des Oxidationsmittels (Elektronenacceptors) geschrieben:

$Cl\ \ \ + e^- \longrightarrow Cl^-,\ \ Na \longrightarrow Na^+ + e^-,\ 1\,e^-$-Transfer (1)

$O\ \ \ + 2e^- \longrightarrow O^{2-},\ \ H_2 \longrightarrow 2H^+ + 2e^-,\ 2\,e^-$-Transfer (2)

$Cl_2\ + 2e^- \longrightarrow 2Cl^-,\ \ 2I^- \longrightarrow I_2 + 2e^-,\ 2\,e^-$-Transfer (3)

$2Fe^{3+} + 2e^- \longrightarrow 2Fe^{2+},\ S^{2-} \longrightarrow S + 2e^-,\ 2\,e^-$-Transfer (4)

Bei Reaktion (5) werden $6\,Cl^-$ zu $3\,Cl_2$ oxidiert, also handelt es sich um eine $6\,e^-$ Transferreaktion mit

$$6\,Cl^- \longrightarrow 3\,Cl_2 + 6\,e^-$$

als Reaktion des Reduktionsmittels, das eingesetzt wird.

Analog sieht man bei Reaktion (7), daß $6\ MnO_4^-$ zu $6\ MnO_4^{2-}$ umgewandelt werden. 6 Elektronen werden transferiert, wobei MnO_4^- Oxidationsmittel – also Elektronenacceptor – ist.

Reaktion (6) läßt sich nicht *durch Inspektion* bilanzieren. An diesem – sicher ungewöhnlich schwierigen und medizinisch nicht relevanten – Beispiel soll das systematische Vorgehen gezeigt werden. Es lautet:

– Trennung der Redox-Reaktion in zwei Halbzellenreaktionen, die getrennt nach folgendem Schema behandelt werden:
– Bilanzierung der Atome, deren Oxidationszahl sich ändert
– Bilanzierung der O-Atome, und
– (erst dann) Bilanzierung der H-Atome, und schließlich
– Bilanzierung der Ladungen.

Man trennt die fragliche Redox-Reaktion in zwei Halbzellenreaktionen. Die eine zeigt die Rolle des Oxidationsmittels (in unserem Beispiel ist das die Reaktion von $Cr_2O_7^{2-}$ zu Cr^{3+}). In der zweiten Halbzellenreaktion wird die Rolle des Reduktionsmittels beschrieben, sowie das aus ihm entstehende oxidierte Produkt (hier: H_2SO_3 zu HSO_4^-).

a) Zuerst erfolgt bei der 1. Halbzelle die Bilanzierung der Atome:

$$Cr_2O_7^{2-} \longrightarrow Cr^{3+}$$

Links stehen 2 Cr, also entsprechend auch rechts:

$$Cr_2O_7^{2-} \longrightarrow 2\,Cr^{3+}$$

b) Bilanzierung der O-Atome:

$$Cr_2O_7^{2-} \longrightarrow 2\,Cr^{3+}$$

Da links 7 Sauerstoff-Atome stehen, müssen rechts, da dort kein Sauerstoff vorhanden ist, 7 H_2O zugefügt werden:

$$Cr_2O_7^{2-} \longrightarrow 2\,Cr^{3+} + 7\,H_2O$$

c) Bilanzierung der H-Atome:

$$Cr_2O_7^{2-} + 14\,H^+ \longrightarrow 2\,Cr^{3+} + 7\,H_2O$$

d) Schließlich werden die Ladungen bilanziert. Da links $+14 - 2 = +12$ stehen und rechts $6+$, müssen links 6 e^- hinzugeschrieben werden:

$$Cr_2O_7^{2-} + 14\,H^+ + 6\,e^- \longrightarrow 2\,Cr^{3+} + 7\,H_2O$$

Nunmehr wird die zweite Halbzellenreaktion bilanziert.

In der Gleichung $H_2SO_3 \rightarrow HSO_4^-$ sind die Schwefel-Atome bereits bilanziert. Anschließend werden die Sauerstoff-Atome bilanziert,

$$H_2SO_3 + H_2O \longrightarrow HSO_4^-$$

und die Wasserstoff-Atome berechnet. Da links 4 Wasserstoff-Atome stehen, müssen rechts 3 zugefügt werden:

$$H_2SO_3 + H_2O \longrightarrow HSO_4^- + 3\,H^+$$

Dann werden die Ladungen bilanziert. (Rechts sind $3+$ und $1-$, also $2+$ durch 2 e^- zu kompensieren):

$$H_2SO_3 + H_2O \longrightarrow HSO_4^- + 3\,H^+ + 2\,e^-$$

Um die gleiche Zahl von Elektronen wie in der ersten Halbzellenreaktion zu erhalten, muß diese mit 3 multipliziert werden zur endgültigen Addition der beiden Halbzellenreaktionen.

$$Cr_2O_7^{2-} + 14H^+ + 6e^- \longrightarrow 2Cr^{3+} + 7H_2O$$
$$3H_2SO_3 + 3H_2O \longrightarrow 3HSO_4^- + 9H^+ + 6e^-$$

$$Cr_2O_7^{2-} + 14H^+ + 6e^- + 3H_2SO_3 + 3H_2O \longrightarrow$$
$$2Cr^{3+} + 7H_2O + 3HSO_4^- + 9H^+ + 6e^-$$

Da die 6 e$^-$ sich auf beiden Seiten kompensieren und außerdem Wasser und H$^+$ z. T. gestrichen werden können, lautet die endgültige Gleichung wieder [s. (6) in Tab. 28]:

$$Cr_2O_7^{2-} + 5H^+ + 3H_2SO_3 \longrightarrow 2Cr^{3+} + 4H_2O + 3HSO_4^-$$

Einfluß der Wasserstoffionenkonzentration auf Redox-Reaktionen

Redoxreaktionen sind u. U. von der Wasserstoffionenkonzentration abhängig, weil die Reaktion

$$H^+ + e^- \longrightarrow H$$

ablaufen kann. Eine ähnliche Einflußnahme erhält man beim Sauerstoff:

$$O + 2e^- \longrightarrow O^{2-}$$
$$O^{2-} + 2H^+ \longrightarrow H_2O$$

Inwieweit diese Reaktionen sich tatsächlich abspielen, hängt von der Anwesenheit anderer Redox-Partner im System und deren Elektronenaufnahme- oder abgabevermögen ab.

Nachweis des Elektronentransfervorgangs auf elektrochemischem Weg

Das Potential einer einzelnen Elektrode

Wenn man ein Metall Me in die (wäßrige) Lösung seines Kations Me$^+$ taucht, bildet sich ein elektrisches Potential an der Oberfläche Metall/Lösung aus. Es kommt im Prinzip dadurch zustande, daß im Metall der Vorgang Me $\rightarrow$ Me$^+$ + e$^-$ abläuft, weil auf ihm beruhend die metallische Bindung entsteht (S. 50). Im Prinzip können jetzt die Kationen des Metalls (teilweise) in Lösung gehen oder die Kationen aus der Lösung an das Metall (teilweise) adsorbiert werden. Im letzteren Fall wird die Elektrode positiv, im ersteren Fall negativ geladen. Welcher Vorgang überwiegt wird u. a. davon abhängen, wie die Affinität der Me$^+$ zu Elektronen ist. Sind diese gute Elektronenacceptoren, dann überwiegt die Adsorption und ein positives Potential der Elektrode resultiert. Offensichtlich ist die Kombination aus Me und Me^+ geeignet, Messungen und Aussagen über das Elektronentransfervermögen zu machen. Man nennt ein solches System eine „Halbzelle". In ihr steht die reduzierte Form mit ihrer oxidierten und den dabei transferierten Elektronen in Beziehung. Eine Halbzelle allein kann keinen Strom liefern.

Messung des Potentials der Einzelelektrode unter Bezug auf das Potential der Normalwasserstoffelektrode

Das Potential der Einzelelektrode läßt sich nicht absolut messen. Wie alle Potentiale wird es als Potentialdifferenz in einem Spannungsfeld, als elektrische Spannung, gemessen.

In diesem Spannungsfeld muß man ein Bezugspotential haben. (Analog mag man sich vorstellen, daß die Höhe eines Berges nie absolut angebbar ist. Man beschreibt sie in der Regel in Bezug auf ein Höhenliniensystem mit einem definierten Nullpunkt – nämlich der Meereshöhe.) Das Bezugspotential wird von der Normalwasserstoffelektrode geliefert.

Bei ihr taucht ein Platindraht in eine Lösung ein, die 1 mol/l Wasserstoff-Ionen enthält. Der Draht wird von Wasserstoff-Gas von 1,013 bar Druck (= 1 Atm) umspült. Das Potential dieser Elektrode wird bei 25 °C gleich 0,00 V gesetzt. An der Elektrode spielt sich der potentialbildende Prozeß ab:

$$H \rightarrow H^+ + e^-$$

In einer Versuchsanordnung trennt man die Normalwasserstoffelektrode durch ein Diaphragma ab (Abb. 27).

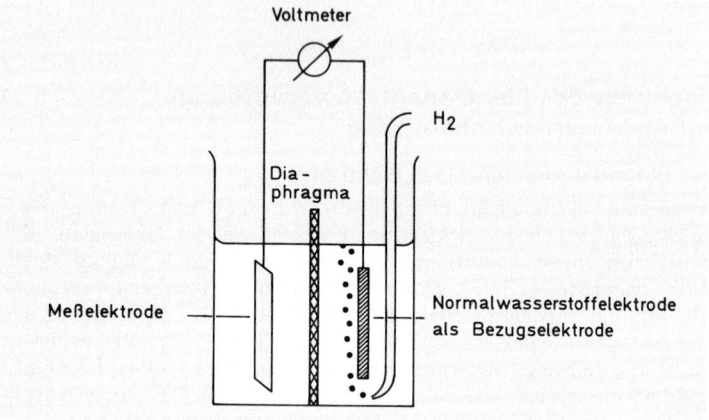

Abb. 27 Schema der Meßvorrichtung zum Nachweis von Redox-Vorgängen

Normalpotential

Das Potential der Einzelelektrode hängt, außer von der Art des Metalls Me und des Kations Me^+, auch von der Konzentration von Me^+ in der Lösung ab. Die Elektronentransfervorgänge an der Elektrodenoberfläche werden verständlicherweise von der Konzentration der dort vorliegenden Me^+ beeinflußt.

Man standardisiert für Vergleichszwecke die Versuchsbedingungen, indem man die Elektrode eines Metalls in eine Lösung eintauchen läßt, die 1 Mol des Metallkations im Liter enthält. Man erhält dann bei der Untersuchung verschiedener Metalle eine Reihe der Normalpotentiale (Tab. 29).

Tab. 29   Reihe der Normalpotentiale – Elektrochemische Spannungsreihe

$K^+ + e^- \rightarrow K$	$-2{,}92$ V
$Ca^{2+} + 2e^- \rightarrow Ca$	$-2{,}87$ V
$Na^+ + e^- \rightarrow Na$	$-2{,}71$ V
$Zn^{2+} + 2e^- \rightarrow Zn$	$-0{,}76$ V
$Fe^{2+} + 2e^- \rightarrow Fe$	$-0{,}44$ V
$Fe^{3+} + 3e^- \rightarrow Fe$	$-0{,}04$ V
$H^+ + e^- \rightarrow H$	$0{,}00$ V
$Cu^{2+} + 2e^- \rightarrow Cu$	$+0{,}35$ V
$Ag^+ + e^- \rightarrow Ag$	$+0{,}80$ V

Das Normalpotential von Metallen ist definiert als Spannung gegen die Normalwasserstoffelektrode bei 25 °C. Das Metall taucht dabei in die 1molare Lösung seines Kations ein.

Verdopplung der chemischen Gleichung führt nicht zu einer Änderung des Normalpotentials! So ist das Normalpotential für den Vorgang $2 Ag^+ + 2 e^- \rightarrow 2 Ag$ gleichfalls $+0{,}80$ V.

Man kann **aus der Spannungsreihe direkt die Fähigkeit zur Oxidation oder zur Reduktion ablesen.** Das jeweils höher stehende Element in Tab. 29 ist ein Reduktionsmittel für das tieferstehende Ion (z. B. ist Fe Reduktionsmittel für Cu^{2+}), denn es könnte diesem Ion Elektronen zur Reduktion zur Verfügung stellen. Ein in der Mitte aufgeführtes Element bzw. Ion kann sowohl Oxidations- wie Reduktionsmittel sein, je nachdem, ob es mit einem höher- oder tieferstehenden Partner kombiniert wird.

Entsprechend kann nur eine Halbzelle Elektronen an eine andere liefern, wenn das Potential der abgebenden Zelle negativer ist als das des akzeptierenden Systems (s. S. 388). Bei Kenntnis der Potentiale kann man folglich den Ablauf einer Redox-Reaktion vorhersagen bzw. ableiten, wann eine Reaktion nicht ablauffähig ist.

Qualitative Beschreibung der Reaktionen von Stoffen

Die Reihe der Normalpotentiale kann man übersichtlich so darstellen, daß die Normalpotentiale als waagerechte Linien gegen die Spannung eingetragen sind.

Kombiniert man zwei solche Halbzellen, also z. B. das System Zn^{2+}/Zn mit Cu^{2+}/Cu, dann tritt Stromfluß ein. Die Elektronen fließen im vorliegenden Beispiel vom Zink weg zum Kupfer. Mit Hilfe des Diagramms der Abb. 28 kann die Spannung zweier miteinander kombinierter Elektroden berechnet werden, wobei die Flüssigkeitsräume durch ein Diaphragma abgetrennt sein sollten (Abb. 28).

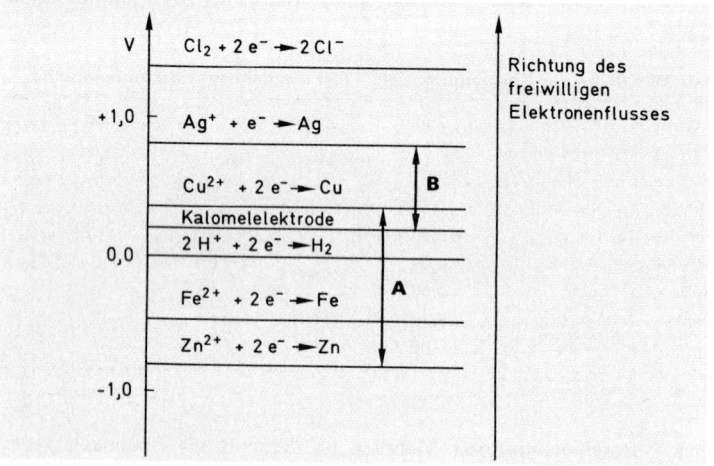

Abb. 28 E^0-Werte-Diagramm zur besseren Berechnung der ΔE-Werte

So ist z. B. die Potentialdifferenz eines Zinkstabes, der in eine 1 molare Zn^{2+}-Lösung taucht ($E^0 = -0,76$ V) gegen einen Cu-Stab, der in eine 1 molare Cu^{2+}-Lösung taucht ($E^0 = +0,35$ V) (Beispiel **A**) 1,11 V. Der Zn-Stab ist der positive (Anode) und der Cu-Stab der negative (Kathode) Pol dieser Kombination, die als galvanisches Element (auch „elektrochemische Zelle" genannt) eine Spannung liefert. Man kann sich die Polarität der Elektroden am einfachsten so klarmachen, daß man, der Abb. 28 folgend, die Zn-Elektrode als Lieferant der Elektronen ansieht, die von ihr abfließen. Dadurch verarmt die Elektrode an negativen Ladungsträgern, so daß sie selbst positiv geladen wird.

Analog ist die Spannung eines Ag-Stabes, der in eine 1 molare Ag^+-Lösung eintaucht ($E^0 = +0,80$ V) gegen die sogenannte Kalomelelektrode ($E^0 = +0,24$ V) 0,56 V (Beispiel **B**). Die Kalomelelektrode ist eine häufig benutzte weitere Vergleichselektrode.

Derartige Potential-bildende Prozesse zwischen Elektrodenkombinationen spielen zur Erklärung von Korrosionen eine Rolle. In der medizinischen Prothetik ist die Kombination von Metallen mit größeren Potentialdifferenzen zu vermeiden, da sonst galvanische Elemente entstehen.

Umkehrung der vom Normalpotential gelieferten Halbzellenreaktion

Bei der Aufstellung der chemischen Gleichungen müssen die Elektronen immer auf der linken Seite stehen, die reduzierte Form (= der Elektronendonator) auf der rechten Seite. Nur für diese Bedingung ist der Wert des Normalpotentials definiert bzw. in Tabellen eingetragen.

Würde man an die Kombination H_2/H^+ mit Cu/Cu^{2+} eine Spannung von $-0,35$ V (etwa mit Hilfe der Spannungsquelle eines Akkumulators) anlegen, dann würde man die Abscheidung von metallischem Kupfer beobachten. Das negativere Potential entsteht ja dadurch, daß Elektronen mit Hilfe der Spannungsquelle in den Kupferstab hineingepumpt werden. Sie können die Cu^{2+}-Ionen der Lösung an der Elektrodenoberfläche entladen. Die ungeladenen Kupfer-Atome scheiden sich dann ab. Die dazu gehörige Gleichung lautet.

$$Cu \longrightarrow Cu^{2+} + 2e^- \qquad -0,35 \text{ V}$$

In der Tat hat sich das Vorzeichen (beim Wert des Normalpotentials) umgekehrt, weil die Elektronen jetzt auf der rechten Seite der Reaktionsgleichung auftauchen.

Einzelpotentiale in Systemen ohne Metallelektroden-Ausbildung

In biochemischen Systemen liegen Oxidationsmittel und Reduktionsmittel in Lösung vor, ohne daß Metallelektroden Bestandteil der Systeme sind. Auch für diese Fälle kann man ein **Normalpotential von Redox-Elektroden** festlegen, wenn man eine **inerte Elektrode** benutzt – also etwa einen Platin-Draht, der nicht an den potential-bildenden Vorgängen beteiligt ist und nur (einen kleinen Teil der) vom Reduktionsmittel zum Oxidationsmittel transferierten Elektronen aufnimmt. Läßt man diese inerte Elektrode **in eine Lösung eintauchen, die gleiche Stoffmengenkonzentrationen (äquimolare Konzentrationen) der Redox-Partner enthält**, dann kann man – wieder gegen die Wasserstoff-Normalelektrode als Referenzelektrode – das Normalpotential des Redox-Systems bestimmen.

Relativ einfach gewinnt man solche Normalpotentiale auch aus Redox-Titrationskurven.
Es ergibt sich ein analoger Kurvenverlauf wie bei der Säure-Basen-Titration (s. z. B. S. 144).

102 Qualitative Beschreibung der Reaktionen von Stoffen

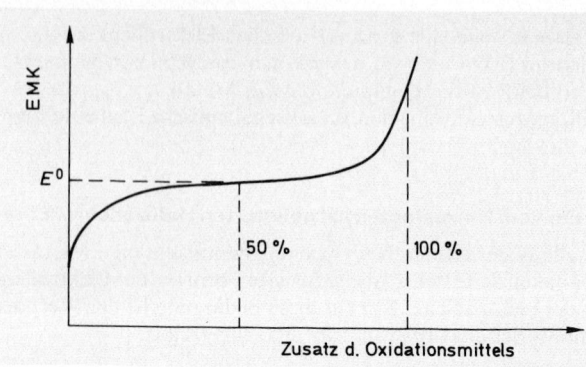

Abb. 29 Redox-Titrationskurve. Eine reduzierte Form wird mit definierten Mengen Oxidationsmittel versetzt, bis sie 100% oxidiert ist. E^0 liegt dort, wo 50% oxidierte und 50% reduzierte Form vorliegen

Gleichung (2) der Tab. 30, S. 103, gibt auf der Seite des Reduktionsmittels zwei Anionen von Thioalkoholen an: R_1S^- und R_2S^-. Durch Oxidation werden sie verknüpft zu dem **Disulfid** $R_1-S-S-R_2$. Diese Disulfid-Brückenbildungsreaktion ist in der Proteinchemie wichtig (S. 113). Die Gleichung kann im übrigen umgekehrt werden, wenn eine Disulfidbrücke zu zwei Thioalkoholen reduziert wird.

Gleichung (3) beschreibt die Oxidation eines Hydrochinon-Anions (links) mit neun Elektronenpaaren (wobei der Einfachheit halber die σ-Elektronenpaare nicht mitgezählt wurden). Es wird zum **Chinon** oxidiert, das durch die beiden Doppelbindungen in dem Sechsringsystem und die beiden CO-Gruppen gekennzeichnet ist. Auch hier kann man durch Abzählen sofort feststellen, daß das Chinon ein Elektronendefizit hat und daher als Elektronenacceptor – also als Oxidationsmittel – fungieren kann.

Im letzten Beispiel, der Ascorbinsäure, macht sich die Oxidation nur in dem gepunkteten Teil des Moleküls bemerkbar. Auf der rechten Seite steht das Oxidationsprodukt – die Dehydroascorbinsäure.

Die durch Gleichung (2), (3) und (4) beschriebenen Systeme werden durch die Anwesenheit von H^+, also durch Zugabe von Säuren, beeinflußt. Die Wasserstoff-Ionen reagieren mit den auf der linken Seite der Gleichungen stehenden Anionen unter Ausbildung wenig dissoziierter Stoffe, die in anderer Art oxidiert werden können als die Anionen.

Tab. 30 Beispiele biochemisch wichtiger Redox-Systeme

Reduktionsmittel	Oxidationsmittel		
Fe^{2+}	⟶	Fe^{3+} + e^-	(1)
$R^1-\underline{\underline{S}}\|^-$ $R^2-\underline{\underline{S}}\|^-$ 8 EP	⟶	$R^1-\underline{\underline{S}}\|$ $R^2-\underline{\underline{S}}\|$ 7 EP	+ $2e^-$ (2)
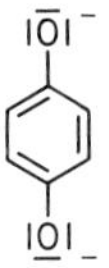 (Hydrochinon-Struktur) 9 (nicht-σ) EP	⟶	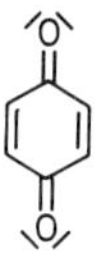 (Chinon-Struktur) 8 (nicht-σ) EP	+ $2e^-$ (3)
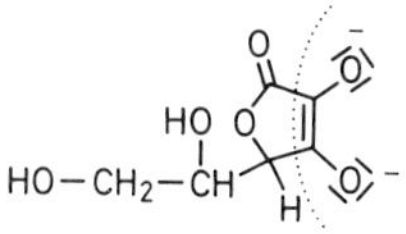 (Ascorbat-Struktur) 7 EP	⟶	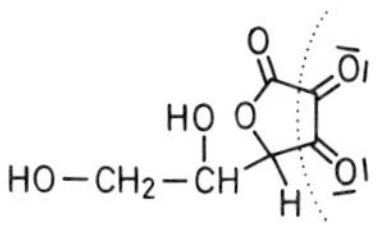 (Dehydroascorbat-Struktur) 6 EP	+ $2e^-$ (4)

EP = Elektronenpaare

Das System mit Hydrochinon und Chinon spielt eine Rolle bei der pH-Bestimmung (S. 106). Der pH-Wert ist ein Maß für die Wasserstoff-Ionenkonzentration (S. 130).

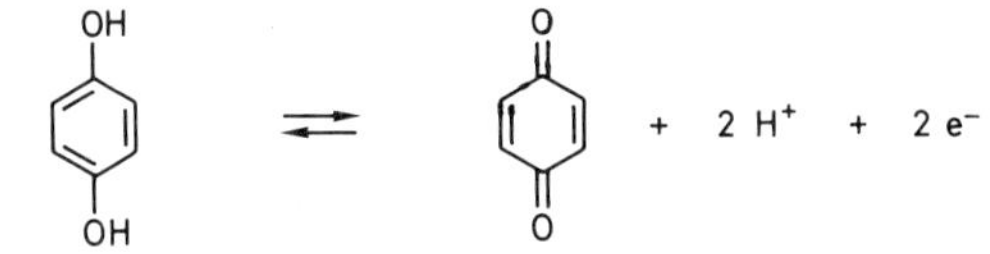

Hydrochinon ⇌ p-Benzochinon = 1,4-Benzochinon + $2H^+$ + $2e^-$

Redoxindikatoren

In der Biochemie und der Medizin spielt – neben der Verwendung von Redoxelektroden – der Einsatz von „Redoxindikatoren" eine große Rolle. Bei ihnen handelt es sich um Stoffe, deren oxidierte Form eine andere Farbe hat als die reduzierte. Da die Farbe einer Substanz mit ihrer Elektronenstruktur verknüpft ist (s. S. 79) und da der Redoxvorgang ein Elektronentransfer ist, ist dieses Verhalten verständlich.

So ändert sich beispielsweise das Spektrum des Hydrochinons (farblos im sichtbaren Bereich) beim Oxidieren zu dem des Chinons (braun). Die Braunfärbung mancher Nahrungsmittel (Bananen, Kartoffeln), die beim Stehen an der Luft entsteht, beruht auf der Oxidation entsprechender Hydrochinon-artiger Verbindungen zu Chinonen. Durch Zugabe starker Reduktionsmittel (z. B. Ascorbinsäure) kann man die Braunfärbung wieder aufheben. Man kann offensichtlich aus der Farbe darauf schließen, ob überwiegend ein Oxidationsmittel wirkte oder ein Reduktionsmittel. Dieses Prinzip wird bei Redoxindikatoren ausgenutzt. Sie haben – je nach ihrer Struktur – unterschiedliches Elektronenakzeptor- oder -donatorvermögen. Ihre Farbe ändert sich jeweils bei einem Elektronenangebot, das durch den entsprechenden E-Wert gekennzeichnet werden kann.

Die Methode wird beim „optischen Test" angewandt (s. S. 386). Sie kann außerdem sehr nützlich werden zur Messung der intrazellulären Redox-Lage. So haben beispielsweise Krebszellen einen eher anaeroben Stoffwechsel, der auch bei Sauerstoffmangel noch abläuft und auf relativ hohen Konzentrationen (Aktivitäten) von reduzierend wirkenden Enzymen beruht. Im Vergleich zu normal arbeitenden Zellen lassen sich so derartige Zellen histologisch anfärben und nachweisen.

Potentiale bei Änderung der Konzentrationen der Redox-Partner
Ändert man die Konzentrationen der Redox-Partner, ändert sich das Potential. Mit der **Nernstschen Gleichung** kann man (bei Vorgabe dieser Gleichung) **das Potential an Metallelektroden** oder **Redox-Systemen** berechnen. Für die allgemeine Redox-Reaktion

$$\alpha A + \beta B \longrightarrow \gamma C + \delta D$$

lautet die Nernstsche Gleichung:

$$E = E^0 - \frac{RT}{nF} \ln \frac{c^\gamma(C)\, c^\delta(D)}{c^\alpha(A)\, c^\beta(B)} \tag{1}$$

Darin ist R die allgemeine Gaskonstante, T die absolute Temperatur, n die Zahl der Mole übertragener Elektronen und F die Faradaysche Konstante. Setzt man die numerischen Werte der Konstanten ein, dann ergibt sich für $T = 298°\,K = 25\,°C$ nach Umwandlung des natürlichen Logarithmus in den dekadischen Logarithmus:

$$E = E^0 - \frac{0{,}059}{n} \lg \frac{c^\gamma(C)\,c^\delta(D)}{c^\alpha(A)\,c^\beta(B)} \tag{2}$$

Im Zähler des Logarithmanden müssen die Konzentrationen der Stoffe stehen, die sich freiwillig bilden. Man bezeichnet E als das Redox-Potential des Systems (oder auch als elektromotorische Kraft EMK) – im Gegensatz zu E^0, dem Normalpotential, das für die Konzentration 1 mol/l gilt, bzw. $c(\text{ox}) = c(\text{red})$. Statt $E°$ wird auch die Symbolik $E^\ominus$ benutzt.

Bei Vorgabe eines komplizierteren Redox-Systems ist es nicht einfach, die Zahl der transferierten Elektronen n zu bestimmen, im Gegensatz zu reinen Halbzellenreaktionen. Man versucht deswegen, kompliziertere Systeme in die korrespondierenden Halbzellenreaktionen aufzulösen.

Für eine Halbzellenreaktion des Typs

$$A_{ox} + ne^- \longrightarrow A_{red}$$

gilt:

$$E = E^0 - \frac{0{,}059}{n} \lg \frac{c(A_{red})}{c(A_{ox})} \tag{3}$$

Da nach den Regeln der Logarithmenrechnung $\lg \frac{A}{B} = -\lg \frac{B}{A}$, gilt

$$E = E^0 + \frac{0{,}059}{n} \lg \frac{c(A_{ox})}{c(A_{red})} \tag{4}$$

worin A_{ox} die oxidierte Form von A und A_{red} die reduzierte ist.

Konzentrationsänderungen ändern den Wert des Potentials wenig, wie folgendes Rechenbeispiel zeigt. Das Normalpotential für das System Fe^{2+}/Fe^{3+} (n = 1) ist +0,77 V. Arbeitet man mit 10 molarer Fe^{3+}-Lösung und 1 molarer Fe^{2+}, muß der Wert von E_0 additiv korrigiert werden um 0,059 lg 10/1 – also 0,059 V. Das Potential verschiebt sich bei Überschuß der oxidierten Form auf +0,83 V. Erhöht man die Konzentration der reduzierten Form auf das Zehnfache gegenüber der Fe^{3+}-Konzentration, dann sinkt das Potential auf 0,77–0,059 = 0,71 V.

Ist einer der beteiligten Redox-Partner ein Metall (oder sonst ein Festkörper), dann setzt man die Konzentration des Metalls, bzw. des Festkörpers formal gleich 1, da der (unveränderliche) Wert der Konzentration des Feststoffes schon im Standardpotential berücksichtigt ist.

Das Normalpotential der Kombination

$$Fe^{2+} + 2e^- \longrightarrow Fe$$

in der Fe die reduzierte und Fe^{2+} die oxidierte Form ist, ändert sich formal nach der Gleichung:

$$E = E^0 + \frac{0{,}059}{2} \lg \frac{c(Fe^{2+})}{c(Fe)}$$

Da jedoch $c(Fe)$ gleich 1 gesetzt wird, gilt

$$E = E^0 + \frac{0{,}059}{2} \lg c(Fe^{2+})$$

Bei Erniedrigung der Konzentration der Fe^{2+} um eine Zehnerpotenz nimmt das Potential um etwa 30 mV ab.

Eine ähnliche Regelung gilt für Elektrodensysteme, bei denen gasförmige Partner beteiligt sind. Ist das Gas mit einem Druck von 1,013 bar (= 1 Atm.) beteiligt, dann wird dessen Konzentration formal gleich 1 gesetzt aus den selben Gründen wie beim Feststoff.

Diese Konvention hat eine wichtige Anwendung bei der Normalwasserstoffelektrode. Für den an ihr ablaufenden Vorgang

$$H^+ + e^- \longrightarrow H$$

gilt:

$$E = E^0 + \frac{0{,}059}{n} \lg \frac{c(H^+)}{c(H)}$$

Aus der festgelegten Standardisierung ergibt sich

$$E = 0{,}059 \lg \cdot c(H^+) = -0{,}059 \text{ pH}$$

Man kann demnach mit Hilfe der Wasserstoffelektrode direkt pH-Werte messen, wenn man als Bezugselektrode eine 2. Normalwasserelektrode verwendet (Definition des pH-Wertes S. 130).

Taucht man einen Platindraht in eine wäßrige Lösung von Chinonhydrochinon (im Verhältnis 1:1) ein, hängt das sich einstellende Potential nur vom pH-Wert ab:

$$E = E^0 + \frac{2{,}3 \cdot RT}{2 \cdot F} \lg \frac{c(\text{Chinon}) \cdot c^2(H^+)}{c(\text{Hydrochinon})}$$

$$= E^0 + \frac{0{,}06}{2} \lg c^2(H^+) = E^0 - 0{,}06 \text{ pH}$$

Das Normalpotential erhält man für das Chinonhydrochinon-System wieder aufgrund der Nernstschen Gleichung, wenn im Konzentrationsglied Zähler und Nenner gleich groß sind. Das 2. Glied der Gleichung entfällt so, und E wird E_0. Diese Bedingungen sind gegeben, wenn das Produkt der Konzentrationen von Chinon und Wasserstoff-Ionen gleich der Konzentration von Hydrochinon wird.

Bei fast allen biochemischen Redoxprozessen ist Wasserstoff bzw. seine oxidierte Form – das Proton – beteiligt. Diese Komponenten tauchen also in den Reaktionsgleichungen und damit in der Nernstschen Gleichung auf. Das Normalpotential ist an sich für eine Wasserstoffionenkonzentration von 1 molar definiert. Eine solche Konzentration ist aber völlig unphysiologisch und praktisch in keinem biochemischen System vorkommend. Man hat statt dessen eine ,,biochemische Redoxskala" eingeführt, die auf pH = 7 (s. S. 133) (Neutralpunkt der Säure-Basen-Skala) bezogen ist. Die Potentialdifferenz dieses Systems gegenüber dem auf die Normalwasserstoffelektrode bezogen beträgt $-0{,}42$ V. Man pflegt die biochemischen Potentiale mit dem Symbol E' zu bezeichnen.

In der Praxis kombiniert man zwei Halbzellensysteme oft, statt mit einem Diaphragma, mit einem Stromschlüssel. Das ist ein mit KCl-Lösung gefülltes Rohr, das durch zwei Diaphragmen abgeschlossen ist (Abb. 30). An der Phasengrenze Halbzellenlösung/KCl-Lösung laufen praktisch keine potential-bildenden Prozesse ab. Das Beispiel der Abb. 30 zeigt die Kombination von zwei Normalelementen.

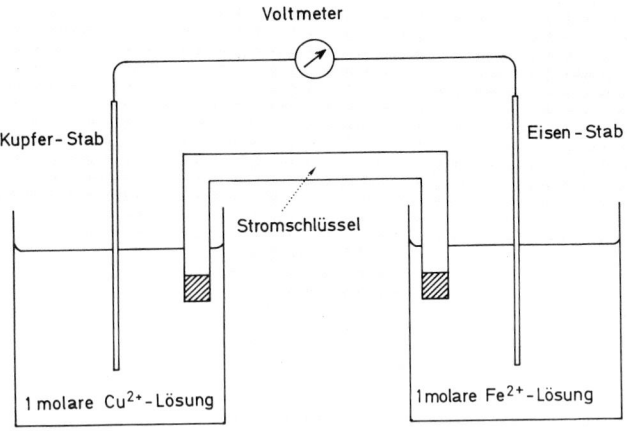

Abb. 30 Schema zur Kombination von zwei Halbzellen

Man kann Halbzellen auch miteinander verbinden, ohne daß in ihnen verschiedene chemische Reaktionsteilnehmer vorhanden sind. Für das Fe/Fe^{2+}-System heißt das, daß in beiden Gefäßen jeweils ein Eisenstab als Elektrode dient. Die Fe^{2+}-Konzentration ist jedoch in beiden Gefäßen verschieden. Wegen der verschiedenen Potentiale, die sich aufgrund des unterschiedlichen Kationenangebots in den Lösungen an den jeweiligen Elektrodenoberflächen einstellt, resultiert eine Spannungsdifferenz zwischen beiden Eisenelektroden. Man nennt ein solches System eine Konzentrationskette. Solche Konzentrationsketten werden zur Erklärung der Ausbildung von Biopotentialen mit herangezogen.

Die Spannung E, die erzeugt wird, läßt sich berechnen nach:

$$E = \frac{RT}{nF} \ln \frac{c(A_1)}{c(A_2)} = \frac{0,059}{n} \lg \frac{c(A_1)}{c(A_2)}$$

worin A_1 die größere Konzentration und A_2 die kleinere Konzentration des Kations ist.

Biochemische Bedeutung von Redox-Prozessen

Die Aufrechterhaltung des Lebens ist an die Notwendigkeit geknüpft, chemische Energie – also Nahrung – in andere Energieformen (Wärme, mechanische Energie) zu überführen. Diese Umwandlung verläuft im Prinzip über eine Oxidation der Nahrungsstoffe, wobei in der Natur höchst ökonomisch vorgegangen wird. Die Umwandlung erfolgt stets in kleinen Schritten, – damit keine Energie verlorengeht, – und zwar in den Mitochondrien der Zelle – den chemischen Fabriken des Körpers. Die einzelnen Stufen der Abfolge von Redox-Prozessen sind heute recht genau bekannt. Sie werden mit Hilfe des Normalpotentials, bzw. des Redox-Potentials beschrieben.

Eine Reihe von Oxidationsprozessen hat Bedeutung für chemische Vorgänge in unserer Umwelt. Dort ist Sauerstoff das wichtigste Oxidationsmittel. So entsteht z.B. aus dem Schwefel von S-Verbindungen in der Kohle oder dem Erdöl bei der Verbrennung dieser fossilen Energieträger SO_2 (Schwefeldioxid). Es reagiert mit der Luftfeuchtigkeit unter Bildung von H_2SO_3 (schweflige Säure): $SO_2 + H_2O = H_2SO_3$. Diese mittelstarke Säure wird mit Sauerstoff weiter oxidiert zu H_2SO_4, einer starken Säure.

Sie reagiert mit den Carbonatbestandteilen (Kalk, Mörtel usw.) von Gebäuden unter Verwitterung: $CaCO_3 + H_2SO_4 = CaSO_4 + H_2O + CO_2$. $CaSO_4$ nimmt Wasser auf unter Bildung von Gips $CaSO_4 \cdot 2H_2O$. Dadurch nimmt das Volumen des Mörtels zu. Es kommt zu Spannungen. Schließlich kann der Gips mit Wasser wieder ausgewaschen werden, da er sich verhältnismäßig einfach löst. Ähnliche Auflösung erfolgt mit anderen Bestandteilen der Gebäude, die durch solche ungereinigte Abgase sehr korrodiert werden.

Im Boden werden durch die mit dem Regenwasser eingebrachte Schwefelsäure Schwermetallverbindungen unter Bildung wasserlöslicher Sulfate aufgelöst, z. B. von Eisen-(III)-sulfat oder Aluminiumsulfat. Diese sind toxisch für viele Pflanzenwurzeln. In diesen Bodenreaktionen wird ein wesentlicher Beitrag zum „Waldsterben" gesehen.

Durch Oxidation von C (aus Kohle oder aus den Kohlenwasserstoffen des Erdöls oder des Benzins) entsteht bei unvollständiger Verbrennung CO (Kohlenmonoxid): $2C + O_2 = 2CO$, das hochtoxisch ist (s. S. 62). Höhere CO-Konzentrationen tauchen deswegen bei schlecht eingestellten Automotoren, in schlecht gelüfteten Garagen oder in viel Auto-befahrenen Straßenschluchten auf. Erst bei größerem Sauerstoff-Überschuß und höherer Temperatur erfolgt vollständige Verbrennung zu CO_2, das aber auch in stärkerem Maß als Umwelt-belastende Substanz eingestuft wird.

CO_2 absorbiert nämlich ziemlich stark die infrarote Strahlung des Sonnenlichts. Dadurch kommt es zu stärkerer Erwärmung der Atmosphäre und einem in seinen biologischen Wirkungen heute noch nicht übersehbaren „Treibhauseffekt" mit Klimaveränderung.

Bei Verbrennungsvorgängen bei höherer Temperatur in Gegenwart von Luft – etwa auch im Automotor – werden aus dem Stickstoff der Luft Stickoxide gebildet. (Die Chemie kennt hier eine Reihe von Verbindungen unterschiedlicher Stabilität, wie N_2O, NO, NO_2, N_2O_3, N_2O_5 u.a. Man faßt sie in der Umweltdiskussion kurz zusammen als NO_x). Diese Oxide reagieren mit anderen anorganischen und organischen Substanzen, wobei die Bildung krebserzeugender Stoffe nicht ausgeschlossen werden kann.

Dioxin (2,3,7,8-Tetrachorodibenzo-*p*-dioxin TCDD) gehört zu den toxischsten Substanzen, die man heute kennt. Schon wenige Mikrogramm pro kg Maus erzeugen teratogene (fruchtschädigende) Wirkungen. Schädigungen beim Menschen sind wahrscheinlich. Die Substanz entsteht als Nebenprodukt in geringsten Mengen bei einigen chemischen Prozessen (s. S. 258). Die entsprechenden Hauptprodukte müssen von „Dioxin" – wie die Substanz kurz, aber falsch genannt wird – gereinigt werden. Es resultieren Abfälle mit höheren Konzentrationen an TCDD. Diese werden bei Temperaturen oberhalb von 1000 °C mit Sauerstoffüberschuß verbrannt. Derartig hohe Temperaturen und größere Sauerstoffüberschüsse sind nötig, um das relativ stabile TCDD-Molekül zu zerstören. Nachteilig ist, daß gerade bei diesen hohen Temperaturen auch in erhöhtem Maße Stickoxide gebildet werden, die ihrerseits umweltbelastend sind. Man bemüht sich deswegen heute in einem neuen Zweig der Chemie, andere Verfahren zu entwickeln, in deren Verlauf TCDD (oder ganz andere Umweltgifte) nicht gebildet werden.

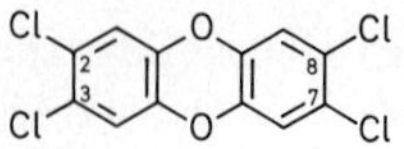

TCDD

3.3 Übersicht über einige Reaktionen organischer Stoffe

Dissoziation kovalenter Bindungen

Dissoziation einer kovalenten Bindung kann durch Zufuhr thermischer Energie (thermische Spaltung oder thermische Dissoziation) oder durch Zufuhr von Lichtenergie (Photodissoziation) ausgelöst werden. Das bindende Elektronenpaar kann dabei an der Spaltstelle ungleich verteilt werden (heterolytische Spaltung), worauf das eine Bruchstück Anion und das andere Kation wird. Bei gleichmäßiger Verteilung des Elektronenpaars liegt eine homolytische Spaltung vor. Man nennt diese dabei entstehenden sehr reaktionsfähigen Bruchstücke mit ungepaartem, einsamen Elektron Radikale (S. 239).

Addition

An eine Doppelbindung können zwei Atome oder zwei einbindige Gruppen angelagert werden. Man nennt die Reaktion **Addition**.

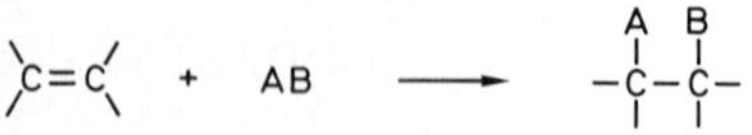

$$\ce{>C=C< + AB -> -\underset{|}{\overset{A}{C}}-\underset{|}{\overset{B}{C}}-}$$

Elimination

Die Additionsreaktion kann umgekehrt werden. Dadurch werden zwei Atome oder Gruppen an benachbarten Kohlenstoff-Atomen abgetrennt und es entsteht an dieser Stelle eine Doppelbindung. Man nennt diesen Reaktionstyp **Elimination**.

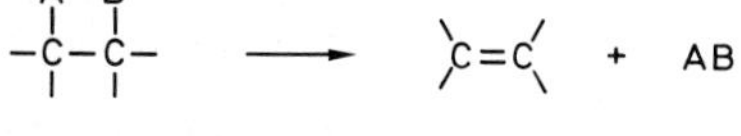

$$\ce{-\underset{|}{\overset{A}{C}}-\underset{|}{\overset{B}{C}}- -> >C=C< + AB}$$

Substitution (bzw. Kombination von Addition und Elimination)

Während Addition und Elimination die in der Biochemie überwiegend wichtigen Reaktionen sind, ist die **Substitution** hauptsächlich in der präparativen organischen Chemie wesentlich. Man ersetzt bei der Substitution ein Atom oder eine Gruppe an einem Atom durch ein anderes Atom oder eine andere Gruppe.

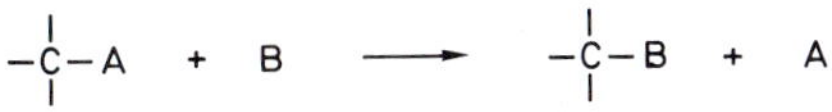

$$-\underset{|}{\overset{|}{C}}-A + B \longrightarrow -\underset{|}{\overset{|}{C}}-B + A$$

Den Effekt einer Substitutionsreaktion kann man auch erreichen, wenn man eine Eliminationsreaktion mit einer Additionsreaktion koppelt. (Nach diesem Prinzip werden in der Biochemie Substitutionsreaktionen simuliert.)

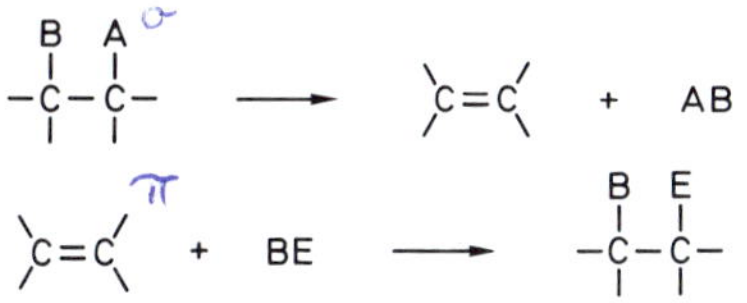

$$-\underset{|}{\overset{B}{C}}-\underset{|}{\overset{A}{C}}- \longrightarrow \overset{}{\underset{}{>}}C=C\overset{}{\underset{}{<}} + AB$$

$$\overset{}{\underset{}{>}}C=C\overset{}{\underset{}{<}} + BE \longrightarrow -\underset{|}{\overset{B}{C}}-\underset{|}{\overset{E}{C}}-$$

Umlagerung

Innerhalb eines Moleküls können Atome oder Gruppen wandern. Man bezeichnet das dann als **Umlagerung**. Umlagerungsreaktionen sind in der Biochemie relativ selten. Am häufigsten findet man, daß das kleinste Teilchen – das Proton – wandert. Dieser Sonderfall wird als „Prototropie" bezeichnet. (s. S. 296).

3.4 Polymerisations- und Polykondensationsreaktionen

Polymerisationsreaktion

Bei einer **Polymerisation** lagern sich viele (gr. polys) Teilchen (gr. meros) desselben Molekültyps zusammen unter Ausbildung eines Riesenmoleküls.

$$xA + xB \rightleftharpoons (AB)_x \quad \text{oder} \quad xA + yB \rightleftharpoons A_xB_y$$

wobei x und y Zahlen größer als zehn sind. Die Polymerisation kann auch erfolgen, indem von AB ausgegangen wird, das dann zu $(AB)_x$ polymerisiert wird.

Polymerisationsreaktionen führen zur Kettenbildung. Sie ist möglich bei den in der Mitte des Periodensystems stehenden Elementen, also bei Kohlenstoff, in abgeschwächtem Maße bei Silicium, Bor und Phosphor. eine Reihe natürlicher C—C-Polymere, etwa den Kautschuk. – Polymere der anderen Elemente begegnen uns im Glas, einem Polymer aus Silicium, Sauerstoff und anderen Bestandteilen.

Polymerisationsreaktionen sind oft schwer umkehrbar. Eine Umkehr der Bildungsreaktion des Polymeren wird in der Regel nur durch Erhitzen des Polymeren im Sinne der unteren Pfeile der obigen Reaktionsgleichungen erreicht.

Das hat den Vorteil, daß die (künstlich hergestellten Kunststoff-) Polymere sehr stabil sind bei Zimmertemperatur (Verwendung in der Prothetik). Es hat den Nachteil, daß diese Kunststoffe biologisch schwierig abbaubar sind und dadurch Umweltprobleme schaffen können.

Polykondensationsreaktionen

Polykondensationsreaktionen sind eine Kombination von Eliminations- und Polymerisationsreaktion. Unter Austritt von Bestandteilen, also Molekülgruppierungen des Ausgangsteilchens – des Monomeren – lagern sich die Restbestandteile zu einem Makromolekül zusammen. Bei *biochemischen* Reaktionen tritt fast immer Wasser aus (s. Formelbeispiel).

Polykondensationsreaktionen können in der Regel durch Zufügen der ausgetretenen Komponente wieder umgekehrt werden. Die biologische Konsequenz ist offenkundig, denn unter Einwirkung von Wasser können die gebildeten Makromoleküle biologisch abgebaut und ihre Monomer-Bausteine wieder verwandt werden.

Aus einigen **Aminosäuren** bilden sich zuerst Moleküle mit noch nicht sehr großer molarer Masse – **Oligopeptide**. Bei Fortlaufen der Kondensationsreaktion entstehen schließlich **Eiweißkörper** (Proteine) mit relativen Molekülmassen zwischen 10 000 und einigen Millionen.

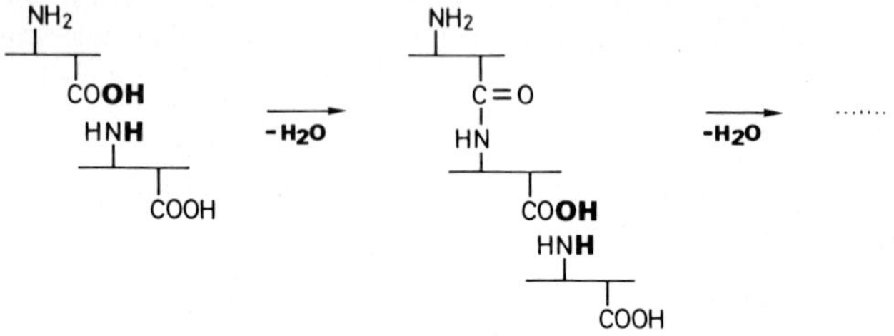

Als Ergebnis der Polykondensationsreaktion erhält man eine **fadenförmige** Kette, die viele verschiedene Aminosäuren in einer bestimmten Anordnung – **Primärstruktur** – aneinandergereiht enthält. Diese Kette ist im Raum geordnet, meist in Form der α-**Helix**, einer **schraubenförmigen Sekundärstruktur**. Dieses langgestreckte Gebilde mit der Sekundärstruktur ist wieder gesetzmäßig gefaltet und geknäult – in einer **Tertiärstruktur** angeordnet, die eventuell noch von einer **Quartärstruktur** überlagert sein kann. Diese geordneten Strukturen der Proteinmoleküle sind verantwortlich für deren spezifische Leistungen, etwa in der Immunologie, bei der Enzymwirkung (S. 359), bei der Funktion als Bausteine der Zelle, bei der Verwendung als kontraktile Elemente der Muskelfasern, bei ihrer Wirkung als Plasmaeiweißkörper.

Für den Zusammenhalt zu der Sekundär- und Tertiärstruktur sorgen Bindungskräfte, die schematisch in Abb. 31 aufgeführt sind. Sie kommen dadurch zustande, daß Aminosäuren, die das Proteinmolekül aufbauen,

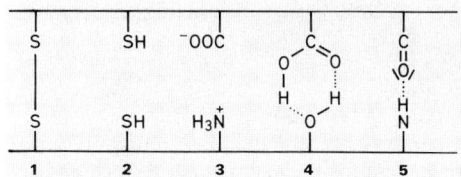

Abb. 31   Schema der Wechselwirkungskräfte zwischen zwei Protein-Molekülen
1 Disulfid-Brücke, verknüpft
2 Disulfid-Brücke, durch Reduktion geöffnet
3 Bindung durch ionale Kräfte
4, 5 Wasserstoffbrückenbindung
Die Stärke der Bindungskräfte nimmt in der Reihenfolge 1 > 3 > 4, 5 ab

zum Teil zusätzliche funktionelle Gruppen tragen. So können z. B. Aminosäuren beteiligt sein, die zwei Carboxy-Gruppen und eine Amino-Gruppe enthalten, also saure Aminosäuren, ebenso aber auch Aminosäuren mit zwei Amino-Gruppen und einer Carboxy-Funktion – basische Aminosäuren. Das endgültige Proteinmolekül ist folglich mit einem Überschuß an sauren oder basischen Gruppen ausgestattet (S. 341), Durch sie sind Bindungen durch ionale Kräfte bedingt. Wasserstoffbrückenbindungen (S. 68) können u. a. von den H-Atomen der Carboxy-Gruppe und der Amino-Gruppe ausgehen. SH-Gruppen können sich zu Disulfidbrücken schließen.

Die genannten Kräfte können außer zum intramolekularen Zusammenhalt zur Sekundär- und Tertiärstruktur auch zu Wechselwirkungen zwischen zwei Proteinmolekülen oder anderen Stoffen führen (intermolekulare Wechselwirkungen).

Durch Polykondensationsreaktionen entstehen auch die anderen Biopolymere **Stärke, Glykogen** und die **Nucleinsäuren.** Für diese Makromoleküle – insbesondere die Nucleinsäuren – ist ebenfalls ein gesetzmäßiger Strukturaufbau im Sinne von Sekundärstrukturen charakteristisch.

3.5 Aufstellung einfacher Reaktionsgleichungen

In der Chemie müssen häufig Gleichungen – insbesondere von Neutralisationsreaktionen, Redox-Reaktionen oder Komplexbildungsreaktionen – aufgestellt werden. Es gilt dabei der Erhaltungssatz von Massen und Ladungen in geschlossenen Systemen. Oft sind Gleichungen zu ergänzen, wenn Partner unvollständig vorgegeben sind.

Man beachte, daß chemische Gleichungen nicht willkürlich aufgestellt werden dürfen. Sie stellen im Grund genommen nur eine kurzschriftartige Beschreibung eines realen Sachverhalts dar. Die bilanzierte Gleichung muß also diesen als vorgegebene Größe auch richtig wiedergeben.

Beispiel **a** Die Gleichung

$$Fe^{3+} + SO_4^{2-} \longrightarrow Fe_2(SO_4)_3$$

ist zu vervollständigen. Man bilanziert zuerst die Massen und überprüft dann, ob die Zahl der Ladungen auf der rechten und der linken Seite der Gleichung identisch ist. Als Ergebnis erhält man hier:

$$2\,Fe^{3+} + 3\,SO_4^{2-} \longrightarrow Fe_2(SO_4)_3$$

Beispiel **b** Die Reaktion

$$X\,H_3PO_4 + Y\,Ca(OH)_2 \longrightarrow Z\,Ca_3(PO_4)_2$$

soll bilanziert werden. Rechts stehen drei Ca-Atome und zwei PO_4-Gruppen, entsprechend steht links:

$$2\,H_3PO_4 + 3\,Ca(OH)_2 \longrightarrow Ca_3(PO_4)_2$$

Nach Berücksichtigung der H und OH der linken Seite ergibt sich vollständig:

$$2\,H_3PO_4 + 3\,Ca(OH)_2 \longrightarrow Ca_3(PO_4)_2 + 6\,H_2O$$

Beispiel **c** Glycin (S. 301), abgekürzt Gly, bildet mit Cu^{2+} einen Bidentat-Chelat-Komplex (S. 58), in dem Cu die Koordinationszahl 4 hat. Die Bildungsgleichung ist zu formulieren. Die Struktur des Glycins (als Anion) ist:

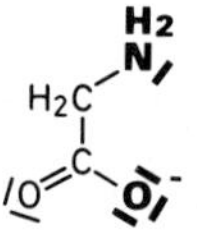

Die in der Strukturformel fett gedruckt dargestellten Teile des Moleküls können als Elektronendonator in einem Chelator reagieren, da sie durch 2 C-Atome voneinander getrennt sind, so daß stabile Chelat-Fünfringe (S. 57) entstehen können:

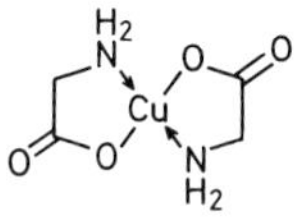

Die Gleichung lautet:

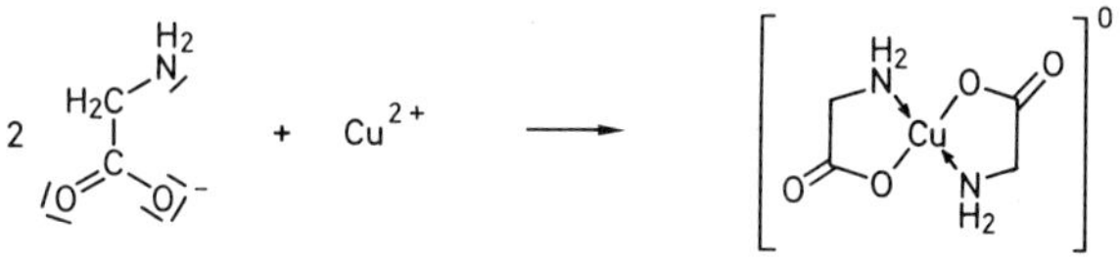

$$2 \; H_2C\text{-}NH_2\text{-}COO^- + Cu^{2+} \longrightarrow [\text{Cu-Komplex}]^0$$

Die Koordinationszahl im Komplex ist 4, und dieser ist als Ganzes ungeladen.

3.6 Berechnungen chemischer Umsetzungen

Hat man die chemischen Reaktionsgleichungen aufgestellt und bilanziert, ergeben diese nicht nur eine qualitative Beschreibung des Reaktionsablaufs, sondern sie ermöglichen auch die Berechnung von Stoffmengen. Die chemische Gleichung

$$A + B \longrightarrow AB$$

kann man einmal so lesen, daß ein einzelnes A-Teilchen mit einem B-Teilchen reagiert, um ein AB zu ergeben. Das wäre also eine Betrachtungsweise in der *Welt der einzelnen molekularen Stoffindividuen*.
Die Welt der makroskopisch-empirischen Realität besteht jedoch aus einer Vielfalt solcher Molekülindividuen. Zur Umrechnung verwendet man am besten die Avogadro-Konstante (S. 22) und beschreibt die Reaktion dann auf *molarer Basis*. Die Reaktionsgleichung bedeutet dann, daß N_A Teilchen A mit N_A Teilchen B reagieren, um N_A Teilchen AB zu ergeben. Damit liefern chemische Gleichungen auch die Möglichkeit der Berechnung von Stoffmengenumsetzungen.

Allerdings wird dabei von einer – praktisch nie geltenden – Voraussetzung ausgegangen. Man nimmt nämlich an, daß die Reaktion vollständig von den Ausgangsstoffen zu den Endprodukten verläuft, also ein *100 prozenti-*

ger Umsatz stattfindet. Dieser Fall ist jedoch rein theoretisch und man erhält bei solchen Berechnungen die theoretische Ausbeute oder Umsetzung der Reaktion. Tatsächlich herrschen Gleichgewichte, die die reale Ausbeute kleiner werden lassen als die theoretisch berechnete.

Ein Beispiel möge das Prinzip der Berechnungsweise zeigen.
Die Gleichung

$$2\,Na + Cl_2 \longrightarrow 2\,NaCl$$

besagt, daß 2 mol Natrium mit 1 mol Chlor reagiert, um 2 mol NaCl zu ergeben. 2 mol Natrium (relative molare Masse 23) haben eine Masse von 46 g. 1 mol Chlormoleküle hat eine Masse von 70 g. Die chemische Gleichung ist also auch so lesbar, daß:
46 g Natrium mit 70 g Chlor reagieren, um 116 g NaCl zu bilden. Nunmehr läßt sich – mit Hilfe der Dreisatzrechnung – jeder beliebige Teilumsatz berechnen, also etwa die gebildete Menge an NaCl, wenn von 1 g Chlor ausgegangen wird (Antwort: 1,65 g NaCl).

3.7 Stoffmengen- und Konzentrationsangaben

In der klinischen Chemie sind heute zwei Angaben zugelassen:
1) **Stoffmenge** n (Bezugseinheit mol, Untereinheit mmol, μmol, nmol),
2) **Masse** M (Bezugseinheit kg, Untereinheit g, mg, μg, ng, pg).

Bei Stoffen mit bekannter Formel muß die Angabe unter Bezug auf die Stoffmenge (mol) erfolgen. Bei Stoffen mit nicht genau bekannter Formel – bei einigen wenigen Proteinen – soll die Angabe als Masse (kg) erfolgen.

Von diesen beiden Einheiten werden zwei Konzentrationsmaße abgeleitet:
1) **Stoffmengenkonzentration c (mol/l, oder mol $\cdot$ l^{-1}**, Untereinheiten mmol/l, μmol/l, nmol/l)
2) Massenkonzentration (kg/l oder kg $\cdot$ l^{-1}, Untereinheit g/l)
Statt der Angabe in x mol/l darf auch kürzer *x molar* angegeben werden, weil die Stoffmengenkonzentration auch gleichwertig als *Molarität* angegeben werden darf.

Gelegentlich ist noch die Umrechnung alter Angaben (als Masse in a g) in x mol notwendig. Man benutzt dazu die Formel

$$x(mol) = \frac{a(g)}{\text{molare Masse}(g \cdot mol^{-1})}$$

Man beachte dabei, daß die relative molare Masse (S. 38) einheitenlos ist. Die molare Masse ist dagegen die Masse der Stoffmengeneinheit, also von N_A Teilchen. Sie hat die Einheit $g \cdot mol^{-1}$. Die relative molare Masse von Glucose ist 180. Die molare Masse von Glucose ist $180\,g \cdot mol^{-1}$.

15 g Glucose sind damit $\dfrac{15\,g}{180\,g \cdot mol^{-1}} = 0{,}083$ mol.

Eine 0,7 molare Kochsalz-Lösung enthält 0,7 mol/l = 40,6 g NaCl/l.

Soll man schließlich 375 ml einer 0,45 molaren Glycin-Lösung (relative molare Masse 75) ansetzen, berechnet man zuerst die zum Ansatz eines Liters nötige Glycinmenge (0,45 × 75 = 33,6 g) und kalkuliert anschließend die für das geforderte Volumen nötige Menge (12,7 g).

Neben diesen beiden wichtigen Konzentrationsangaben, in denen alle Gehalte von Stoffen in Körperflüssigkeiten angegeben werden, gibt es für die Laborarbeit noch einige praktische Konzentrationsangaben von geringerer Bedeutung:

Massengehalt (-anteil) = g Stoff/100 g,
Volumengehalt (-anteil) = ml Stoff/100 ml Volumen

In der Laborpraxis werden Konzentrationen von Reagenzlösungen häufig in Prozent angegeben, also g Gelöstes/100 g Lösung. Verwendet man nur Wasser als Lösungsmittel, kann man in erster Näherung das Volumen in ml zahlenmäßig gleich der Gramm-Menge einsetzen. Voraussetzung ist, daß die resultierende Lösung in der Dichte nicht zu sehr von 1 verschieden ist. Diese Voraussetzung gilt fast immer für verdünnte Lösungen. D. h. daß – bei Zulassung einer kleinen Ungenauigkeit – die Konzentrationen verdünnter wäßriger Lösungen gleichwertig in g/100 ml Lösung oder g/100 g angegeben werden können.

Gelegentlich ist eine Angabe in val (= Äquivalentmenge) sinnvoll, wenn man die Konzentration ionaler Teilchen unter Berücksichtigung der Wertigkeit angeben will. 1 Val = 1 mol/Wertigkeit. 1 val Ca^{2+} ist also gleich ½ mol Ca^{2+}.

Die Angaben der Tab. 31 zeigen, daß die alten Daten (in mg/100 ml) keine gute Bilanzierung der Kationen und der Anionen ermöglicht. Die modernere Angabe (in $mmol \cdot l^{-1}$) ermöglicht das viel eher. (Ganz exakt ist das allerdings nur, wenn man die Wertigkeit der Ionen berücksichtigt.)

Tab. 31 Gehalt des Plasmas an verschiedenen Stoffen

	Konzentrationsangabe in	
	mg/100 ml	mmol/l
Na^+	330	143
K^+	19	5
Ca^{2+}	10	2,5
Cl^-	364	104
HCO_3^-	165	27
Protein	7400	2
Summe der Kationen	395	150,5
Summe der Anionen	7929	133

4 Quantitative Gesetzmäßigkeiten bei der Reaktion von Stoffen

4.1 Chemisches Gleichgewicht

Chemische Reaktion als Gleichgewichtsreaktion

Chemische Reaktionen sind Gleichgewichtsreaktionen. Folgendes Gedankenexperiment soll die Vorgänge bei der Ausbildung einer Gleichgewichtslage klarmachen: Zwei Atome eines Gases A vereinigen sich zu einem Molekül A_2. Wird in ein Reaktionsgefäß nur A gefüllt, ist die Wahrscheinlichkeit hoch, daß sich zwei A treffen und A_2 bilden. Langsam nimmt durch diese Reaktionen die Konzentration an A-Atomen ab. Zum Schluß befinden sich nur noch wenige A zwischen vielen A_2, ohne ihren Partner A zu finden. Es hat sich ein gewisser Endzustand eingestellt.

Beide Atome im A_2-Molekül führen nun Vibrationen (S. 79) aus, die so stark werden können, daß das Molekül dadurch zerbricht und zwei A zurückgebildet werden. Mit steigender A_2-Menge beginnt also eine Rückreaktion zum Ausgangszustand. Hin- und Rückreaktion laufen gleichzeitig ab und nach einer gewissen Anlaufzeit hat sich ein Gleichgewicht eingestellt, in dem Anteile von A_2 neben A vorhanden sind.

Bei der Aufstellung chemischer Gleichungen benutzt man häufig einfach ein Gleichheitszeichen:

A + B = C + D

Soll der Charakter einer Gleichgewichtsreaktion betont werden, setzt man statt des Gleichheitszeichens Pfeile

A + B ⇌ C + D

Die Verwendung der Pfeile ist dann sehr instruktiv, wenn das Gleichgewicht sehr weit auf der einen Seite liegt, z. B.

A + B ⇌ C + D

Häufig läßt man den kleineren Pfeil weg und schreibt (eigentlich weniger präzis):

A + B ⟶ C + D

Über und unter den Pfeilen kann man noch die Reaktionsbedingungen, z. B. die Temperatur oder die Art des Lösungsmittels, anführen.

In der Biochemie hat sich folgende Symbolik eingebürgert:

$$A \xrightarrow[]{B\ \ D} C$$

Diese Symbolik ist vorteilhaft, weil manche Reagenzien (also B) in der Biochemie immer wieder die gleichen sind und immer in gleicher Weise (Bildung von D) reagieren. Ihr Schicksal ist also nur sekundär interessant, was durch die obige Gleichungsformulierung betont wird.

Weiterhin wird D in einer hier nicht angegebenen Situation häufig in B zurückverwandelt, so daß B und D im Sinne eines kreisförmigen Prozesses miteinander verbunden sind. Unsere Symbolik gibt einen Ausschnitt aus diesem Kreis oberhalb des großen Pfeils wieder.

Ableitung des Massenwirkungsgesetzes in homogenen Systemen

In einem Reaktionsgefäß befinden sich die Stoffe A und B. Im Anfang reagieren sie gut miteinander, da die Trefferwahrscheinlichkeit wegen der hohen Konzentration von A und B groß ist. Es entstehen C und D bei der Reaktion. Da ihre Konzentration zunimmt, wird die Wahrscheinlichkeit, daß A auf ein B trifft, geringer.

In einem zweiten Gefäß sind anfänglich C und D vorhanden. Hier läuft eine Reaktion ab, bei der sich A und B bildet. Es ist also eine Rückreaktion von C und D unter Lieferung von A und B möglich.

In beiden Gefäßen läuft aber auch die umgekehrte Reaktion ab. Als Ergebnis stellt sich in beiden Gefäßen eine Konzentration von A, B, C und D ein, deren Höhe für die vorliegende Reaktion charakteristisch ist.

Bei der Reaktion ist die Geschwindigkeit proportional der Konzentration von A und B. Bei hoher Konzentration ist die Reaktionsgeschwindigkeit groß, bei niedriger entsprechend langsam. Für die Geschwindigkeit der Bildungsreaktion, der Hin-Reaktion schreibt man:

$$v_{Hin} = k(A) \cdot c(A) \cdot k(B) \cdot c(B) = k_{Hin} \cdot c(A) \cdot c(B)$$

In der obigen Gleichung wurden die beiden Konstanten $k(A)$ und $k(B)$, die die individuelle Beeinflussung des Reaktionsablaufs durch $c(A)$ bzw. $c(B)$ beschreiben, zu einer Konstanten k_{Hin} zusammengezogen. Analog gilt für die Rückreaktion:

$$v_{Rück} = k(C) \cdot c(C) \cdot k(D) \cdot c(D) = k_{Rück} \cdot c(C) \cdot c(D)$$

Im Gleichgewichtszustand ist nun die Geschwindigkeit der Hin- und der Rück-Reaktion gleich:

$$k_{Rück}\, c(C)\, c(D) = k_{Hin}\, c(A)\, c(B) \quad \text{oder}$$

$$\frac{k_{Hin}}{k_{Rück}} = k = \frac{c(C)\, c(D)}{c(A)\, c(B)}$$

K ist die **Gleichgewichtskonstante** und der ganze Ausdruck die mathematische Formulierung des **Massenwirkungsgesetzes**. Es besagt, daß **das Produkt der Konzentrationen der Bildungsstoffe, dividiert durch das Produkt der Konzentrationen der Ausgangsstoffe, bei einer chemischen Gleichgewichtsreaktion konstant ist.** Die Konzentrationen der gebildeten Stoffe werden in den Zähler des Bruchs geschrieben (die umgekehrte Schreibweise würde den reziproken Wert von K ergeben!).

Ein kleiner Wert von K bedeutet, daß bei Gleichgewichtslage viel Ausgangsprodukt vorliegt. Ein K-Wert von 1 beschreibt ein Gleichgewicht, in dem das Produkt der Konzentrationen der Ausgangsstoffe dem der Endstoffe gleich ist. In erster Näherung heißt das, daß vergleichbare Mengen Ausgangs- und Bildungsprodukte im Gleichgewicht vorliegen. (Ein K-Wert von Null ist schon allein aus mathematischen Gründen unmöglich! K kann höchstens sehr, sehr klein werden.)

Die Reaktion $2A = B$ führt zur allgemeinsten Formulierung des Massenwirkungsgesetzes.

$$K = \frac{c(B)}{c(A)\,c(A)} = \frac{c(B)}{c^2(A)}$$

Für die allgemeine Reaktion

$\alpha A + \beta B = \gamma C + \delta D$

lautet das Massenwirkungsgesetz:

$$K = \frac{c^\gamma(C) \cdot c^\delta(D)}{c^\alpha(A) \cdot c^\beta(B)}$$

Die Werte von K werden experimentell ermittelt und in Tabellen veröffentlicht. Bei der Benutzung derartiger Tabellenwerte ist unbedingt darauf zu achten, daß sie nur unter den Bedingungen gelten, unter denen die Meßversuche angestellt wurden.

Das Massenwirkungsgesetz gilt nur für

1) eingestellte echte Gleichgewichte (hat sich der Gleichgewichtszustand noch nicht eingespielt, kann man keine konstanten Gesetzmäßigkeiten erwarten);
2) geschlossene Systeme (in der hier abgeleiteten Form);
3) der Wert von K gilt nur für eine bestimmte Temperatur.

Systemtypen

Es gibt drei verschiedene Systemtypen, die sich durch die Durchlässigkeit der Wand des Systems für Energie und Materie unterscheiden.

Tab. 32 Definition verschiedener Systemtypen anhand der Durchlässigkeit der Wand für Energie und Materie

	Wand des Systems für	
	Materie	Energie
Abgeschlossenes System (isoliertes System)	undurchlässig	undurchlässig
Geschlossenes System	undurchlässig	durchlässig
Offenes System	durchlässig	durchlässig

In ein offenes System kann man die Ausgangsstoffe A einer Reaktion mit einem konstanten Zugabefluß eingeben. Die Endprodukte E können ebenfalls mit einer konstanten Ausfuhrrate aus dem System entfernt werden. Da sich aber wegen der Entfernung des Endproduktes ein echtes chemisches Gleichgewicht nicht einstellen kann, ist die Geschwindigkeit der Hin-Reaktion v_{Hin} nicht mehr gleich der Geschwindigkeit der Her-Reaktion v_{Her}. Folglich resultiert in einem offenen System mit den genannten Durchflußkriterien eine meßbare Gesamtreaktionsgeschwindigkeit (Abb. 32).

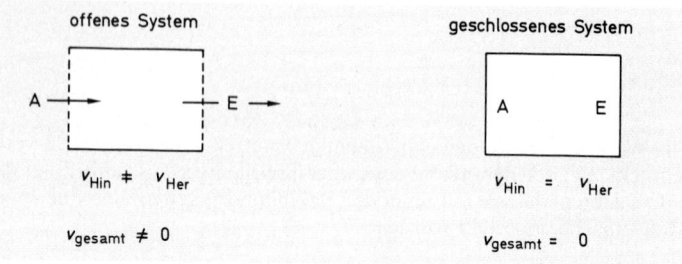

Abb. 32 Schematische Gegenüberstellung einiger Eigenschaften offener und geschlossener Systeme

Man nennt solche offenen Systeme Fließgleichgewichte oder *steady-state-system*s oder stationäre Zustandssysteme. Ihre mathematische Behandlung ist offensichtlich schwierig.
(Die Schwierigkeit wird noch größer, wenn die Geschwindigkeiten von Stoffzufuhr und -ausfuhr nicht konstant sind.)
Beiden Systemtypen gemeinsam ist, daß die Konzentration der Ausgangs-

und der Endstoffe konstant ist. Auch ist die Gesamtreaktionsgeschwindigkeit gleich der Summe der Geschwindigkeiten der Hin-Reaktion und der Rück-Reaktion.

Stationäre Zustandssysteme spielen in der Biochemie eine sehr große Rolle, weil die Prozesse im menschlichen Körper Fließgleichgewichte darstellen. Der Körper ist ja ein offenes System, das mit der Umgebung Massen austauscht (durch Zufuhr der Nahrungsstoffe und Ausfuhr der Stoffwechselprodukte) sowie Energie austauscht, wobei in der Regel die Wärme des 37 °C warmen Körpers an die kühlere Umgebung abgestrahlt wird. Auch innerhalb des Körpers herrschen derartige Fließgleichgewichte, da Stoffwechseleingangsprodukte in ein Gewebe oder eine Zelle eingeschleust, dort umgewandelt und die Umwandlungsprodukte vom Stoffwechselort abtransportiert werden. Die mathematische Behandlung wird noch dadurch erschwert, daß die Konzentrationen der Ausgangsstoffe und der Endstoffe nicht konstant sind.

Geschlossene oder abgeschlossene Systeme werden in der Laborchemie aus Gründen der Übersichtlichkeit bevorzugt. (In der Technik und in der Biologie sind offene Systeme häufiger und wichtiger.) Für das echte chemische Gleichgewicht in geschlossenen Systemen gilt, daß Hin- und Rückreaktion gleich schnell verlaufen, so daß die Gesamtreaktionsgeschwindigkeit gleich Null wird. Die Konzentration der Reaktionspartner ist im eingestellten Gleichgewicht konstant.

Anwendungsbeispiele für das Massenwirkungsgesetz

Tab. 33 bietet Beispiele (Ester-Gleichgewicht, Komplexe) für die Formulierung des **Zusammenhangs** zwischen der **Konzentration der Reaktionspartner** und der **Gleichgewichtskonstante K im Massenwirkungsgesetz.**
Die Reaktionen bei den Komplexen sind so formuliert, daß der Zerfall des Komplexes dargestellt ist. Die Konstante des Massenwirkungsgesetzes kann dann als Zerfallskonstante ein Maß für die Stabilität des Komplexes liefern.
Berechnungen mit Hilfe des Massenwirkungsgesetzes sind nur einfach lösbar für Systeme mit zwei oder drei Komponenten. Das Iodwasserstoff-Gleichgewicht ist ein gut untersuchtes Beispiel, dessen Werte in Tab. 34 angegeben sind.

Bei sehr extremen Gleichgewichtslagen, in der Regel bei sehr kleinen Werten von K, kann man die Berechnung vereinfachen durch Annahme in erster Näherung, daß die im Überschuß vorliegende Komponente nach Gleichgewichtseinstellung konzentrationsmäßig gleich groß ist wie beim Versuchsstart. Bei der Gleichgewichtseinstellung wurde von dieser Komponente so gut wie nichts verbraucht. Eine andere Vereinfachung besteht

Tab. 33 Beispiele chemischer Reaktionen mit dazugehöriger Formulierung des Massenwirkungsgesetzes sowie des Wertes von K

(1) $[Cu(NH_3)_4]^{2+} \rightleftharpoons Cu^{2+} + 4\,NH_3$

$$K = \frac{c(Cu^{2+})\,c^4(NH_3)}{c([Cu(NH_3)_4]^{2+})} \qquad K_{25°C} = 10^{-14}$$

(2)

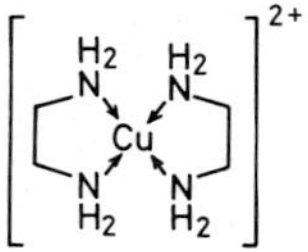

$$\left[\begin{array}{c} H_2NNH_2 \\ \diagdown Cu \diagup \\ \diagup \diagdown \\ H_2NNH_2 \end{array}\right]^{2+} \rightleftharpoons Cu^{2+} + 2\,H_2N-CH_2-CH_2-NH_2$$

$$K = \frac{c(Cu^{2+})\,c^2(DAE)}{c([Cu(DAE)_2]^{2+})} \qquad K_{25°C} = 10^{-20}$$

(3) $H_2 + I_2 \rightleftharpoons 2\,HI$

$$K = \frac{c^2(HI)}{c(H_2)\,c(I_2)} \qquad K_{425°C} = 54$$

(4) $H_3C-CH_2-OH + H_3C-\underset{\underset{OH}{\|}}{\overset{O}{C}} \rightleftharpoons H_3C-\underset{\underset{O-CH_2-CH_3}{\|}}{\overset{O}{C}} + H_2O$

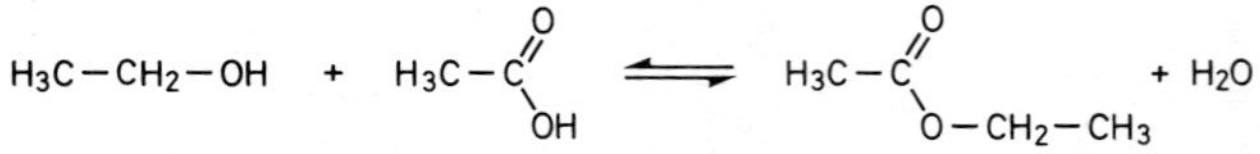

    Ethanol   Essigsäure   Essigester

$$K = \frac{c(\text{Essigester})\,c(H_2O)}{c(\text{Ethanol})\,c(\text{Essigsäure})} \qquad K_{25°C} = 4$$

* DAE = Diaminoethan

Tab. 34 Konzentrationen von Wasserstoff, Iod und Iodwasserstoff im eingestellten Gleichgewicht (Angaben in mmol · l^{-1}, T = 425°C)

H_2	I_2	HI	H_2	I_2	HI
1,83	3,13	17,67	3,56	1,25	15,59
2,91	1,71	16,48	4,56	0,74	13,54

(Wieviel I_2 ist im Gleichgewicht vorhanden, wenn $0,48 \times 10^{-3}$ mol H_2/l und $3,53 \times 10^{-3}$ mol/l HI im Gleichgewicht vorliegen?
Ergebnis: $0,48 \times 10^{-3}$ mol I_2/l.   Wieviel HI werden gebildet, wenn $2,24 \times 10^{-3}$ mol H_2 und $2,33 \times 10^{-3}$ mol I_2 im Liter im Gleichgewicht vorliegen?
Ergebnis: $16,85 \times 10^{-3}$ mol/l)

darin, die Konzentration von Teilchen, die streng gekoppelt miteinander entstehen (oder eliminiert werden), zusammenzuziehen. So entstehen bei jedem Zerfall eines $[Cu(NH_3)_4]^{2+}$-Komplexes stets pro Cu^{2+} 4 NH_3. Um die Konzentration an freiem Cu^{2+}-Ion zu berechnen, die in einer 1 molaren Lösung des Cu-Komplexes vorliegt, wird zuerst das Massenwirkungsgesetz formuliert.

$$K = \frac{c(Cu^{2+})\, c^4(NH_3)}{c([Cu(NH_3)_4]^{2+})} \qquad K = 10^{-14}$$

Für die gesuchte Cu^{2+}-Konzentration (= NH_3-Konzentration) wird x eingesetzt.

$$K = \frac{x(x)^4}{c([Cu(NH_3)_4]^{2+})}$$

Dabei wird vereinfachend gesagt, daß die Gleichgewichtskonzentration gleich der angesetzten Konzentration ist, weil die Abnahme des einen Reaktionspartners gering ist (Situation der stark einseitigen Gleichgewichtslage).

Das ergibt:

$$10^{-14} = x \cdot x^4 = x^5.$$

Die Konzentration des Cu-Ions ist also etwa $10^{-2,8}$ molar in der 1 molaren Komplex-Lösung.
Die Konstante für die Dissoziation des Cu^{2+}-Diaminoethan-Komplexes (S. 124) beträgt etwa 10^{-20}. Wie groß ist die Cu^{2+}-Ionenkonzentration in einer 1 molaren Komplex-Lösung? (Antwort: Ungefähr 10^{-7} molar. Bitte beachten Sie, daß der Komplex lautet: $[Cu(DAE)_2]^{2+}$.)
Bei der Reaktion zwischen Säure und Alkohol bilden sich Ester und Wasser. Esterbildungsreaktionen sind ausgeprägte Gleichgewichtsreaktionen, erkennbar auch beim Beispiel in Tab. 33, S. 124, an einem K-Wert von

(4). Ein Ester reagiert mit Wasser unter Spaltung und Bildung von Alkohol und Säure, wobei wieder die ursprüngliche Gleichgewichtslage erreicht wird. Reagieren a Mole Alkohol und b Mole Säure, entstehen gleich viel Mole Wasser und Ester – nämlich x Mole. Man kann damit für die Situation im Gleichgewicht schreiben

$$K = \frac{x^2}{(a-x)(b-x)}$$

weil die Konzentration des Alkohols nach eingestelltem Gleichgewicht a − x ist. Für das Essigsäure-Ethanol-Essigsäureethylester-Gleichgewicht ergeben sich die in Tab. 35 aufgeführten Daten.

Tab. 35 Konzentration (molar) der Komponenten des Ethanol-Essigsäure-Essigester-Gleichgewichts

Eingesetzt Säure	Eingesetzt Alkohol	Ester im Gleichgewicht	Säure im Gleichgewicht	Alkohol im Gleichgewicht
1,0	0,1	0,05	0,95	0,05
1,0	0,5	0,42	0,58	0,08
1,0	1,0	0,67	0,33	0,33
1,0	2,0	0,85	0,15	1,15
1,0	8,0	0,97	0,03	7,03
8,0	1,0	0,97	7,03	0,03

Einfluß der Reaktionsparameter auf die Gleichgewichtslage

An dem Berechnungsbeispiel des Ester-Gleichgewichts wird deutlich, daß die Konzentrationserhöhung eines reagierenden Partners, z. B. des Alkohols, die Gleichgewichtslage verschiebt. Es wird mehr Ester gebildet, und die Konzentration an Säuren nimmt entsprechend ab. (Konstant bleibt dabei der Wert der Gleichgewichtskonstanten!)
Ganz allgemein muß im System

A + B → C + D

bei Erhöhung der Konzentration von A sich die Konzentration von C und D erhöhen, damit der Wert von K erhalten bleibt. (Natürlich muß zur gesteigerten Bildung – in Gegenwart des Überschusses von A − auch B verstärkt abnehmen.) Für die Gasreaktion

2 H → H_2

führt eine Erhöhung der Konzentration von H im Gefäß, also eine Druckerhöhung, zu einer Verstärkung der Bildung von H_2. Auch dieses System reagiert damit so, daß es dem äußeren Zwang ausweicht (Prinzip von Le-Chatelier). Bei Reaktionen mit gasförmigen Bestandteilen wird bei einer Druckerhöhung die Seite der Gleichgewichtslage bevorzugt, die der Druckerhöhung den geringsten Widerstand entgegensetzt.

Reaktionsparameter, wie z. B. die Konzentration der Partner oder der Partialdruck wirken also so auf die Gleichgewichtslage ein, daß der Zwang verringert wird.

Gekoppelte Gleichgewichte

In der Chemie und insbesondere in der Biochemie kommen häufig Reaktionen vor, bei denen ein Stoff A zur Substanz B umgesetzt wird, die ihrerseits zu einem Sekundärprodukt C weiterreagiert. Man nennt solche Reaktionen und die dazugehörigen Gleichgewichte **gekoppelt.**
Für die einzelnen Reaktionsstufen des Modellsystems $A \rightleftharpoons B \rightleftharpoons C$ gelten die Gleichungen

$$A = B \quad K_1 = \frac{c(B)}{c(A)} \qquad B = C \quad K_2 = \frac{c(C)}{c(B)}$$

Nach Auflösen der Gleichungen nach der Konzentration von B:

$$c(B) = K_1 c(A) \quad \text{und} \quad c(B) = \frac{c(C)}{K_2}$$

und Gleichsetzen erhält man

$$K_1 K_2 = \frac{c(C)}{c(A)}$$

Die oben miteinander gekoppelten Gleichungssysteme kann man auch zusammenziehen: $A \rightleftharpoons C$. Der Intermediärstoff B taucht in dieser Gleichung nicht mehr auf, Information ist also verlorengegangen. Wendet man das Massenwirkungsgesetz an, erhält man:

$$K_{Ges} = \frac{c(C)}{c(A)} \qquad K_{Ges} = K_1 \cdot K_2$$

Daraus resultiert, daß die Gleichgewichtskonstante K_{Ges} der Gesamtreaktion eines über mehrere Stufen verlaufenden Prozesses gleich dem Produkt der Gleichgewichtskonstanten der Einzelschritte ist. Dieses Ergebnis erklärt, was passiert, wenn die Reaktion $A = B$ mit einem kleinen Wert von K_1 verläuft, wenn also wenig B erzeugt wird. Ist auf der anderen Seite die 2. Reaktionsstufe bevorzugt unter Bildung von C gelagert, also mit großem Wert von K_2, wird das wenige B, das sich in der ersten Stufe gebildet hat, weitgehend unter Bildung von C aus dem Gleichgewicht entfernt. Ist also K_1 klein, kann die Reaktion dennoch von A nach C ablaufen, wenn K_2 genügend groß ist. Derartige Kopplungen von Gleichgewichten sind in der Biochemie ganz wesentlich, da die meisten Stoffwechselreaktionen komplizierte Aufeinanderfolgen vieler Einzelreaktionen sind (s. a. S. 198).

Soll aus mehreren **miteinander gekoppelten Einzelreaktionen** die **Gesamtreaktionsgleichung** aufgestellt werden, geschieht das durch Addition und nachfolgende Kürzung der auf beiden Seiten der Gesamtgleichung auftauchenden Größen:

$$A + B \longrightarrow C + D \quad (1)$$
$$C + D \longrightarrow E + F \quad (2)$$

$$A + B + C + D \longrightarrow C + D + E + F \quad (3) \text{ und nach Kürzung:}$$
$$A + B \longrightarrow E + F$$

Das Massenwirkungsgesetz der Gesamtreaktion (3) kann bei Kenntnis der Massenwirkungskonstanten K_1 und K_2 der Einzelreaktionen (1) und (2) angesetzt und K_3 aus dem Produkt $K_1 \cdot K_2$ *berechnet werden.*

Anwendung des Massenwirkungsgesetzes auf die Dissoziation schwacher Elektrolyte

Essigsäure ist eine schwache Säure. Sie dissoziiert nach:

$$CH_3COOH \longrightarrow CH_3COO^- + H^+$$

Das Massenwirkungsgesetz für diesen Prozeß lautet:

$$K = \frac{c(H^+)\, c(CH_3COO^-)}{c(CH_3COOH)}$$

Der Wert K beträgt bei Zimmertemperatur $1{,}8 \times 10^{-5}$.
Zur Berechnung der Wasserstoffionenkonzentration (bei vorgegebener Dissoziationskonstante) wird die Gleichung vereinfacht (s. S. 123).

1) Es gilt, daß die Anzahl der aus der Dissoziation gebildeten H-Ionen genau gleich der Anzahl der Anionen ist. Folglich ist:

$$c(H^+) = c(CH_3COO^-)$$

$$K = \frac{c^2(H^+)}{c(CH_3COOH)}$$

2) Es wird eingesetzt (s. S. 123), daß die Konzentration der Essigsäure nach der Dissoziation – also der Gleichgewichtseinstellung – fast gleich der Konzentration der angewandten Essigsäure ist. Zur Veranschaulichung soll angenommen werden, daß von 100 angewandten Essigsäure-

Molekülen nur eines dissoziiert, so daß nach der Gleichgewichtseinstellung noch 99 Essigsäure-Moleküle undissoziiert im Gleichgewicht vorliegen.

$$c(CH_3COOH)_{\text{nach Dissoziation}} \approx c(CH_3COOH)_{\text{eingesetzt}}$$

Der Ansatz zur Berechnung der Wasserstoffionenkonzentration lautet:

$$K = \frac{c^2(H^+)}{c(CH_3COOH)_{\text{eingesetzt}}} \qquad c(H^+) = \sqrt{K \cdot c(\text{Säure})},$$

bzw. genauer:

$$c(H_3O^+) = \sqrt{K \cdot c(\text{Säure})}$$

da das Wasserstoff-Ion als Hydroxonium-Ion vorliegt.

Die **Wasserstoffionenkonzentration** läßt sich mit dieser für schwache Säuren allgemein gültigen Formel berechnen, wenn **die Dissoziationskonstante K der schwachen Säure** und die **eingesetzte Konzentration** bekannt sind.
Als Beispiel sei die Wasserstoffionenkonzentration einer 0,1 molaren Essigsäure berechnet:

$$c(H^+) = \sqrt{1 \cdot 10^{-5} \cdot 0{,}1} = \sqrt{1 \cdot 10^{-5} \cdot 10^{-1}} = \sqrt{10^{-6}} = 10^{-3}$$

Die Wasserstoffionenkonzentration der 0,1 molaren Essigsäure ist also 0,001 molar. Nur 1% der Essigsäure ist dissoziiert!
Eine exakte Durchrechnung ohne Vereinfachung ist möglich. Sie liefert eine quadratische Gleichung, deren Ergebnis dann mit der Näherung ausreichend gut übereinstimmt, wenn K kleiner als 10^{-4} ist.

pK-Wert

Tab. 36 zeigt einige Beispiele von Dissoziationskonstanten schwacher Säuren.
Neben der Gleichung ist noch eine vereinfachte Schreibweise der Dissoziationskonstanten aufgeführt – **der pK-Wert. Er ist als der negative dekadische Logarithmus der Dissoziationskonstanten definiert.** Es gilt also:

$$pK = -\lg K_{\text{Diss}}$$

Die stärkere der aufgeführten Säuren steht oben links, die schwächste unten links, die stärkste Base dagegen unten rechts, denn das OH-Ion ist von allen aufgeführten Broensted-Basen der beste Protonenacceptor (S. 84).

130 Quantitative Gesetzmäßigkeiten bei der Reaktion von Stoffen

Tab. 36 Dissoziationskonstanten von biochemisch wichtigen schwachen Säuren

Reaktion				K_{Diss}	pK
H_3PO_4	$\rightleftarrows$	$H_2PO_4^-$	$+ H^+$	$7{,}1 \times 10^{-3}$	2,1
CH_3COOH	$\rightleftarrows$	CH_3COO^-	$+ H^+$	$1{,}8 \times 10^{-5}$	4,8
H_2CO_3	$\rightleftarrows$	HCO_3^-	$+ H^+$	$4{,}3 \times 10^{-7}$	6,4
$H_2PO_4^-$	$\rightleftarrows$	HPO_4^{2-}	$+ H^+$	$6{,}3 \times 10^{-8}$	7,2
NH_4^+	$\rightleftarrows$	NH_3	$+ H^+$	$5{,}7 \times 10^{-10}$	9,2
HCO_3^-	$\rightleftarrows$	CO_3^{2-}	$+ H^+$	$4{,}8 \times 10^{-11}$	10,3
HPO_4^{2-}	$\rightleftarrows$	PO_4^{3-}	$+ H^+$	$4{,}4 \times 10^{-13}$	12,4
H_2O	$\rightleftarrows$	HO^-	$+ H^+$	$1{,}8 \times 10^{-16}$	15,7

Mit vorgegebenen Dissoziationskonstanten kann man Säuren und Basen als stark oder schwach klassifizieren. Dabei pflegt man Säuren, deren Dissoziationskonstante größer als 10^{-3} ist, als mittelstark oder etwa ab 10^0 als stark zu bezeichnen.

Statt pK-Wert verwendet man auch:

pK_S-Wert   oder   pK_a-Wert

s = Säure   a = engl. acid

Abhängigkeit der Dissoziation von der Elektrolytkonzentration

Bei schwachen Elektrolyten hängt der Dissoziationsgrad von der Verdünnung ab (Ostwaldsches Verdünnungsgesetz). Je verdünnter die Elektrolyt-Lösung ist, desto stärker ist die Dissoziation, weil mit der größeren Verdünnung die Rekombinationsmöglichkeit der dissoziierten Anteile kleiner wird. Tabellenwerte der Dissoziationskonstanten beziehen sich meist auf unendliche Verdünnung, die man durch rechnerische Extrapolation erhält.

pH-Wert

Unter dem pH-Wert versteht man den negativen dekadischen Logarithmus der dazugehörigen Wasserstoffionenkonzentration.

$$c(H^+) = a \times 10^{-b}$$
$$pH = b - \lg a$$
$$pH = -\lg c(H^+)$$

Man muß mit dieser Formel die pH-Werte wäßriger Lösungen starker Säuren oder Basen bei Vorgabe der Konzentration berechnen können, bzw. die Konzentration aus dem vorgegebenen pH-Wert.

Nach dieser Rechenvorschrift sollen hier einige Wasserstoffionenkonzentrationen umgerechnet werden (über Logarithmen s. S. 9).

a) $\quad c(H^+) = 1 \times 10^{-1}$ molar
$\lg c(H^+) = \lg 1 - 1 \lg 10$
$\lg c(H^+) = 0 - 1 = -1$
$-\lg c(H^+) = pH = 1$

b) $\quad c(H^+) = 2 \times 10^{-5}$ molar
$\lg c(H^+) = \lg 2 - 5 \lg 10 \quad \lg 2 = 0{,}3$
$\lg c(H^+) = 0{,}3 - 5 = -4{,}7$
$pH \quad = -\lg c(H^+) = 4{,}7$

Der Zusammenhang zwischen Wasserstoffionenkonzentration und dem pH-Wert ist in Tab. 37 dargestellt.

Tab. 37 Wasserstoffionenkonzentration und pH-Wert

Wasserstoffionenkonzentration $mol \cdot l^{-1}$		pH
1	$= 1 \times 10^{0}$	0
0,1	$= 1 \times 10^{-1}$	1
0,01	$= 1 \times 10^{-2}$	2
0,001	$= 1 \times 10^{-3}$	3
0,0000001	$= 1 \times 10^{-7}$	7
0,00000000000001	$= 1 \times 10^{-14}$	14

Man kann auch theoretisch negative pH-Werte ausrechnen, denn es gibt Säurekonzentrationen, die viel größer sind als 1 molar. (Konzentrierte Salzsäure ist z. B. etwa 12 molar.) In Bereichen mit hoher Konzentration ergeben sich jedoch auch bei starken Elektrolyten Anomalien im Dissoziationsverhalten, so daß die Berechnung von pH-Werten auf einfache Weise nicht mehr möglich ist. Auch sind exakte Messungen der Wasserstoffionenkonzentrationen dann nicht durchführbar. Die pH-Skala ist also bei Null begrenzt.

Ionenprodukt des Wassers

Wasser ist selbst Lieferant von H-Ionen gemäß der Dissoziationsgleichung

$H_2O \rightarrow H^+ + OH^-$

Das Massenwirkungsgesetz lautet für diesen Prozeß:

$$K = \frac{c(H^+)\,c(OH^-)}{c(H_2O)}$$

Aus Leitfähigkeitsmessungen kennt man den Wert von k, der bei Zimmertemperatur etwa $1{,}8 \times 10^{-16}$ beträgt. Ein Liter Wasser enthält 55,5 Mole H_2O. Setzt man diese Zahlenwerte in die Gleichung ein, erhält man:

$$1{,}8 \cdot 10^{-16} = \frac{c(H^+)\,c(OH^-)}{55{,}5}$$

$$c(H^+)\,c(OH^-) = 1 \cdot 10^{-14}$$

Man nennt dieses Produkt der Konzentrationen der H^+- und der HO^--Ionen das Ionenprodukt des Wassers. Da der Dissoziationsprozeß des Wassers temperaturabhängig ist, ist es auch der Wert des Ionenprodukts. Der für die meisten Berechnungen zugrunde gelegte genaue Wert – er gilt für 18 °C – beträgt $1 \times 10^{-14,22}$. Bei 50 °C ist der Wert $1 \times 10^{-13,22}$.

Die Angabe des Ionenprodukts besagt, daß in einer wäßrigen Lösung die Konzentrationen der H-Ionen und der OH-Ionen streng miteinander gekoppelt sind. Sinkt die Wasserstoffkonzentration, dann muß die OH-Ionen-Konzentration steigen, bis das Produkt der beiden Konzentrationen wieder den Wert 10^{-14} erreicht hat.

Theoretisch könnte man sich ein wäßriges System vorstellen, dem man sehr viel OH-Ionen zufügt, so daß deren Konzentration größer als $1\,\text{mol} \cdot l^{-1}$ wird. Dann gilt aber Ähnliches wie bei konzentrierten Säurelösungen. Das Protonenacceptorverhalten der Base OH^- wird nach dem Ostwaldschen Verdünnungsgesetz bei hohen Konzentrationen derartig beeinflußt, daß man mit der vorgegebenen Konzentration keine Berechnungen mehr durchführen kann. Man vermeidet deswegen pH-Wertberechnungen für eine OH-Ionenkonzentration, die größer als $1\,\text{mol} \cdot l^{-1}$ ist, bzw. für die korrespondierende Wasserstoffionenkonzentration, die kleiner als $10^{-14}\,\text{mol} \cdot l^{-1}$ ist. Die pH-Skala ist damit bei 14 zu begrenzen.

Berechnung der pK-Werte in korrespondierenden Säure-Basen-Paaren (wäßrige Lösungen)

Es gilt für ein in wäßriger Lösung vorliegendes korrespondierendes Säure-Basenpaar – in Analogie zur Dissoziationsgleichung des Wassers – daß

$$pK_{\text{Säure}} + pK_{\text{Base}} = 14 \qquad \text{(wäßrige Lösung)}$$

ist. Hat man einen pK_S-Wert, kann man – nur für korrespondierende Base und wäßrige Lösungen – mit dieser Beziehung leicht den pK-Wert der Base (pK_B) berechnen.

Für die Dissoziation des Ammonium-Kations (als Broensted-Säure)

$$NH_4^+ + H_2O \rightarrow NH_3 + H_3O^+$$

lautet der pK_S-Wert: 9,25. Das Ammonium-Kation ist demnach eine schwache Säure, die wenig dissoziiert.

Auf der anderen Seite ist NH_3 eine Base, die Protonen anzieht:

$$NH_3 + H_3O^+ \rightarrow NH_4^+ + H_2O$$

Das Gleichgewicht dieser Reaktion läßt sich nach der obigen Formel berechnen. Der pK_B-Wert ist 4,75.

Neutralpunkt, saurer und basischer Bereich der pH-Skala

Da im reinen Wasser die Konzentration der H-Ionen gleich der OH-Ionen ist,

$$c(H^+) = c(OH^-)$$

wird das Ionenprodukt:

$$c^2(H^+) = 10^{-14} \qquad c(H^+) = \sqrt{10^{-14}} = 10^{-7}$$

Der zu dieser H^+-Konzentration gehörige pH-Wert 7 markiert den Neutralpunkt der Skala. Werte zwischen 7 und 0 entsprechen überschüssigen Wasserstoffionenkonzentrationen, also dem Vorliegen von Säuren. Der pH-Bereich von 0 bis 7 ist der saure Bereich. Werte von 7 bis 14 zeigen das Vorliegen von Basen an.

Bedeutung des pH-Wertes für die Medizin

Tab. 38 gibt eine Übersicht über die pH-Werte einiger Körperflüssigkeiten.

Tab. 38 pH-Werte einiger Körperflüssigkeiten und der Erythrocyten

Körperflüssigkeit	pH-Wert	Körperflüssigkeit	pH-Wert
Speichel	5,0–6,8	Vaginalsekret	3,2–4,2
Magensaft	1,0–2,0	Samenflüssigkeit	7,1–7,5
Darmsaft	6,2–7,5	Blutplasma	7,39 ± 0,05
Galle	5,8–8,5	Erythrocyten	7,36 ± 0,05
Pankreassaft	7,5–8,3	Liquor cerebrospin.	7,35 ± 0,10

Es kommen also Werte von 1 (Magensaft) bis 8,5 (Galle) vor.

Blut und Liquor cerebrospinalis zeigen eine große Konstanz des pH-Wertes („Homöostase"). Jede größere Abweichung von diesen physiologischen Werten wirkt sich pathologisch aus. Beim pH-Wert des Blutes sind Schwankungen von 0,3 *mit dem Leben nicht mehr vereinbar*. Geringe Verschiebungen sind allerdings physiologisch und sogar als Regulationsvorgänge notwendig. Man nennt eine leichte Abweichung des Blut-pH-Wertes zur sauren Seite Acidose (von acidum, lat. Säure) und zur alkalischen Seite Alkalose.
Der Harn-pH-Wert kann andererseits im Bereich von 5 bis 8 schwanken. Diese große Variabilität ist Ausdruck der Aufgabe, nämlich u. a. auch für die Ausscheidung überschüssiger Säuren zu sorgen bzw. den Säure-Basen-Haushalt mit zu regulieren.

Es gibt eine ganze Reihe von Körperfunktionen, die vom pH-Wert beeinflußt werden.
So sind fast alle Eigenschaften der Eiweiße pH-abhängig, da sie aus Aminosäuren aufgebaut und Zwitterionen sind. pH-Verschiebungen ändern die Ladungen und die Möglichkeit der Wasserstoffbrückenbindung zwischen den Eiweißmolekülen. Dadurch werden so wichtige Eigenschaften, wie die Löslichkeit, Möglichkeit zur Wechselwirkung mit anderen Stoffen, Molekülform der Eiweiße und manches andere mehr beeinflußt.
Die Fähigkeit des **Hämoglobins** zur Sauerstoff-Bindung ist pH-abhängig **(Bohr-Effekt)**. Dieses Verhalten wird aus der Betrachtung der pK_S-Werte des Hämoglobins (Hb) und des oxygenierten Hämoglobins (HbO_2) verständlich. Hb ist eine schwächere Säure als HbO_2, denn der pK-Wert des Hb beträgt etwa 8. Durch die Bindung des Sauerstoffs wird (wegen einer Änderung im Globinanteil des Hb) (S. 60) der pK-Wert auf etwa 7 beim HbO_2 erniedrigt. Im etwas saureren Bereich wird der Sauerstoff weniger gebunden und deshalb leichter abgegeben. Damit wird er dort zur Verfügung gestellt, wo er zu Stoffwechselleistungen benötigt wird. Hier häufen sich die Endprodukte der biologischen Oxidation (Kohlensäure, Milchsäure u. a. Säuren), so daß im Gewebe eine leicht erhöhte Acidität herrscht, die eben die Abgabe des Sauerstoffs vom Hämoglobin fördert. In der Lunge dagegen wird Kohlendioxid abgegeben, die Blutacidität also gesenkt, so daß die Sauerstoff-Bindung an das Hämoglobin begünstigt wird.

Wichtige funktionelle Eiweißkörper sind die Enzyme, die als Biokatalysatoren an der Steuerung fast aller Stoffwechselfunktionen beteiligt sind. Alle Enzyme reagieren als Eiweißkörper auf pH-Änderungen empfindlich. Da die Biokatalysatoren den chemischen Teil der Verdauung, den Auf- und Abbau der Körperbestandteile, die Muskelkontraktion und viele andere Leistungen beeinflussen, sind alle diese Effekte letztlich pH-abhängig. Enzyme haben ein Wirkungsop-

timum bei einem bestimmten pH-Wert, ober- oder unterhalb dessen die Enzymleistung stark absinkt. Die pH-Werte der verschiedenen Verdauungsflüssigkeiten und die pH-Optima der Enzyme, die in ihnen wirken, stimmen beim Gesunden gut überein.
Bei der biologischen Oxidation wird der mit der Atmung aufgenommene Sauerstoff über viele Zwischenstufen mit Wasserstoff zur Reaktion zusammengeführt. Diese Oxidationsreaktion des Wasserstoffs ist ebenfalls pH-abhängig, weil die Einschleusung des Wasserstoffs in das mitochondriale Enzymsystem pH-abhängig ist.

Viele der heute gebräuchlichen Pharmaka sind schwache Säuren oder Basen. Manche wirken nur in der ionisierten Form, manche nur in der undissoziierten. Welche Form vorliegt, hängt ganz erheblich von der Wasserstoffionenkonzentration im Erfolgsorgan ab. Da viele Pharmaka im Körper auch mehr oder weniger fest an Eiweiße gebunden werden, muß bei der Dosierung der Pharmaka die pH-Abhängigkeit der Eiweißbindung berücksichtigt werden.

Bei Entzündungen steigt im umliegenden Gebiet die Konzentration der Milchsäure an und führt zu einer Änderung des pH-Wertes. Das führt zu einer Ausschüttung chemischer Substanzen mit schmerzerregender Wirkung.

Knochenauf- und -abbau sind ebenso pH-abhängig wie die chemischen Mechanismen zur Energiespeicherung.

Der saure pH des Vaginalsekrets ist durch die Tätigkeit physiologischer Scheidenbakterien bedingt, die Milchsäure aus Glykogen produzieren. So werden eindringende pathogene Keime abgetötet, die zu einer Entzündung der Vagina führen könnten. Da im sauren Scheidenmilieu allerdings auch die Spermatozoen absterben, ist die Samenflüssigkeit zur Vermeidung dieses Effektes alkalisch, ebenso wie das Sekret der Cowperschen Drüsen, das vor der Ejakulation in die männliche Urethra sezerniert wird, um dort vorhandene Reste sauren Harns zu neutralisieren.

Bei dieser vielfältigen Beeinflußbarkeit der Funktionen des Körpers braucht dieser eine Art Bezugsnormal für den pH-Wert. Dieser Bezugswert ist durch die sehr konstante Wasserstoffionenkonzentration des Blutes und des Liquors gegeben.

Pufferung

Man nennt die Fähigkeit, den pH-Wert (nahezu) konstant zu halten, **puffern. Eine gepufferte Lösung ist also eine Lösung, deren pH-Wert sich auf Zusatz kleiner Mengen einer Säure oder einer Base nicht ändert.**
Eine Pufferlösung enthält immer eine schwache Säure und ein Salz dieser

Säure oder ein schwache Base und ein Salz dieser Base. D. h. **in einer Pufferlösung liegt eine schwache Broensted-Säure mit ihrer korrespondierenden Base bzw. eine schwache Broensted-Base mit ihrer korrespondierenden Säure in wäßriger Lösung vor.**
Aus vorgegebenen Elektrolyt-Mischungen müssen solche mit Pufferwirkung erkannt werden.

Tab. 39 Beispiele von Puffersystemen

Broensted-Säure	Broensted-Base
CH_3COOH	CH_3COO^-
Organische Säure	Anion der organischen Säure
H_2CO_3	HCO_3^-
H_3PO_4	$H_2PO_4^-$
$H_2PO_4^-$	HPO_4^{2-}
HPO_4^{2-}	PO_4^{3-}
NH_4^+	NH_3
RNH_3^+	$R-NH_2$
Amin-Salz	Amin

Allgemein gilt, daß die (meisten) organischen Säuren mit ihren Anionen und die (meisten) organischen protonisierten Amine mit ihren Aminen Puffersysteme darstellen. Man arbeitet z. B. mit Lösungen von Ammoniak und Ammoniumchlorid oder von Essigsäure mit Natriumacetat.

Das Funktionieren eines Puffersystems soll am Beispiel Essigsäure – Natriumacetat (dem Natriumsalz der Essigsäure) gezeigt werden. Wenn dem Essigsäure-Acetat-Gemisch z. B. verdünnte Säure, HCl, zugesetzt wird, reagiert das freie H-Ion (der zugesetzten, völlig dissoziierten Säure HCl) mit dem Acetat-Anion aus dem Puffergemisch. Dabei wird undissoziierte Essigsäure gebildet. Das ursprünglich freie H-Ion ist damit fixiert worden und die Wasserstoffionenkonzentration hat sich im Puffergemisch nicht geändert. – Wird dem Acetat-Essigsäure-Gemisch verdünnte NaOH zugesetzt, wird diese von der Essigsäure neutralisiert, wobei das Salz Natriumacetat entsteht, das praktisch keine pH-Verschiebung bedingt. Durch die Neutralisation wird die Konzentration der Essigsäure etwas vermindert. Da aber nur jedes hundertste Essigsäure-Molekül einen Beitrag zur Wasserstoffionenkonzentration liefert, bleibt der pH-Wert praktisch gleich. Die zugesetzte Base ist also vom Puffersystem gleichfalls abgepuffert worden.

pH-Wert-Berechnung von Pufferlösungen

Die Berechnung soll am Beispiel eines Puffersystems aus schwacher Säure und korrespondierender Brönsted-Base beschrieben werden. Ein solches System wird z. B. aus Essigsäure und Natriumacetat gebildet.

Wie dissoziieren die beiden Pufferbestandteile? Betrachtet wird das Verhalten von 100 Molekülen:

$$100\,CH_3COOH \longrightarrow 99\,CH_3COOH + 1\,CH_3COO^- + 1\,H^+ \quad \text{und}$$
$$100\,CH_3COONa \longrightarrow \qquad\qquad 100\,CH_3COO^- + 100\,Na^+$$

Von der Essigsäure ist nach Dissoziation noch fast alles undissoziiert vorhanden (s. S. 129), das Natriumacetat ist dagegen als Salz völlig dissoziiert (S. 89).

Gemäß den beiden Gleichungen liefert nur die Essigsäure einen, wenn auch geringen, Beitrag zur Wasserstoffionenkonzentration. Er läßt sich aus dem Massenwirkungsgesetz berechnen:

Die Dissoziationsgleichung für die Säure lautet im allgemeinen Fall:

$$HA \longrightarrow H^+ + A^-$$

Das Massenwirkungsgesetz:

$$K = \frac{c(H^+)\,c(A^-)}{c(HA)} \quad \text{bzw.} \quad c(H^+) = K \cdot \frac{c(HA)}{c(A^-)}$$

Vereinfachend wird in die Massenwirkungsgesetzgleichung für die Konzentration der im Gleichgewicht befindlichen Säure die eingesetzte Säure geschrieben. Die Konzentration des Anions ist identisch mit der des eingesetzten Salzes wegen dessen vollständiger Dissoziation. Die Konzentration der eingesetzten Säure ist (praktisch) gleich der Gleichgewichtskonzentration, weil die Säure nur schwach dissoziiert. Damit erhält man nach Einsetzen:

$$c(H^+) = K \frac{c(\text{Säure}) \text{ eingesetzt}}{c(\text{Salz}) \text{ eingesetzt}}$$

$$c(H^+) = K \frac{c(\text{Brönsted-Säure})}{c(\text{Brönsted-Base})}$$

Logarithmiert man diese Gleichung und multipliziert sie mit -1, dann erhält man

$$pH = pK_S + \lg \frac{c(\text{Brönsted-Base})}{c(\text{Brönsted-Säure})}$$

Diese Form der Gleichung ist als **Henderson-Hasselbalch-Gleichung** bekanntgeworden. Da sie von großer Bedeutung in der Medizin ist, wird ihre Kenntnis auch vom Mediziner verlangt.
Damit kann man den pH-Wert von Pufferlösungen aus vorgegebener Konzentration von schwacher Säure, korrespondierender Base und pK-Wert berechnen.
Es soll der pH-Wert einer Lösung berechnet werden, die 1 molar an H_2CO_3 und 1 molar an $NaHCO_3$ ist. Das nach Brönsted gekoppelte Säure-Basen-Paar ist $H_2CO_3 - HCO_3^-$. Der pK_A-Wert ist 6,4.

Eingesetzt ergibt das:

$$pH = 6{,}4 + \lg 1/1 = 6{,}4.$$

Wie groß ist der pH-Wert einer Lösung mit 0.1 mol HCO_3^- und 1 mol H_2CO_3 im Liter?

$$pH = 6{,}4 + \lg 0{,}1/1 = 6{,}4 - 1{,}0 = 5{,}4.$$

Wie groß ist der pH-Wert eines Gemisches der gleichen Komponenten, wenn die Brönsted-Base im zehnfachen Überschuß gegenüber der Säure vorliegt? Die Bruchrechnung ergibt dann einen pH-Wert, der um eine Einheit größer wird als es dem pK-Wert entspricht. Ein Überschuß der Säure ergibt also ein Puffersystem, dessen pH-Wert kleiner ist als es dem pK-Wert entspricht. Ein Überschuß der Brönsted-Base ergibt einen pH-Wert, der stärker im basischen Bereich oder näher an ihm liegt.

Zum Schluß soll der pH-Wert einer wäßrigen Lösung berechnet werden, die 1 molar an NH_3 und 1 molar an NH_4Cl ist. Brönsted-Base in diesem System ist NH_3, Brönsted-Säure NH_4^+. Der pK_A-Wert ist 9,2. Es liegt also ein pH-Wert von 9,2 vor.

Der pH-Wert einer Pufferlösung, die 0,1 molar an Essigsäure und 0,1 molar an Natriumacetat ist, lautet:

$$c(H^+) = 1{,}8 \cdot 10^{-5} \, \frac{0{,}100}{0{,}100} = 1{,}8 \cdot 10^{-5}$$
$$pH = 4{,}74$$

Einem Liter dieser Pufferlösung wird 1 ml 1 molare Natronlauge zugesetzt ($= 0{,}001$ mol OH^-). Die Base neutralisiert die äquivalente Menge Essigsäure, also auch 0,001 mol. Dadurch wird die Konzentration der Essigsäure auf 0,099 molar gesenkt. Zugleich wird die Konzentration des Natriumacetat um 0,001 mol erhöht, also auf 0,101 molar. Der pH-Wert eines solchen Puffergemischs ist:

$$c(H^+) = 1{,}8 \cdot 10^{-5} \cdot \frac{0{,}099}{0{,}101} = 1{,}8 \cdot 10^{-5} \cdot 0{,}98 = 1{,}76 \cdot 10^{-5}$$
$$pH = 4{,}75$$

Der pH-Wert ist in der Tat durch den Basenzusatz praktisch nicht geändert worden. – Wenn die 1 molare Natronlauge dagegen in 1 Liter Wasser, also ein ungepuffertes System, gegeben worden wäre, wäre der pH-Wert von 7 auf 11 angestiegen!

Ein Puffersystem mit gleichen Konzentrationen an Säure wie Salz erlaubt die Bestimmung des pK-Wertes einer Säure, also der Dissoziationskonstanten! Das kann man direkt der Henderson-Hasselbalch-Gleichung entnehmen, wenn man $c(\text{Salz}) = c(\text{Säure})$ einsetzt:

$$\text{pH} = \text{p}K + \lg \frac{c(\text{Salz})}{c(\text{Säure})} \quad \text{gibt jetzt: pH} = \text{p}K$$

Mit dieser Gleichung kann man auch sehr einfach zeigen, daß sich beim Verdünnen eines Puffersystems am pH-Wert nichts ändert, denn durch die Verdünnung ändern sich die Konzentrationen des Salzes und der Säure im gleichen Maße.

Allerdings gilt diese Aussage nicht beliebig, denn der Wert der Dissoziationskonstanten der Säure ist konzentrationsabhängig aufgrund des Ostwaldschen Verdünnungsgesetzes – oder mit anderen Worten – die Konzentration der undissoziierten Säure ändert sich beim Verdünnen nicht so gleichsinnig wie die Konzentration des Salzes. Die Dissoziation des schwachen Elektrolyten nimmt mit steigender Verdünnung zu, so daß die Säurekonzentration relativ stärker abnimmt. Wasser liefert beim Verdünnen auch einige H-Ionen und bei unendlicher Verdünnung eines Puffersystems hat man schließlich reines Wasser mit einem pH von 7 vorliegen. Letztlich erreichen alle Puffer-Systeme beim Verdünnen diesen Wert. An-

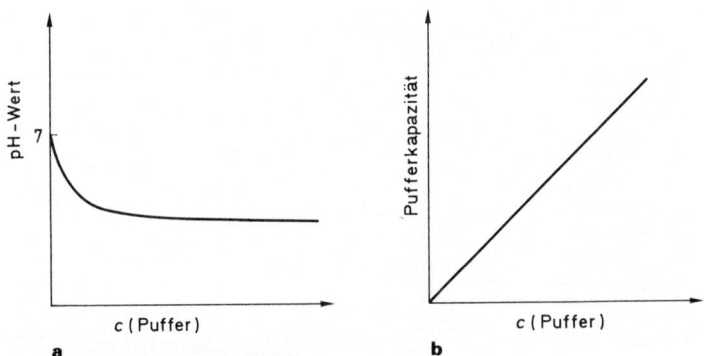

Abb. 33 Schematische Gegenüberstellung der Abhängigkeit des pH-Wertes a und der Pufferkapazität b eines Puffersystems von der Konzentration des Puffersystems

fänglich aber – und das ist für die Praxis wichtig – hängt bei kleinen Konzentrationsänderungen der pH-Wert eines Puffersystems nicht von der Verdünnung ab (Abb. 33).

Pufferkapazität

Beim Zusatz von Wasser ändert sich aber die Zahl der puffernden Teilchen pro Liter und damit die Pufferkapazität. Diese Größe sagt aus, wieviel zugesetzte Säure oder Lauge das System puffern kann. Ist die Pufferkapazität groß, dann kann man viel Säure oder Lauge zusetzen, bevor eine erhebliche pH-Änderung eintritt. Es ist eine Pufferkapazität von 1 vorhanden, wenn der Zusatz von 1 mol Wasserstoffionen zu 1 Liter Pufferlösung den pH-Wert gerade um eine Einheit verschiebt.

Berechnungen zeigen, daß die maximale Pufferkapazität bei einem molaren Verhältnis von Säure zu Salz von 1:1 vorliegt. Ein günstiger Pufferungsbereich erstreckt sich über zwei pH-Einheiten, je eine jenseits des pK-Wertes der zugrunde liegenden schwachen Säure. Man muß sich also für den pH-Bereich, den man konstant halten will, die entsprechende Säure und das zugehörige Salz auswählen.

Die Puffersysteme des Blutes

Im Blut sind drei Puffersysteme vereinigt wirksam.

1. Kohlensäure/Hydrogencarbonat-System (6% der Blutpufferkapazität),
2. Phosphorsäure/Dihydrogenphosphat bzw. Dihydrogenphosphat/ Hydrogenphosphat (1% der Blutpufferkapazität),
3. Protein-Protein-Anionen-System (93% der Blutpufferkapazität).

Das Kohlensäure/Hydrogencarbonat-System beruht auf der Gleichung

$$H_2CO_3 \longrightarrow H^+ + HCO_3^-$$

Die Henderson-Hasselbalch-Gleichung (s. a. Abb. 34) lautet für diesen Puffer (mit p$K_{H_2CO_3}$ = 6,10):

$$pH = 6{,}10 + \lg \frac{c(HCO_3^-)}{c(H_2CO_3)}$$

In der Lunge kann ein zweites Gleichgewicht mit H_2CO_3 wirksam werden:

$$H_2CO_3 \longrightarrow CO_2 + H_2O$$

Kohlendioxid wird als Gas ausgeatmet werden. (Man bezeichnet ein Puffersystem, dessen eine Komponente, z. B. gasförmig entweichend, entfernt werden kann, als „offenes" Puffersystem. Das hier besprochene Hydrogencarbonat/Kohlensäure-System ist ein physiologisch wichtiges offenes Puffersystem.) Damit kann der pH-Wert des Blutes beeinflußt und auch sehr schnell reguliert werden. Das Kohlensäure/Hydrogencarbonat-System hat damit den Charakter eines „Notfallhelfers", mit dessen Hilfe kurzfristig kleine Korrekturen im pH-Haushalt durchgeführt werden. Größere Korrekturen sind mit diesem System nicht möglich, weil der Kohlensäure/Hydrogencarbonat-Puffer nur zu etwa 6% an der Gesamtpufferwirkung des Blutpuffers beteiligt ist (s. a. das Nomogramm auf S. 142).

Das Phosphat-Puffer-System ist durch die beiden Gleichungen gekennzeichnet:

$$H_3PO_4 \longrightarrow H_2PO_4^- + H^+ \text{ und}$$
$$H_2PO_4^- \longrightarrow HPO_4^{2-} + H^+$$

Es bedingt nur etwa 1% der Pufferkapazität des Blutes.
Die Hauptpufferwirkung geht von den Bluteiweißen aus. 80% der Pufferung stellen die Proteine der Erythrozyten und 13% die des Serums.

Titrationskurven

Die Eigenschaften starker und schwacher Säuren kann man gut an Titrationskurven demonstrieren. Dazu fügt man zu einer bestimmten Menge der zu untersuchenden Säure genau abgemessene Portionen einer Base zu – in der Regel eine starke Base – und mißt den pH-Wert nach jedem Zusatz. Man trägt ihn in einem Diagramm auf der Ordinate und den Zusatz an Base auf der Abszisse auf. Es resultiert so eine Titrationskurve.
In vorgegebenen Titrationskurven kann man den Äquivalenzpunkt, den Neutralpunkt, den pK-Wert und den Pufferungsbereich kennzeichnen. Das sei an folgenden Beispielen demonstriert.

Titrationskurven starker Säuren (z. B. HCl, H_2SO_4 oder HNO_3) sind dadurch gekennzeichnet, daß sie mit sehr kleinen Ordinatenabschnitten beginnen. Das Beispiel der Kurve für 100 ml 1 molarer Salzsäure zeigt, daß zu Beginn der Titration, wo der Basenzusatz 0 ist, der pH-Wert 0 ist, da 1 molare Salzsäure vollständig dissoziiert ist.
Hat man 90 ml 1 molare Natronlauge zugesetzt, sind 90% der H-Ionen neutralisiert. Es liegt eine 0,1 molare Salzsäure (mit einem pH von 1) vor. Ist sie zu 99% austitriert, findet man eine Wasserstoffionenkonzentration von 0,01 molar oder einen pH-Wert von 2. Weiterer Basenzusatz führt jetzt zu einer sehr drastischen Änderung des pH-Wertes, die sich in einem

142 Quantitative Gesetzmäßigkeiten bei der Reaktion von Stoffen

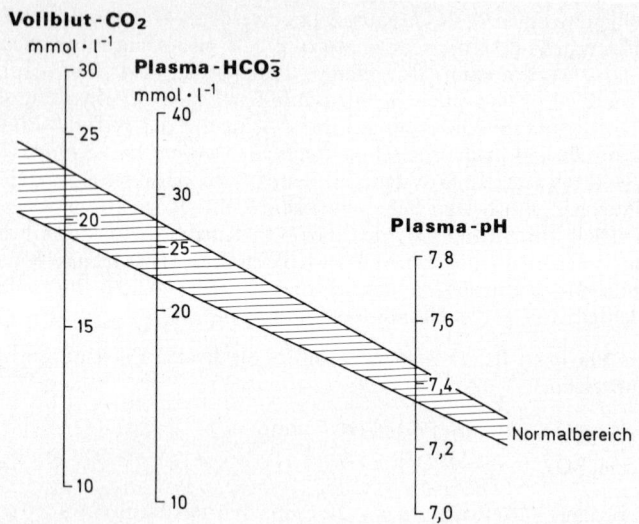

Abb. 34 Nomogramm zur Auswertung der Henderson-Hasselbalch-Gleichung für den Zusammenhang zwischen pH, HCO_3^-- und CO_2-Konzentration. Verbindet man je einen Punkt auf zwei der angegebenen Skalen durch eine Gerade, so ergibt der Schnittpunkt dieser Geraden mit der dritten Skala den gesuchten Wert (Werte für 37 °C)

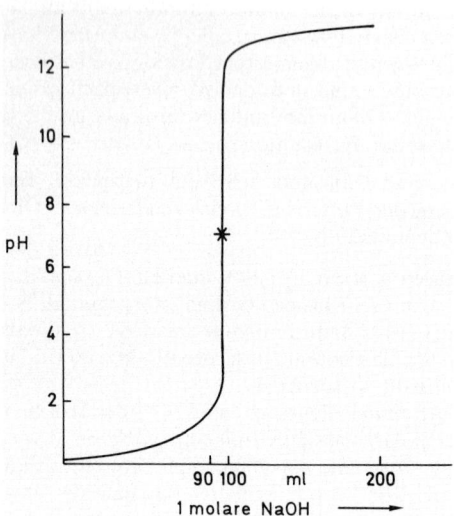

Abb. 35 Titrationskurve von 100 ml 1 molarer Salzsäure mit 1 molarer Natronlauge. Die Kurve zeigt den typischen Verlauf bei der Titration starker Säuren. Der Äquivalenzpunkt – durch * gekennzeichnet – liegt praktisch bei pH 7

(fast) senkrechten Abschnitt der Titrationskurve bemerkbar macht. Werden genau 100 ml 1 molare Natronlauge zu den vorgegebenen 100 ml 1 molarer Salzsäure zugefügt, haben sich die beiden Komponenten (H^+ und OH^-) genau neutralisiert. Der **Äquivalenzpunkt** ist erreicht. Es liegt eine Lösung von Natriumchlorid in Wasser vor. Diese Lösung hat, da keine überschüssigen H^+- oder OH^--Ionen vorhanden sind, einen pH von 7. Weiterer Zusatz von Lauge über diesen Punkt hinaus ergibt den Kurvenverlauf im alkalischen Bereich, den Abb. 35 zeigt.

Der Äquivalenzpunkt wird immer durch den Wendepunkt im senkrechten Kurventeil gekennzeichnet. Neutralpunkt (pH 7) und Äquivalenzpunkt stimmen bei starken Säuren überein.

Bei den schwachen, einprotonigen Säuren (z. B. Essigsäure) erhält man ein anderes Bild (Abb. 36). Zu Beginn liegt die schwache Säure vor, die – bei unserem Beispiel von 100 ml 1molarer Essigsäure – etwa einen pH von 3 zeigt (S. 129).
Titrationskurven schwacher Säuren beginnen also erst oberhalb eines bestimmten Ordinatenabschnitts. Nach Zusatz von Lauge entsteht ein Gemisch aus Säure und Anion dieser Säure – also der korrespondierenden Brönsted-Base. Es bildet sich ein Puffergemisch, das auf den Zusatz der Lauge kaum mit einer pH-Änderung reagiert. In der Titrationskurve sieht man einen Pufferbereich. Bei weiterem Zusatz von Lauge wird der Äquivalenzpunkt erreicht, und es gibt hier also nur das (in wäßriger Lösung natürlich volldissoziierte) Salz der Säure. Es zeigt jedoch Hydrolyse (S. 91). Bei Titrationen einer schwachen Säure mit einer starken Base liegt daher der Äquivalenzpunkt nicht am Neutralpunkt, sondern – je nach Säurestärke – mehr oder weniger weit im alkalischen Bereich.

Interessant ist der Punkt des Pufferungsbereiches, an dem gerade die Hälfte der Basenmenge zugesetzt wurde, die zur vollständigen Austitration reichen würde. Hier befindet sich genau 50% der ursprünglichen Säuremenge, während die andere Hälfte bereits ins Salz überführt wurde. Damit ist hier die Konzentration des Salzes – bzw. der korrespondierenden Brönstedbase – und der schwachen Säure gleich. Folglich ist hier der Sonderfall der Henderson-Hasselbalch-Gleichung erreicht, bei dem pH = pK ist. Man kann also aus diesem pH-Wert, den man aus der Titrationskurve entnehmen kann, die Dissoziationskonstante der schwachen Säure ausrechnen.

Mehrprotonige Säuren ergeben mehrstufige Titrationskurven (Abb. 37). Aus jedem Pufferungsplateau läßt sich die Dissoziationskonstante der jeweiligen Stufe entnehmen. Diese Kurven stellen auch den Beweis dafür dar, daß die einzelnen Protonen bei mehrprotonigen Säuren nacheinander abgegeben werden.

144 Quantitative Gesetzmäßigkeiten bei der Reaktion von Stoffen

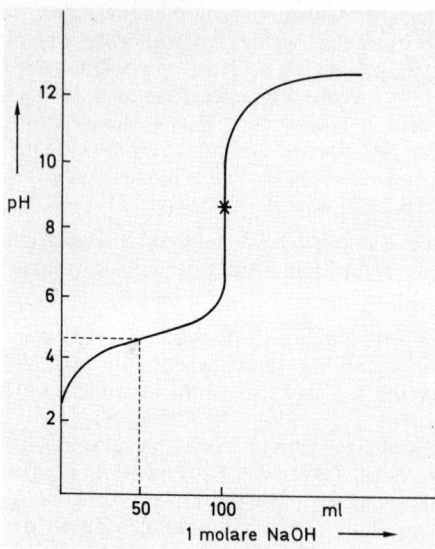

Abb. 36 Titrationskurve von 100 ml 1 molarer Essigsäure mit 1 molarer Natronlauge. Die Kurve ist typisch für die Titration einer schwachen Säure. Der Äquivalenzpunkt liegt nicht am Neutralpunkt, sondern im alkalischen Bereich (s. *). Den Wert pH = pK kann man an der Stelle ablesen, wo die Hälfte der Basenmenge zugesetzt ist, die zur vollständigen Umsetzung der Säure nötig ist. Der Kurve läßt sich entnehmen, daß der pK-Wert der Essigsäure etwa 4.8 beträgt.

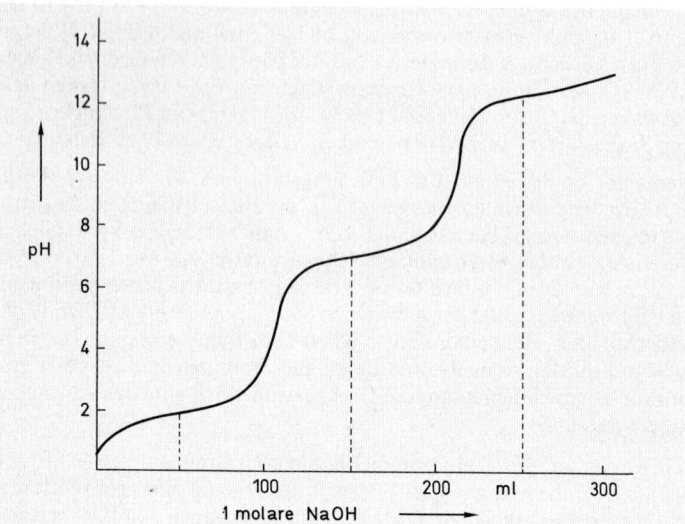

Abb. 37 Titrationskurve von 100 ml 1 molarer Phosphorsäure mit 1 molarer Natronlauge. Es zeigt sich für jede Dissoziationsstufe ein Plateau in der Kurve. In der Mitte des Pufferungsabschnittes kann der pK-Wert abgelesen werden. Man erhält aus dieser Kurve etwa pK_1 = 2, pK_2 = 7, pK_3 = 12

Von Bedeutung für die klinische Praxis ist die Bestimmung der Magensaftacidität. Etwa ein Drittel der gesamten Säure des Magensaftes des Gesunden ist Salzsäure, die freie Säure. Die restlichen zwei Drittel, die man als gebundene Säure bezeichnet, sind organische Säuren. Das Verhältnis der freien zur gebundenen Säure kann bei Erkrankungen in charakteristischer Weise verschoben sein.

Man bestimmt die Aciditätsverhältnisse am besten durch Titration mit Hilfe einer Glaselektrode (S. 147). Da Magensaft einen pH von 1 bis 2 hat, bedingt durch die freie Salzsäure, wird sie bei der Titration mit Natronlauge zuerst neutralisiert, worauf der pH-Wert auf etwa 3 steigt. Jetzt erst werden durch Zugabe weiterer Lauge die H-Ionen aus den schwach dissoziierten organischen Säuren titriert, deren Menge auf diese Weise bestimmt wird. Man titriert bis zu einem pH-Wert von etwa 8.

Bei Vorliegen einer Anacidität produziert der Magen des Patienten praktisch keine Säure. Die Säurebildung kann aber eventuell durch Gabe von Coffein (Coffeinprobetrunk) oder durch Injektion von Histamin (oder histaminähnlich wirkenden Stoffen) stimuliert werden.

Messungen des pH-Wertes des Magensafts und der Flüssigkeiten des Intestinaltraktes können mit Hilfe der Heidelberger-Kapsel durchgeführt werden. Diese kleine pH-Meßeinheit kann vom Patienten verschluckt werden. In der Kapsel befindet sich ein Sender, der die gemessenen pH-Werte auf dem Funkweg auf einen Empfänger übermittelt, von dem sie registriert werden. Die Kapsel gestattet eine für den Patienten einigermaßen angenehme Aufzeichnung der pH-Verhältnisse im Magen-Darm-Trakt.

Für eine exakte klinische Diagnostik kann trotzdem nicht auf die Aushebung des Magens verzichtet werden, da nur so eine quantitative Aussage über die Menge des sezernierten Magensaftes gewonnen werden kann. Die Antwort auf die oben genannten Stimulantien kann nur nach Gewinnung des Magensaftes mit Hilfe einer Sonde richtig beurteilt werden.

Messung von pH-Werten

Indikatormethode

Die Indikatormethode ist einfach, aber ziemlich ungenau (wenn man nicht photometrisch mißt). Ihr Prinzip besteht darin, daß ein Indikator fast immer eine organische schwache Säure ist, die dissoziiert nach:

$$\text{IndH} \longrightarrow \text{H}^+ + \text{Ind}^-$$
Farbe I   Farbe II

Beim Indikator ist nun die Farbe I der undissoziierten Säure anders als die Farbe II des Indikator-Anions. Nach dem Massenwirkungsgesetz gilt für die Dissoziation der IndH:

$$K_{Ind} = \frac{c(H^+)\,c(Ind^-)}{c(IndH)}$$

$$c(H^+) = K_{Ind}\,\frac{c(IndH)}{c(Ind^-)}$$

$$pH = pK_{Ind} + \lg\frac{c(Ind^-)}{c(IndH)}$$

Man mißt jetzt die Konzentration von IndH und Ind$^-$ an Hand der Farben I und II und kann dann den pH-Wert bestimmen.
Indikatoren werden meist jedoch als halbquantitatives Hilfsmittel verwandt. Dazu vergleicht man – mit dem Auge – die Färbung der Lösung, deren pH-Wert bestimmt werden soll, nach Indikatorzusatz mit der Färbung einer analog behandelten Referenzlösung mit bekanntem pH-Wert oder man vergleicht den Farbton mit auf Papier aufgedruckten Farbskalen. Dabei muß man – genau wie bei der Wahl eines geeigneten Puffers für einen pH-Bereich – auch den adäquaten Indikator aussuchen.

Man sollte am **Umschlagspunkt** arbeiten – also bei dem **pH-Wert (= pK-Wert des Indikators)**, bei dem die Konzentration der Indikatorsäure und der korrespondierenden Indikator-Broensted-Base gleich sind. An diesem Punkt ist für das Auge das Verhältnis der Konzentrationen der beiden unterschiedlich gefärbten Komponenten am besten zu erkennen. Tab. 40 gibt das Verhalten einiger gebräuchlicher Indikatoren an.

Ein Gemisch dieser Indikatoren – der Universalindikator – zeigt folgende Farbübergänge: pH 2 – rot, pH 4 – orange, pH 6 – gelb, pH 8 – grün, pH 10 – blau.
Mit Hilfe solcher Indikatoren läßt sich der pH-Wert von Lösungen auf etwa 0,5 Einheiten genau abschätzen.

Tab. 40 Eigenschaften gebräuchlicher Säure-Basen-Indikatoren

Indikator	pK	Umschlag beim Übergang sauer nach basisch
Thymolblau	1	rot-gelb
Methylrot	5	rot-gelb
Bromthymolblau	7	gelb-blau
Phenolphthalein	10	farblos-rot

Potentialmessung mit Hilfe einer Glasmembranelektrode

Die Messung mit **Glaselektroden** liefert genauere Werte. Sie beruht darauf, daß das leichtbewegliche H-Ion durch eine (wenige Hundertstel Millimeter dünne) Glasmembran zu wandern vermag. Da nur das Wasserstoff-Ion auf Grund seiner Kleinheit die Membran zu durchdringen vermag, bleiben alle anderen Kationen und Anionen außerhalb der Membran. Durch die Wanderung der H-Ionen werden jedoch Ladungen auf die andere Seite der Membran transportiert, so daß eine Potentialdifferenz entsteht, die der diffundierten Wasserstoffionenmenge proportional ist. Da diese wiederum proportional der Wasserstoffionenkonzentration in dem Flüssigkeitsvolumen ist, aus dem die H-Ionen eindringen, ist das entstandene *Membranpotential* (S. 169) ein Maß für den pH-Wert.
Abb. 38 zeigt die Meßanordnung. Über das Meßgerät und die Hilfselektrode 2 kann die Potentialdifferenz zwischen Außen- und Innenseite der Glasmembran gemessen werden. Beide Hilfselektroden tragen nicht zur Potentialbildung bei. Das gemessene Potential ist nur durch den Membranvorgang bedingt.

Da aus der Meßlösung nur sehr wenige H-Ionen durch die Membran diffundieren, kann sie nach beendeter Messung durch Eintauchen in Wasser regeneriert werden. Bei diesem Prozeß wandern die eindiffundierten H-Ionen durch die Membran zurück. Die ganze Anordnung wird geeicht, wozu man Eichpuffer-Lösungen verwendet, deren pH-Wert (bei richtiger Zusammensetzung der Pufferlösung) eine Genauigkeit auf 0,01 Einheiten gewährleistet.

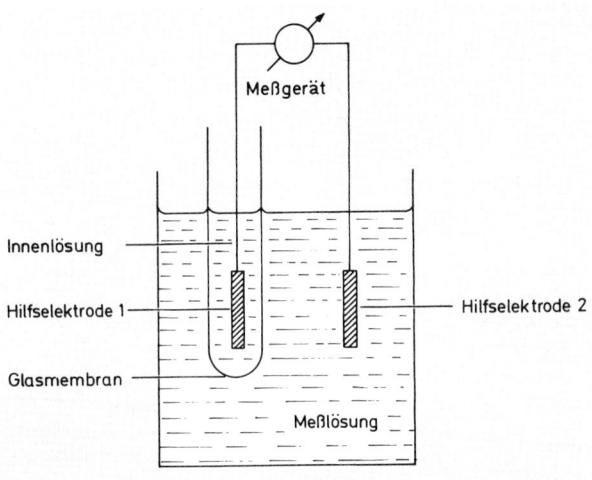

Abb. 38 Versuchsanordnung zur pH-Messung mit Glaselektroden

Die Medizin ist an der Messung geringster pH-Differenzen interessiert. Man hat daher elektrische Meßgeräte hergestellt, die die Ablesung des pH-Wertes auf 3 Stellen hinter dem Komma ermöglichen. Die anderen experimentellen Schwierigkeiten der pH-Messung machen es jedoch unmöglich, Werte genauer als auf 2 Stellen hinter dem Komma anzugeben.
Man vermag heute sehr feine Glaselektroden zu bauen und mit ihnen – z. B. ins Gewebe eingestochen oder in die Blutbahn eingeführt – im lebenden Körper pH-Messungen durchzuführen. Da der Meßwert der pH-Bestimmung eine elektrische Größe ist, kann sie leicht über größere Entfernungen übermittelt werden, z. B. bei Raumflügen, bei der Fernüberwachung von Patienten.

Verwendung von Redox-Elektroden zur Messung von pH-Werten

Die Wasserstoffelektrode kann zur Messung von pH-Werten benutzt werden (S. 106). Auch andere **pH-abhängige Redox-Elektroden** – wie etwa die Chinhydronelektrode (S. 106) – **lassen sich zur pH-Bestimmung von Lösungen heranziehen.**

4.2 Heterogene Gleichgewichte

Im vorigen Abschnitt wurden chemische Gleichgewichte behandelt, die sich stets innerhalb eines homogenen Teilbereichs abspielten. In diesem Kapitel werden heterogene Gleichgewichte besprochen. Die theoretisch denkbaren Möglichkeiten sind in Tab. 41 zusammengestellt.

Tab. 41 Übersicht über heterogene Gleichgewichte

Phasen	Prozeß
1 Stoff A verteilt sich auf 2 Phasen (A macht einen Phasenübergang durch):	
fest / flüssig	Schmelzen von A, Erstarren von A
flüssig / gasförmig	Sieden von A, Kondensieren von A
fest / gasförmig	Sublimieren von A
1 Stoff A wird zwischen 2 Phasen verteilt, die nicht mit A identisch sein müssen:	
fest / fest	(Biochemisch nicht wichtig)
fest / flüssig	Auflösen von A in einem Lösungsmittel
flüssig / flüssig	Verteilung von A nach Nernst-Verteilung
flüssig / gasförmig	Verteilung von A nach Henry
Oberfläche / flüssig	Adsorption von A

Löslichkeit

Bei Herstellung einer gesättigten Lösung wird soviel Stoff A zu einem Lösungsmittel gegeben, bis dieses kein A mehr lösen kann. Die Menge A, die gelöst wird, ist spezifisch für das Lösungsmittel und die Temperatur. Dabei geht laufend etwas A vom Bodenkörper der gesättigten Lösung in Lösung, während sich gleichzeitig genau so viel A abscheidet.

Bis sich das Gleichgewicht wirklich eingestellt hat, können Tage, Wochen, manchmal Monate vergehen – und deshalb Ungleichgewichte entstehen, die übersehen werden können. Die Lösungen vieler Stoffe tendieren z. B. zur Übersättigung.

Der Harn ist z. B. häufig für die Substanzen Calciumoxalat oder Calciumphosphat übersättigt. Diese Stoffe sollten daher schon im Bereich des Nephrons ausfallen. Das würde aber zu einer unerwünschten Steinbildung führen. Sie wird durch die Übersättigung vermieden. Schutzstoffe (z. B. Schleim), wirken stabilisierend, da sie verhindern, daß die auszufällende Substanz an die Festkörperoberfläche – etwa bereits ausgefallener winziger Kriställchen – herandiffundieren oder sich an sie anlagern kann. Fehlen diese Schutzstoffe, kann es u. U. zur regelrechten Ausfällung und damit zur Nierensteinbildung kommen.

Die Theorie der Löslichkeit muß man getrennt für die Feststoffe betrachten, die aus Ionen gebaut sind, und für die, bei denen Moleküle mit stark kovalentem Bindungscharakter die Bauelemente sind.

Löslichkeit von Ionenkristallen

Die Auflösung ionogen gebauter Kristalle beginnt an den Ecken und Kanten des Ionenkristalls. Dort schwingen die Ionen zum Teil so stark, daß sie aus dem Gitter in die Lösung geraten. Hier werden sie sofort solvatisiert, so daß die Rückreaktion zum Einbau in das Gitter nicht so leicht ablaufen kann. Das solvatisierte Ion entfernt sich in der Lösung vom Kristall.

Der Auflösungsprozeß wird begünstigt durch ein Lösungsmittel, das sich zwischen geladene Teilchen schieben kann. Dadurch wird die Trennung von Anion und Kation erleichtert, z. B. wenn gegensinnig geladene Partner aus dem Gitterverband getrennt werden sollen.

Lösungsmittel mit einer hohen Dielektrizitätskonstante ε sind für diesen Zweck besonders geeignet, denn sie erniedrigen aufgrund des Coulombschen Gesetzes die anziehende Kraft zwischen zwei Ladungen (S. 15). Von den in Tab. 42 aufgeführten Substanzen mit hoher Dielektrizitätskonstante ε und entsprechend hoher Polarität sind Blausäure, Flußsäure, Ammoniak, Methanol sehr giftig bzw. nur bei tieferen Temperaturen als

Flüssigkeit vorliegend. Als Lösungsmittel für ional gebaute Substanzen kommt also problemlos brauchbar nur Wasser in Frage.

Tab. 42 Relative Dielektrizitätskonstante ε einiger Flüssigkeiten*

Blausäure	HCN	123	Aceton	$H_3C-CO-CH_3$	21
Wasser	H_2O	81	Essigsäure	CH_3COOH	10
Flußsäure	H_2F_2	83	Diethylether	$(C_2H_5)_2O$	4,3
Methanol	CH_3OH	35	Benzol	C_6H_6	2,3
Ethanol	C_2H_5OH	24	Tetrachlormethan	CCl_4	2,2
Ammoniak	NH_3	22	Pentan	C_5H_{12}	1,9

* Vakuum = 1,00

Löslichkeit ist eine komplexe Eigenschaft, die von vielen Faktoren abhängt (Tab. 43).

Tab. 43 Größen, die die Löslichkeit von Ionenkristallen beeinflussen

Gitterstruktur
Gitterenergie
Dielektrizitätskonstante des Lösungsmittels
Solvatationsvermögen des Lösungsmittels
(in Abhängigkeit von Größe und Ladung der zu solvatisierenden Ionen)
Temperatur
Sekundärreaktionen (Komplexbildung, Reaktion mit H^+)

Die Löslichkeit anorganischer Verbindungen ist schon seit langer Zeit gut untersucht. Hier hat man auch viele Beispiele für gesetzmäßige Zusammenhänge physikalischer oder chemischer Eigenschaften mit der Stellung der betreffenden Bestandteile im Periodensystem der Elemente gefunden.

Die Löslichkeit der Erdalkalisulfate ist ein solches Beispiel. In 100 g Wasser lösen sich bei 20 °C 36 g $MgSO_4$, 0,2 g $CaSO_4$ und 0,000 2 g $BaSO_4$. Magnesiumsulfat (wegen seines Geschmacks „Bittersalz" genannt) findet sich aufgrund seiner guten Löslichkeit in vielen Mineralquellen. Es wirkt peristaltikanregend und laxierend (s. S. 71), die Wirkung der Mineralquellen wird auf diese Eigenschaften zurückgeführt. Calciumsulfat ist deutlich schlechter wasserlöslich. Es bildet im übrigen mit 2 Molekülen Wasser pro Molekül $CaSO_4$ ein Hydrat, das man „Gips" nennt. Gips wird als Baumaterial sowie in der Unfallchirurgie verwandt.

Barium-Ionen sind giftig. Da $BaSO_4$ jedoch schwerlöslich in Wasser und verdünnten Säuren ist, enthält eine Aufschlämmung von $BaSO_4$

in Wasser praktisch keine Ba-Ionen. **BaSO$_4$** ist daher für den Menschen, oral verabreicht, ungiftig. Es wird als Röntgenkontrastmittel bei der „Magen-Darm-Passage" („MDP") verwendet. Barium absorbiert, wie alle Atome mit hoher Ordnungszahl und daher großer Elektronenhülle (wie z. B. Pb, Th, I), Röntgenstrahlen. An den durch den Bariumsulfatbrei bei der MDP ausgefüllten Teilen des Verdauungstraktes werden Röntgenstrahlen nicht durchgelassen. Diese Bereiche sind entsprechend gegenüber den durchlässigen Bereichen erkennbar (Zur Kontrastdarstellung nach nicht-oraler-Applikation, also z. B. durch iv.-Injektion – benutzt man keine Ba-Verbindungen, sondern Iod-organische Verbindungen).

Calciumphosphat, das sich wenig in Wasser löst, kann man mit Hilfe einer Sekundärreaktion gut in Lösung bringen. Man muß das wenige bereits gelöste Ca^{2+} durch einen Chelator maskieren und dadurch die Konzentration des freien Ca^{2+} in der Lösung drastisch senken. Daraufhin gehen weitere Ca-Ionen in Lösung, die wieder komplex abgefangen werden usw., bis das gesamte Calciumphosphat in Lösung gegangen ist.

Eine Therapie des Nierensteinleidens nach diesem Prinzip ist wegen der Nebenwirkungen nicht möglich.

Der pH-Wert beeinflußt ebenfalls Löslichkeitsgleichgewichte. Betrachten wir auch hier Calciumphosphat. Bringt man es in verdünnte Säure, so löst es sich auf. Das aufgrund des Löslichkeitsprodukts in Lösung gehende Phosphat-Ion reagiert in einer Sekundärreaktion mit dem H-Ion der Lösungssäure unter Bildung undissoziierter Phosphorsäure. Dadurch wird die Phosphat-Ionen-Konzentration erniedrigt und neues Phosphat muß aus dem Festkörper Calciumphosphat in Lösung gebracht werden. Schwerlösliche Verbindungen sind in verdünnten Säuren löslich, wenn ihr Anion das einer schwachen Säure ist.

Ein anderes Beispiel ist das **Magnesiumammoniumphosphat** (Formel $Mg(NH_4)PO_4 \cdot 6H_2O$), das in sehr seltenen Fällen als Sediment in Harnproben gefunden wird. Die Verbindung bildet charakteristische mikroskopisch kleine Kristalle, die zu ihrer Identifizierung dienen können. Die Substanz löst sich leicht in Säuren auf, weil dabei auch wieder schwach dissoziierte Phosphorsäure gebildet wird.

Bleisulfid (PbS) ist eine schwarze, in Wasser schlecht lösliche Substanz. Sie lagert sich nach Bleivergiftungen u. a. in Haaren und in der Mundschleimhaut ab. Der resultierende dunkle „Bleisaum" in der Gingiva ist ein Hinweis auf diese Vergiftung (auch andere

Schwermetalle – wie z. B. Kupfer, Silber – bilden dunkle Sulfide, eine spezifische Diagnose der Bleivergiftung ist damit also nicht möglich). Erwähnenswert ist, daß bei allen Schwermetallsulfiden durch Säurezusatz Auflösung erreicht werden kann, weil sich undissoziierter Schwefelwasserstoff (– eine sehr schwache Säure –) bildet, wodurch das Löslichkeitsgleichgewicht durch die gekoppelte zweite Reaktion verschoben wird. Die Auflösbarkeit in Säuren hängt von der Löslichkeit des Sulfids in Wasser ab.

Löslichkeit von Kristallen mit Molekülgitter

Bei Kristallen aus Molekülen verbleiben nur noch geringe Kräfte, die über das Molekül hinausreichen: Im Gegensatz zu den Ionenkristallen sind die intermolekularen Wechselwirkungen zwischen den Gitterbausteinen des Molekülgitters klein. Solche Molekülgitter haben daher auch niedrige Schmelzpunkte, da schon geringe Wärmeenergien ausreichen, den Gitterzusammenhalt zum Zusammenbruch zu bringen.

Bei der Auflösung des Kristalls mit Molekülgitter muß sich das Lösungsmittel zwischen die Gitterkomponenten schieben. Das geschieht um so leichter, je ähnlicher das Lösungsmittel diesen ist. Ein alter Alchemistensatz lautet: Gleiches wird vom Gleichen gelöst.

Löslichkeit in Abhängigkeit von der Polarität bzw. Apolarität des zu Lösenden

Man teilt Lösungsmittel in polare und unpolare ein bzw. in Zwischentypen. Gänzlich unpolare Lösungsmittel sind zum Beispiel organische Kohlenwasserstoffe, die im Molekülaufbau nur kovalente Bindungen zwischen den C-Atomen der Kette und H-Atomen der restlichen Bindung vorweisen. Pentan ($H_3C-CH_2-CH_2-CH_2-CH_3$) ist ein solcher Kohlenwasserstoff. Die Einführung polarer Gruppen, insbesondere solcher mit freien Elektronenpaaren wie etwa einer OH-, einer NH_2- oder einer COOH-Gruppe, führt zu einem stärker polaren Charakter des Lösungsmittels. Das polarste Lösungsmittel in einer solchen Reihe ist Wasser. Geringere Polarität führt zu einer entsprechend niedrigen Dielektrizitätskonstanten (Tab. 42, S. 150: Diethylether, Benzol, Tetrachlormethan und Pentan). Wenig polare Lösungsmittel lösen nur ihresgleichen. Sie sind mit polaren Solventien, insbesondere mit Wasser, nicht mischbar.

Die Kenntnis der Polarität bzw. Apolarität eines Lösungsmittels ist wichtig, um das richtige Solvens zu wählen. Ist der zu lösende Körper selbst polar gebaut, besitzt also polare Gruppen, ist ein polares Lösungsmittel angebracht. Ist er weitgehend unpolar, nimmt man ein unpolares Lösungsmittel. Offensichtlich erlaubt das Löslichkeitsverhalten schon eine gewisse Analyse unbekannter Stoffe!

Da der menschliche Körper nur über das polare Lösungsmittel Wasser verfügt, müssen alle wichtigen Körperbestandteile polar sein. Die unpolaren Lipide (S. 321) vermag der Körper nicht in Lösung zu bringen. Das ist ein Vorteil, da die Lipide als Bestandteile der Membranen (S. 193) gar nicht gelöst werden sollen. – Die Unlöslichkeit der Fette ist auf der anderen Seite ein Problem, da sie im Körper transportiert werden müssen. Das erfolgt zum Teil in Form feinster Fett-Tröpfchen als separate Phase und hat die Ausbildung weiterer heterogener Gleichgewichte zur Folge.

Die Kenntnis der Löslichkeit ist für den Arzt wichtig bei der Verabreichung von Arzneimitteln, da zahlreiche nur bedingt löslich sind.

Verteilung einer Substanz zwischen zwei Flüssigkeiten

Die beiden Flüssigkeiten müssen im Kontakt stabil sein. Sie dürfen sich also nicht oder nur wenig mischen (oder – was das gleiche ist – ineinander lösen). Diese Forderung wird von den Flüssigkeiten am besten erfüllt, die in der Reihe des Übergangs von polaren zu apolaren Flüssigkeiten am Ende stehen. Eine ist z. B. Wasser, die andere unpolare z. B. Pentan. Pentan hat die geringere Dichte. Es schwimmt daher auf der unteren Wasserschicht.

Wie verhält sich ein Stoff, der sich in beiden Lösungsmitteln zu lösen vermag, jedoch mit unterschiedlicher Löslichkeit? Die Moleküle dieses Stoffes A geraten, nachdem er sich in der Unterphase gelöst hat, an die Phasengrenze und treten in die Oberphase über. Die Wahrscheinlichkeit des Übergangs ist um so größer, je größer die Konzentration von A in der Unterphase ist. Für die Übertrittsgeschwindigkeit v_{hoch} von der Unter- in die Oberschicht gilt dann:

$$v_{hoch} = k_1 c(\text{Unterphase})$$

Analoges gilt für den umgekehrten Fall.

Nach einer gewissen Zeit hat sich ein Gleichgewicht der Übergangsprozesse eingestellt, so daß

$$v_{hoch} = v_{runter}$$

wird. Es resultiert

$$k_1 c(\text{Unterphase}) = k_2 c(\text{Oberphase})$$

und damit das **Nernstsche Verteilungsgesetz**:

$$\frac{k_1}{k_2} = k = \frac{c(\text{Oberphase})}{c(\text{Unterphase})}$$

Bei der Verteilung einer Substanz zwischen zwei Phasen bedeutet ein hoher Wert von k, daß die Konzentration von A in der Oberphase nach Einstellung des Verteilungsgleichgewichts viel höher ist als in der Unterphase. Der zu verteilende Stoff hat also eine wesentlich höhere Affinität zur oberen Phase – im vorliegenden Fall also einer unpolaren Flüssigkeit, ist also ebenfalls relativ unpolar.

Man kann damit durch *Flüssig-Flüssig-Verteilung* im chemischen Labor Substanzen – je nach Polarität – isolieren und auch aufgrund des Verteilungskoeffizient analysieren.

Lipide stellen die apolare Phase des menschlichen Körpers dar. Sie kommen als Depotfett, als fein verteilte Fett-Tröpfchen im Inneren einzelner Zellen und als Chylomikronen in Lymphe und Blut nach Aufnahme fettreicher Nahrung vor. – Als Lipidphase ist das Zentralnervensystem beschreibbar, das einen hohen Gehalt an Lipiden besitzt. Sie umgeben als Myelinscheiden das Nervenaxon. – Schließlich liegt vor der Resorption der Nahrung innerhalb des Darmlumens Fett vor.

Da sich unpolare Substanzen gut in dem relativ unpolaren Fett lösen, nennt man sie auch lipophil (lipos, gr. Fett, philein, gr. lieben), im Gegensatz zu hydrophil (hydros, gr. Wasser). Hydrophile Substanzen lösen sich schlecht im Fett, sie sind lipophob (phobein, gr. fliehen).

Bei dem Fettnachweis in der Histologie kann man das Verhalten einer lipophilen Substanz, z.B. Sudanrot, direkt sichtbar machen. Dieser Farbstoff löst sich in der Fettphase der Zelle und färbt sie kräftig rot, während alle fettfreien Bereiche der Zelle farblos bleiben.

Die Absorption* vieler lipophiler Wirkstoffe (fettlösliche Vitamine, Arzneimittel, manche Gifte) im Darm wird durch den Fettgehalt der Nahrung beeinflußt. Ist der Fettgehalt der Nahrung gering, werden sie

---

* Der Begriff Absorption wird für folgende Vorgänge verwendet:
  1. Absorption von Materie (z.B. von Gasen) im Inneren eines Stoffes.
  2. Absorption von Strahlungen (z.B. bei Einfall von Licht in eine Lösung wird ein Teil des Lichtes absorbiert).
  3. Absorption eines Wirkstoffes im Körper, nach Applikation (=Resorption).

(Zum Vergleich: Adsorption = Bindung an eine Oberfläche.)

wenig absorbiert. Erhöht man den Lipidgehalt der Nahrung, können sich die lipophilen Wirksubstanzen in den feinen Fett-Tröpfchen im Sinne eines Verteilungsgleichgewichts gut auflösen und werden darin transportiert. Steigert man den Fettgehalt der Nahrung noch mehr, wird nicht mehr alles Nahrungsfett absorbiert, weil die Absorptionsleistung der Darmschleimhautzellen überfordert ist. Ein mehr oder weniger großer Anteil des Nahrungsfettes verläßt als Stuhlfett den Körper. Bei übermäßigem Fettgenuß nimmt also die Absorption der lipophilen Wirkstoffe nicht mehr zu, sondern ab.

Das antirachitische Vitamin D ist ein gut fettlöslicher Wirkstoff. Seine Absorption aus der Nahrung hängt von der Menge des Nahrungsfettes ab. Beim Säugling ist dies der Fettgehalt der Milch. Da auf der einen Seite eine Mindestmenge an Vitamin D angeboten werden muß und da auf der anderen Seite eine Überdosis schädlich ist, ist die Beeinflussung der Aufnahme durch die Lipophilie und die Löslichkeit im Nahrungsfett ein weiterer kritischer Faktor bei der Dosierung.

Alle Stoffe, die in Nervengewebe eine Wirkung hervorrufen sollen, müssen eine gute Lipidlöslichkeit besitzen, andererseits aber auch eine ausreichende Wasserlöslichkeit besitzen, da die Pharmaka zuerst in der Blutbahn in das Gehirn transportiert werden müssen. Man hat bei Narkosemitteln einen Zusammenhang zwischen der Stärke der Narkosewirkung und dem Quotienten Wasserlöslichkeit/Lipidlöslichkeit, also praktisch einem Verteilungskoeffizienten, gesehen. Auf diesen Befunden beruht eine der ersten Theorien der Narkosewirkung.

Ein äußerst negatives *Anwendungsbeispiel* für den Verteilungssatz hat in jüngster Zeit Aktualität gewonnen. Für die Insekten sind die Insektizide Nervengifte, die zur Erzielung ihrer Wirkung eine gute Lipidlöslichkeit haben. Nach Versprühen reichern sich die Wirkstoffe im Lipidmaterial der Insekten und der besprühten Pflanzen an, die z.B. in den Chlorophyll tragenden Granula winzige Lipidphasen führen. Fressen Tiere diese Pflanzen oder Insekten, werden die Insektizide überwiegend im Depotfett des neuen Wirts abgelagert. Wird das Tier jetzt von einem anderen gefressen, beginnt der Anreicherungsschritt erneut. Am Endglied der Kette Plankton – Kleinkrebs – Fisch – Seevögel oder Meeressäuger hat man schließlich sehr hohe Insektizidkonzentrationen gefunden.

Verteilung eines Gases zwischen einer Flüssigkeit und einer Gasphase

Das Verteilungsverhalten einer gasförmigen Substanz zwischen Gasphase und Flüssigkeit wird durch das **Henry-Verteilungsgesetz** wiedergegeben,

$$\frac{c(\text{Gas})}{c(\text{Flüssigkeit})} = k_1 \quad \text{bzw.} \quad \frac{P(\text{Gas})}{c(\text{Flüssigkeit})} = k_2$$

eine Analogie zum Nernstschen Verteilungssatz. Die Ursache für die Verteilung – kinetisches Verhalten und Gleichgewichtseinstellung an der Phasengrenze – ist bei beiden Vorgängen analog.

Das **Henry-Gesetz** besagt, daß die Konzentration eines in einer Flüssigkeit gelösten Gases abhängig ist von der Konzentration des Gases in der Gasphase bzw. dem Partialdruck des Gases. Erhöhung des Partialdrucks eines Gases führt zu einer Erhöhung der gelösten Gasmenge in einer Flüssigkeit. Die **Konstante** ist wie alle kinetisch bedingte Konstanten, wie Nernstsche Verteilungskonstante und Löslichkeit **temperaturabhängig**.

Die **Verteilungskoeffizienten** betragen für einen Druck des Gases über der Flüssigkeit von 1,013 bar (1 atm) und einer Wassertemperatur von 37°C für: O_2 0,024; N_2 0,012; CO_2 0,57 und für Blut die gleichen Werte bei O_2 und N_2 und 0,49 für CO_2. Wie groß ist die in 100 ml Blut bei Sättigung physikalisch gelöste Menge der Gase? Einsetzen in die Henrysche Gleichung ergibt: 2,4 ml O_2, 1.2 ml N_2 und 49 ml CO_2.

Warum nehmen 100 ml Plasma aus der Luft der Lunge nur etwa 0,3 cm^3 O_2 auf (S. 60)? Da der Verteilungskoeffizient konstant ist, muß der Sauerstoff-Partialdruck um etwa 1 Zehnerpotenz kleiner sein als bei dem obigen Rechenbeispiel von $P = 1,013$ bar (1 atm). Tatsächlich ist der Partialdruck des Sauerstoffs in der Lunge nur etwa 0,142 bar (0,14 atm), weil von der Einatmungsluft, deren Sauerstoff-Partialdruck 0,203 bar (0,2 atm) beträgt, ein Teil des Sauerstoffs resorbiert wurde.

Das Henry-Gesetz findet Anwendung bei allen atemphysiologischen Zusammenhängen. Steigerung des Sauerstoff-Partialdrucks in der Einatmungsluft führt in der flüssigen Phase Blut zu einer Vergrößerung des Sauerstoff-Angebots, das dann sekundär nach Bindung an das Hämoglobin weitertransportiert wird. Nach diesem Prinzip eröffnet sich die Möglichkeit der Überflutung des Körpergewebes (Insufflation) mit Sauerstoff, etwa durch Erhöhung des Sauerstoffdrucks (hyperbare Oxygenation). So kann man versuchen, ein Sauerstoffdefizit des Gewebes zu bekämpfen oder Mikroorganismen abzutöten, die nur in sauerstoffarmer Atmosphäre gedeihen (Gasbrandbazillus).

Der Sauerstoff-Druck der Luft nimmt mit steigender Höhe ab. Als Folge löst sich weniger Sauerstoff im Blut und kann eventuell nicht ausreichen für eine befriedigende Körperleistung. Man kennt diese Ausfälle von Reisenden, die schnell aus Gebieten niedriger Höhenlage in hochgelegene Orte transportiert werden und dort unter Luftmangel leiden (im Laufe von Tagen und Wochen gewöhnt sich der Körper an die neue Situation dadurch, daß die Aufnahmefähigkeit des Blutes für Sauerstoff durch Vermehrung der roten Blutkörperchen gesteigert wird).

Die Löslichkeit von Kohlendioxid unterliegt ebenfalls dem Partialdruckgesetz. Aus einer Flüssigkeit mit hohem Kohlendioxid-Gehalt wird an eine (CO_2-freie) Gasphase viel mehr Kohlendioxid abgegeben als von einer CO_2-armen Lösung. Auf diesem Prinzip beruht die Ausscheidung des Stoffwechselendproduktes Kohlendioxid.

Ein im Prinzip ähnliches Verhalten zeigen auch andere Gase, die vom Körper entsprechend dem Gasangebot der Atmungsluft aufgenommen werden. Beendet man die Beatmung mit dem Gas, scheidet der Beatmete bald aufgrund des Partialdruckgesetzes das Gas wieder aus. Die Inhalationsnarkose beruht auf diesem Effekt.

Stickstoff löst sich unter hohem Druck gut im Blut. Wird der Druck plötzlich erniedrigt, wird genauso plötzlich die Löslichkeit erniedrigt und der Stickstoff bildet im Blut eine Unzahl von Gasblasen nach dem gleichen Prinzip, nach dem die Blasen in der Sprudelwasserflasche plötzlich beim Öffnen des Verschlusses und der Druckentlastung entstehen. Die Blasenbildung führt im Blut zur Embolie und zum Kreislaufversagen. Zur Vermeidung dieser Zwischenfälle atmen Taucher eine Luft, die statt Stickstoff das Edelgas Helium enthält. Helium löst sich praktisch nicht im Blut, so daß sich auch nach Druckentlastung keine Blasen bilden können (S. 33).

Verteilungsgleichgewichte eines Stoffes zwischen einer Flüssigkeit und einem Festkörper

Adsorptionschromatographie

Es gibt eine Reihe von Festkörpern, die beim Eintauchen in eine Flüssigkeit diese an der Oberfläche aufnehmen. Es entsteht dadurch eine gequollene Übergangszone zwischen Festkörper und Flüssigkeit. Hier spielen sich unter Umständen Austauschgleichgewichte ab, die in der Laborpraxis Anwendung finden. Man nennt die zu Grunde liegenden physikalisch-chemischen Vorgänge **Adsorptionsverteilungsgleichgewichte.**

Ionenaustauscher sind Kunststoffe, die kationische und anionische Gruppen tragen. Ein Kationenaustauscher ist ein Riesenmolekül, das eine Anzahl negativ geladener Gruppen, im Molekül fest eingebaut, enthält. Diese negativ geladenen Gruppen ziehen Kationen an, wenn man den Austauscher in eine kationenhaltige Lösung einträgt. Enthält die Lösung z. B. viele Natrium-Ionen, werden diese vom Austauscher aufgenommen, der danach in der Natrium-Form vorliegt. Bringt man diese Natrium-Form in Säure ein, werden die Natrium-Ionen von den Wasserstoff-Ionen der Säure verdrängt und der Austauscher wird zur Wasserstoff-Form umgeladen. Diese Form kann in eine andere konvertiert werden, wenn man sie mit der Lösung eines dritten Kations in Kontakt bringt. – Analog arbeiten Anionenaustauscher. Sie enthalten einpolymerisierte, positiv geladene Gruppierungen im Kunststoff-Riesenmolekül. Diese Gruppen treten mit Anionen in Wechselwirkung.

Ionenaustausch ist ein kinetischer Prozeß. Es resultieren wieder die gleichen Gesetzmäßigkeiten eines Gleichgewichts wie bei den vorher behandelten Systemen. Eine Substanz A verteilt sich zwischen Ionenaustauscher und freier Lösung nach dem bereits bekannten Gesetz

$$k = \frac{c(\text{Austauscher})}{c(\text{Lösung})}$$

worin c(Lösung) die Konzentration in der Lösung nach Einstellung des Gleichgewichts und c(Austauscher) die Konzentration des ausgetauschten Ions am Austauscher ist.

Das Austauschgleichgewicht wird durch den Austauschverteilungskoeffizienten k beschrieben, der temperaturabhängig und außer von den Eigenschaften des Austauschers hauptsächlich von Größe und Ladung der auszutauschenden Ionen abhängig ist. Große, schwerfällige Ionen und Ionen mit hoher Ladung (mehrwertige) haben eine hohe Affinität zum Austauscher (als Ionengröße geht bei Austauschprozessen fast immer die des solvatisierten Ions ein).
Bietet man einer begrenzten Menge Ionenaustauscher eine viel zu große Menge des einzutauschenden Ions A^+ an, gilt der Verteilungssatz nicht mehr. Alle aktiven Stellen des Austauschers sind vom einzutauschenden A^+ besetzt und jede weitere Konzentrationserhöhung von A^+ führt zu keiner Änderung der Gleichgewichtslage mehr. Ein Verteilungsdiagramm (Abb. 39) zeigt einen anfänglich linearen Teil, der das Verteilungsgesetz nach der Gleichung (1) beschreibt. Nach einem Übergangsintervall folgt der Sättigungsbereich mit einem praktisch parallel zur Abszisse verlaufenden Kurvenzug. Man bezeichnet eine solche bei konstanter Temperatur aufgenommene Kurve als Isotherme, im vorliegenden Fall als Austausch-Isotherme.

Langmuir-Isothermen beschreiben das Verhalten von Gasen bei der Adsorption an Festkörperoberflächen und zeigen den gleichen Kurvenverlauf. Man benutzt sie auch im übertragenen Sinn zur Erläuterung der Adsorption von Lösungskomponenten an einen Festkörper.
Mit Ionenaustauschern kann man erkennen, ob eine Substanz ionogen aufgebaut ist. Sie muß in Kontakt mit einem Kationenaustauscher ihr

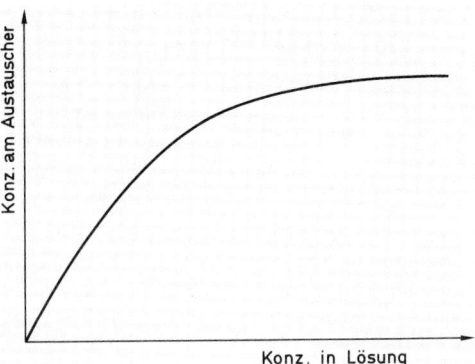

Abb. 39 Verteilungsdiagramm beim Ionenaustausch. Abhängigkeit der Konzentration des am Austauscher gebundenen Ions von der Konzentration des gleichen Ions in der Lösung

Kation wenigstens teilweise eintauschen. Man kann auf dieser Basis ionogene Verbindungen von nicht-ionogenen trennen.

Ionenaustauscher werden viel in der Technik eingesetzt, um Wasser von Salzen zu befreien und so zu reinigen. Man schickt dazu Wasser über eine Säule, ein mit kleinen Kügelchen des Austauscherpolymeren gefülltes Rohr. Da der Austauscher in der Wasserstoff-Form vorgelegt wird, werden alle Kationen des Wassers gegen Wasserstoff-Ionen ausgetauscht. Am unteren Ende des Rohrs verläßt eine saure Lösung die Säule. Die Anionen sind noch vorhanden. Zu ihrer Entfernung schickt man jetzt die saure Lösung über eine Säule in der OH-Form, die alle Anionen gegen OH-Ion austauscht. Dieses neutralisiert das korrespondierende H-Ion und man erhält zum Schluß ein salzfreies, neutrales Wasser.

Das Austauschverhalten eines Ampholyts hängt vom pH-Wert ab. Im stärker sauren Gebiet liegt der Ampholyt als Kation vor. Er wird also von einem Kationenaustauscher fixiert und von Anionen getrennt. Behandelt man den Austauscher mit einer basischen Lösung, wird der Ampholyt umgeladen zum Anion. Außerdem verdrängt das Kation der basischen Lösung den Ampholyt vom Austauscher. Der Ampholyt wird eluiert.

Man kann nach diesem Prinzip Gemische von Ampholyten mit verschiedenen isoelektrischen Punkten trennen (S. 305).

Ionenaustauscher werden in der Therapie eingesetzt, z.B. bei einem Natrium-Ionenüberschuß, der nicht mehr über die Niere ausgeschieden werden kann. Man läßt den Patienten Kationenaustauscher essen – der wird aufgrund seiner Kunststoffstruktur nicht metabolisch angegriffen und verläßt daher den Darm unresorbiert –, der sich mit Natrium-Ionen aus der Darmflüssigkeit belädt. Dadurch entsteht dort eine sehr niedrige Natrium-Ionenkonzentration, die durch Einwandern des Körper-Natrium-Ions in das Darmlumen ausgeglichen wird, womit der gewünschte Entziehungseffekt erreicht ist.

Pharmaka mit ausgeprägten positiven oder negativen Ladungen können an Ionenaustauscher gebunden werden. Sie werden von diesen – nach oraler Gabe – im Darm nur langsam in Freiheit gesetzt wegen der großen Moleküldimensionen der Wirkstoffe. Das Arzneimittel wird nur verzögert abgegeben und man erzielt so eine Depotwirkung.

Mit Hilfe von Kationenaustauschern läßt sich auch eine für den Patienten recht schonende Diagnostik der Verhältnisse der Magensaftacidität ermöglichen. Man gibt ihm ein Austauscherpräparat zu essen, das mit einem kationischen Farbstoff behandelt wurde. Im Magen wird dieser Farbstoff bei richtigen Aciditätsverhältnissen durch die Magensalzsäure vom Austauscher verdrängt. Der Farbstoff wird resorbiert und durch die (gesunde) Niere schnell ausgeschieden, worauf er im Harn sichtbar wird. Leidet der Patient unter einem Salzsäuremangel, kann sich der Austausch nicht vollziehen und die durch ihn bedingte Harnfärbung bleibt aus.

Die menschliche Knochensubstanz hat in vieler Hinsicht Ionenaustauschereigenschaften (S. 90). Sie fixiert leicht eine Reihe von Schwermetall-Ionen, wobei die äquivalente Menge an Calcium-Ion wahrscheinlich in Lösung geht. Der Knochen wird damit zu einem der Hauptdepotorte für mineralische Gifte, die dort wegen der Nähe zum Bildungsort der Erythrocyten eine besonders verheerende Wirkung entfalten können. Diese Wirkung wird fatal, wenn das eingetauschte Fremdkation auch noch radioaktiv ist.

Tab. 44   Größen, die die Adsorption beeinflussen

1   Art der zu adsorbierenden Substanz (polar/unpolar)
2   Art des Adsorbens (polar/unpolar)
3   Größe der Oberfläche des Adsorbens
4   Konzentration der zu adsorbierenden Substanz
5   Temperatur
6   Art des Lösungsmittels
7   pH-Wert der Lösung bei polaren, zu adsorbierenden Substanzen

Eine Zunahme von **3** und **4** erhöht die Adsorption, eine Zunahme von **5** erniedrigt sie.

Das Lösungsmittel (Tab. 44,6) kann selbst adsorbiert werden und dadurch stören. Es vermag u. U. Wasserstoffbrücken mit dem zu adsorbierenden Stoff auszubilden und dadurch dessen Bindung zu beeinflussen. Das Lösungsmittel kann auf die Dissoziation einwirken usw.

Verteilungschromatographie

Bei der typischen Verteilungschromatographie läßt man zwei wenig miteinander mischbare Lösungsmittel an einer Adsorbensschicht wandern. Eines der Lösungsmittel bleibt stärker an ihr haften, während das andere Solvens als mobile Phase wandert. Die zu chromatographierende Substanz wird nach dem Prinzip häufig wiederholter Flüssig-Flüssig-Verteilungen zwischen mobiler und stationärer Phase verteilt, wobei noch eine Wechselwirkung mit dem Adsorbens in Kraft tritt.

Gelchromatographie

Gelchromatographie führt man mit polymeren Substanzen durch, die in ihrem Aufbau poröse Schläuche von molekularen Dimensionen haben. Große Moleküle passen nicht in die Hohlräume, während kleine Moleküle oder Ionen in das Innere der Gelkörnchen eintreten können. Läßt man eine Lösung mit hoch- und niedermolekularen Bestandteilen über eine gelgefüllte Säule laufen, verlassen die hochmolekularen Anteile, die außerhalb der Innenräume der Gelkörner bleiben mußten, die Säule zuerst. Sie werden so von den niedermolekularen Substanzen getrennt.

Niedermolekulare Stoffe, die eine etwas festere Bindung an Eiweiß eingehen, bleiben an diesem fixiert und verlassen mit den Makromolekülen die Säule. Es läßt sich so die Eiweißbindung eines Arzneimittels experimentell bestimmen (s. Abb. 40).

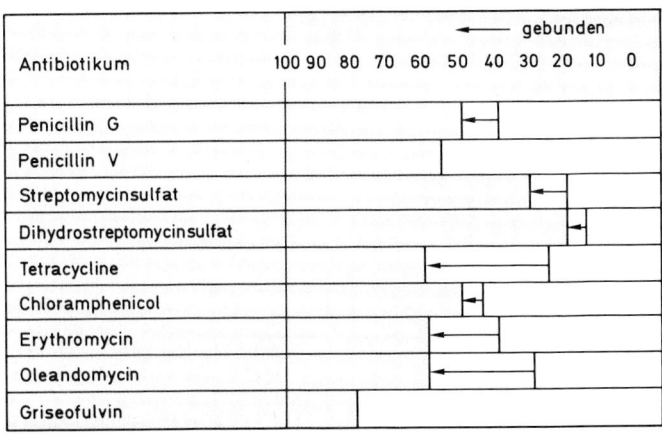

Abb. 40 Unterschiedliche Bindung einiger Antibiotika an die Serumeiweiße. Weiße Bereiche geben die Mengen an, die an die Serumproteine fixiert werden. Die mit Pfeil markierten Felder geben die Gebiete schwankender Bindung an

Viele Stoffe zeigen *Eiweißbindung*. Man muß diese kennen, da derartige Arzneimittel oder andere Wirkstoffe gar nicht oder schwieriger oder langsamer die Blutbahn verlassen, um ins Gewebe einzudringen oder um ausgeschieden zu werden. Unter Umständen muß wegen der Eiweißbindung ein Arzneimittel höher dosiert werden als es ohne sie wäre.

Verschiedene Arten der Ausführung von Chromatographien

Gemeinsam ist allen Chromatographie-Verfahren die vielfache kontinuierliche Wiederholung des Verteilungsschritts während des Durchlaufs durch die gleiche Säule. Bei der Säulenmethode (Abb. 41) wird ein Rohr mit einem Adsorptionsmittel gefüllt. Es bildet die **stationäre Phase**. Auf diese gefüllte Säule wird das Gemisch der zu trennenden Substanzen aufgegeben. Diese werden anfangs auf der obersten Schicht des Adsorbens festgehalten. Anschließend wäscht man die Säule mit einem **Laufmittel** oder Elutionsmittel durch. Bei großer Affinität zu diesem werden die Komponenten des zu trennenden Gemischs mit dieser **mobilen Phase** wandern. Stoffe, die höhere Affinität zum Adsorbens zeigen, werden an diesem mehr fixiert bleiben und nur sehr langsam wandern. Am Boden der Säule fängt man die **Eluate** mit den einzelnen Komponenten nun getrennt auf. Am Ende der Säule – am Säulenausgang – befindet sich ein (oder auch mehrere) **Detektor(en)**. Mit ihnen kann man die eluierten Substanzen nachweisen („detektieren"). Ihre Farbe, ihr optisches Absorptionsvermögen, elektrische Leitfähigkeit und viele anderen substanzspezifischen Eigenschaften können zum Nachweis in entsprechenden Detektoren herangezogen werden. Die Zeit, die eine Substanz zum Durchlaufen der Säule (unter standardisierten Bedingungen) benötigt,

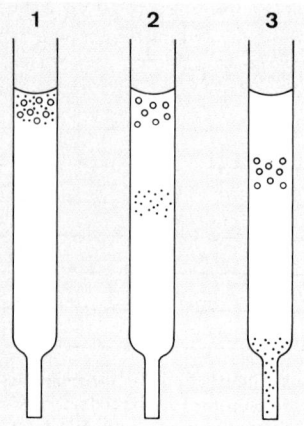

Abb. 41 Verhalten zweier Substanzen bei der Säulenchromatographie
1 Aufgabe der beiden Stoffe auf den Säulenkopf
2 Zustand nach Beginn der Elution
3 Zustand bei Verlassen der ersten Substanz

nennt man „**Retentionszeit**". Chromatographische Trennungen werden mit größeren Substanzmengen (und entsprechend großen Säulen) in der **präparativen** Laborchemie (und Großtechnik) eingesetzt. Sehr große Bedeutung hat die **analytische** Chromatographie zum Zweck der Analyse komplizierter Gemische nach vorhergehender chromatographischer Trennung.

Chromatographische Trennungen können sogar mit äußerst kleinen Materialmengen unter schonenden Bedingungen durchgeführt werden. Sie sind daher aus der Naturstoffanalyse und der klinisch-chemischen Anwendung nicht mehr fortzudenken.

Bei Einsatz von Ionenaustauscherharzen als stationärer Phase resultiert die **Ionenaustauschchromatographie**.

Besonders gut ausgearbeitet ist die **Gaschromatographie**. Zur Herstellung des Adsorbens überzieht man (bei der am häufigsten verwandten Variante) einen Träger – etwa Kieselgur – mit einer dünnen Schicht einer hochsiedenden organischen Flüssigkeit. Die so erhaltene stationäre Phase wird in eine Säule eingebracht, die von Gas als Elutionsmittel durchströmt ist. Die zu untersuchende Substanz, die eine gewisse Flüchtigkeit besitzen muß, wird mit einer Mikroinjektionsspritze auf den Säulenkopf aufgebracht. Sie verteilt sich zwischen der organischen Schicht des Adsorbens und dem Trägergas je nach ihrer Löslichkeit in der organischen Flüssigkeit. Die Affinität zu ihr hängt auch vom Dampfdruck der zu chromatographierenden Substanz ab, den man durch Wahl der Säulentemperatur einstellen kann. Bei hohem Dampfdruck – also weitgehendem Vorliegen in verdampfter Form – befindet sich die Hauptmenge der zu chromatographierenden Substanz in der Gasphase. – Je nach Substanz und Chromatographie-Bedingungen verläßt diese die Säule eine ganz bestimmte Zeit nach Aufgeben auf den Säulenkopf. Diese Retentionszeit ist ein Identifizierungsmittel der Substanz. – Da am Ende der Säule Detektoren angeschlossen sind, kann man die verlassenden Fraktionen automatisch nachweisen. Als Detektoren stehen heute sehr empfindliche Geräte zur Verfügung, mit denen der Nachweis selbst von Nanogramm-Mengen organischer Substanzen möglich ist.

Die Gaschromatographie hat sich zur Analyse von Fettsäure-Gehalten des Blutes, zur Steroid-Hormon-Analyse, zum Nachweis von Insektizid-Spuren, zur Ermittlung des Blutalkohol-Gehaltes und von Giften in der Gerichtsmedizin und für viele andere Zwecke bewährt.

Eine wichtige Anwendung ist die Doping-Kontrolle bei Sportlern und die Rauschgiftanalyse.

Bei der **Dünnschichtchromatographie** werden Trägerplatten, meist aus Glas oder Aluminiumfolie, flächenförmig mit einem Adsorbens in einer

Stärke von einigen hunderstel Millimetern bestrichen. Als Adsorbens verwendet man häufig Kieselgel (SiO_2). Am unteren Rand einer Dünnschichtplatte trägt man das zu trennende Substanzgemisch auf und stellt die Platte in einen mit Elutionsmittel gefüllten Chromatographietank. Es steigt an der Adsorbensschicht auf, überfließt die Auftragsstelle, aus der leicht lösliche Stoffe herausgelöst werden. Sie treten in neue Wechselwirkung während des Aufstiegs des Elutionsmittels mit frischer Adsorbensschicht, wodurch eine substanzspezifische Wanderungsgeschwindigkeit resultiert. Nach der Chromatographie wird die Platte getrocknet und mit entsprechenden Reagenzlösungen besprüht, die die getrennten Komponenten durch Farbreaktionen sichtbar machen.

Die Strecke, die eine getrennte Substanz bei der Dünnschichtchromatographie gewandert ist, ist eine zur Identifizierung geeignete Stoffkonstante der Substanz. Man bestimmt meist die Wanderungsstrecke der zu analysierenden Substanz im Verhältnis zur Strecke, die die Lösungsmittelfront zurückgelegt hat. Das Verhältnis (ratio frontier) wird R_f-**Wert** genannt. Der R_f-Wert ist unter konstant gehaltenen Chromatographiebedingungen eine Stoffkonstante der nachzuweisenden Substanz und damit eine Identifizierungsmöglichkeit für sie.

Durch geeignete Wahl der Sprühreagenzien lassen sich mit der Dünnschichtchromatographie auch relativ komplizierte Analysenprobleme einfach lösen.

Ein früher häufiger benutztes, inzwischen durch die Dünnschichtchromatographie verdrängtes Verfahren ist die **Papierchromatographie.** Als flächenhaft ausgebreitetes Adsorbens dient hochreines Filterpapier. Die Arbeitstechnik ist ähnlich der Dünnschichtchromatographie.

Gleichgewichte unter Einbeziehung von Membranen

An einer homogenen Modellmembran, soll das Verhalten beschrieben werden. Die Durchwanderung eines Stoffes A durch die Membran erfolgt nach den Gesetzen der Diffusion. Für sie gilt in homogener Phase das Diffusionsgesetz:

$$\frac{dm}{dt} = -DF \frac{dc}{dx}$$

Danach ist die in der Zeit dt diffundierte Stoffmenge dm proportional der Fläche F, die zur Abdiffusion zur Verfügung steht. Sie ist ferner dem Konzentrationsgradienten dc/dx proportional. Ein Konzentrationsgradient liegt vor, wenn die Anzahl der Teilchen längs des Diffusionsweges dx abnimmt. Der Prozeß wird durch den Diffusionskoeffizienten D quantitativ beschrieben. D ist für jede diffundierende Substanz eine individuelle Größe, deren Wert noch vom Medium abhängt.

Für kugelförmige Teilchen A gilt, daß D der Temperatur direkt und dem Radius von A umgekehrt proportional ist. D ist auch umgekehrt proportional der Zähigkeit (Viskosität) des Diffusionsmediums.

Dieses Diffusionsgesetz kann man auf die freie Lösung außerhalb der Membran anwenden. Bei der Hintereinanderschaltung mehrerer Diffusionsräume, also in dem System freie Lösung 1/Membran/freie Lösung 2 beobachtet man auch wieder Gleichgewichte. Durch die Diffusion nimmt die Konzentration der wandernden Teilchen im (im Anfang höherkonzentrierten) 1. freien Raum ab und im anderen Kompartiment zu. Dadurch wird der Konzentrationsgradient kleiner, bis er schließlich gleich Null wird. Dieser ausgependelte Zustand ist keinesfalls gleichbedeutend mit dem Fehlen jeglicher Diffusionsbewegungen. Jetzt diffundieren pro Zeiteinheit die gleiche Anzahl Teilchen von rechts nach links wie umgekehrt durch die (senkrecht ausgespannt zu denkende) Membran.

Die Diffusionsfähigkeit verschiedener Teilchen ist unterschiedlich. Dadurch kommt es zu Trennungen. Makromoleküle können die Membran kaum durchdringen. Diese Tatsache nutzt man im Labor, um **durch Dialyse niedermolekulare Anteile von hochmolekularen zu trennen.** Dazu wird die Lösung in ein Säckchen aus einer Dialysiermembran gegeben und in reines Lösungsmittel gehängt. Die kleineren Moleküle verlassen den Innenraum, in dem die Makromoleküle zurückbleiben.

Biologische Membranen sind keine homogenen Membranen. Man führt heute viele Membranen biologischer Genese aufgrund elektronenoptischer Untersuchungen auf einen Membrantyp (engl. unit membrane) zurück, der auffällig konstant in Dimensionen und Bau ist. Seine Dicke beträgt zwischen 5 und 10 nm. Diese Membran zeigt eine Schichtenfolge Eiweiß–Lipidschicht–Eiweiß. Damit gelten für Membranprozesse zum Teil auch die Gesetzmäßigkeiten für Löslichkeit bzw. Verteilung wie für hydrophile bzw. hydrophobe Substanzen. Die Durchwanderung von Membranen hängt also erheblich von der Struktur des penetrierenden Moleküls ab. Biologische Membranen haben Poren, durch die Stoffe hindurchtreten können. Der Durchtritt ist nur Molekülen möglich, deren Durchmesser kleiner ist als der der Poren. Sie können unter Umständen bedarfsweise geöffnet oder geschlossen werden.

Für die Beschreibung einer Reihe physiologischer und pharmakologischer Tatsachen muß man eine Aufteilung des menschlichen Körpers in verschiedene *Räume* annehmen. Dem Raum innerhalb aller Zellen – dem **i**ntrazellulären **R**aum IZR – stellt man den **e**xtrazellulären **R**aum EZR gegenüber. Der EZR setzt sich aus dem Raum innerhalb der Gefäße – dem intravasalen Raum – und dem Raum des Zwischengewebes zwischen Gefäßen und Zellen – dem interstitiellen Raum – zusammen. Viele Substanzen zeigen eine ganz charakteristische Verteilung mit Präferenz für einen Raum. So sind Natrium-Ionen hauptsächlich im EZR vorhanden, während Kalium-Ionen sich im IZR finden. Man bestimmt die Größe dieser Räume mit Indikatorsubstanzen, die sich im Wasseranteil gut lösen, jedoch nicht die Membranbarrieren zu einem anderen Raum überwinden können. So erfaßt man den Wasseranteil des Blutes durch Injektion von Farbstoffen ins Blut, die nicht durch die Gefäßwände zu diffundieren vermögen. Nach gleichmäßiger Verteilung des Farbstoffes im Blut mißt man in einer Blutprobe die Färbung, aus der auf die Verdünnung geschlossen werden kann. Andere Stoffe z.B. das Polyfructosid (S.332), Inulin, Natrium- oder Bromid-Ionen, können aus dem vasalen Raum austreten und in den interstitiellen Raum eindringen. Sie vermögen jedoch nicht die Membranbarriere zum intrazellulären Raum zu überwinden.

Schließlich kann man durch Gabe von D_2O (deuteriertes Wasser) oder T_2O (tritiiertes Wasser), die sich genau wie H_2O verhalten, auch noch den intrazellulären Wasserraum (bzw. den Gesamtwasserraum) bestimmen. Häufig benutzt man zur Vereinfachung der Bestimmung radioaktive Isotope von Na bzw. Br oder radioaktiv markierte Verbindungen.

Die gliöse Grenzmembran umgibt alle Blutgefäße des Gehirns. Sie ist für viele Stoffe eine schwierig zu überwindende Barriere, die Blut-Hirn-Schranke, die die therapeutische Beeinflussung krankhafter Prozesse des ZNS erschweren kann.

Einige für viele Organismen relativ giftige Arzneimittel können beim Menschen angewandt werden, da sie nach oraler Zufuhr die Darmschleimhautmembran nicht zu durchdringen vermögen und daher nicht resorbiert werden. Sie entfalten aber innerhalb des Darmlumens ihre abtötende Wirkung und korrigieren pathologische Entartungen der Darmflora.

Da der Diffusionskoeffizient umgekehrt proportional dem Durchmesser ist, können große Moleküle schlecht diffundieren. So ist z.B. die Membran des inneren Blatts der Bowmannschen Kapsel des Nierenkörperchens für Eiweißmoleküle nicht durchlässig. Erst bei Erkrankungen wird die Permeabilität größer. Von den Serumeiweißkörpern treten die im Harn zuerst auf, die das kleinste Molekulargewicht haben, nämlich die Albumine. Die Folge ist eine Albuminurie.

Osmotische Effekte an semipermeablen Membranen

Neue Effekte treten auf, wenn die Membran nur noch für die Moleküle des Lösungsmittels, nicht aber die gelösten Stoffe durchlässig ist. Die nichtdiffusiblen Teilchen stoßen auf die semipermeable Membran und üben so einen Druck aus, der um so größer ist, je mehr Teilchen stoßen, je höher also die Konzentration ist. Man kann einen **osmotischen Druck** registrieren.

Zur Berechnung des osmotischen Druckes gilt die Formel analog der allgemeinen Gasgleichung:

$p \cdot V = n \cdot R \cdot T$ $\quad R =$ Allgemeine Gaskonstante
$\quad\quad\quad\quad\quad\quad\quad\quad n =$ Anzahl der Mole

Der osmotische Druck p_{osm} ist

$p_{osm} \cdot V = n \cdot R \cdot T$

Ein Mol eines gelösten Stoffes (n = 1) nimmt unter Standardbedingungen [p = 1,013 bar (1 atm), T = 273 K] ein Volumen von 22,4 l ein. Gleichwertig ist die Aussage, daß ein Mol Substanz, das zu einem Liter gelöst wurde, einen osmotischen Druck von 22,29 bar (22 atm) ausübt. Man kann mit dieser Formel Molmassen bestimmen bzw. den osmotischen Druck von Lösungen berechnen.

Das Lösungsmittel hat aufgrund seiner Diffusionsfähigkeit ein Eindringvermögen in den Raum mit der (höherkonzentrierten) Lösung, in der sich die diffusionsunfähigen Moleküle befinden. Das Lösungsmittel hat die Tendenz, durch Diffusion einen Konzentrationsausgleich zu schaffen, der möglichst zu einer unendlichen Verdünnung der Lösung führt. Auf beiden Seiten der semipermeablen Membran werden gleiche osmotische Verhältnisse angestrebt.

Ist die höher konzentrierte osmotisch hypertone Phase allseits von der semipermeablen Membran umgeben, schwillt der Innenraum, und es kann im Extremfall zum Platzen der Membran kommen.

Erythrocyten erlauben sehr augenfällig die direkte Beobachtung dieser Phänomene, weil sie in einer hypotonen Lösung schwellen bzw. platzen und in einer hypertonen Lösung zu Stechapfelformen schrumpfen. Derartige osmotische Extremsituationen werden vom gesunden Körper durch Regulationsmechanismen vermieden.

Donnan-Gleichgewichte

Donnan-Gleichgewichte treten auf, wenn geladene Teilchen unterschiedliches Diffusionsvermögen haben. Im Extremfall kann man sich vorstellen, daß eine Ionenart (klein) gut diffundiert, während die gegensinnig geladene Ionenart (groß) nicht durch die Membran wandern kann. Ein solcher Fall war bei der Glasmembranelektrode (S. 147) bereits vorgestellt worden. Ein biologisch wichtiges Beispiel bilden Systeme an Zellmembranen, bei denen Proteine und Ionen beteiligt sind.

Proteine liegen bei den physiologischen pH-Werten der Gewebe (in der Nähe des Neutralpunktes bzw. im schwachalkalischen Bereich) intrazellulär als Anionen vor. Da die Eiweißmoleküle sehr groß sind, vermögen sie nicht durch die intakte Zellmembran zu diffundieren. Die Proteinmoleküle stellen damit – neben Phosphat-Ionen und den Anionen der organischen Säuren – den wichtigsten Anteil der intrazellulären Anionen.

Der intrazelluläre Raum IZR ist durch eine semipermeable Membran M vom extrazellulären Raum EZR abgetrennt (Abb. 42). Im intrazellulären Raum liegen Protein-Anionen und Kationen, z. B. K^+-Ionen, vor. In den extrazellulären Raum wird jetzt KCl eingegeben. Nun diffundieren die einzelnen Ionenarten. Ein Teil der Chlorid-Ionen wandert in den intrazellulären Raum ein. Dabei wird aus Gründen der Elektroneutralität ein entsprechender Anteil an Kalium-Ionen mitge-

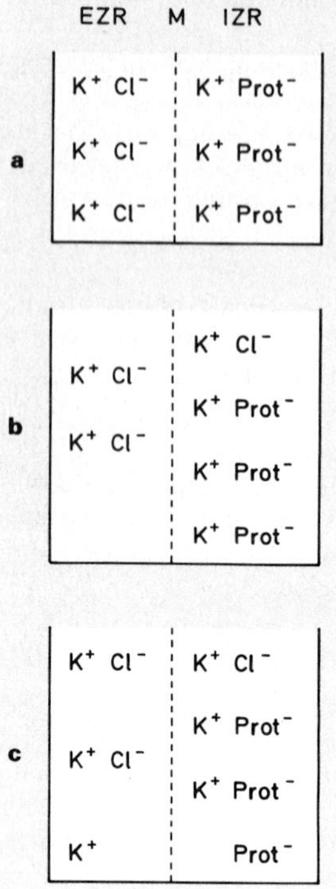

Abb. 42 Vorgänge zur Ausbildung eines Donnan-Gleichgewichtes
a Ausgangssituation
b Situation I. Eindiffusion eines Teils der Cl^--Ionen und Mitreißen des äquivalenten Anteils an K^+
c Situation II. Herausdiffundieren eines Teils der K^+, Bildung eines Membranpotentials zwischen EZR und IZR

rissen. Hat sich das Diffusionsgleichgewicht eingestellt, gilt für den Elektrolyt, der frei diffundieren kann, hier KCl:

$$c(K^+)_E \cdot c(Cl^-)_E = c(K^+)_I \cdot c(Cl^-)_I$$

Diese von Donnan aufgestellte Beziehung hat dem Prozeß den Namen **Donnan-Gleichgewicht** eingetragen.

Mit dieser Beziehung kann man, durch einfache Dreisatz-Rechnung, die Konzentration einer Ionenart in einem Raum berechnen, wenn man die Konzentrationen der anderen drei kennt.

Die Elektrolytverteilung ist auf beiden Seiten der Membran ungleich. Da im Innenraum viele Protein-Anionen vorliegen, ist die Eindiffusion der Chlorid-Ionen etwas eingeschränkt. Ihre Konzentration im Außenraum (EZR) wird höher sein als im Innenraum. Damit das Produkt der Konzentrationen aufgrund der Donnan-Beziehungen hergestellt wird, muß die Konzentration der Kalium-Ionen intrazellulär relativ groß und extrazellulär relativ klein sein.

Wir groß ist nun die Gesamtelektrolytkonzentration innerhalb und außerhalb der Zelle? Man kann mit Hilfe der Donnan-Beziehung zeigen, daß die Konzentration von osmotisch wirksamen Teilchen (Kalium-Ionen, Chlorid-Ionen) in der Zelle größer ist als außerhalb. In der Zelle müssen ja auch noch Kalium-Ionen als Gegenionen für die Protein-Anionen zur Verfügung stehen, so daß trotz der niedrigeren intrazellulären Chlorid-Ionenkonzentration im Ganzen ein höherer Ionen-Gehalt in der Zelle vorliegt. Damit haben solche Systeme einen osmotischen Druck als Folge des Donnan-Gleichgewichtes. Die intrazelluläre Flüssigkeit ist stets hyperton im Vergleich zur umgebenden extrazellulären Flüssigkeit. Die Zelle versucht, durch Wasseraufnahme Isotonie zu erreichen. Das gelingt natürlich nur in dem Maße, wie die Dehnbarkeit der Zellmembran das Wasser- und Elektrolytangebot zulassen.

Neben der Konsequenz des Entstehens eines osmotischen Druckes aufgrund der Donnan-Verteilung gibt es noch eine zweite Folgerung. Häufig findet man das Zellinnere elektrisch negativ geladen. Im Zellinneren liegen die nicht diffusionsfähigen Protein-Anionen vor. Die Kalium-Ionen möchten dem Konzentrationsgefälle von innen nach außen folgend aus der Zelle herausdiffundieren. Als Folge des teilweisen Austritts treten außen positive Ladungen auf. Diese Diffusion der Kalium-Ionen kann aber nicht beliebig erfolgen, denn die Protein-Anionen ziehen die Kationen um so stärker zurück, je mehr Kationen herausdiffundieren. Es stellt sich letztlich ein Gleichgewicht ein, dem ein konstantes Membranpotential, ein Donnan-Potential, entspricht. Sein Wert beträgt:

$$E = \frac{0{,}059}{n} \lg \frac{c(\mathrm{I})}{c(\mathrm{II})}$$

Mit der Konzentration $c(\mathrm{I})$ der diffusiblen geladenen Spezies im Kompartment I und der Konzentration $c(\mathrm{II})$ im anderen Raum.

Auf die Wichtigkeit derartiger Potentialbildungsprozesse wurde bereits im Zusammenhang mit der Nervenerregung (S. 66) hingewiesen.

Der Donnan-Effekt ist vom pH-Wert und dem isoelektrischen Punkt der beteiligten Proteine abhängig, da diese beiden Größen entscheiden, ob und wieviel der Protein-Moleküle als Anionen vorliegen. Am isoelektrischen Punkt kann z. B. ein Protein keinen Donnan-Effekt hervorrufen.

An biologischen Membranen beobachtet man gelegentlich ein der bisherigen Beschreibung völlig gegensinniges Verhalten. Bestimmte Stoffe werden hochselektiv gegen das Konzentrationsgefälle transportiert, also aus einer niedriger konzentrierten Lösung auf der einen Membranseite in eine höher konzentrierte auf der anderen Seite. Man bezeichnet das Phänomen als aktiven Transport. Er ist mit chemischen Mechanismen gekoppelt und erfordert Energie. Die Besprechung des aktiven Transports würde hier zu weit führen.

Anwendungen heterogener Gleichgewichte

Trennungen, die auf Dampfdruckunterschieden der zu trennenden Substanzen beruhen, werden mit der **Destillation** durchgeführt. Geht einer der zu trennenden Stoffe dabei direkt von dem festen Aggregatzustand in den gasförmigen über, bezeichnet man das Verfahren als Sublimation. Auch das Verfahren der **Gefriertrocknug** beruht auf Dampfdruckunterschieden. Bei ihm wird bei tiefer Temperatur im Vakuum feuchtem Material Wasser entzogen. Da eine Substanz siedet, wenn ihr Dampfdruck gleich dem Umgebungsdruck ist, der auf der Oberfläche lastet, kann man im Vakuum Substanzen schon bei Temperaturen weit unter ihrem normalen Siedepunkt zum Sieden bringen. Durch Gefriertrocknung ist damit schonende Trocknung, z. B. von Protein-haltigen Proben, aber auch von Nahrungsmitteln, möglich. Bei der **Kristallisation** nutzt der Chemiker Löslichkeitsunterschiede aus, um Stoffe zu trennen und dadurch zu reinigen. Die Anwendung **unterschiedlicher Verteilungskoeffizienten bei der Extraktion** wurde bereits beschrieben.

Adsorptions- und Verteilungsgleichgewichte sind die Grundlage der Säulen- und der Dünnschichtchromatographie, mit der viele analytische Aufgaben gelöst werden. Schließlich sei noch einmal die Möglichkeit der Trennung maktromolekularer Stoffe von niedrigmolekularen durch **Dialyse** erwähnt.

5 Geschwindigkeit chemischer Reaktionen

5.1 Reaktionsgeschwindigkeit

Ein gebratenes Steak ist bei Zimmertemperatur einige Tage ohne nennenswerte Veränderung stabil (insbesondere, wenn man bakterielle Zersetzung ausschließt). Andererseits wird das gleiche Steak im Magen-Darm-Kanal des Körpers innerhalb von Stunden, offensichtlich mit großer Geschwindigkeit, so verdaut, daß die Struktur der Proteine völlig zerstört wird. Im Körper läuft also der Abbau viel schneller ab. Ohne die Beschleunigung des Abbaus und Umbaus der Nahrungsmittel wäre das komplizierte Lebewesen Mensch nicht lebensfähig. Was bedingt die unterschiedlichen Geschwindigkeiten des Abbauvorganges?

Offensichtlich ist die Auseinandersetzung mit der Geschwindigkeit chemischer Reaktionen für den Mediziner sehr wichtig. Man kann sich die Reaktionsgeschwindigkeit an einem Diagramm veranschaulichen, in dem die Konzentration c eines Stoffes aufgetragen ist, die im Verlauf einer chemischen Reaktion aus Ausgangsstoffen entsteht. Nach einer bestimmten Zeit hat sich ein Gleichgewichtszustand eingestellt (rechter Kurventeil der Abb. 43). Mit diesem Bereich haben wir uns bisher beschäftigt.

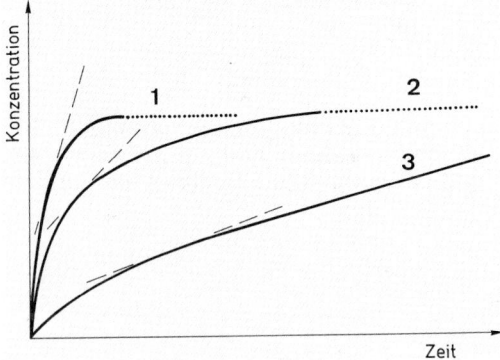

Abb. 43 Diagramm zur Reaktionsgeschwindigkeit. Der eingestellte Gleichgewichtszustand ist durch gepunkteten Kurvenverlauf markiert. Die gestrichelt gezeichneten Tangenten lassen die unterschiedliche Reaktionsgeschwindigkeit der 3 Reaktionsabläufe erkennen. Da die Bildung eines Stoffes beobachtet wird, ist die Geschwindigkeit mit positivem Vorzeichen zu rechnen

Das Gleichgewicht kann verschieden schnell erreicht werden. In Kurve **1** wird die Gleichgewichtslage offensichtlich mit großer Geschwindigkeit angestrebt. Die Steilheit der Kurve **1** – mathematisch ausgedrückt durch den Anstieg der (gestrichelt gezeichneten) Tangenten – ist sehr groß. Bei Kurve **3** ist die geringe Reaktionsgeschwindigkeit auffällig, die zu einer langsamen Gleichgewichtseinstellung führt.

Die Reaktionsgeschwindigkeit zu einem vorgegebenen Zeitpunkt läßt sich als Differentialquotient aus der Tangente an die Kurve zum gewünschten Zeitpunkt entnehmen.

Es ist von großer Bedeutung für die komplizierte Verknüpfung der gekoppelten Stoffwechsel-Reaktionen, ob ein Gleichgewicht schnell oder langsam erreicht wird. Man kann sich z. B. vorstellen, daß die Geschwindigkeit bis zur Gleichgewichtseinstellung so klein ist, daß die Gleichgewichtslage nicht erreicht wird. In diesem wichtigen Fall kann natürlich das Massenwirkungsgesetz nicht mehr angewandt werden. Es gibt also viele Gründe, sich mit der Lehre von der Geschwindigkeit chemischer Reaktionen, der **Kinetik**, auseinanderzusetzen.

Für die Reaktion

$$A + B \longrightarrow C + D$$

ist die Reaktionsgeschwindigkeit die Geschwindigkeit, mit der A und B abnehmen und C und D neu auftauchen. Wir erhalten damit als **Maß für die Reaktionsgeschwindigkeit die zeitliche Änderung der Konzentration**:

$$v = -\frac{dc}{dt} \quad \text{für verschwindende Stoffe,}$$

$$v = \frac{dc}{dt} \quad \text{für entstehende Stoffe.}$$

Man beachte die **Bedeutung des Vorzeichens!**

Die Konzentrationen rechnet man in mol · l^{-1}, die Zeit in Minuten bzw. in einem anderen geeigneten, aber genau angegebenen Maß.

5.2 Abhängigkeit der Reaktionsgeschwindigkeit von der Konzentration

Reaktionsordnung

Wir wollen folgende Zusammenhänge zwischen Reaktionsgeschwindigkeit v und der Konzentration betrachten.

$v_0 = k_0$
$v_1 = k_1 \cdot c(A)$
$v_2 = k_2 \cdot c(A) \cdot c(B)$
$v_3 = k_3 \cdot c(A) \cdot c(B) \cdot c(C)$

v_1 steht in Zusammenhang mit der 1. Potenz einer Konzentration
v_2 hängt mit dem Quadrat von Konzentrationen zusammen
v_3 läßt sich als c^3 ausdrücken

Man nennt diesen Zusammenhang zwischen Konzentration und Reaktionsgeschwindigkeit die Reaktionsordnung. Ihre Zahl ist gleich der Hochzahl der Geschwindigkeits-Konzentrationsgleichung.

v_0 ist bei unseren Beispielen die Geschwindigkeit einer Reaktion nullter Ordnung, v_1 die Geschwindigkeit einer Reaktion 1. Ordnung usw.

In Tab. 45 sind einige **Beispiele von Reaktionen mit ihren dazugehörigen Reaktionsordnungen aufgeführt.**

Reaktionen erster Ordnung sind in der Chemie relativ selten. Häufiger findet man Reaktionen zweiter Ordnung. Sie resultieren aus dem in der Chemie oft gegebenen Reaktionstyp, wonach A und B reagieren, um ein (oder mehrere) Reaktionsprodukte zu ergeben.

Ein Übergangsfall ist die Reaktion von pseudo-erster Ordnung. Läßt man A in Gegenwart von sehr viel B reagieren, dann nimmt die Konzentration von B kaum nennenswert ab. Sie bleibt also quasi konstant, und die Geschwindigkeit der Reaktion hängt nur noch von der Konzentration von A ab. Dieser Reaktionstyp wird häufig dann gefunden, wenn A mit dem Lösungsmittel, das ja immer in starkem Überschuß vorliegt, reagiert. Hydrolyse-Reaktionen sind also fast immer von pseudo-erster Ordnung.

Die alkalische Esterverseifung ist ein Beispiel für eine Reaktion 2. Ordnung, das gleichzeitig zeigt, daß die Reaktionsordnung von der Konzentration des OH-Ions abhängt. Erhöht man die Konzentration an HO^- sehr stark, kommt man in ein Übergangsgebiet mit pseudo-erster Ordnung, da der Überschuß an Ionen durch die Verseifungsreaktion kaum abnimmt.

An Reaktionen höherer Ordnung, z. B. der letzten in Tab. 45, kann man zeigen, daß nicht unbedingt ein Zusammenhang zwischen der auf Grund des Formelumsatzes erwarteten und der beobachteten Ordnung besteht.

Tab. 45 Beispiele chemischer Reaktionen mit der experimentell bestimmten Reaktionsordnung

Reaktion	Reaktionsgeschwindigkeit v	Reaktionsordnung
Zerfall von Wasserstoffperoxid $H_2O_2 \rightarrow H_2 + O_2$	$v = -k \cdot c(H_2O_2)$	1
Umwandlung Maleinsäure $\rightarrow$ Fumarsäure (S. 222, 298)	$v = -k \cdot c(\text{Maleinsäure})$	1
Umwandlung α-Glucose in β-Glucose, bzw. umgekehrt (S. 315)	$v = -k \cdot c(\alpha\text{-Glucose})$ bzw.	1
	$v = k \cdot c(\beta\text{-Glucose})$	1
Hydrolyse von Saccharose	$v = -k \cdot c(\text{Saccharose})$	pseudo -1
Esterverseifung im sauren Bereich		
$CH_3COOC_2H_5 + H_2O \overset{H^+}{\rightleftharpoons} CH_3COOH + C_2H_5OH$	$v = -k \cdot c(\text{Ester})$	pseudo -1
$H_2 + I_2 \rightarrow 2\,HI$	$v = -k \cdot c(I_2) \cdot c(H_2)$	2
Esterverseifung im alkalischen Bereich:		
$CH_3COOC_2H_5 + HO^- \rightarrow CH_3COO^- + C_2H_5OH$	$v = -k \cdot c(\text{Ester}) \cdot c(HO^-)$	2
Viele chemische Reaktionen $A + B \rightarrow C + D$	$v = -k \cdot c(A) \cdot c(B)$	2
$2\,Fe^{2+} + I_2 \rightarrow 2\,Fe^{3+} + 2\,I^-$	$v = -k \cdot c^2(Fe^{2+}) \cdot c(I_2)$	3
$IO_3^- + 5\,I^- + 6\,H^+ \rightarrow 3\,I_2 + 3\,H_2O$	$v = -k \cdot c(IO_3^-) \, c^2(I^-) \cdot c^2(H^+)$	5

(Bei der letzteren Reaktion sollte man vielleicht eine Reaktion 12. Ordnung erwarten.)

Viele kompliziertere chemische Reaktionen sind nämlich Mehrstufenreaktionen. Die stöchiometrisch formulierte **Gesamtgleichung** gibt keinen Einblick in die Zahl und Art der Einzelstufen. Dabei ist klar ersichtlich, daß in einer aus mehreren Teilreaktionen bestehenden Reaktionskette **derjenige Teilschritt mit der langsamsten Reaktion geschwindigkeitsbestimmend sein muß**. Bei komplexen Reaktionsabläufen erhält man dann ganz andere Reaktionsordnungen, als es die Stöchiometrie erwarten läßt.

Reaktion nullter Ordnung

Für sie gilt

$$\frac{dc(A)}{dt} = k_0$$

Die umgesetzte Stoffmenge ist also zu jeder Zeit konstant und unabhängig von der Konzentration von A. Die Erklärung wird später geliefert (S. 207).

Reaktion erster Ordnung (und pseudo-erster Ordnung)

$$\frac{dc(A)}{dt} = -k_1 \cdot c(A) \quad \text{bzw.}$$

$$\frac{dc(A)}{dt} = k_1 \cdot c(A)$$

Die Geschwindigkeit der Abnahme der Konzentration von A (bzw. der Zunahme der Konzentration von A) ist immer proportional der vorhandenen Menge von A.

Addiert man die vielen kleinen Differential-Zeitabschnitte über einen größeren Zeitraum (*Integration*), dann erhält man

$$c(A) = c_0(A) e^{-k_1 t} \tag{1}$$

In dieser Gleichung ist $c(A)$ die Konzentration von A nach Ablauf des Zeitintervalls t (über das integriert wurde). $c_0(A)$ ist die Konzentration von A zum Zeitpunkt $t = 0$, also zu Beginn des Versuchs. e ist eine Konstante, die Basis der natürlichen Logarithmen (S. 9).

Mathematisch gleichbedeutend mit Gleichung (1) sind die folgenden Formulierungen:

$$\ln c(A) = -k_1 t + \ln c_0(A)$$

$$\ln \frac{c(A)}{c_0(A)} = -k_1 t \quad \text{und} \quad \ln \frac{c_0(A)}{c(A)} = k_1 t$$

Da der einfache Zusammenhang besteht (S. 9)

$$\ln x = a \lg x,$$

kann man die obigen Gleichungen auch darstellen:

$$\lg \frac{c(A)}{c_0(A)} = -\frac{1}{a} \cdot k_1 \cdot t = -k_1^* \cdot t \quad \text{bzw.}$$

$$\lg c(A) = -k_1^* \cdot t + \lg c_0(A) \tag{2}$$

Die Auftragung einer **Reaktion 1. Ordnung** in linear/linearer oder in halblogarithmischer Darstellung zeigt Abb. 44.

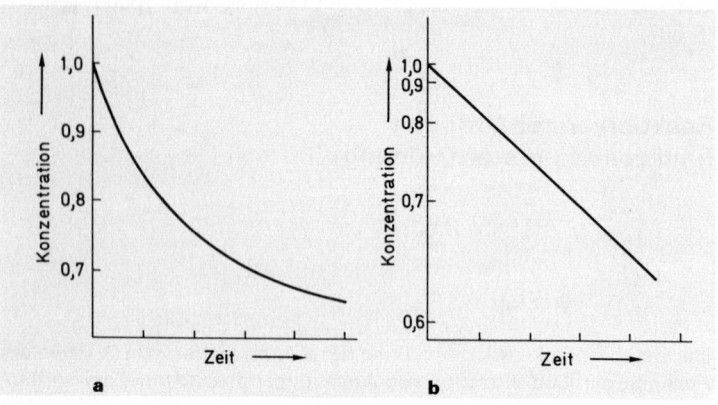

Abb. 44 **Auftragung der Zeitabhängigkeit einer Reaktion erster Ordnung**
a Konzentrationsmaßstab auf der Ordinate in linearer Teilung
b Logarithmischer Maßstab

Der Ordinatenabschnitt entspricht bei beiden Darstellungsweisen $c_0(A)$. Den Wert von k_1 bzw. k_1^* kann man am einfachsten der logarithmischen Auftragung entnehmen, da die Steigung der Geraden diesem Wert entspricht.

Unter der Halbwertszeit $t_{1/2}$ versteht man diejenige Zeit, in der die Hälfte der vorliegenden Substanzmenge reagiert hat.

Charakteristisch für Reaktionen erster Ordnung ist die konstante Halbwertszeit. Sie ist von der Konzentration zu Anfang der Reaktion und während des Ablaufes der Reaktion unabhängig. Wenn die Konzentration zu Beginn des Zeitintervalls $c(0)$ ist, dann ist sie am Ende $^1/_2\,c(0)$.

Es gilt dann: $\ln\dfrac{1}{2} = -k_\mathrm{I} t_{1/2}$

Daraus folgt: $k_\mathrm{I} \cdot t_{1/2} = \ln 2 = 0{,}693 \qquad t_{1/2} = \dfrac{0{,}693}{k_\mathrm{I}}$

In der Tat ist damit $t_{1/2}$ für eine Reaktion 1. Ordnung konstant.
Für eine Reaktion 1. Ordnung kann man Halbwertszeit und damit die Geschwindigkeitskonstante am einfachsten aus dem Diagramm mit logarithmischer Auftragung entnehmen. Soll man bei einer linearen Auftragung der Konzentration gegen die Zeit die Halbwertszeit entnehmen, so wählt man eine bestimmte Konzentration, z.B. die Anfangskonzentration $c(0)$ und sucht den Zeitpunkt, an dem diese Konzentration auf die Hälfte gesunken ist. Analog bestimmt man diese Zeit noch aus anderen Stellen der Kurve. Kennt man die Halbwertszeit, dann kann man mit der Beziehung $k \cdot t_{1/2} = 0{,}693$ auch k berechnen.

Ein Gesetz des Typs $\mathrm{x} = \mathrm{x}_0\,\mathrm{e}^{ky}$ wird immer erhalten, wenn eine Größe x abnimmt und die Abnahme der noch vorhandenen Menge an x proportional ist. Man nennt das Glied e^{-ky} den Abklingfaktor bzw. e^{ky} den Anschwellfaktor. Dem Abklinggesetz folgen außer der chemischen Reaktion erster Ordnung noch: der radioaktive Zerfall, das Abkühlungsgesetz und die Lichtschwächung bei Durchgang durch gefärbte Lösungen (S. 79). Das Abkühlungsgesetz beschreibt, welcher Zusammenhang zwischen der Abkühlung eines warmen Körpers besteht und der Abkühlungszeit (am Anfang kühlt sich der heiße Körper schnell ab und der Prozeß wird um so langsamer, je näher die Temperatur des abstrahlenden Körpers sich der Umgebungstemperatur nähert).

Mit kleinen Abwandlungen folgen viele biologische Prozesse, bei denen Abnahme oder Zunahme der vorhandenen Menge des variablen Stoffes proportional ist, dieser Funktion. Die Hungerkurve, die eine Auftragung des Körpergewichts gegen die Zeit widerspiegelt, folgt diesem Gesetz (bekanntlich ist die Gewichtsabnahme zu Beginn von Hungerperioden recht hoch, während sie im Laufe der Zeit immer geringer wird). Das Krebswachstum folgt ähnlichen Zusammenhängen, allerdings im Sinne einer Anschwellfunktion. Je mehr Zellen vorhanden sind, um so mehr können sich teilen und neue Krebszellen bilden.
Viele Stoffe des Körpers unterliegen bezüglich der Ausscheidung den Gesetzen der e-Funktion. Bei vielen Erkrankungen werden z.B. die Membranen der Zellen, speziell mancher Leberzellen, durchlässiger,

so daß Enzyme austreten können. Die Enzyme verlassen, wenn keine weitere Nachlieferung erfolgt, nach den Zeitgesetzen der 1. Reaktionsordnung das Blut des Patienten. Der Arzt hat hier die Möglichkeit, eventuelle Nachlieferung der Enzyme – also Fortdauer des Krankheitszustandes – oder therapeutische Wirkung eventuell gegebener Arzneimittel zu beobachten (S. 297).

Sehr viele Arzneimittel werden im Körper nach ihrer Gabe nach den Gesetzen der Reaktion erster Ordnung oder pseudo-erster Ordnung abgebaut oder aus dem Körper ausgeschieden.

Reaktion zweiter Ordnung

Die Reaktion **zweiter Ordnung** wird sehr oft bei chemischen Reaktionen gefunden. Die Integration der Differentialgleichung

$$\frac{dc}{dt} = -k_{II} \cdot c(A)\, c(B)$$

für die chemische Reaktion

A + B $\longrightarrow$ C + D

liefert (mit $c_0(A)$ als Anfangskonzentration von A und mit $c_0(B)$ als Startkonzentration von B)

$$k_{II} \cdot t = \frac{1}{c_0(A) - c_0(B)} \ln \frac{c_0(B)[c_0(A) - c]}{c_0(A)[c_0(B) - c]}$$

Zahlenbeispiele von Reaktionsgeschwindigkeiten

Beim Entstehen einer Ionenbindung oder einer Wasserstoffbrückenbindung beobachtet man Geschwindigkeitskonstanten von etwa 10^9 bis 10^{11} mol^{-1} s^{-1}. Die k-Werte organisch-chemischer Reaktionen sind dagegen um 10 bis 15 Zehnerpotenzen kleiner (Tab. 46).

Tab. 46 Geschwindigkeitskonstanten der Vorwärts- und Rückwärtsreaktion sowie die daraus berechenbare Konstante des Massenwirkungsgesetzes K
(aus Campbell, Chemical Systems)

Reaktion	k_{vorw} (mol^{-1} s)	$k_{rückw}$ (s)	$K = \dfrac{k_{rückw}}{k_{vorw}}$
H$^+$ + HO$^-$ $\rightleftarrows$ H$_2$O	$1{,}4 \times 10^{11}$	$2{,}6 \times 10^{-5}$	$1{,}9 \times 10^{-16}$
CH$_3$COO$^-$ + H$^+$ $\rightleftarrows$ CH$_3$COOH	$4{,}5 \times 10^{10}$	8×10^5	$1{,}8 \times 10^{-5}$
NH$_3$ + H$^+$ $\rightleftarrows$ NH$_4^+$	$4{,}3 \times 10^{10}$	24	$5{,}6 \times 10^{-10}$
NH$_4^+$ + HO$^-$ $\rightleftarrows$ NH$_4$OH	$3{,}4 \times 10^{10}$	5×10^5	$1{,}5 \times 10^{-5}$

Die Geschwindigkeit der Esterverseifung ist durch einen k-Wert von $10^{-4}\,\text{mol}^{-1}\,\text{s}^{-1}$ im alkalischen Bereich und bei Zimmertemperatur gekennzeichnet, wobei allerdings die chemische Natur von Alkohol und Säure die Verseifungsgeschwindigkeitskonstante über mehrere Zehnerpotenzen ändern können.

Sehr pauschal kann man sagen, daß Reaktionen, bei denen die Reaktionspartner bereits geladen vorliegen (Ion-Ion-Reaktionen, Ion-Dipol-Wechselwirkungen, Dipol-Dipol-Wechselwirkungen) sehr schnell ablaufen. Reaktionen, in deren Verlauf kovalente Bindungen gebrochen und neu geknüpft werden müssen, verlaufen sehr viel langsamer.

5.3 Temperaturabhängigkeit der Reaktionsgeschwindigkeit

Wie Abb. 45 schematisch zeigt, kann man verschiedene Typen der Temperaturabhängigkeit der Geschwindigkeit chemischer Reaktionen beobachten.

Der häufigste Fall ist dabei durch die Kurven **2a** oder **2b** gekennzeichnet. Bei Temperatursteigerung nimmt danach die Reaktionsgeschwindigkeit zu. Seltener beobachtet man Fall **1**, wonach mit steigender Temperatur die Reaktion langsamer verläuft. Bei biochemisch wichtigen Systemen (Fall **3**) beobachtet man auch ein Maximum der Temperaturabhängigkeit (s. S. 207, 360).

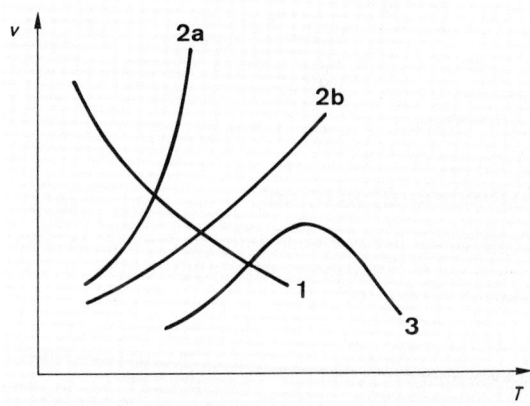

Abb. 45 Abhängigkeit der Reaktionsgeschwindigkeit von der Temperatur

RGT-Regel

Der wichtigste Fall – Kurve **2a, 2b** – läßt sich mit der RGT-Regel (**R**eaktions-**G**eschwindigkeits-**T**emperatur-Regel) beschreiben. Nach ihr steigt die Geschwindigkeit einer chemischen Reaktion um das Zwei- bis Vierfache, wenn man die Temperatur um 10 Grad erhöht. Physikalische Phänomene, wie Diffusion oder Osmose, haben eine wesentlich geringere Temperaturabhängigkeit. Ihre Geschwindigkeit steigt um einen Faktor von etwa 1,2 bei Temperaturerhöhung um 10 Grad.

Die RGT-Regel ist besonders für Reaktionen der organischen Chemie gut zu verfolgen, da diese verhältnismäßig niedrige Reaktionsgeschwindigkeiten haben, deren Verdopplung sehr auffällig ist.

Die RGT-Regel ist nützlich, wenn man in einem komplizierten System entscheiden will, ob die grundlegenden Reaktionen chemischer oder physikalischer Natur sind. So findet man, daß die Zellteilung im Sinne der RGT-Regel temperaturabhängig ist. Ebenso folgt die Schlagfrequenz des Herzens (des Frosches) dieser Regel. Die Nervenimpulsleitgeschwindigkeit des Froschnervs erweist sich dagegen als wenig temperaturabhängig und gehört damit zu den physikalisch dirigierten Prozessen.

Die Harnbereitung erfolgt im Prinzip so, daß im Glomerulum aus dem Blutplasma der Urharn abgepreßt (abfiltriert) wird, der die Zusammensetzung des Plasmas – ohne Eiweißanteile – hat. Im Nephron wird der vom Körper benötigte Anteil der Plasmabestandteile aus diesem Urharn wieder zurückgewonnen, also etwa 98% des Wassers, ein Teil der Mineralstoffe usw. Diese Rückgewinnung ist eine aktive Transportleistung, die über chemische Mechanismen der Zellen des Nephrons abläuft. Diese Vorstellungen hat man aus der Untersuchung der Temperaturabhängigkeit der Nierenleistung gewonnen. Die Filtration zeigt die Abhängigkeit eines physikalischen Prozesses, wohingegen die Rückresorption der RGT-Regel eines chemischen Prozesses folgt.

Arrhenius-Gleichung

Arrhenius stellte eine Gleichung für den Zusammenhang zwischen Temperatur und Reaktionsgeschwindigkeit bzw. der Konstanten der Geschwindigkeit k auf:

$$\ln k = \ln A - \frac{E_A}{RT} \qquad k = A \cdot e^{-\frac{E_A}{RT}}$$

logarithmierte Form   exponentielle Form

In dieser Gleichung ist A eine für die Reaktion typische Konstante, e die Basis der natürlichen Logarithmen, R die allgemeine Gaskonstante, T die absolute Temperatur und E_A die sogenannte **Aktivierungsenergie** (in kJ) (S. 201).

Man benützt diesen Zusammenhang zur exakten Beschreibung der Temperaturabhängigkeit der Geschwindigkeit einer chemischen Reaktion und – bei Kenntnis aller anderen Größen – zur Bestimmung der Aktivierungsenergie.

5.4 Parallelreaktionen

In biochemischen Systemen sind häufig verschiedene Reaktionsmöglichkeiten eines Stoffes mit mehreren Reaktionspartnern gegeben. Unter Umständen kann eine Reaktion mit einem Partner mit unterschiedlicher Aktivierungsenergie ablaufen (S. 201). In solchen Fällen ist es nötig, die **bevorzugt ablaufende Reaktion in einem System mit mehreren Reaktionswegen unterschiedlicher Aktivierungsenergie zu erkennen.**

Am schnellsten läuft immer die Reaktion mit der niedrigsten Aktivierungsenergie ab.

6 Energieverhältnisse bei chemischen Reaktionen

6.1 Gleichgewichtsthermodynamik

Die Energetik (Thermodynamik) beschäftigt sich mit den Energieverhältnissen in chemischen Systemen. Für die Einführung ist es einfacher, mit abgeschlossenen oder geschlossenen Systemen zu arbeiten (S. 122). Ein Massentransfer findet also durch die Wände des Systems nicht statt. Die Stoffe befinden sich innerhalb des Systems im Gleichgewicht. In einem solchen System interessieren ausschließlich Energien im Gleichgewichtszustand. Genauer gesagt: man interessiert sich für die Energie E_1 eines Systems vor einer chemischen Reaktion und der Energie E_2, die nach Ablauf der Reaktion und der Einstellung eines neuen Gleichgewichts vorliegt. Charakteristisch für die Energetik ist, daß nie der Absolutbetrag von Energien gemessen werden kann. Man bestimmt statt dessen die Differenzen der Energien der zwei Gleichgewichtszustände, sprachlich ausgedrückt, etwa als „Differenz der Energie" oder „Energieänderung". Häufig wird leider nicht so präzis gesprochen und man redet dann von der Energie schlechthin, meint aber ihre Änderung.

Man stellt dazu in einem Energiediagramm die Höhe der Energien als Plateaus dar (Abb. 46). In einem solchen Energie-Diagramm ist also nur die Ordinate definiert.

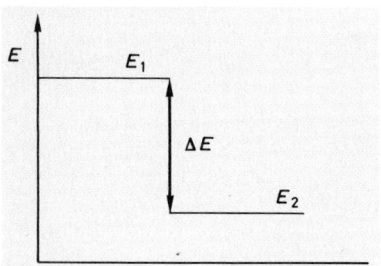

Abb. 46 Energiediagramm. Eingetragen sind die Energieniveaus E_1 und E_2 der beiden Gleichgewichtszustände 1 und 2 und die Energiedierenz ΔE zwischen diesen beiden Energiezuständen

Die in der Thermodynamik ausschließlich interessierenden Differenzen zwischen zwei Energiezuständen bezeichnet man durch ein vorgesetztes Δ.

6.2 Der 1. Hauptsatz der Thermodynamik

Der 1. Hauptsatz besagt: Die Summe der Energien eines abgeschlossenen (isolierten) Systems ist konstant.
Für biochemische Systeme interessieren, von Sonderfällen abgesehen, nur drei Energieformen:

- Arbeitsenergie A,
- Wärmeenergie Q,
- Innere Energie (oder Chemische Energie) U

Arbeit (oder Arbeitsenergie) A wird in biochemischen Systemen z. B. durch Muskelkontraktion bereitgestellt. In chemischen Systemen ist hauptsächlich Arbeitsenergie in Zusammenhang mit Gasreaktionen wichtig. Dabei kann eine Druck-Volumen-Arbeit auftreten.

Die Wärme (oder Wärmeenergie) Q ist auf die Bewegung der Moleküle und Atome des Systems zurückzuführen. Temperatursteigerung führt zur Erhöhung der kinetischen Energie des einzelnen Teilchens. Die Summe dieser einzelnen Bewegungsenergien macht sich in einem Vielzahlsystem von Molekülen und Atomen als Wärmeenergie bemerkbar.

Die Innere Energie U beschreibt die Summe aller Bindungsenergien eines chemischen Systems. Beim Eingehen chemischer Bindungen werden Energieanteile festgelegt, die beim Lösen der Bindungen wieder freigesetzt werden können. Bei chemischen Prozessen wird also durch das Spalten oder Knüpfen von Bindungen der Anteil von U stark verändert.

Der 1. Hauptsatz lautet für die uns hier interessierenden Energiearten:

$$U + Q + A = \text{const.}$$

Uns sollen nur die Differenzen der Energien beschäftigen, die man zwischen Anfang und Ende eines chemischen Vorgangs beobachtet. Der 1. Hauptsatz – in der Differenzenschreibweise – lautet damit:

$$\Delta U + \Delta Q + \Delta A = 0$$

Das bedeutet, daß sich in einem geschlossenen System Teiländerungen der einzelnen Energiearten so ergänzen müssen, daß die Summe aller Teiländerungsbeiträge gleich Null ist oder daß eine Änderung der inneren Energie durch Übertragung von Arbeitsbeträgen oder Wärmemengen hervorgerufen werden kann.

In biochemischen Systemen sind Reaktionen nur mit kondensierten Phasen häufig, also Reaktionen, die im festen oder flüssigen Aggregatzustand ablaufen. Da keine gasförmigen Phasen oder Reaktionsteilnehmer auftreten, wird der Anteil der Druck-Volumen-Arbeit klein, und man kann ihn zur Vereinfachung vernachlässigen.

Für $\Delta A = 0$ heißt der erste Hauptsatz dann:

$$\Delta U + \Delta Q = 0 \qquad \Delta U = -\Delta Q \tag{1}$$

Diese Gleichung besagt, daß Änderungen der inneren Energie ΔU dadurch bestimmt werden können, daß man die Änderungen der Wärmeenergie ΔQ mißt. Basierend auf diesem Meßprinzip wurde der Name *Thermodynamik* gebildet.

Für etwas genauere Messungen unterscheidet man Versuchsdurchführungen bei konstantem Volumen oder bei konstantem Druck. Der letztere Fall (auch „**isobare**" Versuchsführung genannt) ist in der Chemie wichtiger. Da die Wärmedifferenzen bei den beiden Typen der Reaktionsführung unterschiedlich sind, unterscheidet man auch Wärmen bei konstantem Volumen und konstantem Druck. Hier soll nur die Wärmedifferenz bei konstantem Druck interessieren, die man als Enthalpieänderung bezeichnet (ΔH). Für unsere Betrachtung gilt damit $\Delta H = \Delta Q$.

In Gleichung (1) eingesetzt ergibt das:

$$\Delta U = -\Delta H$$

Die Energiebeträge, die bei chemischen Reaktionen beobachtet werden, hängen natürlich von der umgesetzten Stoffmenge ab. Man standardisiert alle Angaben auf den Umsatz eines Mols!

ΔH wird demnach als molare Enthalpie (bei konstantem Druck) bezeichnet. Sie wird – wie alle Energien – in kJ (Kilojoule) gemessen (früher: 1 kcal = 4,18 kJ).

Offensichtlich ist es wichtig, zu unterscheiden zwischen Energien, die einem System zugefügt werden und solchen, die das System abgibt. Man bezeichnet die ersteren als positiv und Energiebeträge, die das System abgibt, als negativ.

Eine Reaktion mit starker Wärmetönung ist **exotherm** und mit $-\Delta H$ gekennzeichnet. Eine Reaktion, die unter Abkühlung verläuft oder der man zum Ablauf von außen Wärme zufügen muß, ist **endotherm**, und ΔH hat ein positives Vorzeichen.

Man verwendet zwei Schreibweisen.

Einmal kann man ΔH direkt als Ergebnis einer Reaktion auf die rechte Seite schreiben:

$$A + B \longrightarrow C + D + X\,kJ$$

Das besagt, daß bei Reaktion von 1 mol A mit 1 mol B eine exotherme Reaktion ablief, bei der X kJ gebildet wurden und vom System abgegeben werden. Die andere Schreibweise lautet:

$$A + B \longrightarrow C + D\,;\quad \Delta H = -X\,kJ$$

Beispiele solcher Reaktionsenthalpien gibt Tab. 47.
Man bezeichnet die Enthalpie, die aufgebracht werden muß, um ein mol eines zweiatomaren Gases in die Atome zu spalten, als Dissoziationsenergie. Sie ist ein Maß für die Stärke der kovalenten Bindung zwischen den Atomen (Tab. 48, Abb. 15, S. 43).

Tab. 47   Reaktionen und ihre Enthalpieänderungen [bei 1,013 bar (1 atm), 25 °C und molarem Umsatz]

	ΔH
$1/2 H_2 + 1/2 Cl_2 \rightarrow HCl$	$-$ 92 kJ
$1/2 H_2 + 1/2 Br_2 \rightarrow HBr$	$-$ 38 kJ
$1/2 H_2 + 1/2 I_2 \rightarrow HI$	$+$ 25 kJ
$H_2 + 1/2 O_2 \rightarrow H_2O$	$-$242 kJ
$H_2 + S \rightarrow H_2S$	$-$ 21 kJ

Tab. 48   Beispiele für Dissoziationsenergien

Ausgangsmolekül	gespalten in	Dissoziationsenergie
H—H	2 H	436 kJ
O=O	2 O	494 kJ
N≡N	2 N	942 kJ

Unter der **mittleren Bindungsenergie** versteht man die Energie, die eine bestimmte Bindung innerhalb eines Moleküls aufweist. Man hat an vielen unterschiedlichen Molekülen mit der interessierenden Gruppe Enthalpien gemessen und den Enthalpieanteil für diese Bindung berechnet (Tab. 49).

Tab. 49   Beispiele mittlerer Bindungsenergien

Bindung	Bindungsenergie $(kJ \cdot mol^{-1})$	Bindung H-Brückenbildung zwischen	Bindungsenergie $(kJ \cdot mol^{-1})$
C—C	347	OH····O (Alkohole····Phenole)	17
C=C	620	OH····O (zwischen 2 Carbonsäuren)	25
C—H	414	NH····O (in Amiden)	17
C—O	352		
C=O	708		

Bindungsenergien lassen sich nur der Größenordnung nach angeben, da sie von der Art der bindenden Partner und den Reaktionsbedingungen – insbesondere dem Lösungsmittel und dessen Dielektrizitätskonstante

– abhängen. So werden für hydrophe Wechselwirkungen und die van-der-Waals-Wechselwirkung Werte von etwa 2 bis 4 kJ/mol angegeben. Für die Wasserstoffbrückenbindung und für Dipol-Dipol-Wechselwirkungen sowie für Ion-Dipol-Beziehungen werden Werte im Bereich von 4 bis 40 kJ/mol genannt. Kovalente Bindungen haben Bindungsenergien von etwa 100 bis 500 kJ/mol (s. a. Tab. 49).

Bei der Ionenbindung spielt der Wert der Dielektrizität (DEK, s. S. 149) eine erhebliche Rolle. In wäßriger Lösung sind die Kräfte relativ gering (etwa 10 kJ/mol). Auf der Oberfläche von Proteinmolekülen können aber nichthydratisierte Bereiche vorliegen, in denen die Ionen (wegen des Fehlens des abschirmenden Einflusses des Wassers mit seiner hohen DEK) sich stärker anziehen können, mit dem Ergebnis höherer Werte von Bindungsenergien [etwas Analoges gilt für das – im Rahmen der Biochemie nicht interessierende – Vakuum bzw. der Gitter der Ionenkristalle (s. S. 73)].

Man darf Bindungsenergien nicht mit Reaktionsenergien verwechseln. In einer Reaktion werden Bindungen mehrerer Partner gebrochen und andere neu geschlossen. Als Gesamtreaktionsenergie resultiert dann die Summe der Bindungsenergien. So können z. B. manche Bindungstypen wiederholt auftreten (etwa mehrfache Wasserstoffbrückenbindungen). Die entsprechenden, an sich schwachen Einzelanteile können sich dann zu beträchtlich größeren Gesamtanteilen addieren. Schließlich muß sich die Gesamtreaktionsenergie nicht unbedingt in Form chemischer Bindungen wiederfinden. Sie kann z. B. als Wärmeenergie auftreten. Die Kenntnis der Größenordnung der Bindungsenergien ist aber interessant, um starke Bindungen (kovalente, koordinative, u. U. ionale) von mittelstarken (Wasserstoffbrückenbindungen, Ion-Dipol-, Dipol-Dipol-Wechselwirkungen), und schließlich von schwachen Wechselwirkungen (van-der-Waals-, hydrophobe Wechselwirkungen) zu unterscheiden. Derartige Unterschiede helfen bei der Erklärung der Mechanismen von Enzym-Substrat-Wechselwirkungen (s. S. 354) bzw. von Arzneimittel-Rezeptor-Beziehungen (S. 356).

Enthalpien beobachtet man auch bei rein physikalischen Prozessen. So muß zum Schmelzen eines Mols Substanz eine Schmelzenthalpie zugeführt werden, die beim Erstarren des geschmolzenen Stoffes wieder freigesetzt wird. Bei der Auflösung eines Stoffes beobachtet man Hydratationsenthalpien. In einigen Fällen verläuft der Prozeß unter starker Erwärmung, z. B. beim Verdünnen und Lösen von Schwefelsäure in Wasser. In manchen Fällen kühlt sich das System ab, z. B. bei der Auflösung von manchen Salzen in Wasser, weil die zur Hydratisierung notwendige Energie vom System erbracht werden muß, der Wärmegehalt also abnimmt.

Eine Auflösung von Feststoffen (S. 149) ist energetisch nur möglich, wenn die Gitterenergie kleiner ist als die Solvatationsenergie. Deshalb sind Ionenkristalle mit ihren großen Gitterenergien in nicht-solvatisierenden, apolaren Lösungsmitteln unlöslich. Oft ist die Gitterenergie ein wenig größer als die Solvatationsenergie. Dann kann man den fehlenden Betrag zusetzen und das System erwärmen. Die Löslichkeit nimmt in solchen Fällen mit steigender Temperatur zu (vorausgesetzt, daß die Hydratation, die ja auch Temperatur-abhängig ist, beim Erwärmen nicht beeinflußt wird).

6.3 Der 2. Hauptsatz der Thermodynamik

Aus der täglichen Beobachtung ist bekannt, daß Wärme nur von einem warmen Körper auf einen kälteren übertragen werden kann. Stellt man neben ein Gefäß mit Eisbrocken ein zweites Gefäß mit heißem Wasser, wird das Eis schmelzen und das heiße Wasser abkühlen. Nie wird man dagegen beobachten, daß das Eis noch kälter wird und das heiße Wasser zu sieden anfängt, daß also die Wärme bergauf fließt (vom kälteren zum wärmeren System).

Die Gesamtwärmeenergie eines Systems besteht aus zwei Anteilen, einem
1) frei zur Umwandlung in andere Energieformen verfügbaren und einem
2) nicht mehr verfügbaren Anteil.

Frei verfügbar ist in unserem Beispiel die Wärme des heißeren Wassers. Nicht mehr verfügbar ist die Wärme im Eisgefäß, bzw. am Ende des Versuchs in beiden Gefäßen mit gleicher Temperatur. Wir entnehmen dem, daß die Beträge der beiden Anteile auch von der Temperatur abhängen. Es gilt also:

Gesamtwärme = frei verfügbare Energie
+ nicht mehr verfügbare Energie

Man bezeichnet die frei verfügbare Energie als **freie Energie** (an sich genauer als „Änderung der freien Energie") oder **freie Enthalpie**. Sie wird mit ΔG bezeichnet (das G soll an den Erstbeschreiber Gibbs erinnern, nachdem man die freie Energie auch noch – gleichbedeutend – als **„Gibbs' freie Energie"** bezeichnet). Sie ist frei in andere Energieformen umwandelbar. Den nicht mehr verfügbaren Anteil bezeichnet man als *Entropieanteil* oder *Entropieglied*. Es lautet:

$\Delta S \cdot T$,

ist temperaturabhängig und ΔS hat die Einheit Energie/Grad. ΔS nennt man die Entropie des Systems. Die Gleichung des 2. Hauptsatzes lautet:

$\Delta H = \Delta G + T \Delta S$ oder

$\Delta G = \Delta H - T \Delta S$ (Gibbs-Helmholtz-Gleichung)

Energieverhältnisse bei chemischen Reaktionen

Die **Gibbs-Helmholtz-Gleichung** gibt den Zusammenhang zwischen der Änderung der freien Energie (= freie Enthalpie) ΔG, der Enthalpie ΔH und der Entropie ΔS an.

Die Bedingungen für die Gültigkeit sind:

1) **geschlossene Systeme,**
2) **isotherm** (da die Gleichung nur für die Temperatur T gilt!),
3) **isobar,** da die Reaktionsenthalpie ΔH nur für Reaktionen gilt, die unter konstantem Druck verlaufen,
4) **Umsatz auf molarer Basis.**

Die interessierende Größe ist die freie Energie ΔG. Liegt in einem (geschlossenen, isobar und isotherm reagierenden) System freie Energie vor, kann diese in jede andere Energieform umgewandelt werden. Damit kann dieses System ohne weitere Zufuhr anderer Energieformen spontan reagieren, wobei die freie Energie abnimmt. Die freie Energie ist damit ein Maß für die Reaktionsfähigkeit eines Systems.

Man nennt die Reaktionen, die mit einem **negativen Wert** an freier Energie ablaufen, **exergonisch**, mit einem **positiven Wert**, also Zuführung von freier Energie **endergonisch** (man beachte, daß exergonisch und exotherm nicht das gleiche bedeuten!). An dieser Stelle sei noch einmal darauf hingewiesen, daß unter „freier Energie" (bzw. gleichwertig „freier Enthalpie") die Energie verstanden werden muß, die frei zu einer Umwandlung in andere Energien zur Verfügung steht (s. a. S. 187). Hier interessiert ausschließlich die chemische Energie oder – genauer gesagt – die Energie, die in zu knüpfende Bindungen investiert werden muß.

Die Enthalpie ist dagegen die Wärmeenergie, die für den Ablauf einer chemischen Reaktion charakteristisch ist. Die Verwechslung entsteht da-

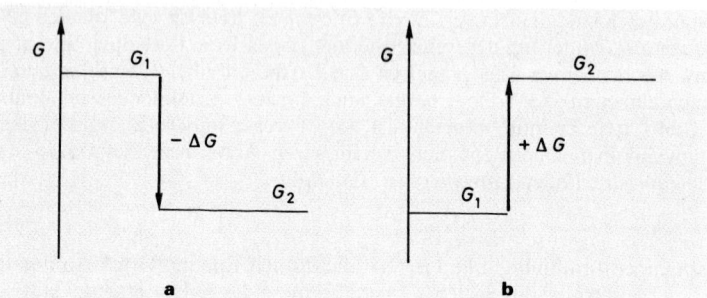

Abb. 47 Exergonische (a) und endergonische Reaktion (b)
a spontaner Reaktionsablauf möglich,
b spontaner Ablauf vom Gleichgewicht G_1 zu G_2 nicht möglich. ΔG muß investiert werden

durch, daß solche Wärmeenergien auch oft „frei" werden. Sie werden dadurch aber eben gerade nicht in chemischen Bindungen fixiert. Mit einem Energiediagramm lassen sich die Verhältnisse darstellen (Abb. 47).

Im Diagramm bezeichnen die Situationen mit G_1 und G_2 jeweils den Ausgangszustand und den Endzustand. In beiden Zuständen liegen die Stoffe jeweils im Gleichgewicht vor – bei G_1 die Ausgangsstoffe und bei G_2 die Endstoffe.

Bei der Reaktion von Glucose mit Sauerstoff (Verbrennung) wäre das Gemisch der beiden Ausgangsstoffe durch G_1 – im Gleichgewicht miteinander vorliegend – gekennzeichnet. Man verbrennt jetzt die Glucose und erhält Kohlendioxid und Wasser als Endprodukt, sowie einen Betrag von ΔG. Die Endprodukte Kohlendioxid und Wasser sind wiederum im Gleichgewicht miteinander stabil. Ihr Gehalt an freier Energie entspricht G_2.

Der Beschreibung entnimmt man, daß ein im Gleichgewicht befindliches System durch die Bedingung $\Delta G = 0$ gekennzeichnet sein muß.

Gleichgewicht: $\Delta G = 0$

6.4 Entropie

Am anschaulichsten kann man sich die **Entropie als Maß für den Unordnungsgrad** eines Systems vorstellen. Was bedeutet das?

Wollte man die Ortskoordinaten eines Atoms in einem Kristallgitter festlegen, dann würde man in den drei Raumachsen die Abstände von einem Bezugspunkt auftragen und bestimmte x'-, y'- und z'-Werte erhalten, die die Position des interessierenden Atoms im Kristallgitter beschreiben (Abb. 48).

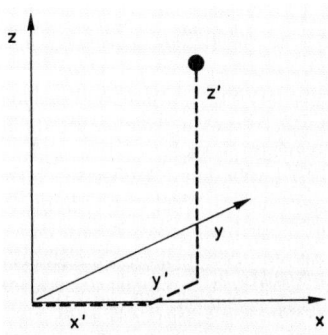

Abb. 48 Ortskoordinaten eines Kristallgitters

Bei sehr tiefen Temperaturen sind die Schwingungen und sonstige Temperatur-bedingte Bewegungen des Atoms sehr klein, und die Wahrscheinlichkeit ist hoch, zu jedem Zeitpunkt das gesuchte Atom auch an der Stelle der angegebenen Ortskoordinaten zu finden, besonders bei einem ideal gebauten Kristall. Der Ordnungszustand eines solchen Kristalls bei tiefen Temperaturen ist groß und die Entropie niedrig.

In einem Gas bei hoher Temperatur hat man an den Ortskoordinaten x', y' und z' eine außerordentlich geringe Wahrscheinlichkeit, das Atom vorzufinden. Es wird vielmehr im Gasraum mit hoher Geschwindigkeit herumfliegen und nur ganz selten, zufällig und sehr kurzfristig an den Ortskoordinaten anzutreffen sein. Mit anderen Worten:
Der Ordnungsgrad eines gasförmigen Systems ist klein, der Unordnungsgrad groß und folglich die Entropie groß. Der Entropieanteil muß also temperaturabhängig sein (in der Gibbs-Helmholtz-Gleichung).

Ein Kasten soll aus zwei Abteilungen bestehen, die durch einen Schieber voneinander getrennt sind (Abb. 49). In der einen Hälfte ist zu Anfang ein Gas vorhanden, während die andere Hälfte (**a**) evakuiert ist.

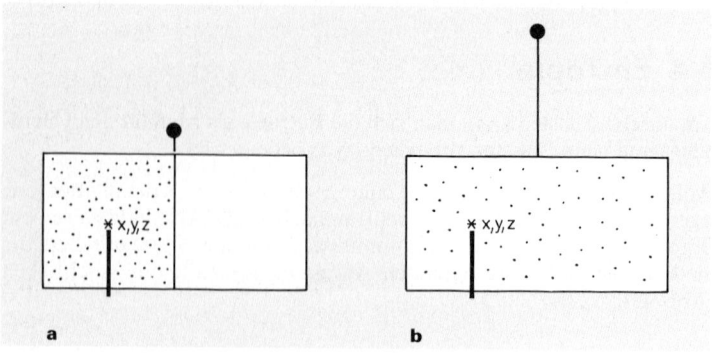

Abb. 49 Einfluß der Entropie bei Diffusionsprozessen

Man hat eine gewisse Wahrscheinlichkeit, ein Gas-Atom an den Stellen der Ortskoordinaten anzufinden, also einen bestimmten Entropie-Wert für dieses System.
Öffnet man den Schieber (**b**), verteilt sich das Gas durch Diffusionsbewegung und die Wahrscheinlichkeit, das gleiche Atom an den Stellen der Ortskoordinaten zu finden, ist gesunken, da das Gas-Atom jetzt einen größeren Aufenthaltsraum hat. Der Unordnungsgrad, die Entropie, hat im Vergleich zu vorher zugenommen.
Will man den alten Zustand wieder herstellen, muß das Gas so komprimiert werden, daß alle Gas-Atome im linken Teilraum vorhanden sind,

und der Schieber muß geschlossen sein. Zur Kompression ist Energie notwendig, die direkt zu der Entropie in Beziehung gesetzt werden kann.

Die in biochemischen Systemen extrem wichtigen Diffusionsprozesse müssen durch das Streben nach Entropiegewinn erklärt werden.
Ein anderer biochemisch wichtiger Fall betrifft die Eiweiße. In einem nativen Protein ist die Lage eines Atoms innerhalb des Moleküls durch Primärsequenz, Sekundär- und Tertiärstruktur genau vorgegeben. Wird nun das Molekül denaturiert, wird die Tertiär- und die Sekundärstruktur zumindest teilweise zerstört. Solche Denaturierungsvorgänge werden durch Hitze, Zusatz von Säure oder hohe Elektrolytkonzentrationen ausgelöst, wodurch die Wasserstoffbrückenbindungen gelöst werden und das Protein-Molekül in einen weniger stark geordneten, aufgefältelten Zustand übergeht. Im denaturierten Zustand ist die Festlegung der Ortskoordinaten des betrachteten Atoms innerhalb des Protein-Moleküls sehr viel schwieriger möglich. Auch hier hat die Entropie zugenommen! Allgemeiner kann man sagen, daß zur Aufrechterhaltung der Ordnungszustände, die das Leben im Zellverband der Gewebe charakterisieren, ständige Energiezufuhr notwendig ist (diese Zufuhr erfolgt über die Nahrungsstoffe, die im Stoffwechsel unter Energiegewinnung umgewandelt werden). Z. B. müssen die extrazellulär lokalisierten Natrium-Ionen ständig durch besondere chemische Mechanismen, die Energie erfordern, vor dem Diffundieren durch die Zellmembran gehindert und aus der Zelle herausgepumpt werden, andernfalls würden wesentliche Funktionen der Zelle (und des Gewebes letztlich) nicht mehr erfüllbar sein.

Man kann den 2. Hauptsatz auch anders formulieren:

Alles natürliche Geschehen wird regiert von dem Bestreben der Zunahme der Entropie und der Abnahme der Energie.

Die tägliche Erfahrung lehrt, daß spontan nie die Unordnung abnimmt. Man muß vielmehr Energie investieren, um Unordnung aus einem System *herauszuschmeißen* und Ordnung an ihre Stelle zu setzen. Anders formuliert besagt das, daß nur die Vorgänge freiwillig ablaufen, bei denen die Unordnung zunimmt

Spontan ablaufende Reaktionen sind dadurch gekennzeichnet, daß sie mit Entropiezuwachs verknüpft sind.

6.5 Hydrophobe Wechselwirkung

Ein biochemisch grundlegendes Beispiel soll dem Mediziner die Wichtigkeit der Thermodynamik erklären. Nur mit der Gibbs-Helmholtz-Gleichung kann man nämlich die Bildung **hydrophober Wechselwirkungen** verstehen.

Die hydrophobe Wechselwirkung spielt eine Rolle bei der Erklärung des Verhaltens sog. amphiphiler Stoffe in polaren Medien, wie es z. B. das wäßrige Milieu darstellt. Amphiphile Stoffe sind solche, die sowohl polare wie unpolare Gruppen (S. 239) tragen. Biochemisch wichtige Beispiele sind das Lecithin (S. 323), das Cholesterin (S. 226), die Gallensäuren (S. 325), die Anionen langkettiger Fettsäuren („Seifen", S. 277) und unpolare Aminosäuren (Tab. 67). In wäßriges Milieu eingebracht, bilden die amphiphilen Stoffe sog. Micellen.

In diesen micellaren Teilbereichen richten sich die amphiphilen Moleküle mit ihren polaren Gruppen (oder „Köpfen") in die Richtung auf das polare Medium (also das Wasser) aus. Dadurch müssen die unpolaren Reste (oder „Schwänze") sich automatisch in das Innere der Micelle richten. Dieses Innere hat also weitgehend unpolaren Charakter (s. Abb. 76).

Es bilden sich dabei Ordnungen in zweierlei Hinsicht aus. Einmal lagern sich die langkettigen apolaren Reste im Inneren der Moleküle (ziemlich) regelmäßig parallel zueinander an. Zum anderen ordnen sich die Schwarmmoleküle des Wassers (S. 69) der polaren Phase in der Nähe der Micelle stärker geordnet an. Insgesamt ist die Ordnung des Systems Micelle + direkte wäßrige Nachbarschaft stärker geordnet als die beiden unabhängigen Phasen Wasser und amphiphile Substanz es für sich allein wären. Micellbildung geht also mit einer Erhöhung der Ordnung, also mit Entrophieabnahme, einher. Die dazu notwendigen Energiebeiträge werden durch das Zusammenspiel von ΔG und ΔH geliefert. ΔH ist dabei (schwach) exotherm, so daß ein entsprechender Betrag von ΔG endergon dem System zur Verfügung gestellt wird. Die thermodynamischen Daten sind jedenfalls so, daß sich bei Einbringen amphiphiler Stoffe in Wasser die Micellstruktur spontan ausbildet. Man spricht deswegen sogar von einer „hydrophoben Wechselwirkung", die sich zwischen den CH-Gruppen einer Kette und den CH-Gruppen einer benachbart gelagerten Kette ausbildet. Die Energie beträgt etwa 3 kJ/mol (Bindungen, also $6 \cdot 10^{23}$ Bindungen). Die Wechselwirkungsenergie ist offensichtlich sehr gering im Vergleich zu den üblichen Bindungsenergien. Deswegen spricht man hier auch eher von einer Wechselwirkung denn von einer Bindung.

Hydrophobe Wechselwirkungen findet man auch zwischen den unpolaren Aminosäure-Anteilen in Proteinen (S. 343). Sie führen dazu, daß diese Abschnitte des Moleküls meistens mehr im Inneren der Tertiärstruktur verborgen werden, während die polaren Anteile des Eiweiß-Moleküls nach außen in die wäßrige Phase ragen. Aufgrund der hydrophoben Wechselwirkung im Inneren des Protein-Moleküls wird ein bemerkenswerter Beitrag zur Stabilisierung der Tertiärstruktur geleistet.

Die Häm-Gruppe ist, außer durch zwei koordinative Bindungen am zentralen Eisen-Ion, hauptsächlich durch hydrophobe Wechselwirkungskräfte in einer *apolaren Tasche* innerhalb des Globin-Anteils des Hämoglobins fixiert.

Hydrophobe Wechselwirkungen sind für die Ordnungsstruktur in der unit membrane mitverantwortlich. Dort liegen die Moleküle der Sandwich-Struktur mit ihren polaren Köpfen nach außen zu den (polareren) Eiweiß-Molekülen hin ausgerichtet. Innerhalb der Lipid-Abschnitte der Einheitsmembran herrschen hydrophobe Wechselwirkungen zwischen den Kohlenwasserstoff-Ketten der Lipid-Moleküle Cholesterin (S. 226) oder Lecithin (S. 323). Auch hier führen die hydrophoben Wechselwirkungen zu einer Stabilisierung der Membranstruktur (Abb. 50).

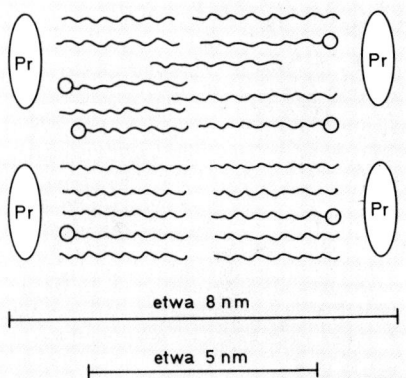

Abb. 50 Schema der unit membrane. Pr = Proteine. Die polaren Enden der Lipid-Moleküle sind durch einen Kreis symbolisiert.

etwa 8 nm

etwa 5 nm

Gibt man Lecithin in Wasser, entstehen bereits Ordnungsstrukturen, sogenannte Myelin-Figuren, die nur aufgrund der hydrophoben Wechselwirkung erklärbar werden.
Man kann sie elektronenmikroskopisch sichtbar machen. Ähnliche Figuren findet man in der Myelin-Scheide der markhaltigen Nervenfasern.

Diese auffälligen Übereinstimmungen der Ergebnisse von *in vitro*-Experimenten mit Lecithin und Wasser und den histologischen Strukturen der (stark Lecithin-haltigen) Myelin-Scheide, die sich auch in anderen Zusammenhängen aufweisen ließen, haben zu Spekulationen über Automatismen bei der Bildung primitiver Membranen, Ordnungsstrukturen und Kompartimenten geführt, die als Anfangsformen von Leben angesehen werden könnten. Verständlich werden solche Prozesse nur unter Einbeziehung des Effektes der hydrophoben Wechselwirkung, der seinerseits wiederum nur erklärbar ist mit der Gibbs-Helmholtz-Gleichung.

6.6 Regulatorische Bedeutung der hydrophoben Wechselwirkung und der Wasserstoffbrückenbindung

Wieviel reine Bewegungsenergie hat ein mol Gas-Teilchen, wenn ihre Bewegung nur in eine Richtung gehen möge? Man kann für diese rein translatorische kinetische Energie $E = \frac{3}{2} RT$ einsetzen. Bei 37 °C (310 K) ergibt sich ein Wert von etwa 4 kJ · mol^{-1}, etwa der Energiebeitrag, dem Moleküle aufgrund der kinetischen Stöße ausgesetzt sind.

Es ist für das biophysikalische Geschehen von fundamentaler Bedeutung, daß hydrophobe Wechselwirkung (und in etwa auch Wasserstoffbrückenbindung) von etwa der gleichen Größenordnung wie die kinetische Stoßenergie sind. Durch leichte Temperaturerhöhung werden diese Bindungen gebrochen, ebenso wie durch Zufuhr anderer freier Energie-Formen. Das ständige Aufbrechen und Wiederbilden dieser Bindungen ist ein wesentlicher Start- oder Stopp-Vorgang zum Stoffwechsel bei 37 °C. Wären diese Bindungen stärker, müßte mehr Energie in die Reaktionen gesteckt werden, mit denen die Stabilisierung der Makromoleküle (S. 343) erfolgt. Wären diese Bindungen schwächer, wäre Leben bei *Raumtemperatur* auf dieser Erde nicht möglich.

6.7 Bestimmung von ΔG^0

Man bezeichnet den Wert der freien Energie, wenn man 1 mol Ausgangsstoffe reagieren läßt, als ΔG^0 (**„Freie Energie unter Standardbedingungen"**).
Zur Bestimmung von ΔG^0 gibt es drei Wege.

1. Bei Kenntnis der Reaktionsenthalpie und der Entropie läßt sich die freie Enthalpie mit der Gibbs-Helmholtz-Gleichung

$$\Delta G^0 = \Delta H^0 - T\Delta S^0$$

berechnen. Faktisch geht man diesen Weg kaum, da die Messung von Reaktionsentropien schwierig ist. Man benutzt vielmehr diese Gleichung, um bei Kenntnis der Reaktionsenthalpie und der freien Enthalpie die Reaktionsentropie zu bestimmen oder Bestimmungen der Entropie zu kontrollieren.

2. Man bestimmt ΔG^0 aus Gleichgewichtsbestimmungen. Betrachten wir die Reaktion.

A + B $\rightleftharpoons$ C + D

Man kann für sie das Massenwirkungsgesetz bekanntlich so formulieren:

$$K = \frac{c(\text{C})\,c(\text{D})}{c(\text{A})\,c(\text{B})}$$

Läuft diese Reaktion spontan ab, liegt das Gleichgewicht merkbar auf der Seite der Bildungsprodukte. Es gibt dann also einen Wert von K, der größer als 1 ist.
Es besteht ein Zusammenhang zwischen Gleichgewichtslage, ausgedrückt durch die Gleichgewichtskonstante, und der freien Enthalpie;

$$\Delta G^0 = -RT \ln K = -2{,}3\, RT \lg K$$

In dieser Gleichung ist R die allgemeine Gaskonstante und T die Gleichgewichtstemperatur (in Kelvin).
Den Zusammenhang zwischen der Konstanten des Massenwirkungsgesetzes und ΔG^0 kann man für die Temperatur von 25 °C (298 K) für vorgegebene Werte von K berechnen.
Für den Fall eines Wertes von $K = 10$ resultiert

$$\Delta G^0 = -2{,}3 \times 8{,}31 \times 298 \times \lg 10 = -2{,}3 \times 8{,}31 \times 298$$
$$= -5{,}7\ \text{kJ} \cdot \text{mol}^{-1}$$

Tab. 50 Einige Relationen von ΔG^0 und K ($T = 298$ K)

ΔG^0 (kJ · mol^{-1})	K	ΔG^0 (kJ · mol^{-1})	K
−11,3	100	+ 5,7	0,1
− 5,7	10	+11,3	0,01
0,0	1		

Der Zusammenhang zwischen beiden Konstanten soll am Beispiel der Dissoziation der Säuren erläutert werden. Für sie gilt:

$$pK = -\lg K_{Diss}$$

Die freie Energie unter Standardbedingungen ist hier gleich

$$\Delta G^0 = -RT \ln K = -2{,}3\, RT \lg K = 2{,}3\, RT\, pK$$

Damit ist ein einfacher Zusammenhang zwischen Säurestärke, Dissoziation, freier Energie und Gleichgewichtslage ersichtlich. Alle Säuren, deren Dissoziationskonstante über 1 liegt, z.B. Salzsäure, Salpetersäure u.ä., dissoziieren praktisch vollständig. Das Gleichgewicht liegt also auf der Seite der Dissoziationsprodukte. Die Dissoziationsreaktion läuft freiwillig ab. Schwach dissoziierende Säuren bilden kaum Dissoziationsprodukte. Man muß, da ΔG^0 positiv wird, zur Erreichung einer weitgehenden Dissoziation Energie investieren.

3. Man bestimmt ΔG^0 aus dem Wert des Normalpotentials ΔE^0

$$\Delta G^0 = -n \cdot F \cdot \Delta E^0$$

Dabei ist F die Faradaysche Konstante. Sie gibt an, wieviel Ladungen N_L Elektronen tragen. F mit dem Wert von 96000 Coulomb ergibt ΔG^0 in Joule. n ist die Zahl der beim Redox-Vorgang gewechselten Elektronen.

Für

$$Fe^{3+} + e^- \longrightarrow Fe^{2+}$$

wäre n = 1.

4. Offensichtlich gilt

$$\Delta G^0 = -n \cdot F \cdot \Delta E^0 = -RT \ln K$$

Dieser Sachverhalt ist im Diagramm (Abb. 51) noch einmal aufgetragen.

Mit Hilfe dieses Zusammenhangs kann man z.B. Normalpotentiale von Vorgängen berechnen, die elektrochemisch-meßtechnisch schwierig zugänglich sind, solange man den Wert der Gleichgewichtskonstante kennt. Umgekehrt läßt sich der Wert von K aus Normalpotentialwerten berechnen.

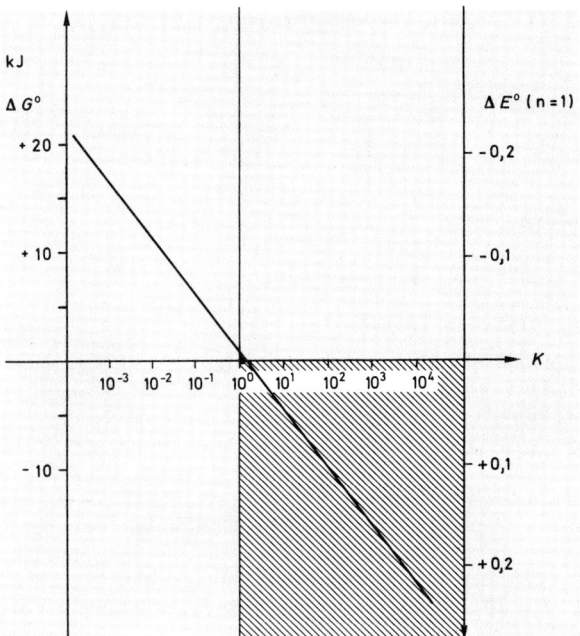

Abb. 51 Zusammenhang zwischen Gleichgewichtskonstante k, Änderung der freien Reaktionsenthalpie ΔG^0 und Differenz der Normalpotentiale ($T = 298$ K). Das Gebiet, in dem Reaktionen spontan ablaufen können, ist schraffiert

6.8 Bestimmung von ΔG, wenn nicht unter Standardbedingungen gearbeitet wird

Setzt man bei einer Reaktion nicht 1 mol Ausgangsstoffe ein, verläßt man die *Standardbedingungen*. Man muß dann den Wert von ΔG^0 korrigieren. Es gibt dazu zwei Wege:

1) Man setzt in den Bruch der rechten Seite die veränderten Konzentrationen ein.

$$\Delta G = \Delta G^0 + RT \ln \frac{c(\text{C})\, c(\text{D})}{c(\text{A})\, c(\text{B})}$$

2) Man arbeitet nicht mit dem Normalpotential, sondern bei veränderter Konzentration der Redoxpartner mit der dann resultierenden elektro-

motorischen Kraft (EMK) ΔE:

$$\Delta E = \Delta E^0 + \frac{RT}{nF} \ln \frac{c(\text{ox.})}{c(\text{red.})}$$

Meist schreibt man diese Nernstsche Gleichung (S. 104) vereinfacht:

$$\Delta E = \Delta E^0 + \frac{0{,}059}{n} \lg \frac{c(\text{ox.})}{c(\text{red.})}$$

Diesen Wert von ΔE verwendet man:

$$\Delta G = -n \cdot F \cdot \Delta E$$

Stets gilt, daß der Wert von ΔG^0 die ausschlaggebende Größe ist, die durch Konzentrationsänderung im Effekt nur geringfügig variiert wird. Es gibt allerdings eine wesentliche Ausnahme! Ist der Wert von ΔG^0 in der Nähe von 0, kann durch die Veränderung der Konzentration der Einfluß des Korrekturgliedes so stark werden, daß sich der Wert des Vorzeichens von ΔG^0 ändert! Spontan ablaufende Reaktionen können sich dann auf einmal durch Änderung der Konzentration der Reaktionspartner in nicht mehr ablauffähige umwandeln und umgekehrt. Auf diesem Prinzip beruht die Umkehrbarkeit einiger biochemisch wichtiger Reaktionen und die daraus resultierende Beeinflussung des Stoffwechsels.

Bei vielen biochemischen Reaktionen sind Wasserstoffionen beteiligt. Sie müßten an sich zur Bestimmung der freien Energie unter Standardbedingungen ΔG^0 in einer Konzentration von 1 molar eingesetzt werden. Dem würden aber völlig unphysiologische pH-Verhältnisse entsprechen. In der Biochemie ist es daher üblich, mit einer freien Standardenergie $\Delta G^{0\prime}$ zu rechnen, die sich auf ein System mit pH 7 bezieht. Entsprechend muß man $\Delta G'$-Werte verstehen, bei denen die Konzentration der Reaktanden von 1 molar verschieden ist, während aber bei pH 7 gearbeitet wird.

6.9 Kopplung von Reaktionen

Für die Biochemie ist charakteristisch, daß eine Reaktion A→Z in der Regel nicht in einem einzigen Schritt abläuft (s. Schema im linken Teil von Abb. 52), dem die Energie ΔG_{AZ} im linken Teil entsprechen würde. Vielmehr wird diese Reaktion in eine Reihe miteinander **gekoppelter Reaktionen** A→B→C ... Y→Z zerlegt (s. rechter Teil von Abb. 52) mit ihren korrespondierenden Einzelenergien, die in der Regel stets sehr viel kleiner sind als ΔG_{AZ}. Entsprechend klein sind auch die Werte der Gleichgewichtskonstanten wegen des Zusammenhangs $\Delta G^0 = RT \cdot \ln k$.

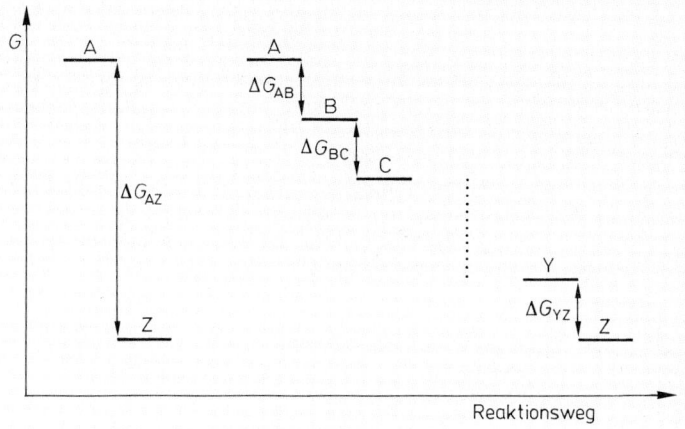

Abb. 52 Vergleich einer Einzelreaktion mit einer Reihe gekoppelter Reaktionen

Man beachte, daß sich aber natürlich die Summe der Einzelenergien zum Wert von ΔG_{AZ} addiert. Wäre das nicht der Fall, dann könnte man durch wahlweisen Ablauf der Reaktion auf dem einen und auf einem anderen Weg eine Energiedifferenz bei gleichem chemischen Ergebnis erzeugen, was der – nicht möglichen – Schaffung eines perpetuum mobile gleichkäme.

Der „biologische Sinn" der Vielstufenreaktion liegt darin, daß sie viel leichter reguliert werden kann als eine Reaktion mit einer großen Energiedifferenz bzw. einer extremen Gleichgewichtslage. So können (s. S. 198) Reaktionen, deren Wert von ΔG^0 nicht sehr von Null verschieden ist, durch Konzentrationsänderungen eher beeinflußt werden. Leicht endergone Reaktionen können – bei Überschuß der Ausgangsstoffe – in (schwach) exergone und damit spontan ablauffähige Reaktionen „umkippen" (bis der Überschuß der Ausgangsstoffe wegreagiert hat).

Biochemisch werden solche Reaktionsketten dadurch realisiert, daß an den Ausgangsstoffen im Verlauf der Reaktion nur relativ geringfügige Änderungen erfolgen (etwa Elektronenverschiebungen u. ä.). Die Bildungsstoffe sind chemisch den Ausgangsstoffen ziemlich ähnlich. Sie reagieren ihrerseits wiederum zu weiteren, nicht allzu unähnlichen neuen Bildungsstoffen innerhalb der Reaktionskaskade (der didaktische Nachteil ist offenkundig; statt einer einzigen, einfachen

„Über-alles-Reaktion A→Z" muß man viele Einzelreaktionen lernen).

Ein wichtiges Beispiel ist die Energiegewinnungsreaktion des Körpers. Es handelt sich bei ihr im Grund um die „Knallgasreaktion" $H_2 + {}^1/_2 O_2 \rightarrow H_2O$, mit einer Reaktionsenthalpie von -229 kJ. Offensichtlich ist der chemische Vorgang – wie es sein Name und auch der Wert der Enthalpie andeuten – sehr irreversibel und damit schlecht regulierbar. Diese Reaktion wird biochemisch in der „Atmungskette" in eine Reihe von hintereinandergeschalteten Einzelreaktionen zerlegt, die besser gesteuert werden können (s. S. 384).

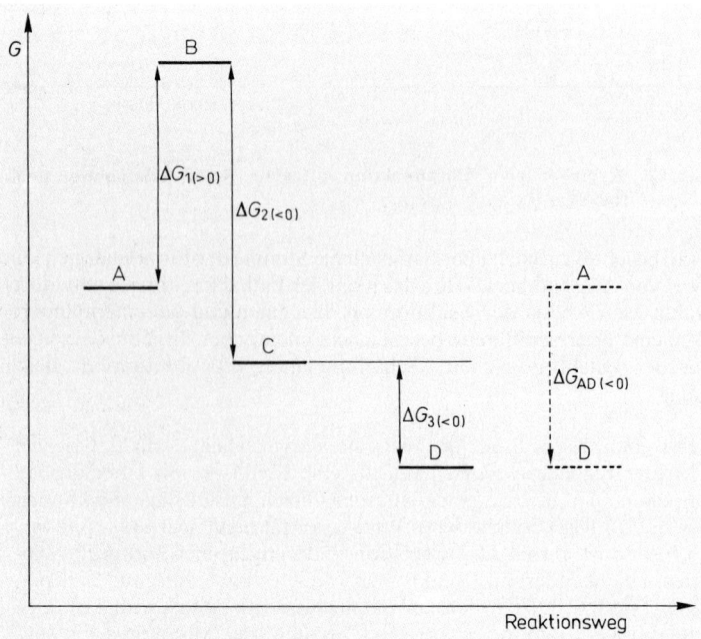

Abb. 53 **Kopplung endergoner und exergoner Reaktion. Die Gesamtreaktion A → D verläuft freiwillig, weil $\Delta G_{AD} < 0$**

Die Kopplung von Reaktionen spielt biochemisch in einem zweiten Zusammenhang noch eine wichtige Rolle. Abb. 53 zeigt dazu mehrere Reaktionen, von denen z. B. die erste endergon verläuft, denn der Energiegehalt der Reaktionsprodukte aus ihr ist höher als der der

Ausgangsprodukte. Die erste Reaktion liefert nur wenig Reaktionsprodukt, das aber u. U. in einer 2. stark exergonischen Reaktion weiter reagieren kann. Das Bildungsprodukt der 1. Reaktion würde dann sofort aus dem Gleichgewicht verschwinden, das sich daraufhin neu einstellen müßte. Als Folge würde die 1. endergonische Teilreaktion dennoch ablaufen, weil die 2. exergonische Teilreaktion die Energie für die 1. Reaktion mitliefert. Durch solche **Kopplungen** können einzelne Reaktionen, die für sich allein nicht spontan ablauffähig sind, ablauffähig gemacht werden (solange wie die Summe der freien Energien aller Teilschritte immer noch negativ ist).

Der hier unter dem energetischen Aspekt geschilderte Verlauf wurde bereits schon einmal *aus der Sicht* der Kopplung der Gleichgewichtskonstanten geschildert (S. 127).
Da diese über den Zusammenhang $\Delta G^0 = -RT \ln K$ mit der freien Energie zusammenhängen, ist die energetische Kopplung offensichtlich.

6.10 Aktivierungsenergie E_A

Reaktionen, die exergonisch sind, laufen dennoch nicht unbedingt spontan ab. Das dramatischste Beispiel ist ein Benzin-Luft-Gemisch, das durchaus stabil ist. Erst wenn man ein Streichholz an ein solches Gemisch hält, explodiert es, d. h. die Explosionsreaktion bedarf einer Aktivierungsenergie.

Die Aktivierungsenergie läßt sich einem Diagramm entnehmen, in dem das **Energieprofil einer Reaktion** aufgezeichnet ist (s. Abb. 54). Sie lautet

AB + C $\longrightarrow$ AC + B

Auf der Ordinate wird die freie Energie der Reaktion aufgetragen. Auf der Abszisse trägt man den sogenannten „Reaktionsweg" auf.

Je nach Abstand der Reaktionspartner AB, C, AC und B zueinander haben sie unterschiedliche potentielle Energie. Die Reaktion verläuft am leichtesten bei den Werten der Lage mit geringster potentieller Energie. Man nennt diese bevorzugte Lagebeziehung den „**Reaktionsweg**" (bzw. „Reaktionskoordinate"). Sehr vereinfacht kann man sich auch vorstellen, daß er den zeitlichen Ablauf der Reaktion beschreibt.

Abb. 54 zeigt bei 3 die freie Energie der Stoffe AB und C vor der Reaktion in der Ausgangslage. Nähern sich die Partner einander, dann bilden sie einen (nur kurzfristig beständigen) „**aktivierten Komplex**". In ihm liegen sie in einer dichten Annäherung unter Auflockerung der Bindungen vor. Die Reaktionspartner befinden sich im **Übergangszustand**. Aus ihm her-

aus reagieren sie und bilden dadurch/danach die Stoffe des Endzustandes, mit der bei 4 im Diagramm gekennzeichneten freien Energie.
Dem Energieprofil kann man auch entnehmen, daß die **Reaktionsenthalpie** der Differenz der freien Enthalpie des Moleküls AB + C, also des Ausgangszustandes, und dem Endzustand (AC + B) entspricht. Die *Höhe des Berges* ist die (freie) **Aktivierungsenthalpie** (oder auch „**Aktivierungsenergie**"). Sie verhindert den spontanen Übergang der energiereicheren Form in die energieärmere.

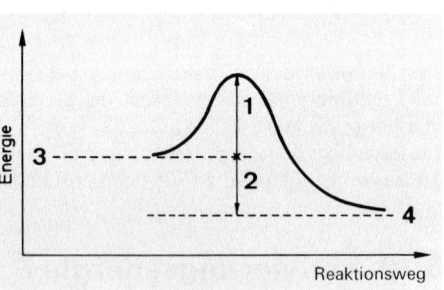

Abb. 54 Energieprofil der Reaktion aus Abb. 54
1 Aktivierungsenergie (freie Aktivierungsenthalpie)
2 (freie) Reaktionsenthalpie
3 freie Energie der Stoffe des Ausgangszustandes AB + C
4 freie Energie der Stoffe des Endzustandes AC + B

Häufig beobachtet man bei chemischen Reaktionen, daß sie über Zwischenstufen ablaufen (Abb. 55). Die Ausgangsstoffe **1** werden nach Zufügen der Aktivierungsenergie in den angeregten Zustand **2** überführt und bilden einen Zwischenstoff in exergoner Reaktion **3**, der u. U. ermittelt werden kann. Wird jedoch durch den Reaktionsverlauf soviel Energie zugeführt, daß der Zwischenstoff wieder aktiviert wird **4**, reagiert er weiter zum Endprodukt **5**. Oft sind die Aktivierungsenergiebarrieren der

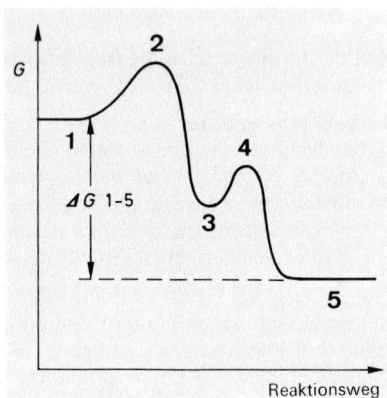

Abb. 55
Reaktionswegdiagramm

Zwischenstoffe nur sehr gering, so daß sie nicht mehr erfaßt werden können. (Moderne Analytik-Methoden ermöglichen dennoch häufig Hinweise auf das Vorliegen solcher Zwischenstufen.) Die freie Gesamtreaktionsenthalpie entspricht natürlich wieder der Differenz der Endstufen von **1** bis **5**.

Abb. 55 bietet die Möglichkeit, mit der **Energieprofil-Skizze einer Reaktion die Begriffe Übergangszustand (= aktivierter Komplex), Zwischenstufe, Aktivierungsenergie, (freie) Reaktionsenergie und die Ordinatenbezeichnung zu erklären.**

6.11 Katalysator

Ein Katalysator ist ein Stoff, der die Aktivierungsenergie beeinflußt. In der Regel wird ihr Wert verkleinert, so daß die Reaktionsgeschwindigkeit erhöht wird und damit die Gleichgewichtslage (*positive Katalyse*) schneller erreicht wird (Abb. 56). Die Wirkungsweise eines Katalysators wird durch Bildung eines *Zwischenstoffs* AK (s. Gl. 2) erklärt (*Zwischenstoffkatalyse*).

Bei der katalytisch beeinflußten Reaktion

$$A + B \xrightarrow{K} AB \tag{1}$$

bezeichnet man A und B als „die Substrate" der Reaktion.
Zuerst reagiert K (= Katalysator) mit einem der Ausgangsstoffe:

$$A + K \longrightarrow AK \tag{2}$$

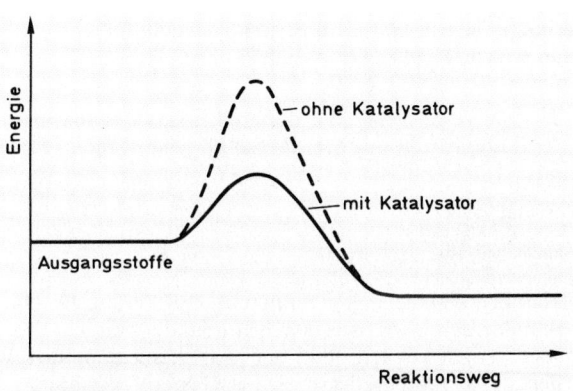

Abb. 56 Energiediagramm einer Reaktion mit und ohne Katalysator

Dieser Zwischenstoff AK reagiert mit B:

AK + B ⟶ AB + K   (3)

Typisch ist, daß die beiden Teilreaktionen (2) und (3) zusammen schneller ablaufen als die nicht-katalysierte Reaktion (1). Nach Ablauf der Reaktion (3) steht der Katalysator wieder frei zur Verfügung und kann erneut mit A reagieren. Zur Charakterisierung der Katalysatoreigenschaften gehört, daß die Leistung (Verringerung der Aktivierungsenergie) ohne Verbrauch des Katalysators erbracht wird.

Da die freie Energie nicht geändert wird, wird auch durch die Gegenwart des Katalysators nicht die Gleichgewichtslage verschoben. Der Katalysator sorgt nur dafür, daß sich die Gleichgewichtslage schneller einstellt. Es sei ausdrücklich darauf hingewiesen, daß ein Katalysator sowohl die Hin- als auch die Rückreaktionsgeschwindigkeit beeinflußt! **Er katalysiert also die Geschwindigkeit der Einstellung des Gleichgewichts aus beiden Richtungen!**

Man unterscheidet homogene und heterogene Katalyse danach, ob sich Katalysator und zu katalysierendes Gut in der gleichen oder in verschiedenen Phasen befinden.

Ein Beispiel für eine homogen katalysierte Reaktion ist der durch OH-Ionen katalysierte Zerfall des Wasserstoffperoxids H_2O_2. Hochkonzentriertes H_2O_2 ist instabil. Es zerfällt nach

$$2 H_2O_2 \longrightarrow O_2 + 2 H_2O$$

Die Strukturformel des Wasserstoffperoxids zeigt, daß auch in diesem Molekül die „üblichen" Bindigkeiten und Bindungswinkel von Sauerstoff und Wasserstoff vorliegen. Allerdings ist das Molekül nicht planar gebaut. Die eine OH-Gruppe steht vielmehr im rechten Winkel zur Bindungsebene H—O—O.

H_2O_2 wird gelegentlich in der Medizin als Desinfiziens benutzt. Diese Wirkung beruht auf der starken Oxidationsfähigkeit des Peroxids.

$$\underset{H}{\overset{}{{}^{\diagup}}}\overline{O}-\overline{O}\underset{H}{\overset{}{{}^{\diagdown}}}$$

OH-Ionen beschleunigen katalytisch den Zerfall. Da OH-Ionen (durch Sekundärreaktionen) aus dem Material der Wand von Glasflaschen gebildet werden können, muß man zur Vermeidung dieses katalytischen Effekts H_2O_2 in paraffinierten Flaschen aufbewahren.

Heterogene Katalysen haben großtechnisches Interesse. Man kann den

Katalysator leicht als differente Phase abtrennen und wiedergewinnen; oft wird das Synthesegut über den Feststoff Katalysator geführt.

Die Reaktion von CO mit H_2 führt zu verschiedenen Produkten, je nach der Art des angewandten Katalysators. Verwendet man Zinkoxid, erhält man Methanol. Setzt man feinverteiltes Nickelmetall ein, entsteht Methan. Benutzt man Eisen-Alkalimetall-Verbindungen, erhält man flüssige Kohlenwasserstoffe. Diese Befunde sind Beweise für die selektive Wirkung eines Katalysators. Ein Katalysator reagiert nämlich nur mit ganz bestimmten umzusetzenden Komponenten und – je nach den Eigenschaften des Katalysators – es entstehen dabei ganz spezifische Produkte.

Katalysatoren können durch kleine Fremdbeimengungen in den Synthesestoffen vergiftet werden. Sie setzen die Wirksamkeit des Reaktionsbeschleunigers herab oder legen ihn völlig still, deshalb müssen die Syntheseausgangsstoffe hochgereinigt werden.

Charakteristisch für katalytische Reaktion ist also die

- Substratspezifität (weil der Katalysator nur die Reaktionen mit ,,seinen" Substraten beeinflussen kann) sowie die
- Reaktionsspezifität (weil nur ganz bestimmte Reaktionen katalysiert werden) und schließlich die
- Vergiftbarkeit (oder – allgemeiner – die Beeinflußbarkeit) des Katalysators durch Stoffe, die nicht Substrate sind.

Bei der heterogenen Katalyse spielt die Beschaffenheit und die Größe der Oberfläche des Katalysators eine ganz wesentliche Rolle. Offenbar werden die Teilchen des freien Raums auf der Oberfläche adsorbiert wegen der vorhandenen, nicht abgesättigten Bindungskräfte. Bei einem Katalysator sind diese Kräfte besonders groß. Zusätzlich muß man annehmen, daß die adsorbierten Reaktionspartner, die nun auf der Oberfläche viel näher zueinander gerückt sind als im freien Reaktionsraum, in ihren Elektronenhüllen verzerrt werden. Das erhöht die Reaktionsbereitschaft der adsorbierten Moleküle, die jetzt viel eher reagieren als etwa im freien Raum. Die homogene Katalyse führt man ebenfalls auf die Bildung von Zwischenprodukten zurück, in denen reagierende Stoffe und Katalysator vorliegen.

Der Katalysator senkt die Aktivierungsenergie, um die Reaktionsgeschwindigkeit zu erhöhen. Er beeinflußt nicht die Gleichgewichtslage, da er ΔG nicht beeinflußt.

6.12 Enzyme

Der Katalysatorbegriff ist für den Mediziner von großer Bedeutung, da praktisch alle biochemischen Reaktionen über Biokatalysatoren, die **Enzyme**, gesteuert werden (Einzelheiten s. Kap. 11).

Enzyme sind immer aus einem Eiweißkörper aufgebaut, der häufig noch zusätzliche funktionelle Gruppen (prosthetische) trägt. Enzyme besitzen ungewöhnlich hohe Substrat- und Reaktionsspezifitäten. Die Wirkung der Enzyme ist pH-abhängig, und sie sind thermolabil.

Die Theorie der enzymatischen Wirkung ist im Prinzip ähnlich der der Katalysatoren. Das umzusetzende Gut, das Substrat, wird an einer Stelle des Enzyms fixiert, wobei die Struktur von Enzym und Substrat eine Rolle spielen. Beide Körper können sich nur an der vorgesehenen Stelle aneinanderlagern, wenn die Bindungskräfte und -abstände genau zueinander passen. Das Enzym bildet also eine Art Form, in die das Substrat wie ein genauer Abguß paßt.

Enzyme sind als Katalysatoren vergiftbar, sie werden gehemmt. Hemmungen können reversibel oder irreversibel sein, je nach Affinität des Hemmstoffs zum Enzym.

Die Reaktionsgeschwindigkeit ist als zentrale Größe der Kinetik auch ein geeignetes Maß zur Erfassung enzymatischer Wirkungen. Michaelis und Menton haben eine Gleichung abgeleitet, die die Reaktionsgeschwindigkeit v einer enzymatischen Reaktion in Beziehung setzt zur Konzentration des umzusetzenden Substrats S. Der Reaktionsablauf wird gemessen im Vergleich zur maximal überhaupt möglichen Reaktionsgeschwindigkeit v_{max}

$$\frac{v}{v_{max}} = \frac{c(S)}{K_m + c(S)}$$

K_m ist die Michaelis-Konstante und muß die Einheit einer Konzentration haben: K_m ist die Substratkonzentration, bei der das Enzym gerade mit halber Maximalgeschwindigkeit umsetzt. Eine Auftragung ergibt eine Kurve (Abb. 57), der man K_m entnehmen kann. Ist der Wert von K_m klein, verläuft die Kurve steil, v_{max} wird also schnell, d.h. schon bei geringen Substratkonzentrationen erreicht. Das bedeutet, die Affinität des Enzyms zum Substrat ist sehr hoch.

Für sehr hohe Konzentrationen an Substrat wird K_m klein gegenüber $c(S)$. Dann geht die Michaelis-Menton-Gleichung über in:

$$\frac{v}{v_{max}} = \frac{c(S)}{c(S)} \qquad \text{bzw.} \qquad v = v_{max}$$

wie man in der Abb. 57 ganz äußerst rechts sehen kann. Interessanterweise wird v_{max} jetzt von der Substratkonzentration unabhängig. Das ist der Fall einer Reaktion nullter Ordnung, bei der der Umsatz unabhängig von der Konzentration des umzusetzenden Stoffes ist.

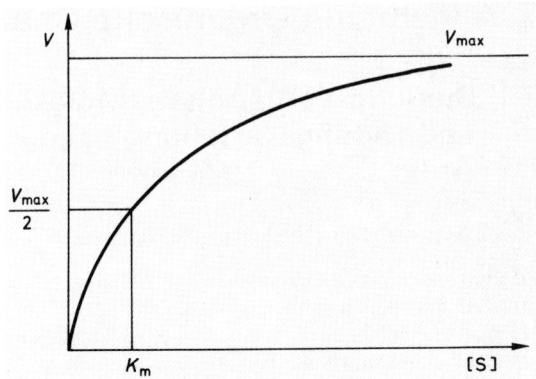

Abb. 57 Darstellung der Michaelis-Menton-Gleichung

Die Abbildung zeigt den gleichen Kurventyp wie eine Langmuir-Isotherme (S.159). Bei großen Überschüssen an Substrat wird das Enzym ähnlich abgesättigt wie beim Vorliegen von zu viel einzutauschendem Ion im Vergleich zu einer begrenzten Austauschermenge.

Eine völlige Überflutung des wenigen Enzyms mit viel Substrat ist innerhalb der Zelle denkbar. Es fände dann konstanter Umsatz statt. – Nachmessungen haben jedoch ergeben, daß die Enzyme meist im Überschuß in der Zelle vorhanden sind, so daß der limitierende Faktor die Substratkonzentration bzw. der Herantransport der Substrate in der Zelle wird. Die Reaktionsordnung ist dann natürlich höher als die der nullten!
Die Reaktionsgeschwindigkeit am Enzym hat fast immer ein Temperaturoptimum (Kurve 3, S.179).
Es kommt durch die Überlagerung zweier gegenläufiger Effekte zustande. Mit steigender Temperatur nimmt die Geschwindigkeit des Substratumsatzes (wie üblich gemäß Kurve 2, S.179) zu. Mit steigender Temperatur nimmt jedoch auch die Denaturierung des Proteinanteils (s. S.350) durch Änderung der Tertiär- und Sekundärstruktur zu. Dadurch wird die Bindungsmöglichkeit des Substrats gestört, weil der Bau der Bindungsorte an den Enzym-Molekülen mit steigender Temperatur immer mehr zerstört wird.

Organische Chemie

7 Allgemeine Organische Chemie

7.1 Bindungsverhältnisse, Molekülgeometrie und Ladungsverteilung beim Kohlenstoff-Atom

sp^3-Zustand des Kohlenstoff-Atoms

Das unverbundene C-Atom besitzt zwei (halbbesetzte) hantelförmige p-Orbitale und ein kugelförmiges s-Orbital der Hauptquantenzahl zwei (s. Tab. 11). Man bezeichnet das als s^2p^2-Zustand, wobei die hochgestellten Zahlen die Anzahl der Elektronen im jeweiligen Orbitaltyp beschreiben (man beschränkt sich auch hier auf die Beschreibung der Außenelektronen oder Valenzelektronen).

Bei einer Verbindungsbildung werden diese Orbitale in ihrer Besetzung und vielen sonstigen Eigenschaften geändert oder hybridisiert. Aus dem

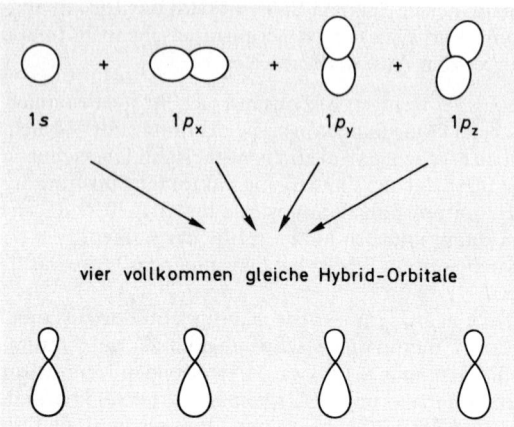

Abb. 58 Schema zur Hybridisierung der vier Atomorbitale des Kohlenstoffs (oben) bei der Verbindungsbildung zu den vier gleichartigen Hybrid-Orbitalen (unten)

s^2p^2-Zustand des unverbundenen C-Atoms entsteht dabei ein **sp³-Zustand** (Abb. 58). Alle vier Hybridorbitale sehen völlig gleichartig aus, und die vier Valenzelektronen des Kohlenstoffs sind in ihnen gleich verteilt.

Die großen Längsachsen der hybridisierten Orbitale zeigen in die Ecken eines Tetraeders (Abb. 59). Im Schnittpunkt dieser vier Richtungen befindet sich das C-Atom. Man spricht deshalb vom Tetraederwinkel der C-Bindungen, weil der Valenzwinkel in die Ecken des Tetraeders weist. Er beträgt 109° 28'.

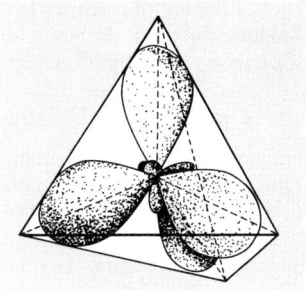

Abb. 59   Tetraedermodell

Das einfachste Molekül mit Tetraeder-Struktur ist Methan, CH_4 (Abb. 60).

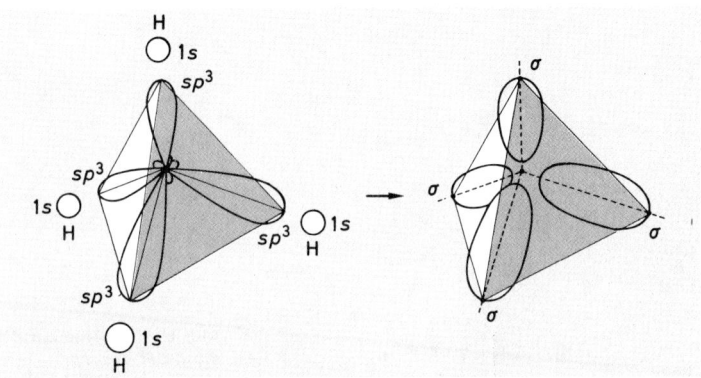

Abb. 60   Bildung des Methan-Moleküls (schematisch) aus dem sp^3-hybridisierten C-Atom und vier Wasserstoff-s-Orbitalen

Die dreidimensionalen Strukturen gibt man in Strukturformeln wieder, in denen das Molekül mit seinen Bindungen in die Zeichenebene projiziert ist. Methan hat folgende Strukturformel:

$$\begin{array}{c} H \\ | \\ H-C-H \\ | \\ H \end{array}$$

Die bindenden Elektronenpaare sind, wie üblich, als Bindestrich dargestellt. Die Striche symbolisieren die Mittelachsen der Molekülorbitale. Man bezeichnet sie als σ-Bindungs-Orbitale und die Bindungen als σ-Bindungen.
Die σ-Bindung ist eine rotationssymmetrische Atombindung zwischen zwei Bindungspartnern. In einer vorgegebenen Strukturformel kann man das Vorliegen von σ-Bindungen an den einfachen Bindungsstrichen erkennen.

sp^2-Zustand, C=C-Doppelbindung

Die sp^2-Hybridisierung entsteht durch Wechselwirkung von einem s-Orbital und zwei p-Orbitalen. Es resultiert ein flächiges Gebilde (Abb. 61), dessen drei große Hauptachsen einen Winkel von 120° miteinander bilden. In Abb. 61 sind diese 3 großen Achsen im Hybrid durch entsprechende Linien symbolisiert. Sie liegen in einer Ebene. Das dritte p-Orbital, das zur Hybridisierung nicht mit eingebracht wurde, steht senkrecht auf der Ebene. In ihr bildet das C-Atom die σ-Bindungen aus, weshalb man sie auch **Ebene der σ-Bindungen** nennt (Abb. 62).

Bei der Verbindungsbildung treten zwei sp^2-hybridisierte C-Atome so dicht nebeneinander, daß die p_z-Orbitale, die sich oberhalb und unterhalb

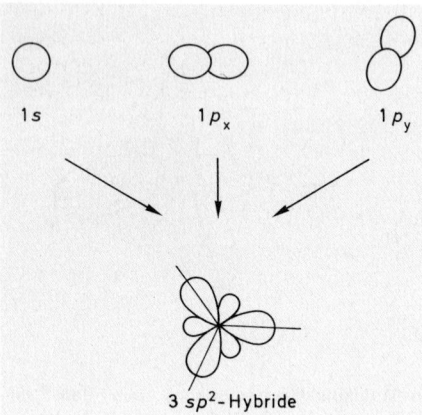

Abb. 61 Schema zur Bildung der drei sp^2-Hybridorbitale, die unter einem Winkel von 120° zueinander stehen

Bindungsverhältnisse, Molekülgeometrie u. Ladungsverteilung 211

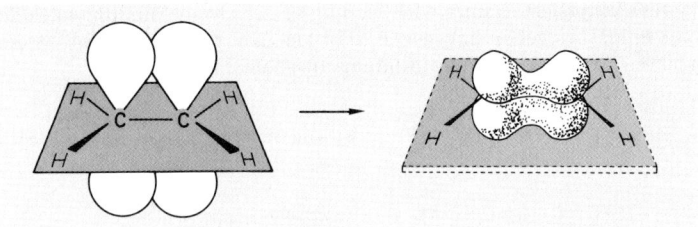

Abb. 62 Überlappung der oberhalb und unterhalb der Ebene der σ-Bindungen stehenden p_z-Orbitale zum π-Orbital

der σ-Bindungsebene befinden, überlappen. Durch die Durchdringung der Elektronenwolken der p_z-Orbitale bildet sich oberhalb und unterhalb der Ebene ein neues Orbital aus, das π-Orbital (um seine Herkunft aus dem p_z-Orbital anzudeuten). Das π-Orbital ist mit zwei Elektronen besetzt. Man hat damit eine C=C-Bindung erhalten, denn außer den zwei σ-Bindungselektronen zwischen den zwei C-Atomen sind noch die zwei Elektronen des π-Orbitals an der Verbindungsbildung beteiligt. Doppelbindungen stellt man in der Symbolik durch einen Doppelstrich dar, z. B. Ethylen = Ethen.

$$\begin{matrix} H & & H \\ \diagdown & & \diagup \\ & C = C & \\ \diagup & & \diagdown \\ H & & H \end{matrix} \quad \text{Ethen}$$

Die π-Wolken behindern die Rotation um die σ-Bindung zwischen den beiden C-Atomen. **Es kommt damit zur Rotationseinschränkung durch die außerhalb der Bindungsachse liegenden Überlappungszonen des π-Orbitals.** In vorgegebenen Strukturformeln kann man Doppelbindungen durch den Doppelstrich symbolisiert erkennen. Analog sind sp^3-hybridisierte C-Atome als Träger (ausschließlich) von Einfachbindungen und sp^2-hybridisierte als Mitbeteiligte an Doppelbindungen erkennbar. Die Bindungswinkel (109° bei sp^3-hybridisierten C-Atomen, bzw. 120° bei sp^2-hybridisierten) sollte man kennen.

Konjugierte Doppelbindungen

Liegen mehrere Doppelbindungen in einer Kette vor, dann gibt es die folgenden beiden Möglichkeiten mit biochemischer Bedeutung. Die Doppelbindungen können isoliert sein, also weiten Abstand voneinander haben oder – was häufiger bei Naturstoffen vorkommt – abwechselnd als Doppelbindung und Einfachbindung auftreten. Man nennt ein solches

System **konjugiert**. Immer wird die Lage einer Doppelbindung nach der Nomenklaturregel so angegeben, daß die Zahl des Kohlenstoff-Atoms genannt wird, von dem die Bindung ausgeht

$$\diagup_{\diagdown}C=C-\underset{|}{\overset{|}{C}}-\underset{|}{\overset{|}{C}}-\underset{|}{\overset{|}{C}}-C=C\diagup_{\diagdown} \quad \text{isolierte Doppelbindungen}$$

$$-\underset{|}{\overset{|}{C}}-C=C-C=C-C=C\diagup_{\diagdown} \quad \text{konjugierte Doppelbindungen}$$

Man kann also konjugierte Doppelbindungen in vorgegebenen Strukturformeln leicht erkennen (häufig wird die Kette gewinkelt geschrieben):

$$\diagdown_{C}\diagup^{C}\diagdown_{C}\diagup^{C}\diagdown_{C}\diagup^{C}\diagdown_{C}\diagup$$

Bei konjugierten Doppelbindungen stehen an jedem C-Atom nebeneinanderliegend p_z-Orbitale oberhalb und unterhalb der Ebene der σ-Bindung (Abb. 63). Diese p_z-Orbitale können delokalisiert (s. S. 51) und zu einer einzigen π-Elektronenwolke verstrichen werden.

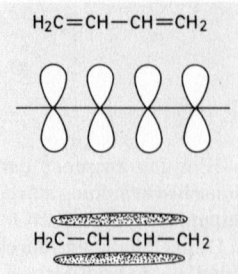

Abb. 63 Delokalisation der π-Elektronenwolken bei einem Molekül mit konjugierten Doppelbindungen – Butadien

Das Zusammenfließen der π-Orbitale in konjugierten Systemen ist energetisch begünstigt gegenüber dem Festhalten an bestimmten Stellen im Molekül. Durch Delokalisierung wird ein energie-ärmerer Zustand erreicht. **Folglich sind konjugierte π-Systeme energieärmer als nicht-konjugierte.**

Aromatisches System

Eine ringförmige Verbindung mit konjugierten Doppelbindungen (cyclische Konjugation) ist das Benzol. Von ihm kann man verschiedene, aber gleichwertige Strukturformeln formulieren. Man muß eine Elektronenstruktur annehmen, die zwischen allen hier formulierten liegt, angedeutet durch den Doppelpfeil zwischen den einzelnen Strukturen.

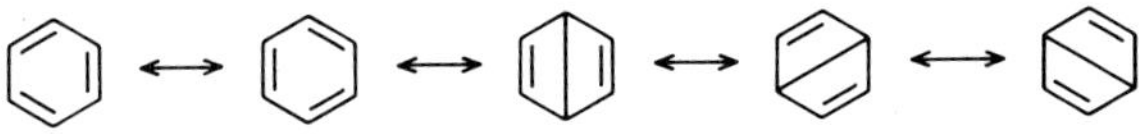

Für den Benzol-Ring hat sich die Symbolik Sechseck, das die σ-Bindungen symbolisiert, und ein Kreis innen eingebürgert.

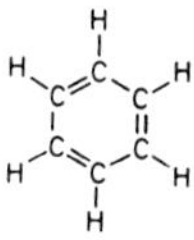

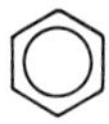

Benzol

Chemische Verbindungen mit Benzol-Ringsystemen sind **Aromaten**.
Das Orbitalmodell des Benzols (Abb. 64) zeigt, daß sich die p_z-Orbitale sehr leicht überlappen und eine π-Elektronenwolke oberhalb und unterhalb der Ringebene bilden.

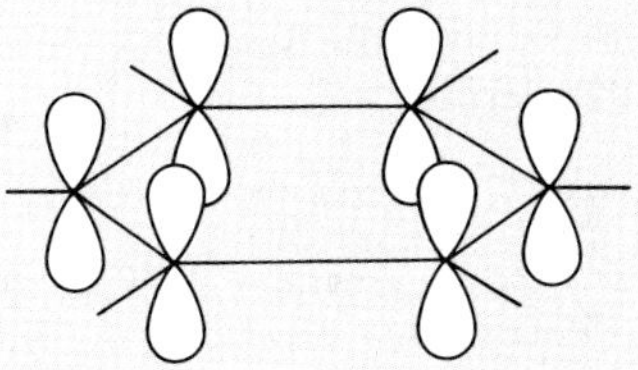

Abb. 64 p_z-**Orbitale des Benzols**

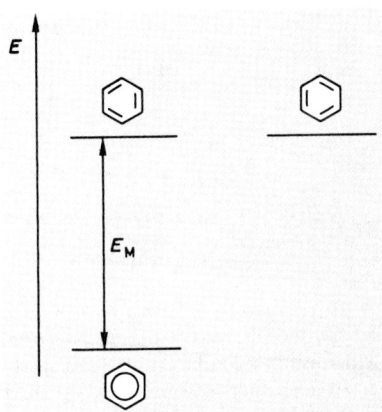

Abb. 65 **Mesomerie-Energie des Benzols im Vergleich zu den oben gezeichneten Grenzstrukturen** $E_M = 151$ kJ · mol^{-1}

Man kann die Bildungsenergie des Benzols aus 6 C-Atomen, 6 H-Atomen und drei konjugierten cyclischen Doppelbindungen berechnen. Mißt man den tatsächlichen Wert, findet man einen beachtlich kleineren Gehalt, denn mesomere (s. S. 52) Strukturen sind energieärmer als die nichtmesomeren Extremformen (Abb. 65). Strukturen, die zur Mesomerie (oder Resonanz) befähigt sind, sind fast immer eben gebaut.

Am Beispiel des Benzols kann für **alle Aromaten das typische Merkmal der cyclischen Konjugation aus dem Orbitalmodell** abgeleitet werden. Da alle C-Atome in Ebenen von σ-Bindungen liegen, muß das aromatische System eben gebaut sein. Im Vergleich zu offenkettigen Strukturen, die nicht in so ausgeprägtem Maße Resonanz zeigen können wie aromatische, ist der Energiegehalt aromatischer Systeme sehr viel niedriger. Aromatische Systeme sind vergleichsweise stabil. Alle C—C-Bindungslängen im aromatischen Ring sind wegen der Mesomerie gleich groß.

Carbonyl-Gruppe

Neben C=C-Doppelbindungen spielen noch C=O- und C=N-Doppelbindungen in organisch-chemischen Systemen eine Rolle.
Hier soll die Struktur der C=O-Gruppe (Carbonyl-Gruppe) betrachtet werden, in der die Bindung aufgrund der Elektronegativität des O-Atoms polarisiert ist.

$$\begin{matrix} \diagdown \\ / \end{matrix} C=O \begin{matrix} \diagdown \\ / \end{matrix} \longleftrightarrow \begin{matrix} \diagdown \\ / \end{matrix} \overset{+}{C} - \overset{-}{\underline{\overline{O}}} \begin{matrix} \\ \end{matrix}$$

Der Bindungszustand des O-Atoms kann nicht mehr eindeutig durch Doppelbindung beschrieben werden. Es ist vielmehr auch ein gewisser Anteil Einfachbindung gegeben.
Das wird auch durch Abb. 66 angedeutet in der Verzerrung der π-Elektronenwolke der C=O-Doppelbindung zum Sauerstoff hin. Berechnungen haben gezeigt, daß die Polarisation der π-Bindung stärker ist als die der σ-Bindung der CO-Gruppe.

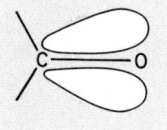

Abb. 66 Schema zur Polarisation der π-Elektronenwolke der C=O-Doppelbindung (die freien Elektronenpaare am O-Atom sind nicht eingezeichnet)

Der Dipol-Charakter der CO-Gruppe wird im Vergleich zur C=C-Doppelbindung auch dadurch verstärkt, daß das O-Atom zusätzlich Träger zweier freier Elektronenpaare ist. Die CO-Gruppe ist demnach sehr reaktionsfähig, was aus der relativ polaren Natur verständlich ist.

Die **Carbonyl-Gruppe** (CO-Gruppe) ist also viel stärker polarisiert als eine C=C-Doppelbindung. Der **negative Pol** des Dipols liegt beim **O-Atom** der Carbonyl-Gruppe. Das O-Atom ist mit einer **Doppelbindung mit Einfachbindungs-Anteil** gebunden, weil die π-Elektronenwolke stark zum O-Atom polarisiert ist. Das O-Atom trägt **zwei freie Elektronenpaare**. Die **Bindungswinkel** am C-Atom sind die gleichen wie bei einer C=C-Bindung.

7.2 Isomerien organischer Verbindungen

Übersicht über Isomerietypen

Organische Verbindungen bestehen aus den Atomarten C, H, N, O, S und wenigen anderen. Dennoch gibt es sehr viel mehr organische Verbindungen als anorganische.

Die Ursache für die Vielzahl der organischen Verbindungen liegt in der praktisch unbegrenzten Möglichkeit des Kohlenstoffs, mit sich selbst Ketten, verzweigte Ketten und Ringe zu bilden. Außerdem können andere Atome in vielfältiger Weise mit den Kohlenstoff-Atomen kombiniert werden. Das für die Vielfältigkeit der organisch-chemischen Verbindungen fundamental mitverantwortliche Phänomen ist die **Isomerie** (gr. isos = gleich, meros = Teilchen, gleiche Teilchen werden verschieden angeordnet).

Bei der Diskussion der Isomerie tauchen drei Begriffe auf: **Konstitution, Konfiguration** und **Konformation** (Tab. 51).

Tab. 51 Übersicht über verschiedene Formen der Isomerie

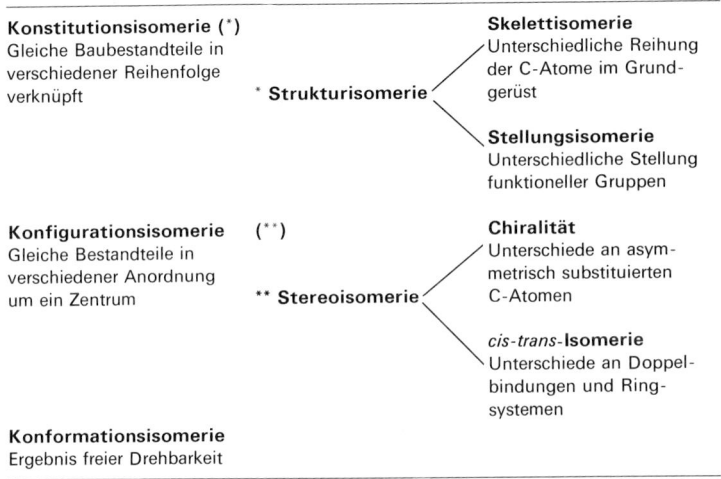

Konstitutionsisomerie liegt vor, wenn gleiche Baubestandteile in verschiedener Reihenfolge oder durch verschiedene Bindungen miteinander verknüpft werden. Zwei Konstitutionsisomere stehen nicht miteinander im Gleichgewicht, denn das müßte das ständige Bilden und Aufbrechen kovalenter Bindungen erfordern, wozu aus dem System selbst nicht die notwendige Energie aufgebracht werden kann. Eine spontane Umwandlung eines Konstitutionsisomeren in ein anderes ist also nicht möglich!

Die Beschreibung der **Konfiguration** bezieht sich auf Unterschiede in der räumlichen Anordnung der Liganden um ein einzelnes Zentrum herum. Bei ihm handelt es sich entweder um ein **asymmetrisch substituiertes Kohlenstoff-Atom** oder um eine Doppelbindung bzw. ein Ringsystem. **Konfigurationsisomere** nennt man auch **Stereoisomere**, weil ihre Unterschiede im räumlichen Feinbau liegen. Eine spontane Umwandlung von Konfigurationsisomeren ineinander erfolgt nicht, weil sonst Bindungen an einem C-Atom gelöst und neu geknüpft werden müßten.

Konformationsisomere (oder **Konformere**) sind alle Formen eines Moleküls, die sich durch freie Drehbarkeit ineinander überführen lassen. Konformationsumwandlungsenergien (im Bereich von ca. 10 bis 40 kJ · mol^{-1}) sind im Vergleich zur Energie der kovalenten Bindungen (ca. 400 kJ · mol^{-1}) niedrig. Das System kann bei Raumtemperatur einen Teil der Umwandlungsenergie selbst aufbringen. Konformationsumwandlungen laufen ständig ab, und die stabilste Konformation liegt immer im Überschuß vor (durch Temperatursenkung kann eventuell die Konformationsumwandlung gestoppt werden). Konformere stehen also im Gegensatz zu Konstitutionsisomeren oder Konfigurationsisomeren bei Zimmertemperatur im Gleichgewicht miteinander.

Strukturisomerie

Gleiche Atome in gleicher Anzahl liegen in verschiedenen Strukturisomeren in unterschiedlicher Reihenfolge vor.
Man unterscheidet zwei (u. U. drei) Gruppen der Strukturisomerie:

1. Bei der Skelettisomerie liegen Unterschiede im Kohlenstoff-Skelett vor.
2. Bei der Stellungsisomerie steht (mindestens) eine funktionelle Gruppe an verschiedener Stelle des Grundgerüstes.
3. Ein Mittelding aus Skelett- und Stellungsisomerie ist die Funktionsisomerie. Die verschiedenen Isomeren sind wenig ähnlich und haben verschiedene Funktionen (der Begriff der Funktionsisomerie hat sich nicht ganz durchgesetzt).

Skelettisomerie

In der Reihe der Kohlenwasserstoffe (der Alkane) bis zu einer Kohlenstoffzahl von 6 kann Skelettisomerie gut demonstriert werden:

```
      H              H  H            H  H  H
      |              |  |            |  |  |
    H-C-H          H-C--C-H        H-C--C--C-H
      |              |  |            |  |  |
      H              H  H            H  H  H

     CH₄           H₃C—CH₃       H₃C—CH₂—CH₃
    Methan          Ethan            Propan
```

Bis zum Propan sind keine Skelettisomerien möglich. Die Formel des Propan-Moleküls

```
    H₃C—CH₂
        |
        CH₃
```

enthält keine unterschiedliche Reihenfolge(!) der Atome. Sie beschreibt damit kein Strukturisomeres.

Beim Butan ist erstmals eine Verzweigung der Kette möglich; neben dem unverzweigten Normal-Butan, abgekürzt *n*-Butan, existiert das isomere *Iso*-Butan (*i*-Butan; *n*- entfällt normalerweise bei der Bezeichnung):

```
                              CH₃
                              |
H₃C—CH₂—CH₂—CH₃          H₃C—CH—CH₃

    n-Butan                 i-Butan
```

Beim Pentan (C_5H_{12}) ergeben sich drei Möglichkeiten:

```
                              CH₃                    CH₃
                              |                      |
H₃C—CH₂—CH₂—CH₂—CH₃    H₃C—C—CH₃          H₃C—CH₂—CH—CH₃
                              |
                              CH₃

     n-Pentan              i-Pentan            2-Methylbutan
```

Die Strukturformeln der 5 isomeren Hexane (ein *n*-Hexan, 4-Iso-Hexane) sind:

```
H₃C—CH₂—CH₂—CH₂—CH₂—CH₃         H₃C—CH₂—CH—CH₂—CH₃
                                         |
                                         CH₃

       n-Hexan                      3-Methylpentan
```

```
                                                        CH₃
                                                        |
H₃C—CH—CH₂—CH₂—CH₃    H₃C—CH—CH—CH₃           H₃C—C—CH₂—CH₃
    |                      |   |                        |
    CH₃                    CH₃ CH₃                      CH₃

  2-Methylpentan      2,3-Dimethylbutan         2,2-Dimethylbutan
```

Bei den höheren Kohlenwasserstoffen (Kohlenwasserstoffe mit größerer C-Zahl) sind noch mehr Verzweigungsmöglichkeiten gegeben.

Primäres, sekundäres, tertiäres C-Atom

In der verzweigten Kohlenstoff-Kette lassen sich vier Typen Kohlenstoff-Atome unterscheiden, die im Formelbild durch eine römische Ziffer bezeichnet sind.

$$\begin{array}{c} \overset{I}{C} \\ \overset{I}{C}-\overset{III}{C}-\overset{II}{C}-\overset{IV}{C}-\overset{II}{C}-\overset{I}{C} \\ \underset{I}{C}\underset{I}{C} \end{array}$$

Man nennt die endständigen (mit I bezeichneten) **primäre** C-Atome. Sie haben nur mit einem weiteren C-Atom Verbindung über eine Einfachbindung in der Kette. **Sekundäre** (mit II markierte) C-Atome sind dagegen mit zwei benachbarten C-Atomen durch Einfachbindungen in der Kette verknüpft, **tertiäre** C-Atome (III) auf drei Seiten. Selten kommen in der Biochemie **quartäre** C-Atome (IV) vor, die allseitig mit anderen C-Atomen verbunden sind.

Tab. 52   Eigenschaften primärer, sekundärer und tertiärer C-Atome

Art des C-Atoms	Stellung	Verknüpfung mit
primär	endständig	1 weiterem C-Atom
sekundär	in der Kette (unverzweigt)	2 weiteren C-Atomen
tertiär	in der Kette an der Verzweigungsstelle	3 weiteren C-Atomen

Stellungsisomerie

Am Beispiel des 2-Methylbutans sollen verschiedene Stellungsisomere der OH-Gruppe, also verschiedene strukturisomere Alkohole vorgestellt werden.

$$\underset{1}{\begin{array}{c} H_3C-CH-CH_2-CH_2-OH \\ | \\ CH_3 \end{array}} \quad \underset{2}{\begin{array}{c} OH \\ | \\ H_3C-CH-CH-CH_3 \\ | \\ CH_3 \end{array}} \quad \underset{3}{\begin{array}{c} OH \\ | \\ H_3C-C-CH_2-CH_3 \\ | \\ CH_3 \end{array}}$$

Da in Struktur **1** die Hydroxy-Gruppe an einem primären C-Atom gebunden ist, liegt ein primärer Alkohol vor. Bei Struktur **2** ist die OH-Gruppe sekundär, da sie an ein sekundäres C-Atom fixiert ist. Struktur **3** zeigt einen tertiären Alkohol.

Ein etwas komplizierteres Beispiel der Stellungsisomerie von biochemischer Bedeutung sind Citronensäure (mit tertiärer Alkoholfunktion) und Isocitronensäure (mit dem Strukturmerkmal des sekundären Alkohols).

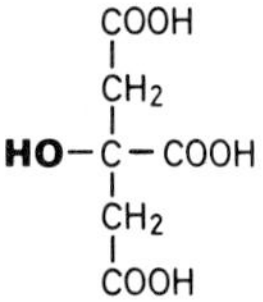

```
      COOH                    COOH
      |                       |
      CH₂                HO—CH
      |                       |
HO—C—COOH                HC—COOH
      |                       |
      CH₂                     CH₂
      |                       |
      COOH                    COOH
   Citronensäure         Isocitronensäure
```

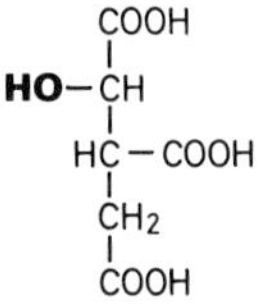

Bei aromatischen Systemen sind auch Stellungsisomere bekannt. Wird an Stelle von zwei Wasserstoff-Atomen nämlich je eine funktionelle Gruppe in einen Aromat eingeführt, gibt es für das **Disubstitutionsprodukt drei Isomere, die man** *ortho-* **(abgekürzt** *o-***),** *meta-* **(***m-***) oder** *para-***Form (***p-***) nennt.** Derartige Substitutionsprodukte lassen sich leicht an vorgegebenen Formeln erkennen:

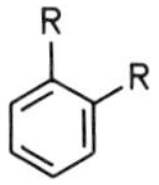

1,2 oder *ortho-*   1,3 oder *meta-*   1,4 oder *para-*
Stellung   Stellung   Stellung
abgekürzt: *o-*   *m-*   *p-*

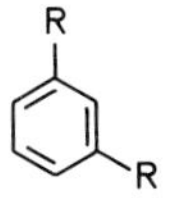

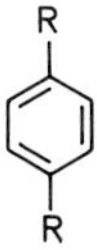

Funktionsisomerie

Die Funktionsisomerie sei am Beispiel Ethanol-Dimethylether demonstriert. Hier unterscheiden sich beide Substanzen sowohl beim C—C-Skelett wie bei der Funktion der Gruppen

$H_3C—CH_2—OH$ $H_3C—O—CH_3$
Ethanol   Dimethylether

Konformationsisomerie

Konformationsbetrachtungen gewinnen in neuerer Zeit immer mehr Bedeutung in der Biochemie, um die Wechselwirkung zwischen Molekül und Rezeptor besser zu verstehen, wie sie bei Enzym-Substrat-Bindung oder Pharmakon-Rezeptor-Bindung auftreten.

Konformationsformeln (Sägebockformeln, Newman-Projektion)

Die beiden Formeltypen sollen am Beispiel des einfachsten Moleküls erklärt werden, an dem sich Konformationsisomerie demonstrieren läßt – dem Ethan:

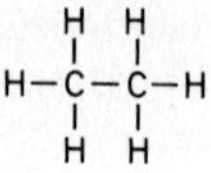

Die Sägebockformel ist eine perspektivische Darstellung, bei der halb von der Seite auf die Bindungsachse gesehen wird, deren Rotation beschrieben werden soll:

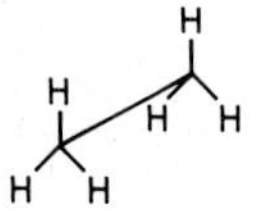

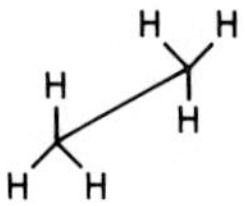

Die beiden Sägebockformeln zeigen zwei (aus einer sehr großen Anzahl) der möglichen Konformeren des Ethans.

Oft verwendet man zur Darstellung verschiedener Konformationen die **Newman-Projektion.** Sieht man entlang der Achse der freien Drehbarkeit, ist das *vordere* Atom im Blickfeld. Es wird in der Newman-Projektion als großer Kreis dargestellt. Das andere Atom an der frei drehbaren Achse ist verdeckt, seine Liganden sind dagegen wieder sichtbar. Die beiden Konformeren des Ethans sehen als Newman-Projektionen dann so aus:

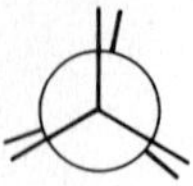

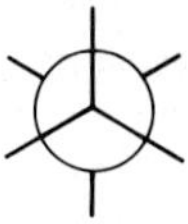

Konformationsbeschreibung in einer längeren Kette

Will man ein Molekül mit längerer Kette mit der Newman-Projektion beschreiben, kann man immer nur eine einzelne C—C-Bindung betrachten:

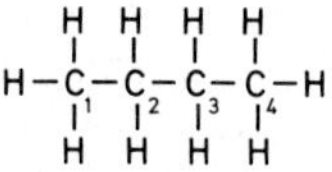

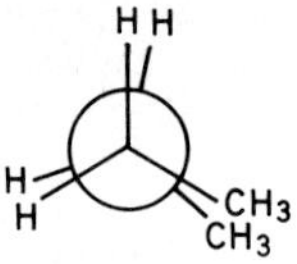

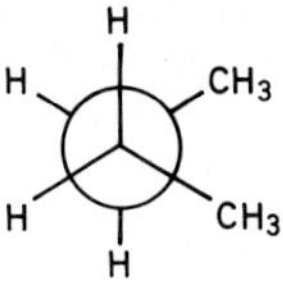

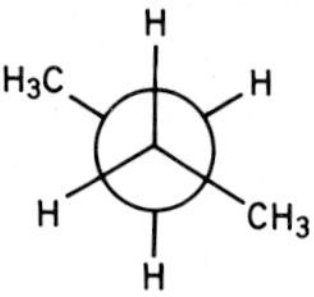

Verschiedene Konformere des Butans. Die Drehachse ist die Verbindung zwischen C_2 und C_3.

Konformere von gesättigten Ringsystemen

Bei ringförmigen Verbindungen ist die freie Drehbarkeit eingeschränkt, jedoch bei gesättigten, alicyclischen, Molekülen noch möglich. So entstehen bei Cyclohexan zwei Molekülformen, die man als **Sessel-** und als **Wannenform** bezeichnet (Abb. 67).

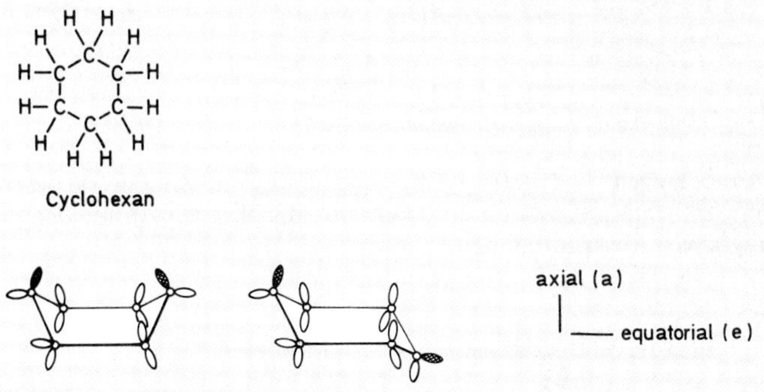

Cyclohexan

axial (a)

equatorial (e)

Abb. 67 Wannen- und Sesselform eines Cyclohexan-Ringes

Der Unterschied wird sofort klar, wenn man den relativen Abstand der beiden markierten Bindungen vergleicht. Die Raumrichtung ist für die in der Abbildung rechts befindliche schraffierte Bindung auch unterschiedlich. In der Wannenform zeigt sie nach oben. Man nennt diese Orientierung, in bezug auf die Ebene des Sechsringes, axial (**a**). In der Sesselform (rechts) weist sie dagegen in eine equatoriale (**e**) Richtung. Diese konformativ bedingten Unterschiede sind bei den Steroiden mit ihren alicyclischen Systemen (S. 225) von besonderer Wichtigkeit.

Energetische Unterschiede bei Konformeren

Die verschiedenen Konformeren haben unterschiedlichen Energiegehalt. In der Regel ist dabei dasjenige Konformere am stabilsten, in dem alle gleichen Gruppen den größtmöglichsten Abstand voneinander haben. Beim Ethan ist das Konformere **b** (S. 220), beim Butan Form **c** (S. 220) am stabilsten. Zur Umwandlung von Form **b** in Form **a** müssen pro mol Ethan 12 kJ zugefügt werden.

Die Energieunterschiede sind beim Cyclohexan-System größer als beim Ethan. Zur Umwandlung der Sesselform in die instabilere Wannenform müssen etwa 25 kJ · mol^{-1} beim Cyclohexan aufgewendet werden. Da in der Wannenform die im Ring gegenüberliegenden C-Atome und die an sie gebundenen H-Atome näher beieinander sind als in der Sesselform, ist es verständlich, daß die letztere stabiler ist. Das gilt auch für nahe Verwandte des Cyclohexans, in dem ein oder zwei Wasserstoff-Atome durch andere Gruppen ersetzt sind, also für **einfache mono- und di-substituierte Derivate des Cyclohexans.**

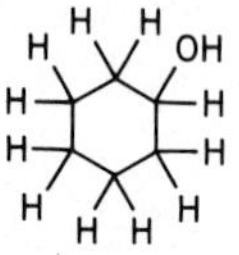

Cyclohexanol 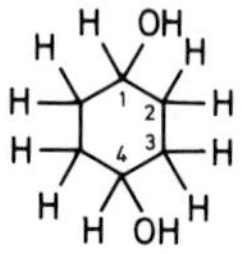   Cyclohexan-1,4-diol 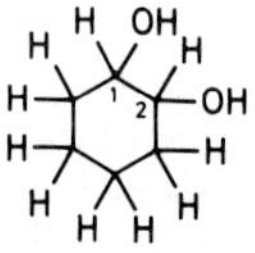   Cyclohexan-1,2-diol

In einer **langen C—C-Kette ist die sogenannte Zick-Zack-Kette** die stabilste Konformation, weil in ihr wiederum alle gleichen Atome den größtmöglichen Abstand haben.

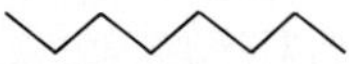

abgekürztes Formelschema zur Zick-Zack-Kette

cis-trans-Isomerie (eine der beiden Formen der Konfigurationsisomerie)

cis-trans-Isomerie tritt auf, wenn die freie Drehbarkeit aufgehoben wird. Das ist der Fall bei Doppelbindungen und bei Ringsystemen.

cis-trans-Isomerie an Doppelbindungen

Bei zwei Substituenten an einer Doppelbindung ergeben sich für deren Lage zueinander zwei Möglichkeiten. Sie können gemeinsam auf der gleichen Seite der Doppelbindung vorliegen (*cis*-Form) oder auf den gegenüberliegenden Seiten (*trans*-Form). Diesen beiden Formen entsprechen völlig verschiedene Moleküle mit unterschiedlichem Bau und insbesondere unterschiedlichem Energiegehalt (Tab. 53).

Tab. 53 Gegenüberstellung der Eigenschaften von Fumar- und Maleinsäure

Isomeres	*trans*	*cis*
Name	**Fumarsäure**	**Maleinsäure**
Vorkommen	viele Pflanzen und Tiere	chemisches Syntheseprodukt
Löslichkeit in 100 g Wasser	1 g	79 g
Schmelzpunkt	286 °C	130 °C
pK_1	3,0	1,8
pK_2	4,3	6,0

Meistens ist die *cis*-Form energiereicher und daher instabiler als die *trans*-Form, weil in letzteren die Liganden größeren Abstand voneinander haben als in der *cis*-Form.

cis- und *trans*-Form wandeln sich nicht spontan ineinander um. Sie stehen nicht in einem Gleichgewicht. Zufuhr von Energie durch Erwärmung ermöglicht die Umlagerung der energiereicheren in die energieärmere Form. In einigen Beispielen sollen *cis-trans*-**Isomere an Doppelbindungen** erkannt werden:

```
    H     CH₃              H₃C     CH₃
     \   /                    \   /
      C=C                      C=C
     /   \                    /   \
   H₃C    H                  H     H

 trans-2-Buten             cis-2-Buten
```

Die langkettige Ölsäure kommt im Fett und in Ölen vor und ist von großer biochemischer Bedeutung. Es handelt sich um das *cis*-Isomere. Das *trans*-Isomere, die Elaidinsäure, ist für den Stoffwechsel des Menschen bedeutungslos.

```
H₃C-(CH₂)₇    (CH₂)₇-COOH        H        (CH₂)₇-COOH
         \   /                    \      /
          C=C                      C=C
         /   \                    /      \
        H     H            H₃C-(CH₂)₇     H

         Ölsäure                      Elaidinsäure
```

cis-trans-Isomerie an Ringsystemen

cis-trans-Isomerie beobachtet man auch an (substituierten) Ringsystemen, da die freie Drehbarkeit aufgehoben oder stark eingeschränkt ist. Hier sollen nur die biochemisch wichtigen und aufgrund der Ringspannungstheorie stabilen Fünfring- und Sechsring-Systeme behandelt werden.

Beim Cyclopentan-Ringsystem ragen die Substituenten entweder oberhalb oder unterhalb des Ringes aus der Ringebene heraus. Unter Bezug auf einen Liganden **1** kann ein anderer Ligand auf der gleichen **2** oder auf der anderen Seite des Ringes stehen **3**. Der erste Fall wäre *cis*-Stellung, der zweite *trans*-Stellung:

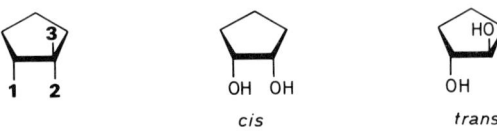

Fünfring-System mit Liganden

Beim Cyclohexan ist – im Vergleich zum Cyclopentan – die Ringebene schlechter erkennbar. Mit der Newman-Projektion (S. 220) des Cyclohexanrings lassen sich die Verhältnisse jedoch schematisiert wiedergeben.

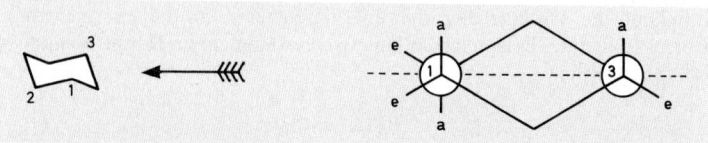

Abb. 68 Cyclohexan-Ringsystem, Sesselkonformation (stark vereinfacht, ohne Angabe von Substituenten) zur Demonstration der 1, 2- und der 1, 3-Stellung, Cyclohexan-Ringsystem in Newman-Projektion (Aufsicht in Pfeilrichtung der linken Abbildung)

Beim Cyclohexan weisen sechs Substituenten in **axiale** Richtung, wobei drei oberhalb und drei unterhalb der Ringebene angeordnet herausragen. Die anderen sechs Substituenten stehen **equatorial**. Über die verschiedenen Beziehungen bei 1,2-, bzw. 1,3-Stellung der Substituenten informiert Tab. 54.

Tab. 54 cis-trans-Beziehungen am Cyclohexan-Ringsystem

	trans		cis	
1,2-Stellung	aa	ee	ea	ae
1,3-Stellung	ea	ae	aa	ee

Man bezeichnet Derivate mit markanten Gruppen in *trans*-Stellung im Ringsystem als α-ständig. (Merkregel: *trans* alpha), in *cis*-Stellung als β-ständig. Die markanten Gruppen werden von Fall zu Fall festgelegt.

cis-trans-Isomeriemöglichkeiten bei Stoffen mit Steran-Gerüst

Cholesterin (= **Cholesterol**) (und die meisten anderen Steroide) leitet sich vom Gonan oder Steran ab, das aus drei Sechs- und einem Fünfring gebaut ist. Die Ringe werden von **A-D** bezeichnet und die C-Atome **entsprechend durchnumeriert**. Alle Ringe sind im Gonan gesättigt (ohne Doppelbindungen).

Gonan = Steran   Androstan

Führt man bei den C-Atomen 10 und 13 an Stelle der dort befindlichen H-Atome je eine Methyl-Gruppe ein, die in der angegebenen Weise beziffert wird, erhält man Androstan, das Grundskelett der Steroide.
Beim Androstan (Ring **A** und **B** allein), ergeben sich für die Verbindung an den C-Atomen 5 und 10 folgende Möglichkeiten.

trans *cis*

Im ersten Fall steht die Methyl-Gruppe in *trans*-Stellung zum Wasserstoff-Atom, da beide Gruppierungen in der axialen Stellung stehen. Damit müssen auch alle anderen Substituenten, die an die C-Atome 10 und 5 angeknüpft sind, *trans* zueinander stehen. Also sind auch die Ringe **A** und **B** miteinander *trans*-verknüpft. Im anderen Beispiel sind die Ringe **A** und **B** *cis*-verknüpft, was zu einer stark abgewinkelten Molekülform führt. Die Methyl-Gruppe steht axial, während das Wasserstoff-Atom äquatorial steht.
Bei einer anderen Darstellungsweise der **Ringverknüpfung** werden Keilformeln benutzt. Diese werden in der Stereochemie zur Erläuterung räumlicher Sachverhalte eingesetzt. Die Basen ausgefüllt gezeichneter Keile zeigen auf den Betrachter zu, während leere oder gestrichelt gezeichnete Keile bzw. gebrochen gezeichnete Bindungsstriche Bindungen symbolisieren, die vom Betrachter wegweisen.

trans *cis*

Bei den meisten Steroiden sind alle vier Ringe in *trans*-Form verknüpft. Daraus resultiert von der Seite gesehen, ein relativ flach gebautes Molekül (Abb. 69). Bei wenigen Steroiden ist der Ring **A** in *cis*-Stellung mit Ring **B** verknüpft. Dadurch entsteht ein stark abgewinkelt gebautes Molekül mit auffällig anderen Eigenschaften.

In den Cyclohexan-Ringsystemen liegt die Sesselkonformation vor.
Die verschiedenen Substituenten können am Androstan-Ringsystem zur Bezugsgruppe in α-Stellung (*trans*) oder in β-Stellung (*cis*) stehen. Als Bezug dienen hier die Bindungen $C_{10}-C_{19}$ bzw. $C_{13}-C_{18}$.

226 Allgemeine Organische Chemie

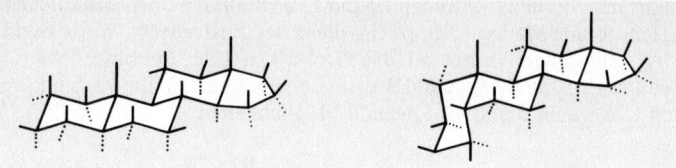

Abb. 69 Verknüpfung des Ringes A bei Steroiden.
Links in *trans*-, rechts in *cis*-Stellung

Am **Cholesterin** als wichtigem biochemischen Vertreter werden **Struktur, Ringverknüpfung, Bezifferung der C-Atome, Konformation, α- und β-Stellung von Substituenten am Steran-Gerüst** gezeigt. Seine OH-Gruppe steht an C-Atom drei in β-Stellung. Die Doppelbindung geht vom C-Atom fünf aus. Der Grundkohlenwasserstoff mit der langen Seitenkette heißt Cholestan. Cholesterin ist damit Δ^5-Cholesten-3-ol(β).

C-Atom fünf ist sp^2-hybridisiert. Man kann folglich bei Δ^5-Cholesten (und seinen Derivaten) nicht von einer *cis*-oder *trans*-Verknüpfung der Ringe **A** und **B** sprechen!

Molekülasymmetrie (oder Chiralität)

Grundlagen der Chiralität

Ein C-Atom mit vier verschiedenen Liganden wird als asymmetrisch substituiertes (oder kürzer als **asymmetrisches C-Atom**) bezeichnet. In diesem Fall lassen sich die vier Substituenten in zwei Möglichkeiten um das C-Atom anordnen. Die beiden Ergebnisse dieser Anordnungen sind spiegelbildlich zueinander. Sie stehen im gleichen Verhältnis zueinander wie linke Hand und rechte Hand. Man bezeichnet daher diese Isomerieform (zusammen mit anderen, hier nicht zu besprechenden) als **Chiralität** (von cheira, gr. Hand). Das asymmetrisch substituierte C-Atom wird als **Chiralitätszentrum** bezeichnet (außer asymmetrisch substituierten C-Atomen gibt es noch andere Chiralitätszentren, die hier nicht interessieren).

Um Chiralitätszentren in vorgegebenen Strukturformeln zu kennzeichnen, muß man in ihnen:

1) sp^3-hybridisierte C-Atome suchen, die
2) an ihren vier Einfachbindungen verschiedene Atome oder Atomgruppen aufweisen.

Zum besseren Verständnis sollte man sich ein einfaches Drahtmodell basteln, das die Tetraederwinkelverhältnisse wiedergibt.
Dazu biegt man sich zwei Büroklammern so, daß die Drahtenden einen Winkel von etwa 110° miteinander bilden.

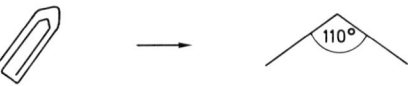

Man setzt jetzt die beiden Winkelstücke rechtwinklig zusammen. An der Ansatzstelle ist das asymmetrisch substituierte C-Atom zu denken. Die Drahtstücke zeigen unter dem Tetraederwinkel in die Ecken des Tetraeders.

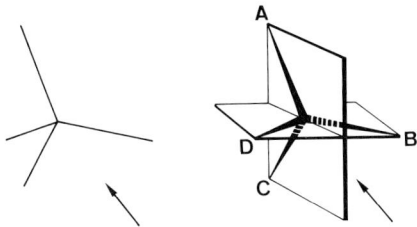

Wenn die beiden in die Waagerechte weisenden Drahtenden **D** und **B** auf den Betrachter zuführen, dann weisen die senkrecht stehenden Drahtstücke mit den Endungen **A** und **C** von ihm weg (der Pfeil gibt die Blickrichtung an). Man kann das mit der Keilformel andeuten, bei der die auf den Betrachter zuweisenden Teile der Bindungen als Basis der Keile markiert sind, während die fortweisenden Teile als Spitzen der Keile gezeichnet sind. In chemischen Formeln verwendet man eine Keilformel, in der die auf den Betrachter zuweisende Bindung zusätzlich dick ausgezogen, die von ihm wegweisende schraffiert markiert ist.

Wichtige Beispiele chiraler Moleküle sind die α-Aminosäuren. Bei ihnen handelt es sich um organische Säuren, die in Nachbarschaft zur Carboxyl-Gruppe eine Amino-Gruppe haben. Der Rest **R** des Moleküls ist bei den rund 20 bekannten, natürlich vorkommenden Aminosäuren unterschiedlich gebaut.

```
      H   O
      |  //
R—*C—C
      |   \
     NH₂  OH
```

Das Chiralitätszentrum ist durch einen Stern gekennzeichnet.

Fischer-Konvention und Aufstellung nach Fischer

Chiralität ist ein Phänomen der dreidimensionalen Welt. Um es mit der zweidimensionalen Buchabbildung darzustellen, muß man bestimmte Konventionen anwenden, um eine eindeutige *Projektion* der dreidimensionalen Realität in die Papierebene zu erreichen. Die ersten Vorschläge für solche **Projektionsformeln** stammen **von Fischer**. Die einzuhaltenden Konventionen lauten:

1) Aufstellung des chiralen Moleküls so, daß das Chiralitätszentrum in der Papierebene = Projektionsebene liegt (im Fall der Aminosäuren ist das also das C-Atom, das die Amino-Gruppe trägt).
2) Anordnung der C—C-Kette so, daß sie senkrecht steht.
3) Aufstellung der senkrecht stehenden C—C-Kette so, daß das am höchsten oxidierte C-Atom *oben* steht. Im Fall der Aminosäuren resultiert damit die folgende Anordnung:

```
   COO
    |
   *C
    |
    R
```

4) Anordnung der senkrecht stehenden C—C-Kette (mit der oben stehenden höchst oxidierten Gruppe) so, daß die in die Senkrechte weisenden Bindungen vom Asymmetriezentrum weg hinter die Projektionsebene weisen.
5) Automatisch weisen damit alle in die Waagerechte vom Symmetriezentrum fortführenden Bindungen vor die Projektionsebene.
6) Es gibt jetzt zwei Möglichkeiten für die Stellung der prägnanten Gruppe – der Amino-Gruppe – am Asymmetriezentrum. Sie kann auf der rechten Seite stehen oder auf der linken Seite. Die erste Form nennt man D-Form, (dexter), die zweite L-Form (laevus). Im Fall der Aminosäuren resultiert:

```
       COOH                    COOH
        \                       \
         C*                      C*
   H₂N /   \ H           H /        \ NH₂
        R                       R

       L-Form                   D-Form
```

7) Man projiziert schließlich alle Bindungen in die Zeichenebene (drastisch kann man sich vorstellen, daß das nach Fischer aufgestellte Molekül in die Buchebene gepreßt wird wie eine Blume in ein Herbarium). Man erhält so die **Fischer-Projektionsformel.**

COOH
H2N–C–H
R
COOH
H–C–NH2
R

L-Form D-Form

Die beiden spiegelbildlichen Isomeren nennt man **Enantiomere.**
Soll man aus **vorgegebenen Strukturformeln Enantiomere heraussuchen** und sie **einander zuordnen,** muß man darauf achten, daß beide Enantiomere aus gleichen Baubestandteilen in gleicher Anzahl aufgebaut sind. Sie dürfen sich nur in der Anordnung um das Chiralitätszentrum unterscheiden. Zur Zuordnung müssen entweder ausdrücklich die Fischer-Projektionsformeln oder perspektivische Zeichnungen vorgegeben sein (Abb. 70).

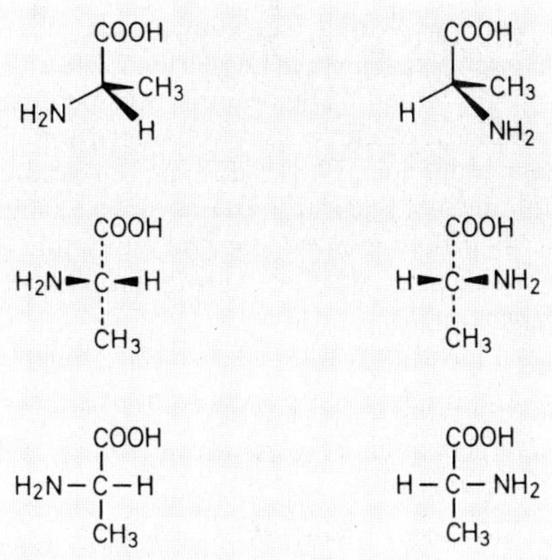
COOH
CH3
H2N
H
COOH
CH3
H
NH2
COOH
H2N–C–H
CH3
COOH
H–C–NH2
CH3
COOH
H2N–C–H
CH3
COOH
H–C–NH2
CH3

Abb. 70 Darstellung von Enantiomeren. Oben: Keilformel. Untere Reihe: Fischer-Projektformel

Bei anderen chiralen Stoffen muß noch gesagt werden, was man unter *prägnanter* Gruppe verstehen will. Außer den Aminosäuren (prägnante Gruppe $-NH_2$) spielen Zucker als chirale Moleküle eine Rolle. Dort ist eine —OH-Gruppe *prägnant* am Chiralitätszentrum.

Eigenschaften Enantiomerer

Enantiomere haben gleichen Siedepunkt, gleichen Schmelzpunkt und gleiche Löslichkeit, denn die intermolekularen Wechselwirkungskräfte und folglich der Energiegehalte beider Enantiomere sind völlig gleich, ebenso wie ihre Bestandteile und deren relativer Abstand zueinander. Das **Spek-**

trum enantiomerer Moleküle ist folglich auch **identisch. Enantiomere reagieren** mit nicht asymmetrisch gebauten Reagenzien (achiralen Reagenzien) **ebenfalls gleich.**

Aber es gibt zwei wichtige Ausnahmen von dieser Gleichartigkeit der Verhaltensweise Enantiomerer: **Reaktionen mit chiralen Reagenzien verlaufen unterschiedlich und das Verhalten gegenüber polarisiertem Licht ist verschieden.**

Bei Chiralität ist wegen der unterschiedlichen Substituenten auch die Elektronendichteverteilung asymmetrisch. Da Elektronen Wellen sind, können sie mit den elektromagnetischen Wellen des Lichts in Wechselwirkung treten. Ist das Licht polarisiert, schwingt es nur in einer Ebene. Gegenüber polarisiertem Licht verhalten sich die beiden Enantiomeren gegensätzlich. Das einfallende Licht wird von einem Isomeren stärker nach rechts abgelenkt, während das andere Isomere die Ebene nach links dreht. – Man kann sich das so vorstellen, daß ein Enantiomerentyp das einfallende Licht immer in eine Richtung lenkt. Die Ablenkung des einfallenden Lichts wird von der Länge des Wegs abhängig sein, von der Anzahl der optisch aktiven Teilchen und vom Stoff selbst. Als Ergebnis erhält man beim Vorliegen asymmetrisch gebauter Moleküle eine **Drehung der Schwingungsebene polarisierten Lichtes** bei dessen Durchgang durch die chirale Materie. Die optische Aktivität ist eine einfache Möglichkeit zum Nachweis asymmetrisch gebauter Moleküle. – Enthält das Medium (Lösung oder auch Festkristall) nur ein Enantiomeres, erfolgt die Ablenkung nur in einer Richtung. Ist das andere Enantiomere auch vorhanden, dreht es die Schwingungsebene im Gegensinn, da seine Einwirkung kompensatorisch ist zu der des Antipoden. Das Racemat $[c(D) = c(L)]$ dreht die Ebene nicht.

Moleküle mit mehreren Asymmetriezentren

Es ergeben sich bei zwei asymmetrischen C-Atomen schematisch folgende Kombinationen:

1. C-Atom   D   D   L   L
2. C-Atom   D   L   D   L

Die Moleküle DD und LL sind spiegelbildlich zueinander gebaut und damit ein Enantiomeren-Paar, ebenso die Moleküle DL und LD.
Die Kombinationen DD–DL oder bzw. LL–DL oder LL–LD sind dabei keine spiegelbildlichen Paare! Man nennt solche Konfigurationsisomere, die nicht spiegelbildlich zueinander sind, Diastereomere.

Die einzelnen Atome oder Molekül-Gruppen in den verschiedenen Diastereomeren haben unterschiedlichen Abstand voneinander. Folglich unterscheiden sich Diastereomeren in ihrem Energieinhalt und daher in ihren physikalischen und chemischen Eigenschaften. **Diastereomere sind** verschiedene Substanzen, mit verschiedenen Schmelzpunkten, Löslichkeiten, chemischen Reaktionsweisen, Drehwert der Ebene des polarisierten Lichtes usw.

Eine Aminosäure mit zwei Asymmetriezentren ist Threonin. An ihm soll die Aufstellung nach Fischer bei benachbarten Asymmetriezentren demonstriert werden.

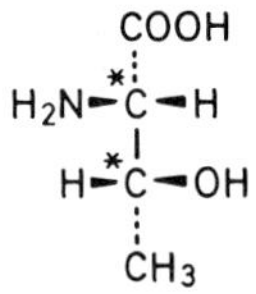

$$\begin{array}{c} COOH \\ H_2N - \overset{*}{C} - H \\ H - \overset{*}{C} - OH \\ CH_3 \end{array}$$

Man legt dazu die Verbindungslinie zwischen den benachbarten Asymmetriezentren in die Projektionsebene. Die C—C-Kette wird wieder senkrecht gestellt mit der höchst oxidierten Gruppe oben. In die Senkrechte weisende Bindungen zeigen dann hinter die Projektionsebene, waagerechte Bindungen (an den beiden Chiralitätszentren) weisen vor die Projektionsebene.

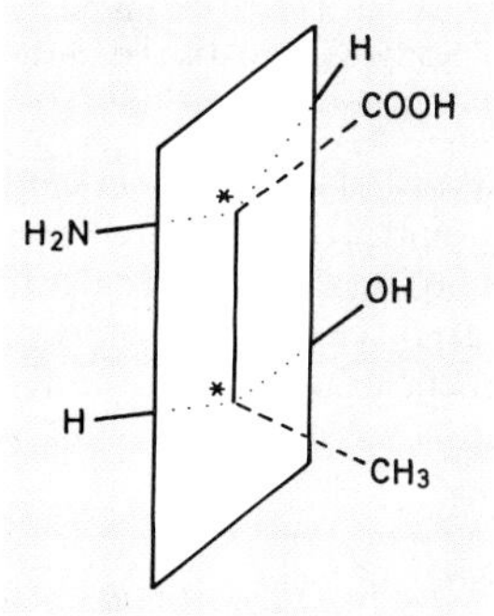

Abb. 71 Fischer-Konvention bei zwei benachbarten asymmetrisch substituierten C-Atomen, hier Threonin. Die Verbindung zwischen den beiden Asymmetriezentren wird in die Projektionsebene gelegt. Senkrecht stehende Bindungen der Projektionsformel (in der Keilformel gestrichelt gezeichnet) weisen hinter die Projektionsebene. (Sie wurde hier aus der Zeichenebene herausgedreht. Die Abbildung entspricht also nicht der projektiven Darstellung!)

Liegen **viele asymmetrisch substituierte Kohlenstoff-Atome nebeneinander** vor, z. B. bei den Zuckern, muß man sich **nach der Fischer-Konvention** die gesamte C-Kette gewinkelt vorstellen (Abb. 72).

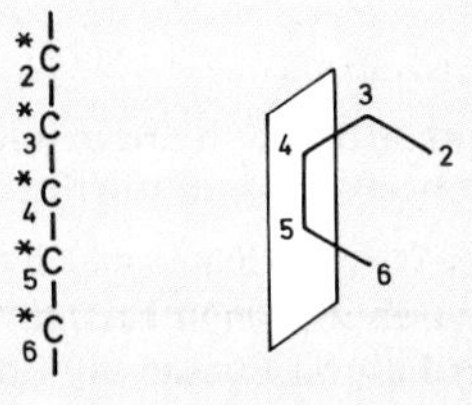

Abb. 72 Fischer-Konvention bei Aneinanderreihung vieler asymmetrischer C-Atome (links). Die Bindung zwischen C_4 und C_5 befindet sich beim rechten Schema gerade in der Projektionsebene

232 Allgemeine Organische Chemie

Die seitliche Ansicht würde eine Fortsetzung des Schemas der Abb. 72 geben.

Meso-Form (Inneres Razemat)

Für Verbindungen mit n asymmetrischen C-Atomen gibt es 2^n Stereoisomere.

Es gibt einen Sonderfall, bei dem die Zahl der Enantiomeren kleiner ist als aufgrund dieser Formel vorherberechnet und zwar, wenn die Liganden an den verschiedenen Asymmetriezentren teilweise gleich sind. Ein Beispiel hierfür ist die **Weinsäure**.

```
              COOH         COOH         COOH         COOH
               |            |            |            |
            H-C-OH       HO-C-H        H-C-OH      HO-C-H
Spiegelebene --|------------|------------|------------|----
            H-C-OH       HO-C-H       HO-C-H        H-C-OH
               |            |            |            |
              COOH         COOH         COOH         COOH

              _____/         DD           LL
                meso-Weinsäure
```

Enantiomere und Diastereomere der Weinsäure

Theoretisch sind vier verschiedene Stereoisomere denkbar. Die Kombinationen DD und LL stellen ein Enantiomerenpaar dar, die Kombination LD und DL ist allerdings identisch. Man nennt diese Form eines innermolekularen Razemats meso-Form. Sie ist folglich optisch inaktiv und kann nicht in optisch aktive Komponenten zerlegt werden.

Cyclohexanhexol = Meso-Inosit, ein Leberschutzstoff mit Vitamincharakter, als Beispiel einer komplizierteren Meso-Verbindung.

Erkennung von Enantiomeren und Diastereomeren in Molekülen mit mehreren Asymmetriezentren

Bei Vorgabe biochemisch relevanter Moleküle mit zwei bis vier Chiralitätszentren muß man Enantiomere und Diastereomere erkennen können. Das wird durch Benutzung übersichtlicher Formeln erleichtert, in denen nur die wesentlichen Gruppen angegeben sind.

Isomerien organischer Verbindungen

```
  H   O           H   O           H   O           H   O
   \ //            \ //            \ //            \ //
    C               C               C               C
H—C—OH           —OH             HO—             HO—
HO—C—H           HO—             —OH             HO—
H—C—OH           —OH             HO—             —OH
H—C—OH           —OH             HO—             —OH
H₂C—OH           H₂C—OH          H₂C—OH          H₂C—OH
  1a               1b              2               3
```

Abb. 73 Beispiele für Kurzschreibweisen von Molekülen mit vielen Asymmetriezentren

Molekül **1a** und **1b** sind identisch. Die Schreibweise bei **1b**, **2** und **3** verzichtet auf die Angabe der C- und H-Atome innerhalb der Kette. **1b** und **2** sind Enantiomere. Die anderen Paare ergeben Diastereomere (**1b–3** oder **2–3**).

Biochemische Bedeutung der Chiralität

Asymmetrisch substituierte Verbindungen kommen sehr häufig in der Natur vor. Man kann sogar sagen, daß Chiralität ein Kennzeichen des Lebenden ist, bzw. daß chirale Verbindungen direkt oder indirekt mit lebender Materie in Kontakt gestanden haben. Die Ursache für diese weite Verbreitung liegt darin, daß die Eiweiße wegen ihres Aufbaus aus L-Aminosäuren asymmetrisch gebaut sind. D. h. auch die Enzyme sind als Proteine ebenfalls asymmetrisch gebaut, und für die Wechselwirkung Enzym-Substrat gelten die beschriebenen Unterschiede der Reaktivität mit chiralen Reagenzien (S. 230), weil die meisten Substrate auch asymmetrisch gebaute C-Atome aufweisen.

Zu der hohen Selektivität der Enzym-Substrat-Reaktion aus räumlichen Gründen (S. 206) müssen Enzym und Substrat in der Molekülasymmetrie auch passend zueinander strukturiert sein (Abb. 74).

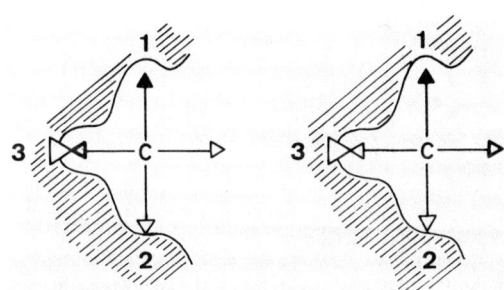

Abb. 74 Umsatz Enantiomerer an einem Enzym

Das Enzym, schraffiert dargestellt, soll mit dem asymmetrischen Substrat-Molekül reagieren. Dieses paßt genau in eine entsprechende Form der Enzymoberfläche. Das Substrat wird vom Enzym an den beiden Haftstellen **1** und **2** fixiert. Die enzymatisch umzusetzende Gruppe, als dicke offene Spitze markiert, kann zu Punkt **3** am Enzym ganz dicht stehen (linke Abb.) oder weit entfernt (rechte Abb.). Im letzteren Fall findet aber kein Umsatz statt, da kein Kontakt mit der Enzymoberfläche gegeben ist. Die Affinität des Zentrums **3** im Enzym zu einem der beiden Substrat-Enantiomere entscheidet über die enzymatische Umsetzung. Ein Enantiomeres wird umgesetzt, während das andere praktisch unverändert bleibt.

Die unterschiedliche Umsetzung von D- und L-Isomeren an Enzymen zieht sich als zentrales Prinzip durch den gesamten Stoffwechsel. Arzneimittelwirkungen werden davon ebenso betroffen. Unerwünschte enzymatische Reaktionen werden z. B. durch Gabe des Enantiomeren zu blockieren versucht. Dieses kann sich eventuell an die Haftstelle zwischen Enzym und Substrat, also die Mulde in Abb. 74 legen, und es findet kein Umsatz statt. Das Enzym ist blockiert oder wird gehemmt (S. 360).

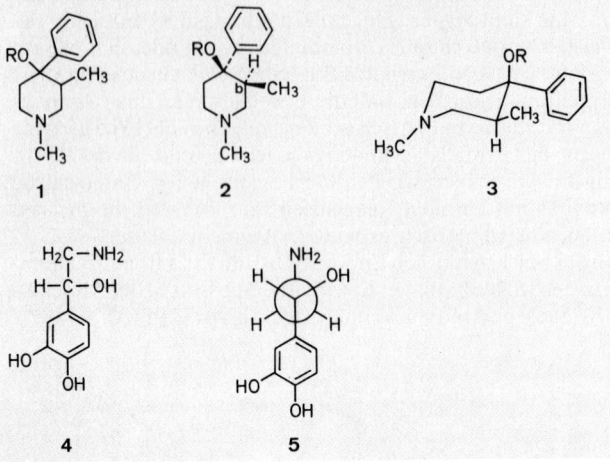

Abb. 75 Beispiele für die unterschiedliche Aussagekraft verschiedener Formeln
1 Konstitutionsformel (= Strukturformel)
2 Stereoformel (Keilformel), Konfigurationsformel
3 Konformationsformel
4 Konstitution bzw. Konfiguration, falls Fischer-Projektion vorliegt
5 Konformationsformel, hier mit Aussagemöglichkeit zur Konfiguration

Verschiedene Aussagemöglichkeiten von Formeldarstellungen

Abb. 75 zeigt verschiedene Möglichkeiten der Formeldarstellung. Die Formeln **1** bis **3** zeigen ein Arzneimittel, Formeln **4** und **5** das Hormon **Noradrenalin**. Formel **1** gibt nur die Struktur wieder. Formel **2** kann man die Konfiguration entnehmen. So entstehen z. B. die Gruppe —CH$_3$ und —OR in *cis*-Stellung. Die Konformation, der Sessel im Ring, läßt sich nur der Konformationsformel **3** entnehmen. Die Strukturformel **4** wird zur Konfigurationsformel, wenn das Asymmetriezentrum (das C-Atom mit der sekundären OH-Gruppe) in der Fischer-Aufstellung dargestellt ist. Die Konfiguration kann man der Newman-Projektion **5** entnehmen. Natürlich können Newman-Projektionen nur Konformationen schildern, die projiziert sind. Deswegen sind Abbildungen mit Sessel-Wannen-Form oder Keil-Darstellungen, die auch zur Konformationsbeschreibung geeignet sind, in der Regel weitergehend in der Aussage. Formel **5** gibt auch etwas über die Konfiguration an, weil das asymmetrisch substituierte C-Atom hier vorn in der Newmann-Projektionsachse steht.

Das Beispiel des oben erwähnten Arzneimittels möge die Vorteile noch einmal zeigen. Bei diesem Stoff ist die schmerzstillende Wirkung sehr ausgeprägt, wenn die Methyl-Gruppe in axialer Stellung steht. Substanz **B** ist deutlich besser schmerzstillend (*analgetisch*) als die links stehende **A**. (Beide Formen sind übrigens Diastereomere.)

Das Arzneimittel tritt in der Zelle mit einem anderen Molekül (einem Rezeptor) in Wechselwirkung. Bei den Rezeptoren handelt es sich häufig um Enzyme. Im vorliegenden Fall nimmt man an, daß das Pharmakon an den Rezeptor an drei Stellen gebunden wird – an der N—CH$_3$-Gruppe, am Phenyl-Rest und an der Methyl-Gruppe. Der Rezeptor hat dazu drei Mulden (s. a. S. 353), in die diese Gruppen des Arzneimittels passen. Wird das Enantiomere mit der equatorialen Stellung der Methyl-Gruppe angeboten (linke Formel), dann paßt dieses nicht in die Mulden, so daß kaum Wechselwirkung (also analgetische Wirkung) stattfindet.

7.3 Grundlegende Begriffe der allgemeinen Organischen Chemie

Homologe Reihen

Homologe Reihen werden durch Glieder gebildet, die sich immer um ein gleiches Bauelement unterscheiden. Typisch ist, daß sich innerhalb einer homologen Reihe die physikalischen Eigenschaften nach klaren Gesetzmäßigkeiten ändern.

Die **Alkane** (Paraffine) bilden eine homologe Reihe. Ihre Glieder unterscheiden sich um das Bauelement der CH_2-Gruppe. Die ersten sechs Glieder dieser Reihe Methan, Ethan, Propan, Butan, Pentan und Hexan wurden bereits vorgestellt. Die Namen der einzelnen Vertreter der Alkane enden auf -an.

In der Reihe der Paraffine nimmt die Temperatur des Siedepunkts mit steigender Kohlenstoffzahl zu. (Andere Eigenschaften mit gesetzmäßigem Zusammenhang sind Schmelzpunkt, Dichte, Löslichkeit.) Eine analoge homologe Reihe bilden die **ungesättigten Kohlenwasserstoffe**, die **Alkene**. Die Strukturformeln der Glieder bis zu sechs C-Atomen sind:

$H_2C=CH_2$ $H_3C-CH=CH_2$ $H_3C-CH_2-CH=CH_2$
Ethen   Propen   1-Buten

$H_3C-CH_2-CH_2-CH=CH_2$ $H_3C-CH_2-CH_2-CH_2-CH=CH_2$
1-Penten   1-Hexen

Auch hier unterscheiden sich die einzelnen Glieder um die CH_2-Gruppe. Bei **ringförmigen Verbindungen** kennt man auch eine homologe Reihe, beginnend mit Cyclopropan.

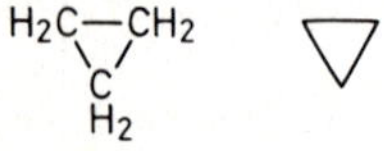

Cyclopropan 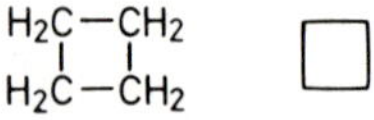   Cyclobutan

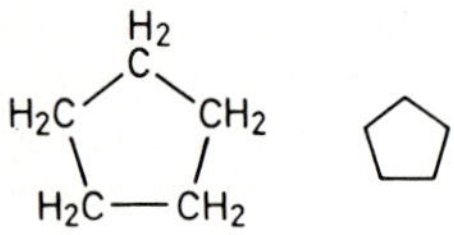

Cyclopentan 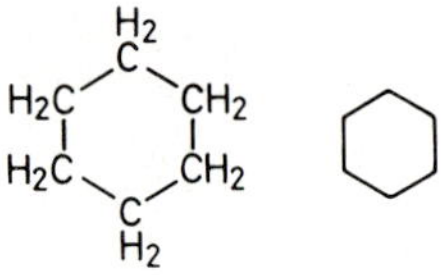   Cyclohexan

Die Namen der **Alkohole** leiten sich vom Grundkohlenwasserstoff ab, an dessen Endung **-an** die Silbe **-ol** angehängt wird. Die Strukturformeln der homologen Reihe der ersten sechs Alkohole mit einer OH-Gruppe, der

einwertigen Alkohole, lassen sich bei Kenntnis der Struktur des Kohlenwasserstoffs und formaler Substitution leicht ableiten:

H_3C-OH $\quad\quad$ H_3C-CH_2-OH $\quad\quad$ $H_3C-CH_2-CH_2-OH$
Methanol $\quad\quad\quad\quad$ Ethanol $\quad\quad\quad\quad\quad\quad$ 1-Propanol

$H_3C-CH_2-CH_2-CH_2-OH$ $\quad\quad$ $H_3C-CH_2-CH_2-CH_2-CH_2-OH$
$\quad\quad$ 1-Butanol $\quad\quad\quad\quad\quad\quad\quad\quad$ 1-Pentanol

$H_3C-CH_2-CH_2-CH_2-CH_2-CH_2-OH$
$\quad\quad\quad\quad$ 1-Hexanol

Analog leiten sich die Strukturformeln der homologen Reihe der **Amine** ab. Deren Name wird aus dem Namen des Alkyl-Restes (s. S. 241) und dem Zusatz Amin gebildet:

H_3C-NH_2 $\quad\quad$ $H_3C-CH_2-NH_2$ $\quad\quad$ $H_3C-CH_2-CH_2-NH_2$
Methylamin $\quad\quad\quad$ Ethylamin $\quad\quad\quad\quad\quad\quad$ Propylamin

$H_3C-CH_2-CH_2-CH_2-NH_2$ $\quad\quad$ $H_3C-CH_2-CH_2-CH_2-CH_2-NH_2$
$\quad\quad$ n-Butylamin $\quad\quad\quad\quad\quad\quad\quad\quad$ n-Pentylamin

$H_3C-CH_2-CH_2-CH_2-CH_2-CH_2-NH_2$
$\quad\quad\quad\quad$ n-Hexylamin

Verbindungen mit der $-\overset{H}{\underset{\parallel O}{C}}$ -Gruppe bezeichnet man als **Aldehyde**.

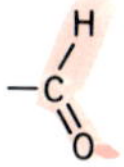

Die ersten sechs Glieder der homologen Reihe der Aldehyde mit gesättigtem, unverzweigtem Alkan-Rest seien aufgeführt. Der Name eines Aldehyds wird nach der systematischen Nomenklatur durch Anhängen der Silbe **-al** an den Namen des Alkans gebildet. Daneben gibt es noch Trivialnamen, die bei den folgenden Formeln in Klammer angegeben sind.

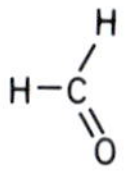

$H-\overset{H}{\underset{\parallel O}{C}}$ $\quad\quad\quad\quad$ $H_3C-\overset{H}{\underset{\parallel O}{C}}$
Methanal $\quad\quad\quad\quad\quad\quad$ Ethanal
(Formaldehyd) $\quad\quad\quad\quad$ (Acetaldehyd)

$H_3C-CH_2-\overset{H}{\underset{\parallel O}{C}}$ $\quad\quad$ $H_3C-CH_2-CH_2-\overset{H}{\underset{\parallel O}{C}}$
Propanal $\quad\quad\quad\quad\quad\quad\quad\quad$ Butanal
(Propionaldehyd) $\quad\quad\quad\quad\quad$ (Butyraldehyd)

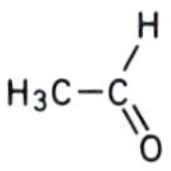

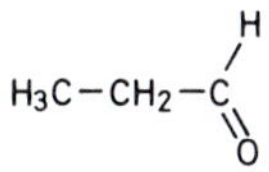

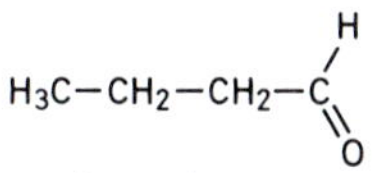

$H_3C-CH_2-CH_2-CH_2-\overset{H}{\underset{O}{C}}$

Pentanal
(Valeraldehyd)

$H_3C-CH_2-CH_2-CH_2-CH_2-\overset{H}{\underset{O}{C}}$

Hexanal
(Capronaldehyd)

Ersetzt man den Wasserstoff in der $-\overset{H}{\underset{O}{C}}$ -Formel der Aldehyd-Gruppe durch einen Alkyl-Rest (s. S. 241) oder durch einen Aryl-Rest (s. S. 243), dann erhält man die Formel eines **Ketons**. Drei Beispiele einer homologen Reihe (mit Trivialnamen in Klammer) seien hier aufgeführt.

$H_3C-\underset{O}{\overset{\parallel}{C}}-CH_3$

Propanon
(Aceton, Dimethylketon)

$H_3C-CH_2-\underset{O}{\overset{\parallel}{C}}-CH_3$

Butanon
(Methylethylketon)

$H_3C-CH_2-CH_2-\underset{O}{\overset{\parallel}{C}}-CH_3$

2-Pentanon
(Methylpropylketon)

Die Carbonsäuren haben, traditionell bedingt, gleichfalls Trivialnamen. Unter den Strukturformeln der homologen Reihe der **Carbonsäuren** steht auch der Name des Säureanions (in Klammer):

$H-COOH$

Ameisensäure
(Formiat)

$H_3C-COOH$

Essigsäure
(Acetat)

H_3C-CH_2-COOH

Propionsäure
(Propionat)

$H_3C-CH_2-CH_2-COOH$

Butansäure
(Butyrat)

$H_3C-CH_2-CH_2-CH_2-COOH$

Pentansäure, Valeriansäure
(Valerianat)

$H_3C-CH_2-CH_2-CH_2-CH_2-COOH$

Hexansäure, Capronsäure
(Capronat)

Daß sich innerhalb einer homologen Reihe die physikalischen Eigenschaften systematisch ändern, soll noch einmal am Beispiel der Löslichkeit der Alkohole in Wasser gezeigt werden.

Während sich Methanol, Ethanol und Propanol beliebig in Wasser lösen, ist das bei Butanol nur mit etwa 7 Gramm in 100 Gramm Wasser der Fall. Die Löslichkeit des Pentanols beträgt etwa 3 g in 100 g Wasser, und die des Hexanols ist noch geringer. Alkohole mit sehr hoher Kohlenstoff-Zahl sind in Wasser schwer löslich.

Grundlegende Begriffe der allgemeinen Organischen Chemie

Hydrophile und lipophile Eigenschaften

Ein analoges Verhalten kann man bei den Aminen und den Carbonsäuren aufzeigen. Die Ursache für die Abnahme der Löslichkeit in Wasser ist das Anwachsen der Kettenlänge im Vergleich zur funktionellen Gruppe. Es wurde bereits gesagt, daß gut wasserlösliche Stoffe hydrophil genannt werden (S. 154) und polare Substanzen sein müssen. Lipophile Stoffe dagegen lösen sich in unpolaren typischen Fettlösemitteln und haben einen unpolaren Bau (S. 154). Diese Substanzen sind hydrophob (phobein, gr. fliehen).
Es ergibt sich damit die Beziehung:

$$\text{lipophil} = \text{hydrophob} = \text{unpolar} \quad \text{und}$$
$$\text{hydrophil} = \text{lipophob} = \text{polar.}$$

In **vorgegebenen Verbindungen** kann man **lipophile** und **hydrophile Gruppen kennzeichnen** und so eine gewisse Abschätzung über die Löslichkeit machen. Polare Gruppen sind solche mit freien Elektronenpaaren: OH, NH_2, bzw. NHR, ferner COOH, und etwas abgeschwächter die Carbonyl-Gruppe und die Ether-Gruppierung. Die typische lipophile Gruppe ist die CH_2-Gruppe der Alkane. Aromatische Reste tragen ebenfalls zum lipophilen Charakter bei.

Reaktive Teilchen

Die Mechanismen organisch-chemischer Reaktionen werden auf das gleiche Grundprinzip zurückgeführt wie die Mechanismen anorganisch-chemischer Reaktionen – die Wechselwirkung zwischen elektrischen Ladungsträgern, bzw. polarisierten Molekülteilen.

In der organischen Chemie, soweit sie für Mediziner zu besprechen ist, treten als Reaktionspartner **Kationen** oder **Anionen** auf, außerdem gelegentlich **Radikale** (S. 110). Radikale werden durch einen einzelnen Punkt kenntlich gemacht, um das ungepaarte, einzelne Elektron zu symbolisieren.

Teilchen mit Elektronenüberschuß bezeichnet man als **Nucleophile**, mit Elektronendefizit als **Elektrophile**. In Tab. 55 sind einige typische nucleophile Reagenzien und elektrophile Reaktionspartner angegeben.

Ein elektrophiler Partner lagert sich bevorzugt an die negative Seite einer polarisierten kovalenten Bindung an.
Ein (nucleophiler) Reaktionsteilnehmer (mit Elektronenüberschuß) greift an der positiven Seite einer polarisierten kovalenten Bindung an.

Der Reaktionsangriff an die positiv polarisierte Seite einer Bindung ist im Fall der Anionen verständlich. Die Säure R—COOH vermag in gewissem Maß zu dissoziieren unter Bildung des Anions R—COO$^-$. Alkohole ROH

Tab. 55 Typische nucleophile und elektrophile Reagenzien

nucleophile Reagenzien		elektrophile Reagenzien
HO^-	H_3C-COO^-	H_3O^+
Cl^-	$R-OH$	$R-{}^+OH_2$
Br^-	$R-COOH$	Br^+
	$H-O-H$	
	$R-NH_2$	

können mit dem Wasser HOH verglichen werden, wenn man ein Wasserstoff-Atom durch einen organischen Rest R ersetzt. Der Alkohol R—OH hat damit auch die freien Elektronenpaare, die für das Wasser-Molekül kennzeichnend sind. Mit ihrer Hilfe erfolgt die Anlagerung an das positive Zentrum.

Die elektrophilen Reagenzien in Tab. 55 sind durch positive Ladung gekennzeichnet. Die Reaktion mit der negativ polarisierten Seite des anderen Partners ist zwangsläufig. Da Alkohole und Wasser ein Proton anlagern können, wirken sie also, je nach Protonenkonzentration, als nucleophile oder elektrophile Reagenzien. Da die Konzentration des Nucleophils OH^- gleichfalls durch die Wasserstoffionenkonzentration beeinflußt wird, ist der Ablauf dieser Reaktionen (Geschwindigkeit, Mechanismus) von ihr abhängig.

Die nachfolgenden Reaktionen der speziellen organischen Chemie bieten Beispiele zur **Klassifizierung vorgegebener Teilchen als Radikale, Kationen oder Anionen bzw. als Elektrophile oder Nucleophile.**

8 Spezielle Organische Chemie

8.1 Formale Ableitung organischer Stoffe aus Grundkohlenwasserstoffen und funktionellen Gruppen

Formal kann man jede organische Verbindung aus einem Grundkohlenwasserstoff ableiten, dessen Wasserstoff-Atome man durch funktionelle Gruppen ersetzt.

Alkane (Paraffine) als Grundkohlenwasserstoffe

Die unverzweigten **Normalparaffine** (S. 217) und die verzweigten **Isoparaffine** sind wichtige Kohlenwasserstoffe, auch **Alkane** genannt. Weil sie die Grundlage für die systematische Beschreibung der organischen Verbindungen liefern, nennt man sie auch Grundkohlenwasserstoffe. Nach der Nomenklaturregel wählt man zur Beschreibung eines Alkans die längste Kette des Moleküls. Ihre C-Atome werden beziffert und die abzweigenden Reste festgelegt. Sie enthalten ein H-Atom weniger als ein Paraffin. Man bezeichnet einen solchen Rest in der Formelkurzsprache mit -R. Seinen Namen erhält er von dem zugrundeliegenden Kohlenwasserstoff, den man statt auf **-an**, auf **-yl** enden läßt. Der Rest $-CH_3$ heißt also **Methyl-**, $-C_2H_5$ **Ethyl**, $-C_3H_7$ **Propyl**, $-C_4H_9$ **Butyl**, $-C_5H_{11}$ **Pentyl** (Amyl sollte vermieden werden), $-C_6H_{13}$ **Hexyl** usw. Allgemein spricht man von einem **Alkyl-Rest** $-R$.

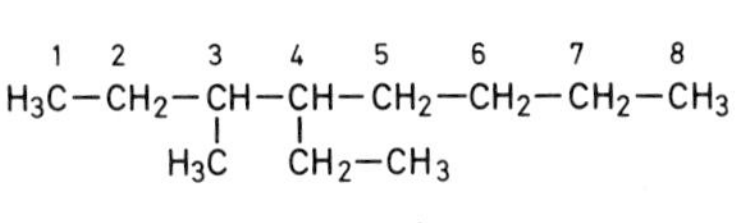

```
      1     2    3   4    5      6      7      8
    H3C—CH2—CH—CH—CH2—CH2—CH2—CH3
            |   |
           H3C  CH2—CH3
```

Diese Verbindung heißt aufgrund der Konvention 3-Methyl-4-ethyloctan.

Häufig vorkommende Verbindungen haben neben der systematischen Nomenklatur kürzere Gebrauchs- oder Trivialnamen. Die relative Lage eines Kohlenstoff-Atoms einer Kette zu einem anderen wird durch die Buchstaben des griechischen Alphabets gekennzeichnet, also α-ständig, β-ständig etc.

Die Summenformel für alle *n*- und *i*-Paraffine lautet C_nH_{2n+2}.

Eine andere wichtige Grundkohlenwasserstoff-Gruppe stellen die **Cycloparaffine** – auch **Cycloalkane** genannt. Ihre allgemeine Formel ist C_nH_{2n}. Wichtige Beispiele sind auf S. 236 aufgeführt.

Ungesättigte Grundkohlenwasserstoffe, Alkene

Alkene sind Kohlenwasserstoffe mit einer oder mehreren Doppelbindungen. Alkene werden oft noch als Olefine bezeichnet.

Die **Lage der Doppelbindung in der Kette** wird durch Bezifferung des C-Atoms, von der die Bindung ausgeht, **markiert** (zur Vermeidung von Verwechslungen setzt man u. U. ein Δ vor diese Zahl).

$H_3C-CH_2-CH=CH_2$
oder

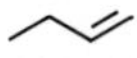

trans-Form

1-Buten
= Δ^1-Buten

$H_3C-CH=CH-CH_3$
oder

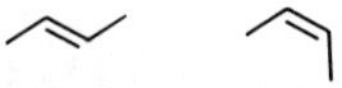

trans-Form   *cis*-Form

2-Buten
= Δ^2-Buten

Der Name wird aus dem des analogen Alkans abgeleitet. Statt dessen Endung **-an** wird jedoch die Endung **-en** verwendet.

Die Summenformel der einfachen Alkene ist C_nH_{2n}.

Durch Einführung mehrerer Doppelbindungen erhält man **mehrfach ungesättigte Verbindungen**. Bei zwei Doppelbindungen spricht man von einem **Dien**, bei drei Doppelbindungen von einem **Trien** usw.

$H_2C=CH-CH=CH_2$
oder

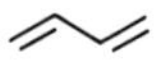

1,3-Butadien

$H_2C=\overset{\underset{|}{CH_3}}{C}-CH=CH_2$
oder

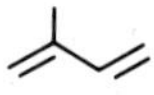

2-Methyl-1,3-butadien (Isopren)

Die Doppelbindungen können isoliert, konjugiert (oder auch kumuliert) sein.

Aliphaten. Man faßt die gesättigten, die ungesättigten Alkane und die Cycloalkane zu den Aliphaten zusammen (gr. aleiphar. = Fett). Diese Gesamtgruppe wird den Aromaten gegenübergestellt in der Systematik. Alkyl-Reste werden oft auch als „aliphatische" Reste bezeichnet.

Formale Ableitung organischer Stoffe 243

Aromatische Systeme

Aromatische Systeme enthalten einen oder mehrere Benzolringe. Verbindungen mit mehreren kondensierten Ringen werden als „**mehrkernig**" oder als „polycyclische Aromaten" bezeichnet.

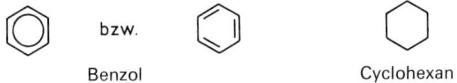

Benzol   Naphthalin   Toluol

Neben Benzol und Naphthalin sind die folgenden polycyclischen Aromaten Grundsubstanzen biologisch wichtiger Verbindungen:

Anthracen   Phenanthren   Benzpyren
               (Benzo-[a]-pyren)

Der Rest, den man nach Abzug eines Wasserstoff-Atoms aus dem Aromaten erhält, heißt **Aryl-Rest** (in Formeln u. U. mit **Ar-** abgekürzt). Aus Naphthalin erhält man den **Naphthyl**-Rest. Der Rest C_6H_5-, der aus dem Benzol abgeleitet wird, heißt allerdings **Phenyl**-Rest (nicht Benzyl-Rest!).

An dieser Stelle sei nochmals darauf hingewiesen, daß die beiden Sechsringsysteme nicht verwechselt werden dürfen:

Benzol   Cyclohexan

Das **Benzol-Molekül** ist völlig eben gebaut und die Wasserstoff-Atome liegen alle in der Ringebene (S. 213). **Cyclohexan** hat dagegen gewellten Bau, der zur Ausbildung der Sessel- oder Wannenkonformation führt (S. 221).

Heterocyclen

Bei den cyclischen Verbindungen nennt man solche, die nur C-Atome als Ringglieder enthalten, **isocyclisch**. Zu ihnen gehören die **Cycloparaffine** und die **Aromaten.**
Heterocyclen enthalten dagegen neben Kohlenstoff noch andere (gr. hete-

244 Spezielle Organische Chemie

ros) Atome im Ring. Die Heterocyclen werden nach der **Art der Heteroatome (N, O und manchmal S)** und **ihrer Zahl eingeteilt**.
Die folgende Aufstellung gibt die **Namen und die Strukturformeln der wichtigsten heterocyclischen Grundkörper** an. Die Bezifferung der einzelnen Atome der Ringe ist durch Konvention festgelegt:

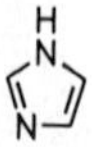

Imidazol 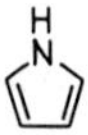 — Pyrrol 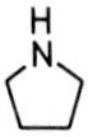 — Pyrrolidin

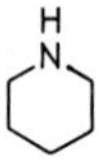

Piperidin — Pyridin bzw. Pyridin 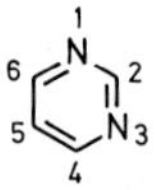 — Pyrimidin

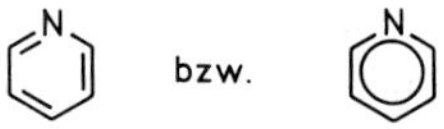

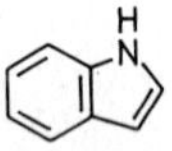

Indol 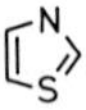 — Thiazol 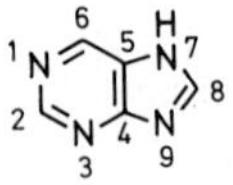 — Purin

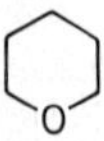

Tetrahydropyran 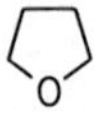 — Tetrahydrofuran

Pyridin hat einen ähnlichen Bau und auch einen ähnlich aromatischen Charakter wie Benzol.

Die Forderungen bezüglich des Bindungsabstandes (S. 45) im Ring werden vom Stickstoff des Pyridins in gleicher Weise erfüllt wie von der CH-Gruppe des Benzols. Der Abstand C—C im Benzol beträgt 0,139 nm, der Abstand C—N im Pyridin 0,137 nm. Der Bindungswinkel (S. 47) C—N—C ist 119° beim Pyridin im Vergleich zu 120° beim Benzol.

Im Pyridin ist am Stickstoff ein freies Elektronenpaar vorhanden, das dem Molekül, im Gegensatz zu Benzol, Dipolcharakter verleiht. Pyridin hat damit als polare Substanz z. B. ganz andere Lösungsmitteleigenschaften als Benzol.

An das freie Elektronenpaar des Pyridin-Stickstoffs kann ein Proton angelagert werden. Pyridin ist folglich ein Protonenacceptor, also eine Base (S. 81) (die Protonenaffinität ist allerdings gering, und Pyridin ist eine schwache Base).

Pyrrol strebt gleichfalls den aromatischen Zustand an, weil das freie Elektronenpaar am Stickstoff in das Ringsystem mit einbezogen wird, das dadurch cyclisch konjugiert wird. Dadurch zieht der Stickstoff das zwischen ihm und dem Wasserstoff-Atom befindliche Elektronenpaar stärker an sich, so daß das H-Atom als Proton abgegeben werden kann.

Pyrrol hat damit Säurecharakter, der sich auch im Porphyrin-Ringsystem ausprägt, denn die beiden Pyrrolringe dort geben jeweils ein Proton ab, an dessen Stelle dann Fe^{2+} in ionaler Bindung tritt (S. 61).

8.2 Eigenschaften und Reaktionen spezieller Stoffgruppen

Alkane (Paraffine)

Reaktionen

Paraffine sind – wie der Name (parum affinis) sagt – sehr reaktionsträge, weil der unpolare Bau kaum einen Angriff von Reagentien ermöglicht. Biochemisch sind diese Stoffe kaum attackierbar, weswegen in der Umwelt verschüttete Paraffine (Benzin, Erdöl aus Tankerunfällen) ziemlich persistieren.

Medizinische Bedeutung

Paraffinum liquidum ist ein flüssiges Gemisch höherer Kohlenwasserstoffe. In den Magen-Darm-Trakt eingebracht wird es nicht resorbiert oder metabolisiert. Es verläßt ihn unverändert. Man verwendet deswegen Paraffinum liquidum u. U. als Laxans.

Substanzen mit Doppelbindungen

Reaktionen

Substanzen mit Doppelbindungen sind sehr viel **reaktionsbereiter** als Alkane. Typische Reaktionen sind **Anlagerungsreaktionen** an die Doppelbindung, die **Additionsreaktionen** (S. 110). Als anzulagernde Teilchen kommen u. a. in Frage: Br_2, H_2O und H_2.

Der **Mechanismus der Addition** wird auch hier wieder auf das Grundprinzip der Wechselwirkung gegensinnig geladener Teilchen zurückgeführt. Die Addition von HBr an eine C—C-Doppelbindung verläuft so, daß zuerst das H^+-Ion – also ein Elektrophil – an das elektronenreiche Doppelbindungssystem addiert wird. Anschließend folgt das Anion nach.

Die Anlagerung von Wasserstoff heißt **Hydrierung,** die Abspaltung von Wasserstoff **Dehydrierung.** Dieser Vorgang darf nicht verwechselt werden mit der Anlagerung von Wasser, der **Hydratisierung,** bzw. der Abspaltung von Wasser, der **Dehydratisierung.**

Bei der Hydrierung eines Alkens entsteht ein Alkan, umgekehrt durch Dehydrierung einer gesättigten Verbindung ein Alken.
In der Großtechnik wird beim „Cracken" bei hoher Temperatur in Gegenwart von Oxiden als Katalysatoren aus Alkanen Wasserstoff abgespalten und es entstehen Alkene. Bei tieferen Temperaturen läßt sich Wasserstoff in Gegenwart von Metallkatalysatoren an Alkene anlagern.

$$-\underset{|}{CH}-\underset{|}{CH}- \xrightarrow{\text{hohe Temp., Kat.}} _{/}^{\backslash}C=C_{\backslash}^{/} + H_2 \quad \text{Dehydrierung}$$

$$H_2 + _{/}^{\backslash}C=C_{\backslash}^{/} \xrightarrow{\text{tiefere Temp., Metall-Kat.}} -\underset{|}{CH}-\underset{|}{CH}- \quad \text{Hydrierung}$$

Analog verlaufen Hydratisierung eines Alkens und Dehydratisierung eines Alkohols unter Bildung eines Alkens auch unter verschiedenen Bedingungen in der Technik.
In biologischen Systemen herrschen bei der annähernd konstanten Temperatur des Körpers dagegen Gleichgewichte, die durch Enzyme katalysiert werden.

$$_{/}^{\backslash}C=C_{\backslash}^{/} + H_2 \rightleftharpoons -\underset{|}{\overset{H}{\underset{|}{C}}}-\underset{|}{\overset{H}{\underset{|}{C}}}-$$

Aus der Hydratisierung des Alkens resultiert ein Alkohol und umgekehrt können Alkohole zu ungesättigten Verbindungen dehydratisiert werden.

$$_{/}^{\backslash}C=C_{\backslash}^{/} + H_2O \rightleftharpoons -\underset{H}{\overset{|}{\underset{|}{C}}}-\underset{OH}{\overset{|}{\underset{|}{C}}}-$$

Bei der Anlagerung von Br_2 an eine Doppelbindung entsteht ein 1,2-Dibromalkan.

$$_{/}^{\backslash}C=C_{\backslash}^{/} + Br_2 \longrightarrow -\underset{|}{\overset{Br}{\underset{|}{C}}}-\underset{|}{\overset{Br}{\underset{|}{C}}}-$$

Hat man die Aufgabe, **vorgegebene Reaktionsgleichungen zu überprüfen und zu vervollständigen,** kann als **Hinweis** auf das Vorliegen einer **Additionsreaktion** nützlich sein, daß mehr Ausgangsstoffe (auf der linken Seite der Gleichung) vorhanden sein müssen als Molekülarten auf der rechten Seite der Bildungsprodukte. Darin besteht ein grundsätzlicher Unterschied zur **Substitutionsreaktion.**

Biochemisch-medizinische Bedeutung

Isopren ist ein (formaler) Grundbaustein einiger ungesättigter Verbindungen. Biochemisch wichtig ist das β-Carotin, ein mehrfach ungesättigtes Olefin aus acht Isopren-Einheiten.

β-Carotin

β-Carotin wird nur von Pflanzen und Mikroorganismen synthetisiert. Es verleiht vielen Pflanzen (Karotte, rotem Paprika, Herbstfarbe der Blätter) die rote Farbe. β-Carotin wird im menschlichen Körper gespalten (Pfeil). Es entstehen dabei Verbindungen, die am Ende der Kette eine OH-Gruppierung tragen (als Folge der oxidativen Spaltung der Doppelbindung) und Vitamin A für den Menschen. Sie werden zum Sehprozeß benötigt.

Aus Isopren-Einheiten wird im Stoffwechsel auch Cholesterin aufgebaut, die Ausgangssubstanz für die im menschlichen Körper ablaufende Synthese der Nebennierenrindenhormone, der Sexualhormone, der Gallensäuren und anderer Stoffe. Cholesterin selbst ist Bestandteil der Myelinscheiden der peripheren markhaltigen Nerven. Zusammen mit anderen lipophilen Molekülen ist Cholesterin am Aufbau der Lipidschicht der unit membrane (S. 193) beteiligt.

Aromaten

Reaktionen

Das stabile aromatische System bleibt bei vielen chemischen Reaktionen erhalten. Typische Reaktionen an Aromaten sind Substitutionsreaktionen, die jedoch kaum biochemische Bedeutung haben. Das folgende Beispiel soll das **Erkennen in vorgegebenen Reaktionsgleichungen von Substitutionsreaktionen** ermöglichen.

C$_6$H$_6$ + Br$_2$ ⟶ C$_6$H$_5$Br + HBr   Bromierung

Obwohl der Säugetierorganismus nicht in der Lage ist, aromatische Verbindungen (mit Ausnahme der weiblichen Sexualhormone) selbst zu synthetisieren, haben sie eine große biochemische Bedeutung und müssen dem Körper mit der Nahrung zugeführt werden.

Auf enzymatischem Weg gelingt der Ersatz eines H-Atoms durch eine OH-Gruppe.

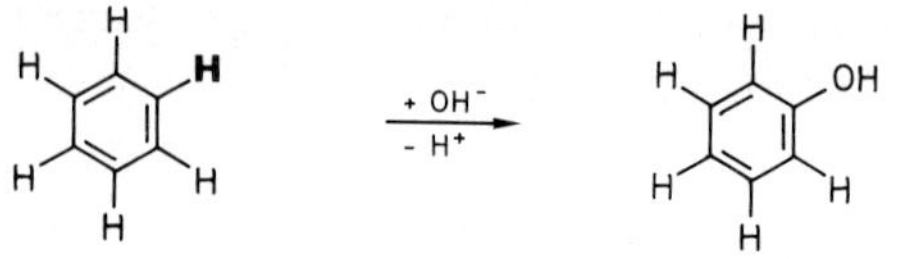

$$\text{Benzol} \xrightarrow[-H^+]{+OH^-} \text{Phenol} \qquad \text{Hydroxylierung}$$

Diese Reaktion hat große Bedeutung, weil der hydrophobe Charakter des Aromaten (S. 243) in einen mehr hydrophilen umgewandelt wird und die Reaktionsprodukte wasserlöslich werden. Sie können so leichter durch die Nieren ausgeschieden werden.

Eine weitere biochemisch wichtige Reaktion ist die oxidative Aufsprengung des aromatischen Ringes:

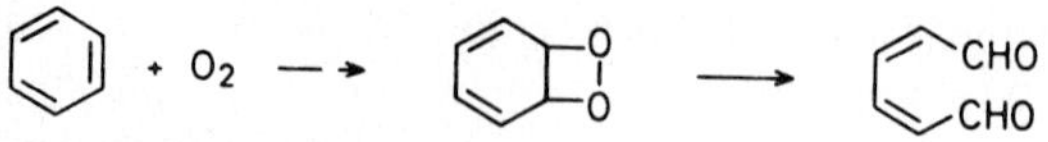

$$\text{Benzol} + O_2 \longrightarrow \text{Endoperoxid} \longrightarrow \text{Dialdehyd (CHO, CHO)}$$

Medizinische Bedeutung

Benzol wird als Lösungsmittel und Ausgangsstoff für eine Reihe chemischer Prozesse benutzt. Es ist giftig, denn selbst bei Einatmung kleinster Dosen über längere Zeiträume hinweg entstehen schwere Schäden im blutbildenden System des Knochenmarks.
Diese Schäden treten abgeschwächter bei den Homologen des Benzols, z. B. dem Toluol auf, das heute weitgehend an Stelle von Benzol industriell angewendet wird.

Benzpyren (s. S. 243) ist ein krebserzeugender Aromat, der im Steinkohlenteer, im Tabakteer und in Automobilabgasen vorkommt.

Alkohole

Eigenschaften. Alkohole enthalten (mindestens) eine Hydroxy-Gruppe, die sich an einem primären, sekundären oder tertiären C-Atom (S. 218) befinden kann. Entsprechend bezeichnet man die Alkohol-Gruppe als **primär, sekundär, tertiär**.

Enthält das Molekül eine alkoholische OH-Gruppe, liegt ein **einwertiger Alkohol** vor. Ein Alkohol mit zwei OH-Gruppen im Molekül ist **zweiwertig**. Entsprechend gibt es **dreiwertige** usw. Alkohole. Man beachte, daß Wertigkeit in diesem Zusammenhang anders benutzt wird als bei den Ionen.

Alkohole mit zwei Hydroxy-Gruppen werden auch als Diole, mit drei Gruppen als Triole und mit vielen OH-Gruppen als Polyole bezeichnet.

H_3C-CH_2OH

Ethanol,
einwertiger,
primärer Alkohol

$H_3C-CH-CH_2-CH_3$
       $|$
       OH

2-Butanol,
einwertiger,
sekundärer Alkohol

$$H_3C-\underset{\underset{OH}{|}}{\overset{\overset{CH_3}{|}}{C}}-CH_3$$

2-Methyl-2-propanol,
einwertiger,
tertiärer Alkohol

HOH_2C-CH_2OH

1,2-Ethandiol,
zweiwertiger,
primärer Alkohol,
(= Glykol)

$HOH_2C-CH-CH_2OH$
          $|$
          OH

1,2,3-Propantriol,
dreiwertiger Alkohol
mit zwei primären und
einer sekundären OH-Gruppe
(= Glycerin)

$$HOH_2C-\underset{\underset{OH}{|}}{CH}-\overset{\overset{OH}{|}}{CH}-CH-\overset{\overset{OH}{|}}{CH}-CH_2OH$$

1,2,3,4,5,6-Hexanhexol, D-Sorbit, Sorbitol, ein sechswertiger Polyalkohol, als Zuckerersatz in der Diät eingesetzt (Handelsname: Sionon®)

Alkohole haben als Abkömmlinge des Wassers abgeschwächt die Fähigkeit zur **Wasserstoffbrückenbildung, Assoziation** (S. 68) sowie zur **Solvatbildung** (S. 67). Alkohole mit kurzen Alkyl-Resten sind in etwas geringerem Maße als Wasser gute **Lösungsmittel** für polare Substanzen. **Alkohole unterscheiden sich** in charakteristischer Weise **von den Alkanen.** Vergleicht man ein Alkan und einen Alkohol mit gleicher Kohlenstoffzahl, dann hat der Alkohol den **höheren Siedepunkt,** wegen der Wasserstoffbrückenbildung (S. 67). Das Assoziationsvermögen der Alkohole ist deshalb viel größer als das der Alkane. Die Löslichkeit der niederen Alkohole in hydrophilen Lösungsmitteln ist ausgeprägt (S. 152). Die entsprechenden Alkane lösen sich so gut wie überhaupt nicht in derartig polaren Solventien. **Mit steigender Kettenlänge nimmt die Löslichkeit der Alkohole in lipophilen Lösungsmitteln zu,** in denen sich die sehr lipophilen, unpolaren Alkane gut lösen.

Reaktionen

1. Primäre und **sekundäre** Alkohole können **oxidiert** werden.

$$\underset{R}{\overset{H}{}}\!\!\!\!\underset{H}{\overset{OH}{C}} \quad \underset{-H_2}{\overset{+H_2}{\rightleftharpoons}} \quad \underset{R}{\overset{H}{}}\!C=O$$

$$\underset{R}{\overset{H}{}}\!\!\!\!\underset{H}{\overset{OH}{C}} \; + \; 1/2\,O_2 \; \longrightarrow \; \underset{R}{\overset{H}{}}\!C=O \; + \; H_2O$$

Aldehyd

$$\underset{R}{\overset{R}{}}\!\!\!\!\underset{H}{\overset{OH}{C}} \quad \underset{-H_2}{\overset{+H_2}{\rightleftharpoons}} \quad \underset{R}{\overset{R}{}}\!C=O$$

Keton

R-Alkyl- oder Aryl-Rest (s. S. 241, 243).

Die Oxidation der primären Alkohole liefert **Aldehyde** (Alkohole de**hy**driert), die der sekundären **Ketone**. Tertiäre Alkohole lassen sich nicht oxidieren.
Durch Reduktionsmittel können Aldehyde und Ketone zu den entsprechenden Alkoholen reduziert werden.

Die **Redox-Vorgänge** sind, wie die Doppelpfeile in den Gleichungen andeuten, **reversibel**. Der **Oxidationsvorgang** kann auch als Dehydrierung, also als Abgabe von Protonen plus Elektronen, dargestellt werden.

2. Alkohole reagieren mit anorganischen und organischen Säuren unter Bildung von **Estern** (S. 281).

$$R-OH \; + \; HO-\underset{OH}{\overset{O}{\underset{\|}{P}}}-OH \quad \rightleftharpoons \quad R-O-\underset{OH}{\overset{O}{\underset{\|}{P}}}-OH \; + \; H_2O$$

$$R-OH \; + \; HO-\overset{O}{\underset{\|}{C}}-R^2 \quad \rightleftharpoons \quad R-O-\overset{O}{\underset{\|}{C}}-R^2 \; + \; H_2O$$

Biochemische Bedeutung

Hydroxy-Gruppen findet man sehr häufig in biochemisch oder pharmakologisch wichtigen Substanzen. Sie erhöhen die Polarität und die Wasserlöslichkeit und stellen den Ansatzpunkt für Oxidationsreaktionen dar. Dabei kann die Oxidation über Aldehyde hinaus zu Carbonsäuren führen. Andererseits können aus Carbonsäuren durch Reduktion über Aldehyde primäre Alkohole gebildet werden. Analog entstehen aus Ketonen sekundäre Alkohole. Durch Dehydratisierung der Alkohole werden ungesättigte Verbindungen gebildet. Diese können wiederum Wasser anlagern unter Rückbildung von Alkoholen.

Ether

Man kennt symmetrische Ether ($R^1 = R^2$) und asymmetrische Ether ($R^1 = R^2$).

Eigenschaften. Die Siedepunkte nehmen in der Reihenfolge Wasser (100 °C), Ethanol (78 °C), Diethylether (35 °C), trotz der starken Vergrößerung der molaren Masse, bei jedem Ersatz eines H-Atoms des Wassers ab. Da bei diesem Ersatz zugleich auch die Möglichkeiten der Assoziation verkleinert werden, wird die Senkung des Siedepunkts verständlich. Die niederen Ether sind gute Lösungsmittel für unpolare Stoffe (S. 152).

Reaktionen

Ether sind relativ reaktionsträge. Wegen der beiden freien Elektronenpaare am Sauerstoff ist Wechselwirkung mit polaren Stoffen mit Elektronenlücke möglich. Es entstehen Oxonium-Verbindungen, in denen der Sauerstoff dreibindig ist:

$$R-\underline{\bar{O}}-R \; + \; H^+ \; \longrightarrow \; \left[\begin{array}{c} H \\ \uparrow \\ R-O-R \end{array} \right]^+ \quad \text{Säure-Basen-Reaktion}$$

Die Reaktion ist analog der am Stickstoff des Ammoniaks bei Proton-Anlagerung (S. 54). Im Fall des Stickstoffs entstehen Ammonium-Verbindungen. Charakteristikum solcher Onium-Verbindungen ist die positive Ladung (nach Anlagerung des zusätzlichen Liganden an das freie Elektronenpaar).

Alkohole und Ether unterscheiden sich – bei gleicher Kohlenstoffzahl – außer im **Siedepunkt** (s. o.) auch in der **Mischbarkeit mit Wasser.** Da Ether keine Wasserstoffbrücken ausbilden können, ist die Wechselwirkung mit Wassermolekülen eingeschränkter als bei Alkoholen. Ether sind wegen des größeren Einflusses der zwei Reste R im Vergleich zu Alkoholen (mit nur einem R) mit Wasser nur begrenzt mischbar (100 g Wasser lösen etwa 7 g Diethylether auf). Die geringe Wasserlöslichkeit des Diethylethers ist Voraussetzung für seine Wirkung als Inhalationsnarkotikum. **Ether sind gegenüber Oxidationsmitteln stabil.** Das Protonenanlagerungsvermögen der Ether, ihre **Basizität**, ist größer als bei den Alkoholen.

Biochemisch-pharmakologische Bedeutung

Diethylether wurde lange Zeit als wichtigstes Inhalationsnarkotikum benutzt.

$C_2H_5-O-C_2H_5$ Diethylether

Das setzt Flüchtigkeit voraus, die wegen der geringen Assoziation gewährleistet ist. Außerdem sind in gewissem Ausmaß Wasserlöslichkeit (im Blut), sowie Lipidlöslichkeit (im Nervengewebe) für die narkotische Wirkung nötig, die beim Diethylether aufgrund der Struktur gegeben sind.

In der Natur kommen cyclische Ether als Pflanzenfarbstoffe vor. Im menschlichen Körper ist das Vorkommen der Ether-Gruppierung beschränkt auf Thyroxin, das Schilddrüsenhormon (S. 258).

Phenole

Eigenschaften. Ersetzt man den Wasserstoff an einem aromatischen Ring durch eine Hydroxy-Gruppe, erhält man ein Phenol (oder einen „Hydroxyaromaten"). Werden mehrere Wasserstoff-Atome ersetzt, resultieren **mehrwertige Phenole**. Ein Phenol mit nur einer OH-Gruppe, ein **einwertiges Phenol**, kann bei Vorgabe der Strukturformeln leicht von mehrwertigen (z. B. S. 234) unterschieden werden.

Die phenolische OH-Gruppe unterscheidet sich wegen des benachbarten aromatischen Systems des Rings erheblich von einer aliphatischen OH-Gruppe. Da das Wasserstoffatom der OH-Gruppe leicht dissoziert, sind Phenole **(schwache) Säuren**. Der Grund dafür ist die Elektronen-anziehende Wirkung des mesomeren π-Elektronensystems im Ring, die sich über die Elektronen zwischen dem C des Rings und dem O der OH-Gruppe bis an die O—H-Bindung auswirkt.

Phenole bilden Wasserstoffbrücken aus (S. 68). Die Wasserlöslichkeit der Phenole ist größer als die der nichtsubstituierten Aromaten.

Reaktionen

1. Phenole sind schwache Säuren. Ihre Salze sind die Phenolate.

2. **Phenole sind im Vergleich zu unsubstituierten Aromaten am Kern leichter angreifbar und damit leichter substituierbar.**
3. **p-Diphenole können zu Chinonen oxidiert werden (S.102).**

Biochemische Bedeutung

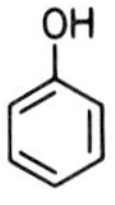

Phenol 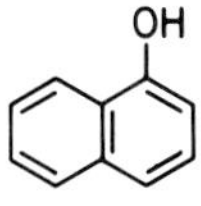   α-Naphthol 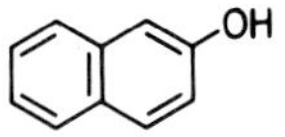   β-Naphthol

Phenole kommen in niedriger Konzentration im menschlichen Körper vor (S. 300), in höheren Konzentrationen sind die meisten toxisch, weil sie Eiweiß ausfällen. Aus diesem Grund finden sie in der Pharmazie als Bakterizide Verwendung.

Thioalkohole (Mercaptane)

Die SH-Gruppe ist das Charakteristikum der Thioalkohole.

1. **Thioalkohole sind als Abkömmlinge des Schwefelwasserstoffs schwache Säuren.**
2. **Durch Oxidation der Thioalkohole entstehen Disulfide mit der typischen „Disulfid-Brücke" (S. 102):**

$$R^1SH + R^2SH + O \longrightarrow \begin{matrix} R^1-S \\ | \\ R^2-S \end{matrix} + H_2O$$

Biochemische Bedeutung

Analog wie Schwefelwasserstoff haben Thioalkohole Bindungsvermögen für Schwermetall-Ionen. Im menschlichen Körper werden toxische Schwermetalle (z. B. Blei) in Proteinen mit hohem Gehalt an SH-Gruppen, wie etwa den Proteinen der Haare und der Fingernägel gespeichert.

Cystein ist die wichtigste SH-Gruppen-haltige Aminosäure, die in Proteinen vorkommt. Durch Oxidation von 2 mol Cystein bildet sich das Disulfid **Cystin**. Die dabei entstehende Disulfidbrücke kann zur intramolekularen oder intermolekularen Vernetzung in Proteinen dienen.

β,β-Dimethylcystein, D-Penicillamin, ist eine Substanz, die zur Chelat-Komplexbildung mit Cu^{2+} gut geeignet ist und deswegen zur Therapie bei der Wilsonschen Erkrankung (S.63) eingesetzt wird. Auch bei anderen Schwermetallvergiftungen wird Penicillamin gelegentlich genützt. Die Therapie hat erhebliche Nebenwirkungen.

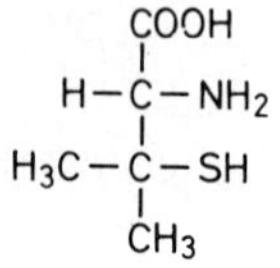

```
      COOH                COOH              COOH             COOH
       |                   |                 |                |
  H — C — NH₂        H₂N — C — H        H₂N — C — H     H₂N — C — H
       |                   |                 |                |
  H₃C — C — SH        H₂C — SH          H₂C — S — S — CH₂
       |
      CH₃
  D-Penicillamin        L-Cystein              L-Cystin
```

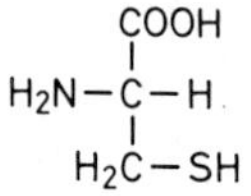

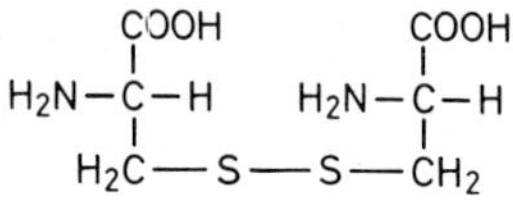

Cystein bildet durch Abspaltung von CO_2 aus der COOH-Gruppe **Cysteamin**. Diese Substanz ist an der enzymatischen Übertragung von Fettsäure-Resten mit Hilfe des **Coenzyms A** beteiligt.

Ethanthiol (Ethylmercaptan) wird nur chemisch genutzt.

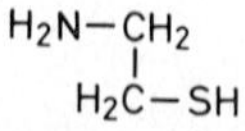

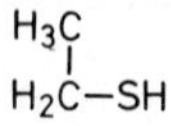

```
  H₂N — CH₂              H₃C
        |                 |
  H₂C — SH           H₂C — SH

  Cysteamin            Ethanthiol
                      Ethylmercaptan
```

Thioether

Das Strukturprinzip der Thioether ist die Gruppierung R^1—S—R^2.

1. Thioether können Onium-Verbindungen bilden. In Thioethern liegt am Schwefel die gleiche Elektronenkonfiguration vor wie bei den Ethern. Es können zusätzliche Liganden unter Bildung von Sulfonium-Verbindungen an die freien Elektronenpaare addiert werden, die zur Gruppe der Onium-Verbindungen gehören.

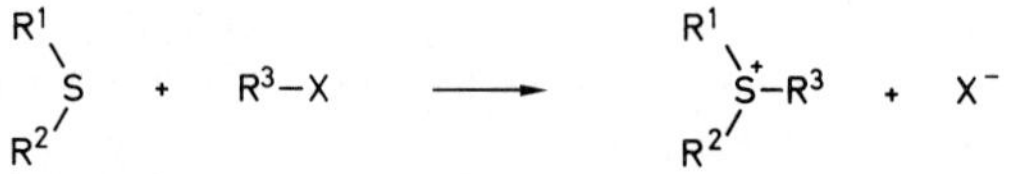

$$R^1{-}S{-}R^2 + R^3{-}X \longrightarrow R^1{-}\overset{+}{S}(R^3){-}R^2 + X^-$$

2. Mitwirkung bei *Gruppenübertragungsreaktionen*. Thioether entstehen in der Natur durch enzymatische Reaktionen von Thioalkoholen mit Alkoholen.

$$R^1{-}SH + OH{-}R^2 \longrightarrow R^1{-}S{-}R^2 + H_2O$$

Die entstandenen Verbindungen können durch enzymatische Hydrolyse wieder gespalten werden:

R^1-S-R^2 + H_2O ⟶ R^1-OH + $HS-R^2$

Bei dieser Reaktionsfolge ist die —SH-Gruppe vom Rest R^1 auf R^2 übertragen worden.

Biochemische Bedeutung

Der biochemisch wichtigste Thioether ist das **Methionin.**

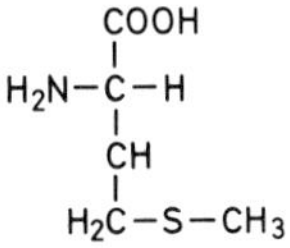

```
        COOH
         |
  H₂N—C—H
         |
        CH
         |
  H₂C—S—CH₃
```
Methionin

Es fungiert als Methyl-Gruppendonator, da die Methyl-Gruppe bei ihm nach Aktivierung in der Thioether-Gruppierung lockerer gebunden ist und an andere Stoffe abgegeben werden kann.

Sulfonsäuren

Eigenschaften. Sulfonsäuren sind starke Säuren, denn die Sauerstoff-Atome üben mit ihrem stark elektronegativen Charakter einen Elektronenzug auf das Schwefel-Atom aus, das seinerseits auch elektronegativ ist. Es zieht damit die Elektronen des Sauerstoffs von der OH-Gruppe – und damit auch der Bindung zwischen Sauerstoff und Wasserstoff – zu sich hin. Dadurch kann das H-Atom leicht dissoziieren.

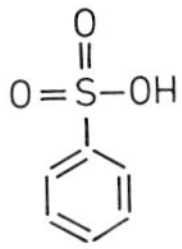

Benzolsulfonsäure wird in der chemischen Technik häufiger verwandt, etwa im Rahmen der Synthese des künstlichen Süßstoffs Saccharin und zur Herstellung von Detergenzien.

Biochemisch-pharmakologische Bedeutung

Die starken Sulfonsäuren treten im Stoffwechsel frei nicht auf. Eine Ausnahme ist das Taurin, eine im Stierharn erstmals gefundene Substanz (taurus, lat. Stier). Es entsteht aus Cystein (s. S. 301) durch kräftige Oxidation. Taurin wird über seine Amino-Gruppe z. B. mit Cholsäuren (s. S. 325) an deren COOH-Gruppe gekoppelt. Die entstehenden Taurocholsäuren sind sehr viel besser wasserlöslich als die Cholsäuren. Die stärker polareren Verbindungen sind damit Auscheidungsformen der Gallensäuren.

$$\underset{\text{Cystein}}{\begin{array}{c}\text{COOH}\\|\\ \text{H}_2\text{NCH}\\|\\ \text{CH}_2-\text{SH}\end{array}} \xrightarrow{+30} \underset{\text{Cysteinsulfonsäure}}{\begin{array}{c}\text{COOH}\\|\\ \text{H}_2\text{NCH}\\|\\ \text{CH}_2-\overset{\overset{\text{O}}{\|}}{\underset{\underset{\text{O}}{\|}}{\text{S}}}-\text{OH}\end{array}} \xrightarrow{-CO_2} \underset{\text{Taurin}}{\begin{array}{c}\text{H}_2\text{N}-\text{CH}_2\\ |\\ \text{H}_2\text{C}-\overset{\overset{\text{O}}{\|}}{\underset{\underset{\text{O}}{\|}}{\text{S}}}-\text{OH}\end{array}} \quad \underset{\text{Sulfopyruvat}}{\begin{array}{c}\text{COOH}\\|\\ \text{C}=\text{O}\\|\\ \text{H}_2\text{C}-\text{SO}_3\text{H}\end{array}}$$

Das Oxidationsprodukt des Cysteins – die Cysteinsulfonsäure – kann im Stoffwechsel oxidativ desaminiert werden (d. h. ihre Amino-Gruppe wird hydrolytisch abgespalten, und der entstandene Alkohol wird sofort zum Keton oxidiert). Das entstehende Sulfopyruvat (in der Formel als undissoziierte Säure geschrieben) ist eine sehr reaktionsbereite Verbindung, von der ausgehend das „aktivierte Sulfat" PAPS (s. S. 292) gebildet wird.

Sulfonsäuren sind meist Syntheseprodukte der Chemie. Durch Ersatz einer OH-Gruppe der Sulfonsäure-Gruppierung durch eine NH_2-Gruppe entstehen die als Pharmaka häufig verwandten **Sulfonsäureamide**, kurz **Sulfonamide** genannt.

$$R-\overset{\overset{O}{\|}}{\underset{\underset{O}{\|}}{S}}-OH \; + \; NH_3 \; \longrightarrow \; R-\overset{\overset{O}{\|}}{\underset{\underset{O}{\|}}{S}}-NH_2 \; + \; H_2O$$

Halogen-Verbindungen

Biochemisch-pharmakologische Bedeutung

Halogenierte Kohlenwasserstoffe sind gute Lösungsmittel. Technisch verwandt werden **Tetrachlormethan** (früher Tetrachlorkohlenstoff), Chloroform und Dichlormethan. Methyliodid wird im Labor für viele Synthesen benutzt, etwa zur Einführung der Methyl-Gruppe:

$$\underset{\text{Tetrachlormethan}}{\begin{array}{c}\text{Cl}\\|\\ \text{Cl}-\text{C}-\text{Cl}\\|\\ \text{Cl}\end{array}} \qquad \underset{\text{Chloroform}}{\begin{array}{c}\text{Cl}\\|\\ \text{Cl}-\text{C}-\text{H}\\|\\ \text{Cl}\end{array}} \qquad \underset{\substack{\text{Halothan}\\ \text{2,2,2-Trifluor-1-}\\ \text{chlor-1-bromethan}}}{\begin{array}{c}\text{F} \quad \text{Br}\\|\quad\;\;|\\ \text{F}-\text{C}-\text{C}-\text{H}\\|\quad\;\;|\\ \text{F} \quad \text{Cl}\end{array}}$$

$$\underset{\substack{\text{Dichlormethan}\\ \text{Methylenchlorid}}}{\begin{array}{c}\text{H}\\|\\ \text{Cl}-\text{C}-\text{Cl}\\|\\ \text{H}\end{array}} \qquad \underset{\text{Methyljodid}}{\begin{array}{c}\text{H}\\|\\ \text{H}-\text{C}-\text{I}\\|\\ \text{H}\end{array}}$$

Eigenschaften und Reaktionen spezieller Stoffgruppen

Chloroform wurde früher als Inhalationsnarkotikum benutzt. Viele halogenierte Kohlenwasserstoffe besitzen **narkotische** Wirkung bei Einatmung. Man verwendet heute ungefährlichere Derivate, z. B. Halothan.

In höherer Konzentration sind halogenierte Kohlenwasserstoffe **giftig** und verursachen Leber- und Nierenschädigungen, die z.T. berufsbedingt auftreten.

Iod ist in der Gruppe der Halogene das Element mit der höchsten relativen Atommasse und folglich der größten Elektronenhülle. Letztere tritt in Wechselwirkung mit Röntgenstrahlung. Atome mit hoher relativer Atommasse absorbieren diese Strahlung deshalb besonders stark. Da von den schweren Elementen nur Iod physiologischer Körperbestandteil ist, eignet es sich, einigermaßen, als Röntgenkontrastmittel. Iod wird zu dem Zweck in Form iodierter organischer Verbindungen appliziert. Ihre Anwendung ist wegen der Überempfindlichkeit mancher Menschen gegenüber Iod und iodierten Verbindungen nicht ganz unproblematisch.

Halogenierte Verbindungen wirken nicht nur beim Menschen auf das Zentral-Nervensystem, sondern sind auch Nervengifte für Insekten. Solche Insektizide sind DDT (2,2,2-Trichlor-1,1-bis-[4-chlorphenyl]ethan), Gammexan (das Gamma-Isomere des Hexachlorcyclohexans).

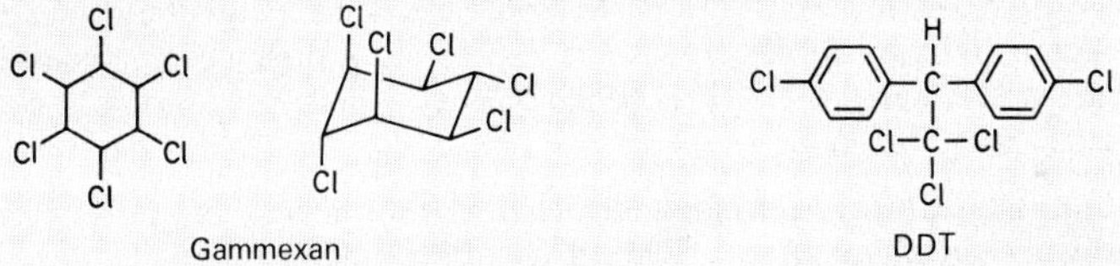

Gammexan   DDT

Halogenierte Verbindungen sind wichtige Zwischenstufen der organischen Synthese, die in der Industrie eine Rolle spielen. So wird z.B. eine bestimmte Gruppe von Pflanzenschutzmitteln aus halogenierten Phenolen hergestellt:

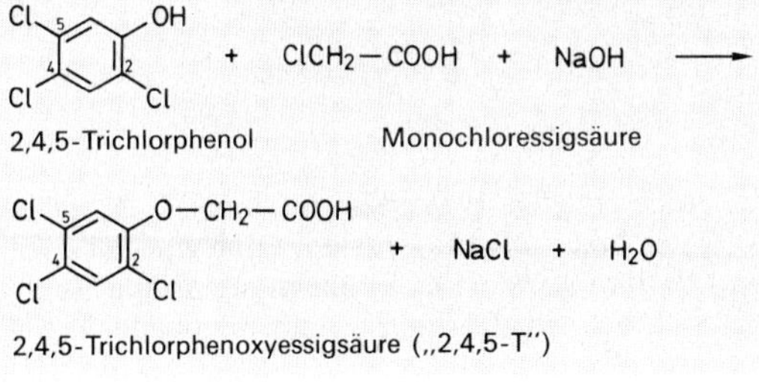

2,4,5-Trichlorphenol + ClCH$_2$—COOH + NaOH ⟶

Monochloressigsäure

2,4,5-Trichlorphenoxyessigsäure („2,4,5-T") + NaCl + H$_2$O

Dabei kann es zu Nebenreaktionen kommen, in deren Verlauf TCDD gebildet wird:

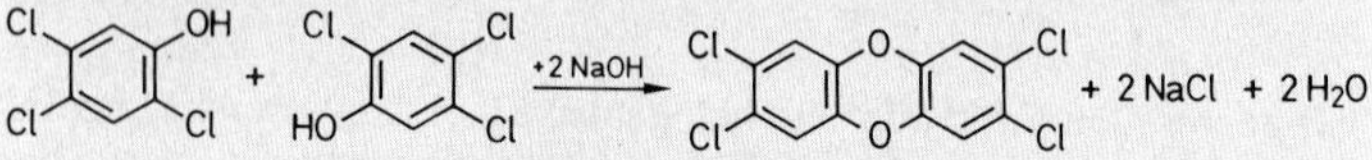

[Reaktionsschema: 2 chlorierte Phenole + 2 NaOH → TCDD + 2 NaCl + 2 H₂O]

2,4,5-T muß auf das hochgiftige TCDD kontrolliert werden. Das Herbizid darf höchstens 10 µg TCDD/kg enthalten. Bei der berüchtigten Explosion in Seveso (Mitte der 70er Jahre) ist die Reaktion der Verknüpfung von 2 Molekülen des halogenierten Phenols zur Hauptreaktion geworden. Es entstanden „nur" mehrere Kilogramm TCDD, die eine ganze Fabrik und ein ganzes Wohngebiet bis zur Unbrauchbarkeit verseuchten.

Es wird nicht ausgeschlossen, daß Reste von 2,4,5-T nach dem Abernten von Feldern in den Strohstoppeln verbleiben. Beim Abbrennen läuft dann die zweite Reaktion ab, sodaß auch so TCDD entstehen kann. Jedenfalls werden in jüngerer Zeit immer bedenklichere TCDD-Konzentrationen in der Umwelt aus verschiedensten Quellen gemeldet.

Die dreifach chlorierte Essigsäure (Trichloressigsäure CCl_3COOH) ist eine starke Säure, fast vergleichbar mit anorganischen Säuren. Sie dient im Labor zur Eiweißausfällung aus Lösungen. Der Arzt benutzt sie als Ätzmittel. Fluorhaltige Steroide werden als künstliche Nebennierenrindenhormone eingesetzt. Am Ring halogenierte Heterocyclen wendet man als Mittel gegen Mikroorganismen (Amöben u. a.) an.

Die einzige beim Menschen natürlich vorkommende organische Halogenverbindung ist das Schilddrüsenhormon Thyroxin

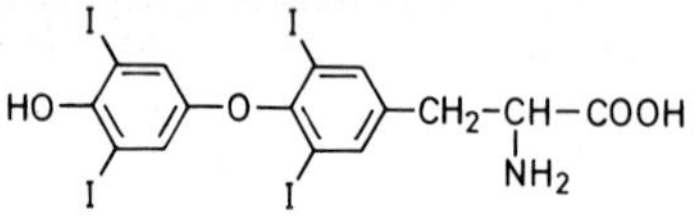

[Strukturformel Thyroxin]

Thyroxin

Amine

Eigenschaften. Amine sind Derivate des Ammoniaks. Je nachdem, wieviele Wasserstoffe des NH_3 substituiert sind, unterscheidet man **primäre, sekundäre** und **tertiäre Amine**. Die Bezeichnung primär, sekundär oder tertiär bezieht sich also in diesem Zusammenhang *nicht* auf ein Kohlenstoff-Atom:

Eigenschaften und Reaktionen spezieller Stoffgruppen

```
H—N—H          H—N—H          H—N—R²          R³—N—R²
   |              |               |               |
   H              R¹              R¹              R¹
              primär           sekundär         tertiär
```

Reaktionen

1. Protonenaddition

Wegen des freien Elektronenpaars am Stickstoff können Amine **Protonen addieren**. Nach der Addition entsteht ein positiv geladenes Kation, das Anionen unter Salzbildung, **Ammoniumsalz**, anzieht.

```
    R                           ⎡   R   ⎤⁺
    |                           ⎢   |   ⎥
R—N|  +  H⁺ Cl⁻   ⇌            ⎢ R—N—H ⎥   Cl⁻
    |                           ⎢   |   ⎥
    R                           ⎣   R   ⎦
```

Zugabe starker Basen (Protonenacceptoren) zu den Ammoniumsalzen führt zur Umkehrung der Reaktion, zur Rückbildung der freien Amine. Im **pH-abhängigen Gleichgewicht** liegt entweder das geladene Kation (im sauren Bereich) oder das ungeladene Amin (im basischen Bereich, s. Tab. 56) vor. Die Lage des Gleichgewichts hängt aber nicht nur von der Protonen-Konzentration ab, sondern auch von der Protonenaffinität des Amins. Ein Maß für diese Fähigkeit Protonen aufzunehmen ist der pK-Wert des Amins (S. 132).

In der aliphatischen Reihe steigt beim Übergang vom Ammoniak zum **Methylamin** der Basencharakter an, weil aliphatische Reste Elektronenabstoßend wirken. Der Stickstoff wird folglich im Methylamin negativer als im NH_3. Der Effekt wird durch Einführung einer zweiten Methyl-Gruppe (Bildung von **Dimethylamin**) geringfügig verstärkt. Wird eine dritte Methyl-Gruppe eingeführt, sinkt die Basizität wieder, weil **Trimethylamin** nicht so gut solvatisiert wird wie die vorher genannten Amine. Folglich kann auch das Proton nicht so gut an die Additionsstelle herangelangen. Trimethylamin ist deshalb schwächer basisch als die mono- und disubstituierten Analoga.

Beim **Anilin** wird das freie Elektronenpaar des Stickstoffs in die Mesomerie des Ringsystems mit einbezogen. Die Anlagerung eines Protons ist daher energetisch weniger günstig. Deshalb gibt auch das protonierte Anilin, das Anilinium-Kation, sein Proton leicht ab. Es ist also eine Säure, deren pK_S-Wert von 4,6 dem der Essigsäure ähnlich ist.

Beim **Pyridin** befindet sich das freie Elektronenpaar des Stickstoffs in einem sp^2-Hybrid, das Elektronenpaar steht hier weniger leicht zu einer Basenreaktion zur Verfügung. Pyridin ist eine um etwa fünf Zehnerpotenzen schwächere Base als ein Alkylamin, das sp^3-hybridisiert am Stickstoff ist (z. B. Methylamin).

Tab. 56   pK_B-Werte einiger Amine

Amin	Name	pK_B
NH$_3$	Ammoniak	4,8
CH$_3$NH$_2$	Methylamin	3,4
(H$_3$C)$_2$NH	Dimethylamin	3,2
(H$_3$C)$_3$N	Trimethylamin	4,2
C$_6$H$_5$–NH$_2$	Anilin	9,4
(Pyridin-Struktur)	Pyridin	9,0
(Piperidin-Struktur)	Piperidin	2,8
(Pyrrol-Struktur)	Pyrrol	13,6
(Pyrrolidin-Struktur)	Pyrrolidin	2,7
(Imidazol-Struktur)	Imidazol	7,0
H$_2$N–C(=NH)–NH$_2$	Guanidin	0,3

Beim **Piperidin** ist keine Mesomerie möglich, weil keine delokalisierbaren Elektronen vorhanden sind. Piperidin hat folglich eine Basenstärke, die vergleichbar mit der des sekundären aliphatischen Amins **Dimethylamin** ist.

Pyrrol besitzt keine Baseneigenschaften mehr, es gibt vielmehr leicht das Proton ab. Die Konsequenzen davon im Porphyrin-Ringsystem wurden bereits erwähnt (S. 61). Wird Pyrrol vollständig hydriert, dann entsteht **Pyrrolidin**. Diese Substanz ist wieder eine normale Base (sie kommt in bestimmten Aminosäuren vor).

Imidazol spielt beim Hämoglobin eine Rolle, da die eine koordinative Bindung, die in Abb. 21, S. 60, vom Globin herkommend eingezeichnet wurde, von einem Imidazol-Ringsystem im Globin stammt. Ist kein Sauerstoff angelagert, wird auch auf der anderen Seite ein zweiter Imidazol-Rest zur Vervollständigung der koordinativen Bindung des Fe^{2+} eingesetzt. Durch Sauerstoff-Anlagerung wird diese Bindung zum Imidazol-Rest gelöst, der nun als Protonendonator fungieren kann. Der pK_s-Wert des Imidazol-Ringsystems ist 7. Dadurch kommt der Bohr-Effekt zustande (S. 134).

Substituenten beeinflussen die **Basizität von Aminen. Aliphaten** führen, wie am Beispiel der Reihe Methylamin-Trimethylamin gezeigt wurde, in der Regel wegen ihres Elektronen-abstoßenden Effekts zur **Basizitätssteigerung.** Das Gegenteil erfolgt beim Elektronen-anziehenden Effekt von **aromatischen Substituenten. Sulfonyl-Reste** führen ebenfalls zur **Basizitätserniedrigung,** da die elektronegativen Atome der Sulfonsäure-Gruppierung Elektronen anziehen. Ein im Prinzip analoger, jedoch nicht so starker Effekt wird durch die **Acyl-Gruppierung** ausgelöst. Carbonsäureamide sind daher neutral bzw. ganz schwache Basen.

Die Kenntnis der pK-Werte ist in der Biochemie oft von Interesse. Da das protonierte Amin eine positive Ladung trägt, verhält es sich ganz anders als das ungeladene freie Amin, das höchstens durch das freie Elektronenpaar am Stickstoff schwache Dipolkräfte besitzt. Die Wanderung eines Amins durch eine Zellmembran mit der inneren Lipidschicht (S. 193) ist von der Ladung und damit vom pH-Wert der Gewebsflüssigkeit abhängig. Da viele Pharmaka Amin-Gruppen tragen, erklärt sich die pH-Abhängigkeit der Arzneimittelwirkung schon teilweise aus diesem unterschiedlichen Verhalten bei der Membranpassage.

Primäre und sekundäre Amine sind zur Wasserstoffbrückenbildung befähigt.

2. Reaktion von primären Aminen mit Aldehyden und Ketonen
Aldehyde und Ketone (S. 265) reagieren mit primären Aminen unter Wasserabspaltung:

$$R^1-CH_2-NH_2 \;+\; O=C\genfrac{}{}{0pt}{}{R^2}{R^3} \;\rightleftharpoons\; R^1-CH_2-N=C\genfrac{}{}{0pt}{}{R^2}{R^3} \;+\; H_2O$$

Es bildet sich ein **Azomethin** (Schiffsche Base) bzw. ein Ketimin oder ein Aldimin. Sie können zwei biochemisch wichtige Reaktionen eingehen. Einmal kann an der Doppelbindung hydriert werden.

$$R^1-CH_2-N=C\begin{matrix}R^2\\\\R^3\end{matrix} + H_2 \longrightarrow R^1-CH_2-NH-\underset{H}{\overset{R^2}{\underset{|}{\overset{|}{C}}}}-R^3$$

Bei der anderen Reaktion kann enzymatisch eine Verschiebung der CN-Doppelbindung und des Wasserstoffs stattfinden. Bei dieser Umlagerungsreaktion spielt die Struktur von R^1 eine wesentliche Rolle.

$$R^1-\underset{H}{\overset{H}{\underset{|}{\overset{|}{C}}}}\overline{N}=C\begin{matrix}R^2\\\\R^3\end{matrix} \longrightarrow R^1-\underset{H}{\overset{|}{C}}=\overline{N}-\underset{R^3}{\overset{R^2}{\underset{|}{\overset{|}{C}}}}-H$$

Das entstandene Produkt ist eine isomere Schiffsche Base, die hydrolisiert werden kann.

$$R^1-\underset{H}{\overset{|}{C}}=N-\underset{R^3}{\overset{R^2}{\underset{|}{\overset{|}{C}}}}-H + H_2O \longrightarrow R^1-\overset{O}{\underset{H}{\overset{\|}{C}}} + H_2N-\underset{R^3}{\overset{R^2}{\underset{|}{\overset{|}{C}}}}-H$$

Als Ergebnis ist die NH_2-Gruppe vom Rest R^1 auf die Reste R^2-R^3 übertragen worden, deren CO-Gruppe jetzt an R^1 gebunden ist. Dieser Transfer der Amin-Gruppe auf Verbindungen mit CO-Gruppen ist eine wichtige Weiche im Stoffwechsel, an der der Stoffwechsel der Zukker und Eiweiße verknüpft wird. Die Reaktion wird über Enzyme, Transaminasen, gesteuert, die sehr substratspezifisch sind. Die Aktivität der Transaminasen wird zu diagnostischen Zwecken gemessen.

Die Reaktion zwischen Aldehyden, speziell Formaldehyd, und Amino-Gruppen stellt die Grundlage des Fixationsprozesses in der Histologie dar. Vor Anfertigung der Mikrotomschnitte müssen die Gewebe gehärtet und fixiert werden, um eine Dislokalisation der histologisch zu untersuchenden Bestandteile zu verhindern. Bei der Fixation wird das Eiweiß schwerlöslich durch Beeinflussung der Wasserstoffbrückenbindungen und der Disulfid-Brücken. Dazu dienen Alkohol, Aceton oder Metallsalze. Das beste Fixationsmittel ist jedoch Formaldehyd, der mit den NH-Gruppen der Peptid-Bindung und anderen Gruppen im Protein Brücken ausbildet, die zu einer vollständigen Vernetzung der Proteinabschnitte führen. Ein derartig behandeltes Protein ist irreversibel denaturiert.

Das erklärt auch die hohe Toxizität des Formaldehyds. Sie ist noch größer als die der Blausäure! Am unangenehmsten beim Kontakt mit dem Fixationsmittel ist, daß dazu prädisponierte Personen nach wiederholter Inhalation kleiner Formaldehyd-Mengen allergische Reaktionen zeigen, die als immunologische Antwort auf das denaturierte, körperfremde Eiweiß angesehen werden.

Die Toxizität der Aldehyde (und der niederen Alkohole) wird bei den zur Zeit in den Kliniken benutzten (rund 60) Desinfektionsmitteln ausgenutzt. Zur Desinfektion von Flächen, Instrumenten, Händen oder Wäsche enthalten etwa ein Drittel niedere Aldehyde als Wirkstoff, etwa ein Drittel niedere Alkohole, etwa ein Viertel quartäre Ammonium-Verbindungen (S. 264) und weniger als ein Zehntel der Präparate ein Phenol-Derivat (S. 253).

3. Reaktionen mit Carbonsäuren

Amine reagieren in wäßriger Lösung mit Carbonsäuren unter Salzbildung. Isoliert man die Ammoniumsalze und entzieht ihnen Wasser etwa durch Erhitzen, erhält man **Carbonsäureamide**:

$$R-\overset{O}{\underset{\|}{C}}-OH \;+\; H-NH-R \;\rightleftharpoons\; R-\overset{O}{\underset{\|}{C}}-NH-R \;+\; H_2O$$

$$R-\overset{O}{\underset{\|}{C}}-OH \;+\; H-N\!\!\begin{array}{c}R^1\\R^2\end{array} \;\rightleftharpoons\; R-\overset{O}{\underset{\|}{C}}-N\!\!\begin{array}{c}R^1\\R^2\end{array} \;+\; H_2O$$

Entsprechend entstehen aus Sulfonsäuren Sulfonamide (S. 256). Amide sind etwas anderes als Amine! In Amiden befindet sich immer in Nachbarschaft zum N ein (an C oder S doppelt gebundenes) Sauerstoff-Atom, das durch seine durch die Elektronegativität bedingte elektronenanziehende Wirkung das freie Elektronenpaar am Stickstoff beeinflußt. Dieses Elektronenpaar steht nicht mehr zur Bindung von Protonen zur Verfügung. Mit anderen Worten: Amide sind im Gegensatz zu den Aminen keine basischen, sondern Neutralstoffe.

Die Amid-Bildung kann u. U. (s. S. 281) rückgängig gemacht werden. Die Amid-Bildungsreaktion verläuft besonders gut, wenn statt der Carbonsäure ein Carbonsäure-Derivat (S. 280) verwendet wird, z. B. ein Carbonsäurechlorid:

$$R-\overset{O}{\underset{\|}{C}}-Cl \;+\; H-NH-R \;\longrightarrow\; R-\overset{O}{\underset{\|}{C}}-NH-R \;+\; HCl$$

In der experimentellen Medizin werden Amide mit Farbstoffen oder Fluoreszenzfarbstoffen gebildet, die selbst Säurechloride sind. So ist es möglich, die Farbstoffkomponente (über Amino-Gruppen) an Amine oder Eiweißkörper zu koppeln und dadurch farbig oder fluoreszierend zu markieren. Sie können z. B. nach Injektion im Organismus des Versuchstiers verfolgt werden.

Amine kommen in niedrigen Konzentrationen im menschlichen Körper vor und verursachen meist auffällige Reaktionen. Histamin z. B. wird bei vielen allergischen Reaktionen freigesetzt. Das führt u. a. zur Gefäßerweiterung und Erhöhung der Durchblutung.

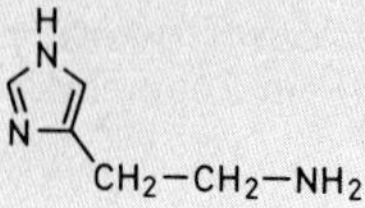

Histamin

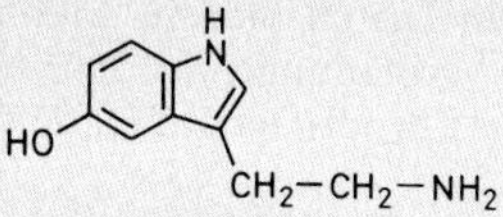

Serotonin

Serotonin erregt schon in Konzentrationen von wenigen Mikrogramm die glatte Muskulatur. Es resultiert ein Blutdruckanstieg. Ein relativ hoher Gehalt an Serotonin im Gehirn läßt auf eine Funktion in der Nervenphysiologie schließen. Darauf deutet auch, daß die halluzinogenen Effekte des LSD als antagonistische Wirkungen zum Serotonin angesehen werden (s. S. 357).

Quartäre Ammonium-Verbindungen

Eigenschaften. Durch Ersatz aller vier H-Atome im Ammonium-Kation durch organische Reste R erhält man (quartäre) Ammonium-Verbindungen:

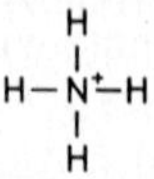

Ammonium-Ion

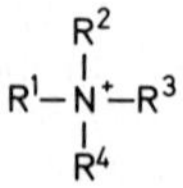

quartäre Ammonium-Verbindung

In den quartären Ammonium-Verbindungen liegt der Stickstoff vierbindig vor. Die Gruppierung hat wegen der positiven Ladung Kationen-Charakter.

Biochemische Bedeutung

Quartäre Ammonium-Verbindungen kommen in der Natur vor. Wichtiges Beispiel ist **Cholin**, das aus 2-Amino-ethanol durch Methylierung entsteht.

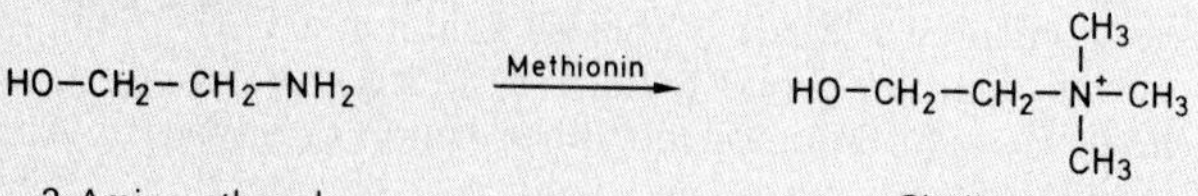

$$HO-CH_2-CH_2-NH_2 \xrightarrow{Methionin} HO-CH_2-CH_2-\overset{+}{N}(CH_3)_3$$

2-Amino-ethanol

Cholin

Die alkoholische OH-Gruppe des Cholins kann mit Essigsäure (in biochemischen Systemen unter Einsatz von Acetyl-CoA) verestert werden. Die resultierende Verbindung (Acetylcholin) ist die Überträgersubstanz in den motorischen Endplatten der quergestreiften Muskulatur. In den Endplatten findet sich Acetylcholin in winzigen Depots (Vesikeln), aus denen es nach nervaler Reizung freigesetzt wird. Die Substanz diffundiert durch den synaptischen Spalt in das Erfolgsorgan in der quergestreiften Muskulatur, wo die Kontraktion ausgelöst wird. Um sie zu beenden, muß die Wirkung des Acetylcholins aufgehoben werden. Das geschieht durch (enzymatisch kontrollierte) Spaltung der Esterbindung, durch Hydrolyse. Cholin ist praktisch wirkungslos.

Das spaltende Enzym (Acetylcholinesterase) kann durch „Cholinesterasehemmer" gehemmt werden. Dann wird das freigesetzte Acetylcholin nicht hydrolysiert und es kommt zu einer Dauerreizung der quergestreiften Muskulatur. Zu solchen Hemmstoffen gehören bestimmte Insektizide und manche Kampfstoffe. Andere Hemmstoffe werden therapeutisch genutzt.

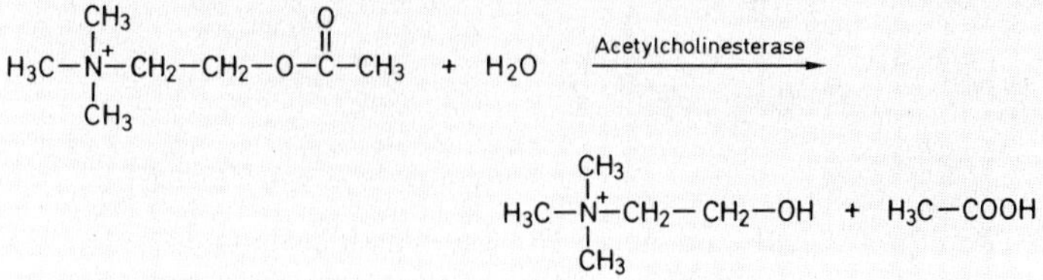

$$H_3C-\overset{CH_3}{\underset{CH_3}{N^+}}-CH_2-CH_2-O-\overset{O}{\overset{\|}{C}}-CH_3 + H_2O \xrightarrow{\text{Acetylcholinesterase}}$$

$$H_3C-\overset{CH_3}{\underset{CH_3}{N^+}}-CH_2-CH_2-OH + H_3C-COOH$$

Aldehyde, Ketone

Eigenschaften. Ketone und Aldehyde tragen eine CO-Gruppe (Carbonyl-Gruppe). Beim Aldehyd ist sie endständig und durch Oxidation einer primären Alkohol-Gruppe entstanden. Bei Ketonen ist die CO-Gruppe beidseitig mit C-Atomen verknüpft.

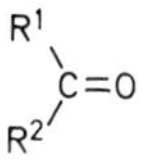

$$\underset{R^2}{\overset{R^1}{\diagdown}}C=O \qquad R^1 = H, R^2 = \text{Rest}: \quad \text{Aldehyd}$$
$$R^1 = R^2 = \text{Rest}: \quad \text{Keton}$$

Aldehyde werden in der Nomenklatur durch die Endung **-al**, Ketone durch **-on** gekennzeichnet. Der zugrundeliegende Name ist der des Alkans.

Reaktionen
1. Additionsreaktionen von Nucleophilen.

Die Carbonyl-Gruppe ist *reaktionsfreudig*. Wegen seiner größeren Elektronegativität zieht der Sauerstoff die Elektronen der C=O-Doppelbindung zu sich hin:

$$\ce{>C=O} \quad \longleftrightarrow \quad \ce{>\overset{+}{C}-\underline{\overline{O}}|^-}$$

Elektrophiles Zentrum der Carbonyl-Gruppe (und damit von Carbonyl-Verbindungen) **ist das C-Atom, nucleophiles Zentrum das O-Atom.** An das elektrophile Zentrum einer Carbonyl-Gruppe **lagern sich Nucleophile,** wie **Wasser, Alkohole oder primäre Amine** (S. 240), **stets nach dem gleichen Mechanismus an.** Das Proton aus diesen Verbindungen geht als Elektrophiles an das O-Atom der CO-Gruppe.

Hingewiesen sei darauf, daß die Addition an der Carbonyl-Gruppe mit einem nucleophilen Angriff beginnt, während die Addition an die C—C-Doppelbindung zuerst mit einer elektrophilen Teilanlagerung beginnt.

$$\begin{array}{c} \text{R} \\ | \\ |\underline{\text{O}}-\text{H} \\ \\ -\overset{|}{\underset{|}{\text{C}}}-\underline{\overline{\text{O}}}|^- \end{array} \quad \rightleftharpoons \quad \begin{array}{c} \text{R} \\ | \\ \text{O} \quad \text{H} \\ | \quad | \\ -\overset{|}{\underset{|}{\text{C}}}-\text{O} \end{array}$$

Der Reaktionsablauf kann durch H$^+$ katalytisch beeinflußt werden. Protonen verstärken die elektronegative Wirkung des Sauerstoffs der Carbonyl-Gruppe. Damit sollten höhere Aciditäten die Anlagerungsreaktion fördern. Auf der anderen Seite sind die am elektrophilen Zentrum der Carbonyl-Gruppe – dem positiv polarisierten C-Atom – anzulagernden nucleophilen Addenden (s. Tab. 55) Anionen bzw. schwache Basen (wie z. B. Wasser und Amine). Durch hohe Wasserstoffionen-Überschüsse werden ihre reaktiven Stellen (Anionenladung oder freie Elektronenpaare) belegt, so daß somit ihre Reaktionsbereitschaft sinkt. In typischer Weise zeigen damit die Additionsreaktionen pH-Optima, deren Lage von den Reaktionspartnern und Bedingungen abhängt.
Bei der Reaktion mit Alkoholen und Aminen kann hinterher Dehydratation erfolgen.

2. Addition von Wasser unter Bildung von Hydraten.
Nach dem Additionsmechanismus lagert sich Wasser an unter Ausbildung (labiler) Hydrate, die nur in wäßriger Lösung existieren:

$$\begin{array}{c} \text{R}^1 \\ \diagdown \\ \text{R}^2 / ^{\text{C}=\text{O}} \end{array} + \text{H}_2\text{O} \quad \rightleftharpoons \quad \begin{array}{c} \text{R}^1 \quad \text{OH} \\ \diagdown / \\ \text{C} \\ / \diagdown \\ \text{R}^2 \quad \text{OH} \end{array}$$

3. Addition von Alkoholen.

Alkohole zeigen eine ähnliche Reaktion wie Wasser und reagieren unter Bildung von **Halbacetalen** bzw. Halbketalen:

$$\underset{R^2}{\overset{R^1}{>}}C=O \;+\; R^3-OH \;\rightleftharpoons\; \underset{R^2}{\overset{R^1}{>}}C\underset{OH}{\overset{OR^3}{<}}$$

Umsatz mit einem weiteren mol Alkohol führt zur Bildung von **Acetalen**, bzw. Ketalen:

$$\underset{R^2}{\overset{R^1}{>}}C\underset{OH}{\overset{OR^3}{<}} \;+\; R^4-OH \;\rightleftharpoons\; \underset{R^2}{\overset{R^1}{>}}C\underset{O-R^4}{\overset{OR^3}{<}} \;+\; H_2O$$

Wichtige Beispiele der Bildung von Halbacetalen, Halbketalen oder Acetalen liefert die Zuckerchemie (s. S. 312, 317).

Die Acetale ähneln den Ethern, da sie aus zwei Substanzen mit Hydroxy-Gruppen unter Wasseraustritt gebildet werden. Von diesen unterscheiden sich die Acetale aber grundsätzlich durch ihre leichte Spaltbarkeit in Wasser unter dem Einfluß von Säuren.

Die erste Stufe (1) ist eine Gleichgewichtsreaktion mit einem bei 1 liegenden K-Wert. Deshalb ist das Halbacetal (in der Regel) nicht isolierbar, sondern zerfällt sofort wieder in Alkohol und Aldehyd.

Die Weiterreaktion (2) erfordert einen neuen Angriffspunkt am Halbacetal. Er wird unter **katalytischem Einfluß von H^+** geschaffen, das sich ähnlich an die OH-Gruppe anlagert wie das Proton an Wasser unter Ausbildung des Hydroxonium-Kations; **anschließend erfolgt die Wasserabspaltung:**

$$\underset{H}{\overset{R}{>}}C\underset{O-R}{\overset{OH}{<}} \;\underset{-H^+}{\overset{+H^+}{\rightleftharpoons}}\; \underset{H}{\overset{R}{>}}C\underset{O-R}{\overset{{}^+OH_2}{<}} \;\underset{-H_2O}{\overset{+H_2O}{\rightleftharpoons}}\; \underset{H}{\overset{R}{>}}\overset{+}{C}-OR$$

Schließlich addiert das Kation das zweite Molekül Alkohol:

$$\underset{H}{\overset{R}{>}}\overset{+}{C}-OR \;+\; H-\underline{\overline{O}}-R \;\rightleftharpoons\; \underset{H}{\overset{R}{>}}C\underset{OR}{\overset{O-R}{<}} \;+\; H^+$$

Alle Reaktionen sind Gleichgewichtsschritte, deren Lage von der Konzentration der Reaktionspartner und den Eigenschaften der beteiligten Moleküle abhängt. Die Geschwindigkeit der Gleichgewichtseinstellung wird durch die Wasserstoffionenkonzentration katalysiert. Ist die Stufe des Acetals (bzw. Ketals) erreicht, kann man durch Zugabe von OH^--Ionen den Katalysator entfernen und die Rückreaktionsgeschwindigkeit stark verlangsamen. Der pH-Wert steuert also Bildung und Abbau von Acetalen bzw. Ketalen erheblich. Durch Zugabe von H-Ionen werden Acetale oder Ketale wieder zerlegt.

Die Acetal-Bildung spielt in der Zucker-Chemie eine fundamentale Rolle. Zucker sind Stoffe mit alkoholischen OH-Gruppen und Aldehyd- oder Ketofunktion in einem Molekül zugleich. Bei geeigneter Stellung zueinander können diese Gruppen innerhalb des gleichen Moleküls Halbacetale bilden, die dann ringförmig gebaut sind (S. 312).

Im Magen werden in Gegenwart der H^+-Ionen acetal- oder halbacetalartige Bindungen gespalten. Die pH-Abhängigkeit der Spaltung ist von zentraler ernährungsphysiologischer Bedeutung.

Tab. 57 soll **in vorgegebenen Strukturformeln** die **Zuordnung von Reaktionspartner und -produkt erleichtern.** Aus ihr läßt sich die **Verbindungsklasse der Reaktionsprodukte** entnehmen. Bei Kenntnis der Reaktionsprinzipien ist es möglich, **vorgegebene Reaktionsgleichungen zu ergänzen.**

Tab. 57 Reaktionspartner und Reaktionsprodukte der nucleophilen Addition an Carbonyl-Gruppen

Reaktionspartner	Reaktionspartner	Reaktionsprodukt
Aldehyd	Wasser	Aldehydhydrat (instabil in der Regel)
Keton	Wasser	Keton-Hydrat (instabil)
Aldehyd	Alkohol	Halbacetal
Keton	Alkohol	Halbketal
Halbacetal	Alkohol	Acetal
Halbketal	Alkohol	Ketal

4. Reaktionen mit Derivaten des Ammoniaks.
Die Bildung Schiffscher Basen (S. 261) ist ein Beispiel einer allgemeinen Reaktion zwischen Ketonen bzw. Aldehyden und Ammoniak bzw. Derivaten des Ammoniaks

$$\diagdown C=O \; + \; H_2N-R \; \rightleftharpoons \; \diagdown C=N-R \; + \; H_2O$$

Tab. 58 N-haltige Reagenzien und Namen der Reaktionsprodukte mit Aldehyden oder Ketonen

Ausgangsstoff	Bildungsprodukt
R = H (Ammoniak)	Imin
R = OH (Hydroxylamin)	Oxim
R = NH_2 (Hydrazin)	Hydrazon
R = NH-Phenyl (Phenylhydrazin)	Phenylhydrazon

Die Kondensation erfolgt nach einem Additions-Eliminierungs-Mechanismus. Zuerst wird an die polarisierte CO-Gruppe addiert (S. 266). Das Produkt spaltet dann Wasser ab und es bildet sich die C=N-Doppelbindung.

5. Reaktionen mit CH-aciden Verbindungen.
Der Wasserstoff einer CH-Gruppierung ist durch die Nachbarschaft von Gruppen mit elektronegativen Atomen und Doppelbindungen gelockert. Solche Substanzen mit aufgelockerten CH-Gruppen sind CH-acide Verbindungen. Die CH-Acidität nimmt in der Reihenfolge Sulfonsäure, Nitro-Verbindung, Aldehyd, Keton, Ester ab. Auch hier erkennt man einen Zusammenhang mit dem Elektronenanziehungsvermögen der zur CH-Gruppe α-ständigen Atomgruppierung.

$$-\underset{|}{\overset{H}{C}}-\overset{O}{\underset{}{C}}-H \qquad -\underset{|}{\overset{H}{C}}-\overset{O}{\underset{}{C}}-R \qquad -\underset{|}{\overset{H}{C}}-\overset{O}{\underset{}{C}}-O-R$$

Aldehyd   Keton   Carbonsäure-ester

$$R-O-\overset{O}{\underset{}{C}}-\underset{|}{\overset{H}{C}}-\overset{O}{\underset{}{C}}-O-R \qquad -\underset{|}{\overset{H}{C}}-\overset{O}{\underset{OH}{S}}=O$$

Malonsäure-diester   Sulfonsäure-Gruppierung

Die Acidität ist von der Zahl der CO-Gruppen abhängig.
Aceton z. B. hat einen pK-Wert von 24, die Acidität ist also sehr gering:

$$H_3C-\overset{O}{\underset{}{C}}-CH_3 \;\rightleftharpoons\; H_2\overset{\ominus}{C}-\overset{O}{\underset{}{C}}-CH_3 \;+\; H^+ \qquad pK = 24$$

Im Acetylaceton ist der Einfluß verdoppelt, der pK-Wert ist etwa 9. Analog wird der äußerst schwache CH-Säurencharakter von Estern verstärkt, wenn zwei Ester-Gruppierungen auf eine CH-Gruppe einwirken, wie es im Diethylester der Malonsäure der Fall ist. Die Verbindung hat einen pK von etwa 13:

$$H_3C-\overset{O}{\underset{}{C}}-CH_2-\overset{O}{\underset{}{C}}-CH_3 \;\longrightarrow\; H_3C-\overset{O}{\underset{}{C}}-\overset{\ominus}{C}H-\overset{O}{\underset{}{C}}-CH_3 \;+\; H^+ \qquad pK = 9$$

Carbanion-Bildung

$$H_3C-\overset{O}{\underset{}{C}}-\overset{}{C}H-\overset{O}{\underset{}{C}}-CH_3 \;\longleftrightarrow\; H_3C-\overset{O}{\underset{}{C}}-CH=\overset{O^-}{\underset{}{C}}-CH_3$$

Mesomerie

Die Abspaltung des Protons hängt, außer von den strukturellen Eigenschaften der CH-aciden Verbindung, von der Gegenwart von Protonenacceptoren ab. **Starke Basen begünstigen die Abspaltung.** Aus der CH-Verbindung resultiert dabei ein **Carbanion**, ein Molekül-Rest mit einem freien Elektronenpaar am C-Atom.

Es kann mit der benachbarten CO-Gruppe in Wechselwirkung treten und in die Mesomerie mit einbezogen werden. Durch die **Mesomerie** ist das Carbanion **stabilisiert**. Die Stabilisierung ist um so größer, je größer der elektronenanziehende Effekt der CO-Gruppe ist. Die Regel über die Acidität der CH-aciden Verbindungen wird damit erklärt.

Das Carbanion kann sich an geeignete Zentren anlagern. Biochemische Bedeutung hat die Reaktion an einer zweiten Carbonyl-Gruppe. Die Reaktion soll am Beispiel von zwei Aldehyden R_1—CH_2—CHO und R_2—CH_2—CHO geschildert werden. Zuerst erfolgt wieder die Bildung des Carbanions:

$$R^1-CH_2-C(=O)H \rightleftharpoons R^1-\underline{CH}-C(=O)H + H^+$$

Die Gleichgewichtslage dieser Reaktion wird durch Zugabe von HO^--Ionen auf die rechte Seite verschoben. In der zweiten Reaktion **addiert sich das Carbanion nucleophil angreifend an das Carbonyl-C-Atom des zweiten Aldehyds.**

$$\begin{array}{c} R^1-\underline{CH}-C(=O)H \\ R^2-CH_2-\overset{+}{\underset{|\underline{O}|_{-}}{C}}-H \end{array} \rightleftharpoons \begin{array}{c} R^1-CH-C(=O)H \\ | \\ R^2-CH_2-\underset{|\underline{O}|_{-}}{C}-H \end{array}$$

Als Konsequenz ist die Kette der Kohlenstoffatome verlängert. Nach diesem Mechanismus werden die meisten C—C-Ketten biochemisch aufgebaut. Das nach der Addition entstandene Anion kann z. B. aus Wasser ein Proton anlagern und dadurch einen Aldehyd-Alkohol bilden. Den ganzen Vorgang nennt man daher abgekürzt **Aldol-Addition**. Manchmal schließt sich an die Additionsreaktion eine Wasserabspaltung an, und es entstehen ungesättigte Verbindungen. In diesem Fall spricht man besser von einer Aldol-Kondensation.

Die Aldol-Additionsreaktion kann wegen der typischen Gleichgewichtssituation auch in umgekehrter Richtung ablaufen. Bei besonders dazu disponierten Molekülen, z. B. dem Zucker Fructose, erfolgt

eine Spaltung der C—C-Kette. Auf diesem Weg werden Zucker zu kleineren Bruchstücken abgebaut und (unter Beteiligung des gleichen Enzyms!) wird Fructose aus diesen Bruchstücken (Glycerinaldehyd und Dihydroxyaceton) aufgebaut.
Die aktivierte Essigsäure s. u. enthält ebenfalls Wasserstoff in aufgelockerter Bindung. Zwei Mol aktivierter Essigsäure können sich in einer Kondensationsreaktion verbinden, wobei die C—C-Kette der Essigsäure um zwei C-Einheiten verlängert worden ist. Wiederholung dieses Kondensationsschritts führt zum Aufbau der Fettsäuren.

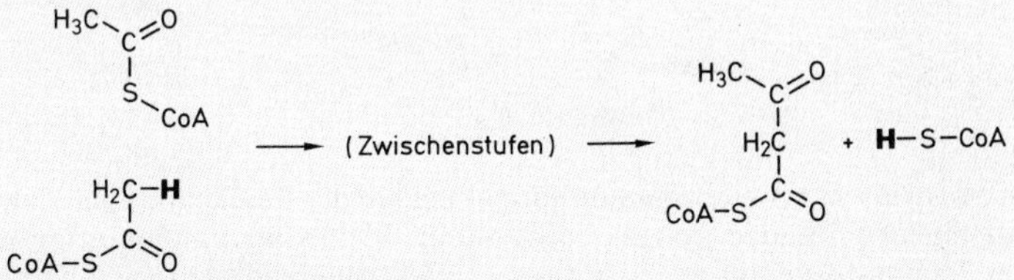

$$H_3C-C(=O)-S-CoA + H_2C(H)-C(=O)-S-CoA \longrightarrow (\text{Zwischenstufen}) \longrightarrow H_3C-C(=O)-CH_2-C(=O)-S-CoA + H-S-CoA$$

S—CoA bedeutet Anteil des Coenzyms A, in dem die aktivierte Essigsäure über Cysteamin gebunden ist.
Über einen ähnlichen Kondensationsweg werden Steroide aufgebaut. Der Mechanismus der Aldol-Kondensation ist also von fundamentaler Bedeutung in der Biochemie.
Oxalessigsäure (S. 294) reagiert mit aktivierter Essigsäure zu Citronensäure (S. 294). Diese wird im Citronensäure-Cyclus (s. S. 382) über viele Zwischenstufen so abgebaut, daß wieder Oxalessigsäure entsteht. Die ankondensierte Essigsäure wird bei diesem Abbau oxidiert und (letztlich) zu CO_2 und Wasser verbrannt.

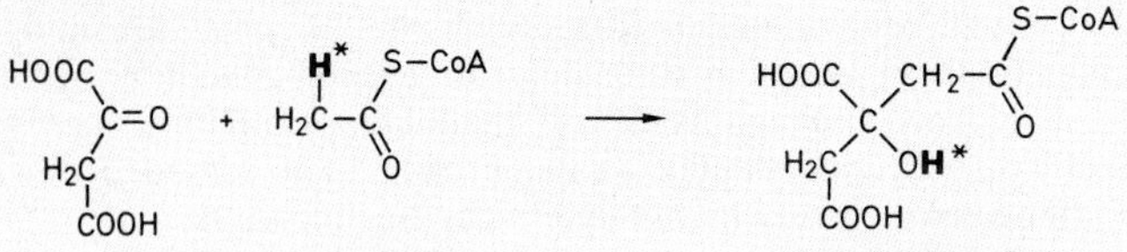

$$\text{HOOC-C(=O)-CH}_2\text{-COOH} + \text{H}^*\text{-H}_2\text{C-C(=O)-S-CoA} \longrightarrow \text{HOOC-C(OH}^*)(\text{CH}_2\text{-C(=O)-S-CoA})\text{-CH}_2\text{-COOH}$$

Oxalessigsäure + aktiv. Essigsäure $\longrightarrow$ Citronensäure-CoA

6. Oxidation von Aldehyden.
Ketone und Aldehyde unterscheiden sich in ihrer Oxidierbarkeit (S. 250). Nur Aldehyde können zu Carbonsäuren oxidiert werden, während Ketone an der CO-Gruppe gegen Oxidation stabil sind.

Chinone

Eigenschaften. Wichtige Vertreter sind *p*-Benzochinon (1,4-Benzochinon) und 1,4-Naphthochinon:

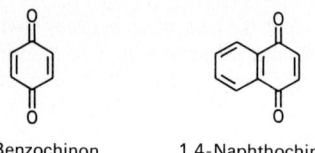

p-Benzochinon   1,4-Naphthochinon

Man bezeichnet das entsprechende System als chinoid und stellt es in der Systematik dem aromatischen oder benzoiden System gegenüber:

chinoid   benzoid

In einem etwas erweiterten Sinn spricht man in der Biochemie auch dann von einem chinoiden System, wenn nur die Elektronenkonfiguration eines Chinon-Systems (und damit dessen Elektronendichte) angenähert in einem planaren Sechsringsystem vorliegt. In ihm müssen die beiden Ringdoppelbindungen in bestimmter Beziehung zu den aus dem Ring herausragenden Doppel- bzw. Zweifachbindungen stehen.

Es kommt dabei weniger auf die beteiligten Atome an, denn es können unter Umständen auch Heteroatome im Ring vorkommen und NH-Gruppen an Stelle des doppelt gebundenen Sauerstoffs treten. Im Fall des sogleich zu besprechenden Ringsystems des Nicotinsäureamids ist sogar das C-Atom, das dem Ringstickstoff gegenübersteht, „nur" sp^2-hybridisiert. Auch liegt am Stickstoff keine Doppelbindung vor. Dennoch zählt man dieses System in der Biochemie zu den chinoiden, obwohl es im strengeren „chemischen" Sinne nicht ein solches ist.

In der Pharmakologie arbeitet man heute häufiger mit dem Begriff der Elektronendichte, und man beschreibt Moleküle weniger in Hinsicht auf die beteiligten Atome, die unter Umständen auswechselbar sein können. Maßgeblich für pharmakologische Wechselwirkung am Rezeptor (s. S. 356) ist eben oft mehr die Ladungsverteilung, die man in sog. „Elektronendichtekarten" beschreibt. Die chinoiden Systeme hätten dann annähernd ähnliche Elektronendichteverteilungen. Typisch für diese Systeme ist dann auch, daß sie durch Reduktion in die korrespondierenden benzoiden Systeme überführt werden.

Reaktionen

Chinone lassen sich zu **Hydrochinonen** reduzieren, aus denen sie andererseits durch Oxidation entstehen (S. 103). Der Übergang Hydrochinon-Chinon erfolgt in beiden Richtungen sehr leicht und ist pH-abhängig.

Biochemische Bedeutung

Der Übergang von einem „benzoiden" in ein chinoides System spielt beim Nicotinsäureamid eine Rolle (das allerdings nicht zu einem echten Chinon im strengen Sinn oxidiert wird).

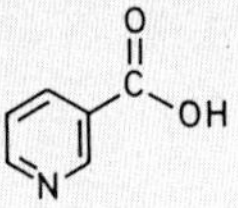

Nicotinsäure 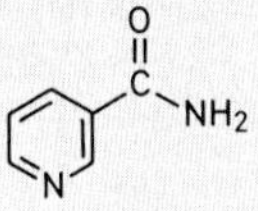   Nicotinsäureamid

Das Nicotinsäureamid liegt, über den Ringstickstoff noch an andere Komponenten geknüpft, an Enzyme gebunden vor. Bei der Aufnahme von Wasserstoff ändert sich die Struktur im Ring des Nicotinsäureamids:

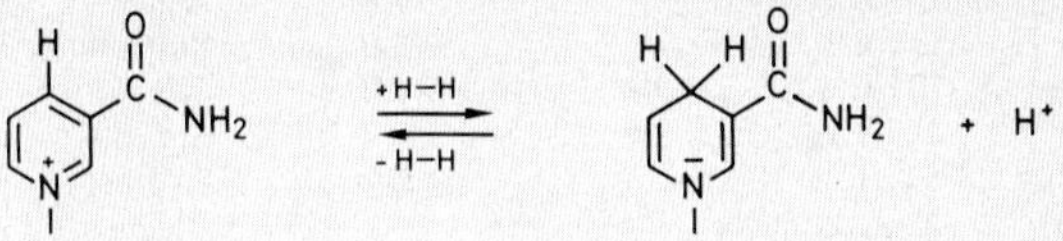

Die Reaktion ist umkehrbar. Der Wasserstoff kann aus dem hydrierten Nicotinsäureamid auch auf andere Stoffe übertragen werden.

Chinone von etwas komplizierterem Bautyp sind, zusammen mit dem Nicotinsäureamid, die Hauptacceptoren für Wasserstoff, der im Stoffwechsel anfällt, und zwar von Donatoren, wie Aldehyd-Gruppen, Alkohol-Gruppierungen und anderen Stoffen. Dabei wird z. B. in der Atmungskette (s. S. 384), einem komplizierten, in den Mitochondrien lokalisierten Redox-System, der Wasserstoff vom Nicotinsäure-Derivat aufgenommen und über Zwischenstufen an Chinon-Systeme abgegeben, die ihrerseits mit den Cytochromen in Wechselwirkung treten (s. S. 384).

Vitamin K ist ein Abkömmling des 1,4-Naphthochinons. Die vereinfachte Formel des Vitamins wird der des Dicumarols gegenübergestellt, um die strukturelle Ähnlichkeit der beiden Stoffe zu demonstrieren. Dicumarol verdrängt Vitamin K von seinem Enzym (Vitamine wirken als Hilfsgruppen in Enzymen) und hemmt so die Synthese von Verbindungen, die für eine funktionierende Blutgerinnung notwendig sind. Der Dicumarol-Vitamin-K-Antagonismus ist ein Beispiel für eine, aufgrund moderner Erkenntnisse, verständliche Arzneimittelwirkung.

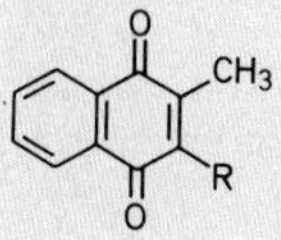

Vitamin K

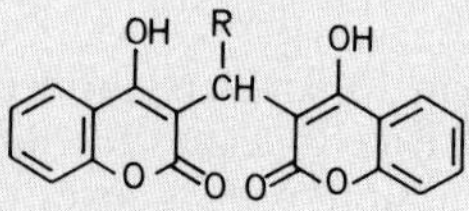

Dicumarol

Carbonsäuren

Nomenklatur

Tab. 59 Namen und Formeln wichtiger organischer Säuren

Name	Formel	pK	Name der Salze
Ameisensäure	HCOOH	3,7	Formiate
Essigsäure	CH_3COOH	4,8	Acetate
Propionsäure	CH_3CH_2COOH	4,9	Propionate
Buttersäure	$CH_3CH_2CH_2COOH$	4,8	Butyrate
Stearinsäure	$C_{17}H_{35}COOH$	5,7	Stearate
Palmitinsäure	$C_{15}H_{31}COOH$	5,7	Palmitate
Ölsäure	$C_{17}H_{33}COOH$		Oleate

Eine biochemisch wichtige, mehrfach ungesättigte Fettsäure ist die Arachidonsäure (mit einer Kette von 20 C-Atomen, in der sich 4 *cis*-konfigurierte Doppelbindungen finden). Die Substanz ist die Ausgangssubstanz für die Biosynthese einer Reihe von Hormonen – die **Prostaglandine**. Sie entstehen durch Ringschluß aus Arachidonsäure (aus einer bestimmten Konformation heraus, s. u.).

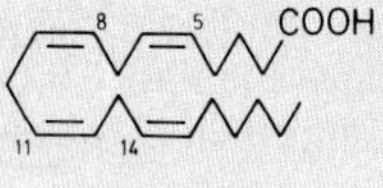

Arachidonsäure (5,8,11,14-Eikosatetraensäure)

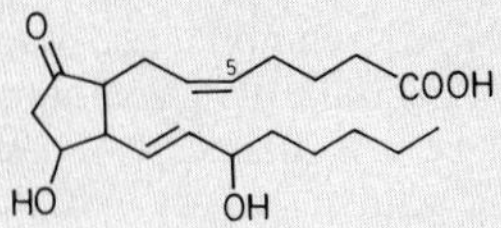

Prostaglandin E_2

Im Stoffwechsel des Menschen treten die folgenden aromatischen Carbonsäuren nicht frei auf. Sie haben aber gewisse chemisch-technologische oder pharmakologische Bedeutung (Anionennamen in Klammer).

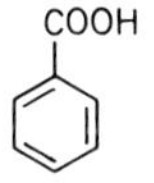

Benzoesäure (Benzoat) p-Aminobenzoesäure (p-Aminobenzoat) Salicylsäure (Salicylat)

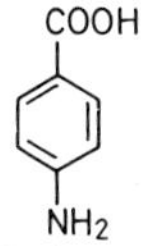

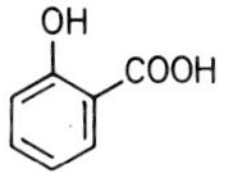

p-Aminobenzoesäure ist ein Bestandteil der Folsäure, eines Vitamins. In ihr ist die aromatische Aminosäure an ihrer Carboxyl-Gruppe amidartig mit einem Aminosäurerest verbunden. p-Aminobenzoesäure muß vielen Organismen, die den aromatischen Ring nicht synthetisieren können, als Wuchsstoff zugeführt werden. Wird Organismen, die Folsäure synthetisieren – z. B. Bakterien – ein in der Struktur ähnliches Sulfonamid zugeführt, dann verdrängt dieses die Aminobenzoesäure vom Syntheseort. Die Weiterreaktion, die an der COOH-Gruppe stattfindet, ist beim Sulfonamid jedoch nicht möglich. Eine für die Bakterien lebenswichtige Folsäuresynthese findet also nicht statt. Sie sterben unter Sulfonamideinfluß ab.

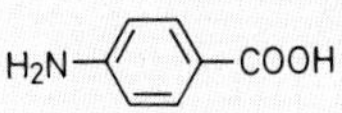

p-Aminobenzoesäure 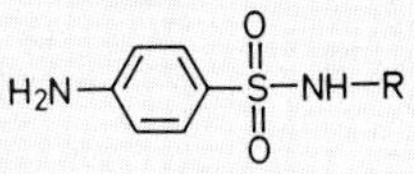   Sulfonamid

Bestimmte synthetische Derivate der p-Aminobenzoesäure, z. B. manche Ester, haben lokalanästhetische Wirkung (Namen z. B. Novocain, Pantocain). **Acetylsalicylsäure** (Handelsname Aspirin) ist eines der am häufigsten eingesetzten und ältesten synthetischen Arzneimittel. Es hat fieber- und schmerzsenkende Wirkung:

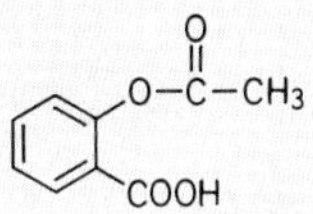

Acetylsalicylsäure

Der Carbonsäure-Rest, den man nach Abzug der —OH-Gruppe erhält, heißt **Acyl-Rest**. Im Fall der Essigsäure resultiert ein **Acetyl**-Rest CH_3CO-, im Fall der Benzoesäure der **Benzoyl**-Rest C_6H_5CO- usw.

Die Namen der Salze, bzw. der Anionen organischer Säuren enden auf **-at** (da sie alle sauerstoffhaltig sind). Sie werden meist aus den lateinischen

Namen der Säuren hergeleitet. Da beim pH der meisten Gewebe fast ausschließlich die Anionen vorliegen, spielen diese im Stoffwechsel eine große Rolle. Entsprechend wichtig sind die Namen der Anionen.

Reaktionen

1. Säurecharakter. Der saure Charakter ist durch die Kombination einer OH-Gruppe und einer Doppelbindung am gleichen C-Atom bedingt. Eine solche Kombination liegt auch noch in den Phenolen bzw. ungesättigten Alkoholen vor, die alle deshalb sauren Charakter haben.

Carbonsäuren   Phenole, Enole

Die Elektronenpaare des Sauerstoffs in der OH-Gruppe werden vom Kohlenstoff-Atom wegen der Doppelbindung angezogen werden. Als Folge wird auch das zwischen Sauerstoff und Wasserstoff bindende Elektronenpaar mehr in Richtung auf das C-Atom der Kette angezogen, so daß die Bindung polarisiert ist. Das Proton ist dadurch dissoziabel.

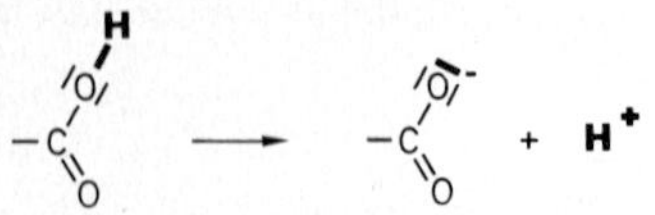

Der Effekt ist in der Carboxy-Funktion besonders ausgeprägt, weil der Sauerstoff wegen seiner größeren Elektronegativität einen stärkeren anziehenden Effekt ausübt als ein Kohlenstoff-Atom.
Alkohole sind viel schwächere Säuren als Carbonsäuren. Der Unterschied beruht auf dem Fehlen des benachbarten zweiten Sauerstoff-Atoms bei der alkoholischen OH-Gruppe. Damit fehlt in den Alkoholen der elektronenanziehende Effekt der CO-Gruppe (S. 214).

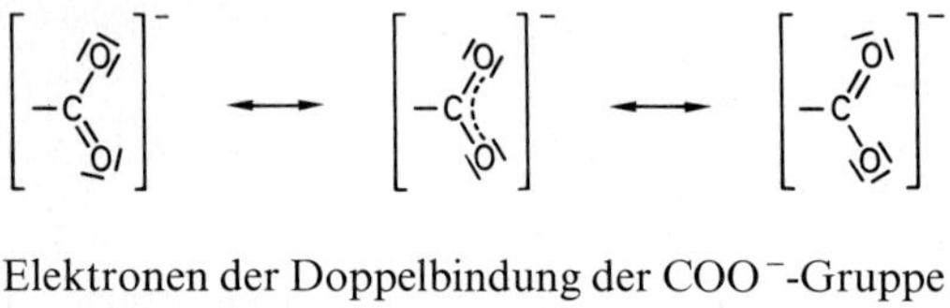

Die Elektronen der Doppelbindung der COO^--Gruppe sind nicht lokalisiert, sondern die Elektronenwolke ist über die gesamte COO^--Gruppe delokalisiert. Sie wird dadurch symmetrischer in der Ladungsverteilung, damit energieärmer und folglich stabiler. Die Carboxyl-Gruppe ist also durch Mesomerie stabilisiert. Übliche nucleophile Reaktionen kann man daher am Anion nicht durchführen.

2. Einfluß der Nachbarschaft zur COOH-Gruppe auf die Säurestärke.

Die Stärke einer organischen Säure hängt von der Nachbarschaft der COOH-Gruppe ab, vor allem von den Substituenten am α-C-Atom. Befinden sich dort elektronegative Atome, wie die Halogene, Sauerstoff (Schwefel) und Stickstoff, dann ziehen diese die Elektronen der OH-Gruppe zum C-Atom hin. Entsprechend stark wird diese Bindung polarisiert.

Die Beispiele der Tab. 60 lassen den **qualitativen Einfluß von Substituenten** (NH_2, bzw. NH_3^+, OH oder Cl, jeweils in α- und β-Stellung) auf den pK-Wert einer Carbonsäure erkennen.

Tab. 60 Einfluß der Substituenten einer Carbonsäure auf den pK-Wert

Formel	pK-Wert	Formel	pK-Wert
$H_3C-COOH$	4,8	$Cl-CH_2-CH_2-COOH$	4,0
$H_3N^+-CH_2COOH$	2,3	$Cl-CH_2-(CH_2)_2-COOH$	4,6
$Cl-CH_2-COOH$	2,9	$Cl_2CH-COOH$	1,3
$HO-CH_2-COOH$	3,8	$Cl_3C-COOH$	0,7
$I-CH_2-COOH$	3,2		

Der Effekt wird um so schwächer, je weiter der elektronenanziehende Substituent von der COOH-Gruppe entfernt ist. Andererseits überlagern und addieren sich Einflüsse, wie man am besten bei den drei Chloressigsäuren erkennt. Monochloressigsäure ist eine schwächere Säure als Di- oder Trichloressigsäure.

3. Funktion als oberflächenaktive Stoffe.

Wasserlösliche Salze langkettiger Fettsäuren werden als **Seifen** bezeichnet. Die Seifen hydrolysieren (S. 91) in wäßriger Lösung. Die entstehenden Fettsäure-Moleküle bilden typische **Micellen** (S. 192) aufgrund hydrophober Wechselwirkungen. Seifen sind **oberflächenaktive Stoffe**. Sie senken die **Grenzflächenspannung** des Wassers an der Phasengrenze und haben dadurch die Fähigkeit, als **Emulgatoren** zu wirken.

Emulgatoren sind Stoffe mit sowohl polaren als auch unpolaren Bereichen im Molekül.

Einer meist kleinen polaren Gruppe, dem *Kopf*, steht ein größerer, meist aus einer Kohlenwasserstoffkette bestehender, unpolarer *Schwanz* gegenüber. Solche Moleküle mit hydrophilem wie lipophilem Charakter sind **amphiphil** (oder **amphipathisch**). Amphiphile Stoffe reichern sich an der Phasengrenzschicht polar/unpolar an. Sie ragen mit ihrem unpolaren Schwanz in die Lipid-Phase, während der polare Kopf in die hydrophile

Schicht weist. Daraus folgt eine **regelmäßige Anordnung der Moleküle in der Grenzschicht** (s. Abb. 76).
Solche Moleküle nehmen eine gute Mittlerfunktion zwischen den zwei Phasen ein. In Gegenwart von Emulgatoren wird die Oberflächenspannung des Wassers vermindert und es können sich feinere Tröpfchen innerhalb der feinverteilten Lipidphase bilden. Da sich die Emulgatormoleküle in der Grenzschicht monomolekular verteilen, erzielen sie schon in sehr geringen Konzentrationen eine maximale Wirkung.

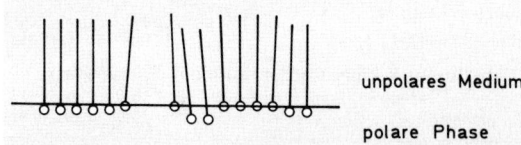

Abb. 76 Ausrichtung der amphiphilen Stoffe in der Grenzschicht zwischen unpolarem Medium und polarer Phase. Die polaren Köpfe der Emulgator-Moleküle sind als Kreis symbolisiert. Die lipophilen Schwänze ragen in die unpolare Phase

Biochemische Bedeutung von Emulgatoren

Emulgatoren sind in biochemischen Systemen immer beim Transport von Lipiden wichtig. So bilden die Gallensäuren, die mit der Gallenflüssigkeit ins Duodenum gelangen, mit den Nahrungsfetten feinverteilte Emulsionen, die nur in dieser Form von Fett-spaltenden Enzymen im wäßrigen Milieu des Darms angegriffen werden können. Fehlen die Gallensäuren, z. B. als Folge eines Gallengangsverschlusses, werden die Fette nicht mehr emulgiert, sondern mit dem Faeces ausgeschieden.

Die Ablagerung des Fetts im Körper erfolgt größtenteils nach Synthese der Fette im Gewebe selbst, da die Lipide kaum im Blut transportiert werden können. Ein kleiner Anteil ist jedoch mobilisierbar, insbesondere nach Emulgation durch das Lecithin des Blutes.

Da Emulgatoren Lipid-Bestandteile der biologischen Membranen in wäßriger Lösung frei verteilen, zerstören sie die Membranstruktur. Sie sind daher in höherer Konzentration Biozide. Die desinfizierende Wirkung der Seife und seifenähnlicher, klinisch benutzter Emulgatoren, sogenannte Detergentien, beruht auf dieser Grundlage.

Eine parenterale Fett-Ernährung ist nur möglich, wenn die Lipide feinstverteilt gegeben werden. Anderenfalls würden kleine Fett-Tröpfchen die Kapillaren verstopfen und eine Fett-Embolie verursachen.

Durch Entwicklung physiologischer Emulgatoren ist in jüngerer Zeit dieses Problem gelöst und eine künstliche Ernährung mit Zufuhr von Lipiden möglich geworden.

Emulgatoren spielen eine Rolle bei vielen Arzneimittelzubereitungen, wie Salben. In der Nahrungsmittelindustrie werden Emulgatoren eingesetzt, um Fette mit Wasser zu vermischen (Margarine, Wurst, Mayonnaise). Die Emulgatoren müssen medizinisch unbedenklich sein.

Die klassischen Seifen, Alkalisalze langkettiger Fettsäuren, hydrolysieren leicht unter stark alkalischer, also unphysiologischer, Reaktion. Für eine normale Funktion der Hautoberfläche ist ein pH-Wert im schwach sauren Bereich optimal, durch Abgabe von Milchsäure (mit dem Schweiß), durch puffernde Aminosäuren und andere Komponenten. Der Säuremantel der Haut wird also durch stark alkalisch wirkende Reinigungsmittel gestört. Darauf ist besonders bei empfindlichen Personen oder solchen, die sich häufig waschen müssen (Händedesinfektion der Ärzte), zu achten. Ausgefällt heben schwerlösliche Salze der Fettsäuren die Netzwirkung der Seifen auf. Das ist z. B. der Fall bei Calcium-Ionen, die im harten Wasser in Konzentrationen von $0,3 \text{ g} \cdot \text{l}^{-1}$ und mehr auftreten können. Hartes Wasser ergibt damit schlecht schäumende und benetzende Seifenlösungen. Statt dessen werden die fettsauren Salze auf der Wäschefaser ausgeflockt. Alle diese Gründe haben zur Entwicklung moderner Seifen geführt, die auf Detergenzienbasis aufgebaut sind, synthetische Stoffe mit starker Netzmittelwirkung. Auch diese haben amphiphilen Bau.

Ersetzt man in den Seifen die Carboxy- durch eine Sulfonsäure-Gruppe, wird die Säurestärke erheblich erhöht (S. 255). Die Alkalimetallsalze solcher Sulfonsäuren hydrolysieren folglich nicht. Da die Calciumsalze leicht löslich sind, tritt auch kein Vergilben beim Waschen in hartem Wasser auf. Wegen dieser Vorteile der Detergenzien ist die Bedeutung „klassischer" Seifen heute stark gesunken.

Der überschießende Einsatz der Detergenzien führte aber zu neuen Problemen, weil die Synthetika viele stark verzweigte Kohlenwasserstoff-Ketten enthielten. Der Abbau von CH-Ketten durch Mikroorganismen erfolgt nur gut bei unverzweigten Kohlenwasserstoff-Ketten. Bei Kettenverzweigungen wird der Abbau unterbrochen und die Detergenzienwirkung bleibt (abgeschwächt) erhalten. Um die daraus folgende biozide Wirkung zu verhindern, dürfen heute nur biologisch abbaubare Netzmittel verkauft werden. Sie müssen also ausgehend von n-Paraffinen hergestellt werden.

In der medizinischen Praxis wird zur Hände- und Gerätedesinfektion häufig eine Invert-Seifen-Lösung angewandt (oft im Gemisch mit dem membranzerstörenden und daher bioziden Ethanol). Bei den Invertseifen handelt es sich auch um Moleküle mit amphiphilem Bauprinzip, wobei allerdings die ionale Gruppe eine quartäre Ammonium-Verbindung ist, die einen längeren aliphatischen Rest am Stickstoff besitzt.

Carbonsäure-Derivate

Die Derivate der Carbonsäuren werden formal durch Ersatz der OH-Gruppe aus der COOH-Gruppe durch eine andere Gruppierung abgeleitet. Die folgenden vorgegebenen **Strukturformeln** von **Carbonsäurechlorid, -anhydrid, -amid, -ester** und **-thioester** muß man klassifizieren können.

Carbonsäurechlorid   Carbonsäureanhydrid

Carbonsäureamid   Carbonsäureester   Carbonsäurethioester

Reaktion von Säure-Derivaten mit Nucleophilen

Nucleophile, wie Wasser, Ammoniak, Alkohole oder Amine, werden an diesen Säure-Derivaten nach dem Additions-Eliminations-Mechanismus umgesetzt.
Das Nucleophil greift am positiv polarisierten C-Atom der Carboxy-Gruppe an, ähnlich wie bei den Reaktionsmechanismen an Ketonen und Aldehyden. Dieses C-Atom der Carboxy-Gruppe unterliegt einem Elektronensog in den Säure-Derivaten in zweierlei Hinsicht. Einmal werden die Elektronen zum Sauerstoff der CO-Gruppe gezogen. Zum anderen wirkt auch der Teil, der für das Säure-Derivat spezifisch ist, mehr oder weniger ausgeprägt auf die Bindungselektronen zum C-Atom. Da das Halogen am stärksten zieht, führt das zur größten positiven Polarisierung des C-Atoms und folglich zur größten Reaktivität hinsichtlich einer Addition eines Nucleophilen. Etwas weniger stark polarisierend wirken die zahlreichen Sauerstoff-Atome der Säureanhydrid-Gruppierung. Der Amidstickstoff ist schwächer wirksam als diese Gruppe.

Eigenschaften und Reaktionen spezieller Stoffgruppen 281

Man kann mit diesen Angaben Säure-Derivate nach ihrer Reaktivität gegenüber Nucleophilen einordnen.

Das biochemisch wichtigste Nucleophil ist Wasser. Die Hydrolyseneigung nimmt in der Reihenfolge ab: Säurehalogenid – Anhydrid – Thioester – Ester – Amid, wobei die beiden letzten Komponenten eine vergleichbare Hydrolysetendenz haben, die auch durch den Molekülbau mitbeeinflußt wird. Ein Säurehalogenid kann mit Ammoniak oder Aminen in ein Amid überführt werden, nicht jedoch ein Amid durch Zugabe von Salzsäure in ein Säurehalogenid.

Der Verlauf soll am Beispiel der Umsetzung eines Carbonsäurechlorids mit Ammoniak geschildert werden.

$$R-C\overset{O}{\underset{Cl}{\diagdown}} \longleftrightarrow R-\overset{+}{C}\overset{O^-}{\underset{Cl}{\diagdown}} \underset{}{\overset{\bar{N}H_3}{\rightleftarrows}} \left[R-\overset{O^-}{\underset{Cl}{\overset{|}{C}}}-\overset{+}{N}H_3\right]$$

$$\overset{-HCl}{\longrightarrow} \left[R-\overset{+}{C}\overset{O^-}{\underset{NH_2}{\diagdown}} \longleftrightarrow R-C\overset{O}{\underset{NH_2}{\diagdown}}\right]$$

Die Umsetzung der Säure-Derivate mit Nucleophilen kann durch Protonen oder Basen katalysiert werden.

Ester

Eigenschaften. Ester sind Derivate anorganischer oder organischer Säuren. Für Ester-Gruppen ist die Atomfolge:

$$\overset{O}{\underset{}{\overset{\|}{X}}}-O-C$$

charakteristisch, worin X für P, S, C oder auch eventuell noch andere Atome steht:

$$-\overset{O}{\underset{}{\overset{\|}{C}}}-O-\overset{|}{\underset{|}{C}}- \qquad -\overset{O}{\underset{\|}{\overset{\|}{S}}}-O-\overset{|}{\underset{|}{C}}- \qquad -\overset{O}{\underset{|}{\overset{\|}{P}}}-O-\overset{|}{\underset{|}{C}}-$$

Carbonsäure-   Schwefelsäure-   Phosphorsäureester   ester   ester

Man beachte den Unterschied zwischen Schwefelsäureestern (Bindung des S über O an C) und Sulfonsäuren (direkte Bindung des S an C) (s. S. 255). Schwefelsäureester sind hydrolytisch leichter angreifbar als Sulfonsäuren.

Entstehung von Estern aus Säure und Alkohol

Ester entstehen aus Säuren und Alkoholen unter Abspaltung von Wasser. Die Bildung stellt eine typische Gleichgewichtsreaktion dar. Sie ist umkehrbar, denn ein großer Überschuß von Wasser verschiebt das Gleichgewicht auf die Seite von Säure und Alkohol. Man bezeichnet diesen Prozeß der Spaltung eines Esters als **Verseifung**:

$$R^1-C(=O)OH + R^2-OH \underset{\text{Verseifung}}{\overset{\text{Esterbildung}}{\rightleftarrows}} R^1-C(=O)O-R^2 + H_2O$$

$$HO-P(=O)(OH)-OH + R^3-OH \rightleftarrows HO-P(=O)(OH)-O-R^3 + H_2O$$

Beispiele von Esterbildungsreaktionen (oberer Pfeil). Obere Reaktion mit organischer Säure. Untere Reaktion mit anorganischer Säure. Der untere Reaktionspfeil gibt die Hydrolyse oder „Verseifung" an. Weitere Beispiele s. Tab. 61, S.284 (dort ist die Esterbildungsreaktion jeweils von rechts nach links zu lesen!).

Für die Reaktion der Esterbildung gilt ebenfalls das Massenwirkungsgesetz:

$$K = \frac{c(\text{Ester}) \cdot c(H_2O)}{c(\text{Alkohol}) \cdot c(\text{Säure})}.$$

Um eine gute Ausbeute bei der Esterbildung zu erreichen, muß das entstandene Wasser entfernt und die Konzentration eines Reaktionspartners (Alkohol oder Säure) erhöht werden. So wird die Gleichgewichtslage verschoben (bei konstantem Wert von K).

Das Beispiel zeigt die **Möglichkeiten der Anwendung des Massenwirkungsgesetzes** (S.123) und den **Einfluß der Konzentration der Reaktionspartner auf die Ausbeute**.

Bei der Esterbildung wird zuerst ein Proton an das Sauerstoff-Atom der CO-Doppelbindung angelagert (s. a. S.266). Es entsteht dadurch die instabile Zwischenstufe I. Das C^+-Atom tritt in ihr mit einem Nucleophil in Wechselwirkung. Hier fungiert das O-Atom des zu veresternden Alkohols mit seinem freien Elektronenpaar als Nucleophil. Es bildet sich Zwischenverbindung II. Aus ihr wird zunächst Wasser abgespalten, es resultiert Verbindung III, die unter Protonenaustritt in einen Ester übergeht. Alle Reaktionsschritte sind Gleichgewichtsschritte. Die Esterbildungsreaktion ist daher umkehrbar.

Das Proton hat demnach nur **katalytische Funktionen**. Es liegt am Reaktionsende in unveränderter Konzentration vor. Außerdem erweist sich die Lage des Gleichgewichts unabhängig von der Wasserstoffionenkonzentration. Allerdings ist die Veresterungsgeschwindigkeit direkt der Wasserstoffionenkonzentration proportional.

$$R-C\overset{O}{\underset{OH}{\diagdown}} \underset{-H^+}{\overset{+H^+}{\rightleftarrows}} \left[R-C\overset{\overset{+}{O}H}{\underset{OH}{\diagdown}} \longleftrightarrow R-\underset{OH}{\overset{OH}{\underset{}{C^+}}} \right] \underset{-R-OH}{\overset{+R-OH}{\rightleftarrows}}$$
I

$$\left[R-\underset{OH}{\overset{OH\ R}{\underset{}{C-\overset{+}{O}}}}{\underset{H}{\diagdown}} \right] \underset{+H_2O}{\overset{-H_2O}{\rightleftarrows}} \left[R-C\overset{\overset{+}{O}H}{\underset{OR}{\diagdown}} \right] \underset{+H^+}{\overset{-H^+}{\rightleftarrows}} R-C\overset{O}{\underset{OR}{\diagdown}}$$
II   III

Reaktionen

1. Hydrolyse

Ester hydrolysieren mit Wasser (Tab. 61). Dabei beobachtet man grundlegende Unterschiede, je nachdem, ob die Reaktion im alkalischen oder im sauren Bereich durchgeführt wird.

Verlauf der Hydrolyse im alkalischen Bereich. Die alkalische Esterspaltung verläuft nach einem Additions-Eliminations-Mechanismus, der durch ein Reaktionswegdiagramm (s. Abb. 77) dargestellt werden kann:

$$R-C\overset{O}{\underset{OR}{\diagdown}} \overset{HO^-}{\rightleftarrows} \left[R-\underset{OR}{\overset{O^-}{\underset{}{C-OH}}} \right] \overset{}{\underset{-ROH}{\longrightarrow}} R-C\overset{O^-}{\underset{O}{\diagdown}}$$

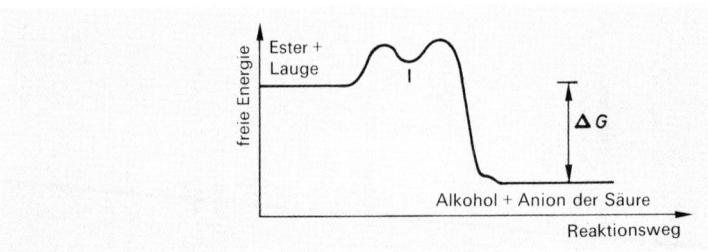

Abb. 77 Reaktionswegdiagramm einer Esterverseifung im alkalischen Bereich

Tab. 61 Beispiele von Esterhydrolysen

1) Ethylacetat
   Ethanol + Essigsäure

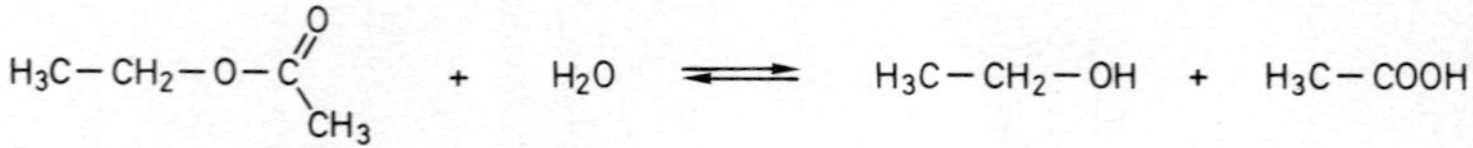

$$H_3C-CH_2-O-\underset{\underset{O}{\|}}{C}-CH_3 + H_2O \rightleftarrows H_3C-CH_2-OH + H_3C-COOH$$

2) Acetessigsäure-Ethylester
   → Acetessigsäure + Ethanol

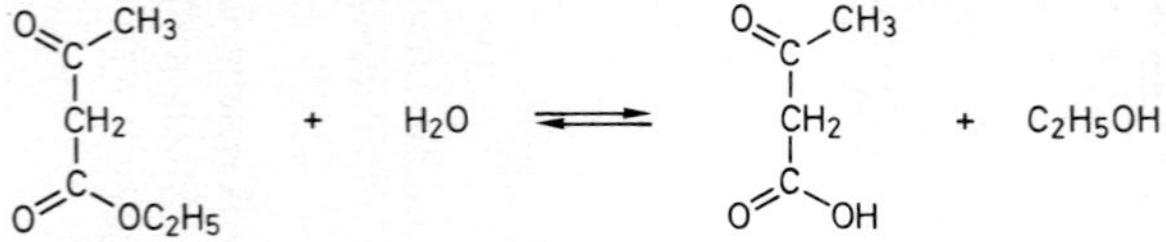

$$\underset{\underset{O}{\|}}{H_3C-C}-CH_2-\underset{\underset{O}{\|}}{C}-OC_2H_5 + H_2O \rightleftarrows \underset{\underset{O}{\|}}{H_3C-C}-CH_2-\underset{\underset{O}{\|}}{C}-OH + C_2H_5OH$$

3) Acetylsalicylsäure
   → Salicylsäure + Essigsäure

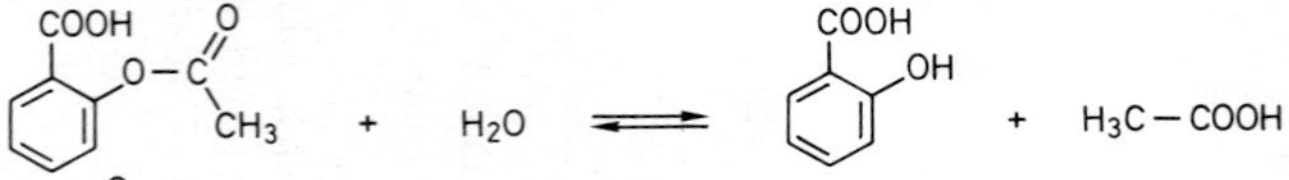

$$\underset{COOH}{\underset{|}{C_6H_4}}-O-\underset{\underset{O}{\|}}{C}-CH_3 + H_2O \rightleftarrows \underset{COOH}{\underset{|}{C_6H_4}}-OH + H_3C-COOH$$

4) Tristearin
   → 3 Stearinsäure

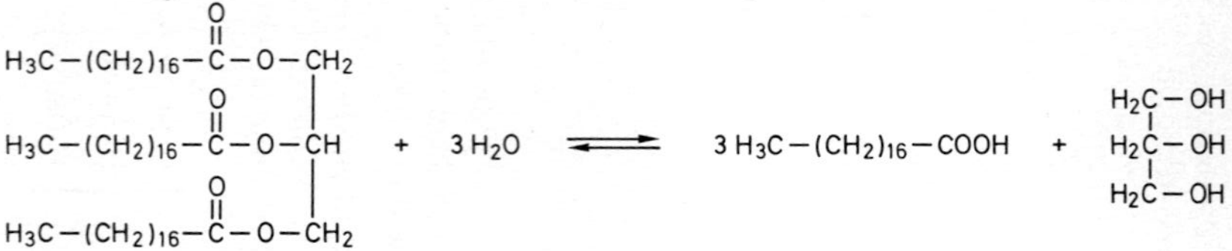

$$\begin{array}{l}H_3C-(CH_2)_{16}-C(=O)-O-CH_2\\H_3C-(CH_2)_{16}-C(=O)-O-CH\\H_3C-(CH_2)_{16}-C(=O)-O-CH_2\end{array} + 3\,H_2O \rightleftarrows 3\,H_3C-(CH_2)_{16}-COOH + \begin{array}{l}H_2C-OH\\H_2C-OH\\H_2C-OH\end{array}$$

5) S-Acetylcysteamin
   → Cysteamin + Essigsäure

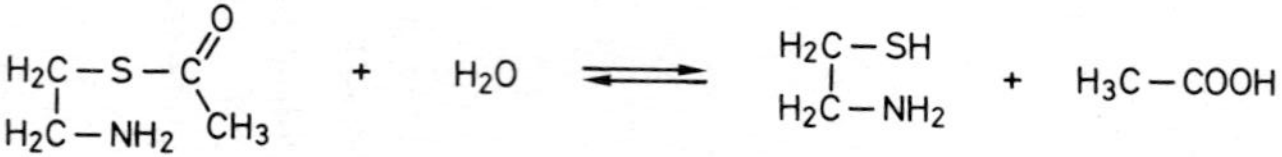

$$\begin{array}{l}H_2C-S-C(=O)-CH_3\\H_2C-NH_2\end{array} + H_2O \rightleftarrows \begin{array}{l}H_2C-SH\\H_2C-NH_2\end{array} + H_3C-COOH$$

6) Gluconsäurelacton
   → Gluconsäure

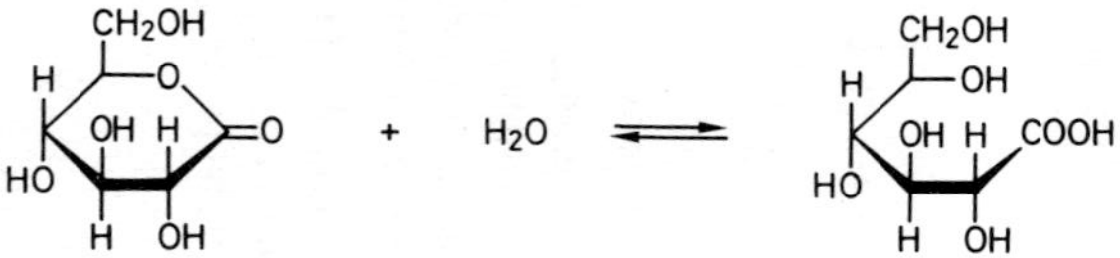

Tab. 62 Gegenüberstellung wichtiger Einzelheiten zur alkalischen und sauren Esterhydrolyse

	Esterverseifung	
	im sauren Bereich	im alkalischen Bereich
Reaktionsgleichung	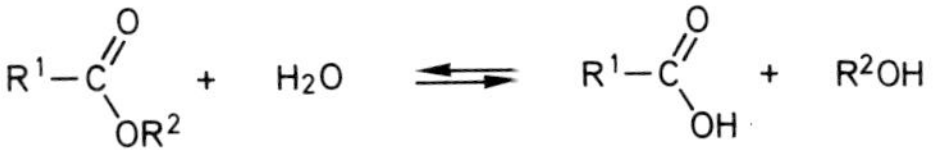 $R^1-C(=O)-OR^2 + H_2O \rightleftharpoons R^1-C(=O)-OH + R^2OH$	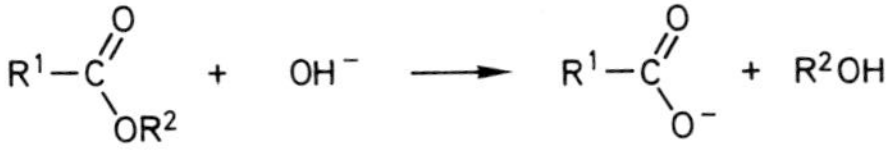 $R^1-C(=O)-OR^2 + OH^- \longrightarrow R^1-C(=O)-O^- + R^2OH$
Medium	H^+ katalysieren	HO^- werden verbraucht
ΔG	kleiner als bei alkalischer Hydrolyse	viel größer als bei saurer Hydrolyse
Zahl der Zwischenstufen im Reaktionswegdiagramm	3	1
Mechanismus	H^+-Addition, H_2O-Addition Alkohol-Elimination, H^+-Abspaltung	HO^--Addition, Alkohol-Elimination
Reaktionsordnung	1. Ordnung, bzw. pseudo-1.	2. Ordnung

Der Eliminationsschritt ist weitgehend irreversibel. Bei seiner Umkehrung müßte die negativ geladene COO⁻-Gruppe ein Nucleophil addieren. Das ist aber kaum möglich. Als Folge verläuft die **Esterspaltung im alkalischen Bereich praktisch quantitativ. Die OH-Ionen werden bei der Reaktion verbraucht.** Sie sind also nicht katalytisch wirksam.

Verlauf der Hydrolyse im sauren Bereich. Im sauren Bereich stellt die Esterverseifung die Umkehrung der Bildungsreaktion bei Gegenwart von H-Ionen dar, die je bereits oben als Gleichgewichtsreaktion vorgestellt worden war.

2. Bildung innerer Ester (Lactone)
Hydroxycarbonsäuren können *mit sich selbst* innere Ester bilden. Allerdings müssen die Regeln über Freiheit von Ringspannung beachtet werden. γ- und δ-Hydroxycarbonsäuren bilden derartige cyclische Ester, die man **Lactone** nennt

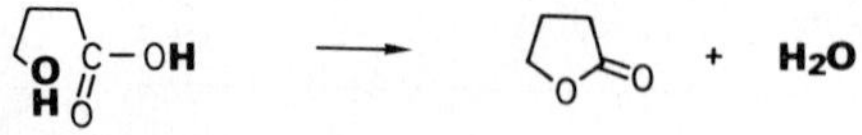

Lactone sollten in vorgegebenen Strukturformeln erkannt werden.

Tab. 63 Strukturmerkmale cyclischer, Sauerstoff-haltiger Verbindungen

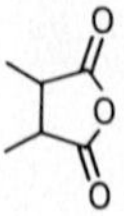

Säureanhydrid   Lacton   cycl. Halbacetal

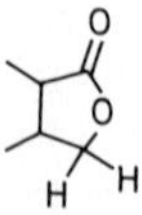

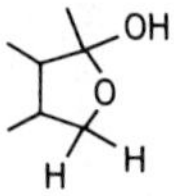

Cumarin (Lacton der *o*-Hydroxyzimtsäure) kommt in vielen Pflanzen vor (Heu- und Waldmeisterduft stammen vom Cumarin). Medizinisch interessant sind die Cumarin-Derivate als Antagonisten des Vitamin K.

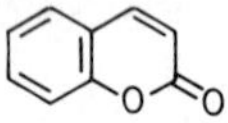

Cumarin

Biochemische Bedeutung der Ester
Fette sind die Ester langkettiger Fettsäuren, wie Palmitin- oder Stearinsäure mit einem dreiwertigen Alkohol (S. 249), dem Glycerin.

Fette stellen eine besonders günstige Energiestapelform für den Körper dar. Zur Ausnützung dieser Energie müssen bei Bedarf die Fette wieder abgebaut werden, wozu die Umkehrung der Veresterungsreaktion, die Hydrolyse, ablaufen muß. Bei einer derartigen Zerlegung von Fetten, *in vitro*, in Gegenwart von Natronlauge, fallen die fettsauren Natriumsalze als Seifen an, außerdem Glycerin. Man bezeichnet deswegen verallgemeinernd alle Esterhydrolysereaktionen auch als Verseifung.

Viele organische Stoffe mit alkoholischer Funktion werden im Stoffwechsel nur in Form der Phosphorsäureester umgesetzt.

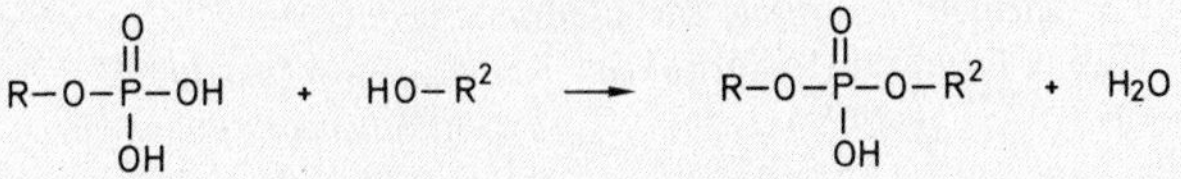

$$R-O-\overset{\overset{O}{\|}}{\underset{OH}{P}}-OH \ + \ HO-R^2 \ \longrightarrow \ R-O-\overset{\overset{O}{\|}}{\underset{OH}{P}}-O-R^2 \ + \ H_2O$$

Biochemisch wichtige Ester stammen ferner von der Pyrophosphorsäure (S. 82) ab. Sie sind energiereiche Verbindungen.

Amide

Entstehung. Amide entstehen durch Reaktion von Säuren mit Aminen (S. 263). Amid-Bildung kann, außer mit Carbon- oder Sulfonsäuren, auch mit Phosphorsäure erfolgen. Es entstehen dann Phosphamide, deren Amid-Bindung unter Freisetzung von viel Energie hydrolytisch spaltbar ist.

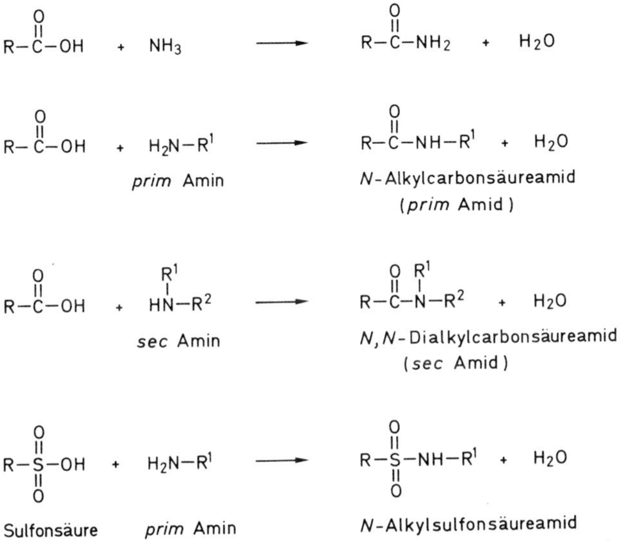

$$R-\overset{\overset{O}{\|}}{C}-OH \ + \ NH_3 \ \longrightarrow \ R-\overset{\overset{O}{\|}}{C}-NH_2 \ + \ H_2O$$

$$R-\overset{\overset{O}{\|}}{C}-OH \ + \ H_2N-R^1 \ \longrightarrow \ R-\overset{\overset{O}{\|}}{C}-NH-R^1 \ + \ H_2O$$

prim Amin *N*-Alkylcarbonsäureamid (*prim* Amid)

$$R-\overset{\overset{O}{\|}}{C}-OH \ + \ H\overset{\overset{R^1}{|}}{N}-R^2 \ \longrightarrow \ R-\overset{\overset{O}{\|}}{C}-\overset{\overset{R^1}{|}}{N}-R^2 \ + \ H_2O$$

sec Amin *N,N*-Dialkylcarbonsäureamid (*sec* Amid)

$$R-\overset{\overset{O}{\|}}{\underset{\underset{O}{\|}}{S}}-OH \ + \ H_2N-R^1 \ \longrightarrow \ R-\overset{\overset{O}{\|}}{\underset{\underset{O}{\|}}{S}}-NH-R^1 \ + \ H_2O$$

Sulfonsäure *prim* Amin *N*-Alkylsulfonsäureamid

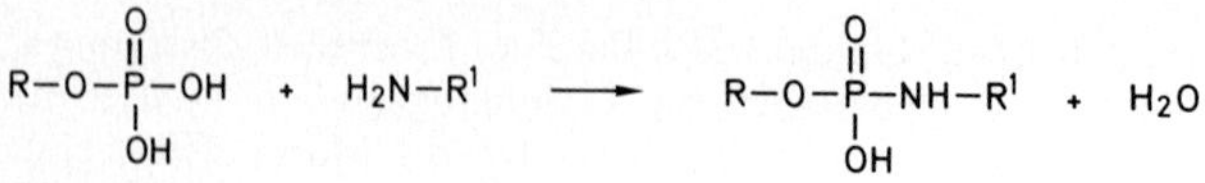

$$\text{R-O-}\overset{\overset{\displaystyle O}{\|}}{\underset{\underset{\displaystyle OH}{|}}{P}}\text{-OH} + H_2N-R^1 \longrightarrow \text{R-O-}\overset{\overset{\displaystyle O}{\|}}{\underset{\underset{\displaystyle OH}{|}}{P}}\text{-NH-}R^1 + H_2O$$

Phosphorsäure-ester   *prim* Amin   Phosphamid

Biochemische Bedeutung

Ein sehr wichtiger Vertreter der niedermolekularen Amide ist der **Harnstoff,** das Di-amid (Bisamid) der Kohlensäure (beide OH-Gruppen durch $-NH_2$ ersetzt). Harnstoff ist das Hauptausscheidungsprodukt des aus dem Eiweiß-Stoffwechsel stammenden Ammoniaks. NH_3 ist schon in niedriger Konzentration ein Zellgift, das entfernt werden muß. In der Leber wird im Harnstoff-Cyclus letztlich aus NH_3 und CO_2 dieses Amid synthetisiert und vom gesunden Erwachsenen täglich in einer Menge von etwa 30 Gramm ausgeschieden. (Die Harnstoff-Bildung ist eines der wenigen Beispiele, wo die technische Synthese einfacher verläuft als im Körper. Dort wird durch direkte Zusammengabe der beiden gasförmigen Komponenten unter hohem Druck Harnstoff erzeugt.)

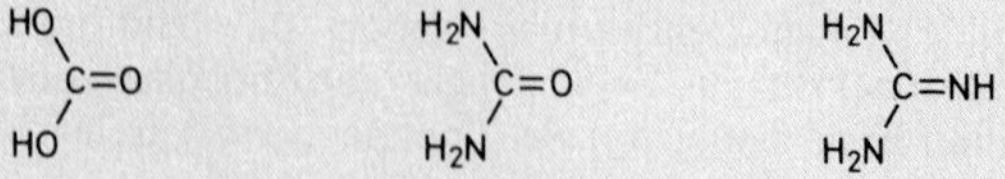

Kohlensäure	Harnstoff	Guanidin
HO–C(=O)–OH	H₂N–C(=O)–NH₂	H₂N–C(=NH)–NH₂

Die im **Guanidin** vorliegende Gruppierung findet sich in einigen biochemisch wichtigen Substanzen wieder, z. B. im Arginin oder im Kreatin.

Aus Harnstoff und Malonsäure entsteht Barbitursäure:

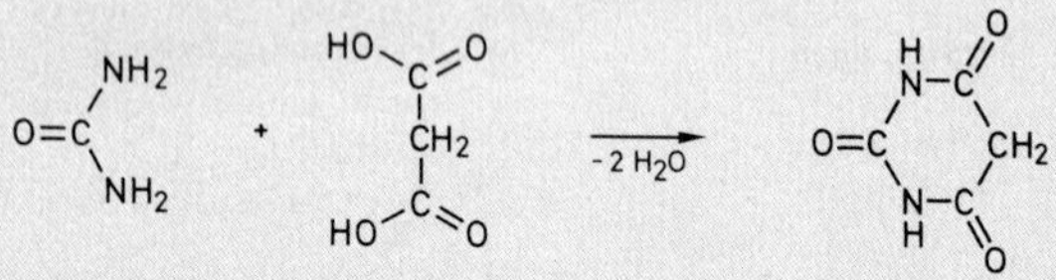

Harnstoff + Malonsäure $\xrightarrow{-2\,H_2O}$ Barbitursäure

Barbitursäure kommt in zwei tautomeren Formen vor, die im Gleichgewicht miteinander vorliegen (s. a. S. 296):

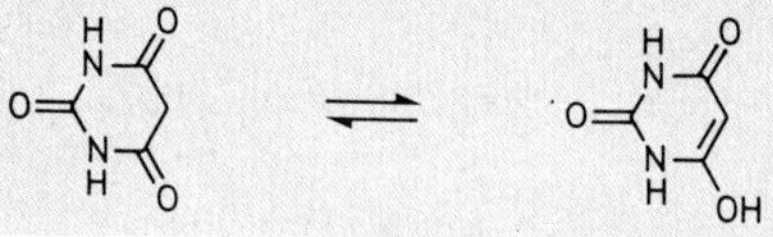

In den **Barbituraten** sind die H-Atome der Methylen-Gruppe durch Reste ersetzt, z. B. im Schlafmittel Veronal

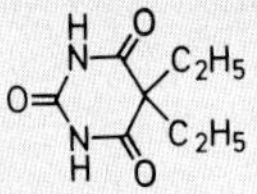

$$\underset{H}{\overset{H}{\underset{|}{N}}}\underset{||}{\overset{O}{\underset{||}{C}}}\underset{C_2H_5}{\overset{C_2H_5}{\underset{|}{C}}}$$

Durch Amid-Bildung von Phosphorsäure mit Kreatin entsteht **Phosphokreatin**, die wirksamste Energiespeicherungsform in der Muskulatur (S. 366):

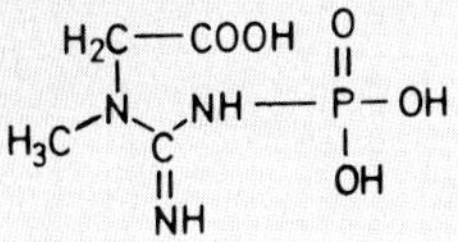

$$H_3C-\underset{\underset{NH}{\overset{||}{C}}}{N}\underset{NH-P-OH}{\overset{H_2C-COOH\quad O}{}}$$

Thiocarbonsäure-ester

Bei Thiocarbonsäuren ist das O-Atom der OH-Gruppe der COOH-Gruppe durch Schwefel ersetzt. Diese Säuren bilden mit Alkoholen Ester.

Reaktionen

Thiocarbonsäure-*S*-ester zählen zu den aktivierten Verbindungen (S. 375). Ihre Aufgabe ist die Aktivierung ganzer Molekül-Gruppen, um sie auf andere zu übertragen.

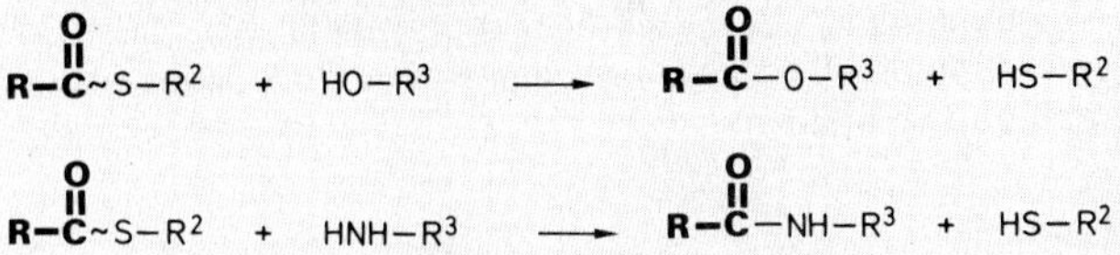

$$R-\overset{O}{\underset{||}{C}}\sim S-R^2 + HO-R^3 \longrightarrow R-\overset{O}{\underset{||}{C}}-O-R^3 + HS-R^2$$

$$R-\overset{O}{\underset{||}{C}}\sim S-R^2 + HNH-R^3 \longrightarrow R-\overset{O}{\underset{||}{C}}-NH-R^3 + HS-R^2$$

Bei der Übertragung wird die energiereiche Bindung (durch $\sim$ symbolisiert) zwischen Kohlenstoff und Schwefel in Thiocarbonsäure-S-ester aufgespalten und der Acyl-Rest (R—CO-) auf eine andere Verbindung übertragen. Es entstehen Ester im oberen und Amide im unteren Beispiel.

Säureanhydride

Entstehung. Man kennt einfache Anhydride ($R^1 = R^2$) und gemischte ($R^1 \neq R^2$). Bei ihnen gibt es auch gemischte Anhydride aus anorganischen und organischen Säuren.

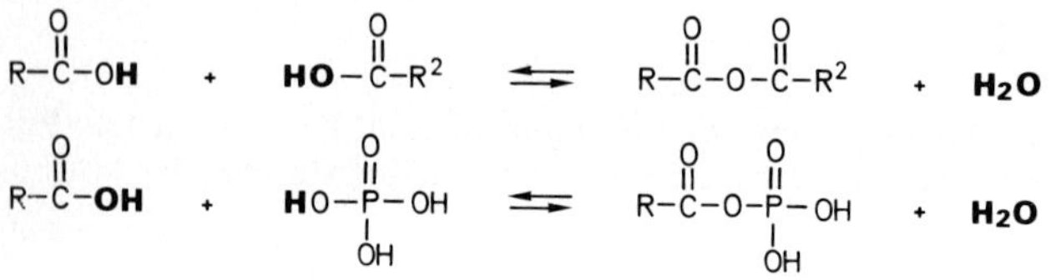

$$R-\overset{O}{\underset{\|}{C}}-OH + HO-\overset{O}{\underset{\|}{C}}-R^2 \rightleftarrows R-\overset{O}{\underset{\|}{C}}-O-\overset{O}{\underset{\|}{C}}-R^2 + H_2O$$

$$R-\overset{O}{\underset{\|}{C}}-OH + HO-\underset{\underset{OH}{|}}{\overset{O}{\underset{\|}{P}}}-OH \rightleftarrows R-\overset{O}{\underset{\|}{C}}-O-\underset{\underset{OH}{|}}{\overset{O}{\underset{\|}{P}}}-OH + H_2O$$

Bedeutung. In der Chemie spielt Acetanhydrid eine gewisse Rolle als Reagenz

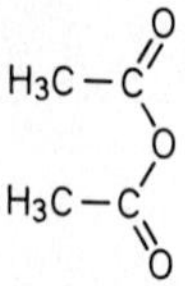

$$\begin{array}{c} H_3C-C\overset{O}{\underset{}{\diagdown}} \\ O \quad \text{Acetanhydrid} \\ H_3C-C\underset{O}{\diagup} \end{array}$$

In der Biochemie erfolgt bei der Proteinsynthese die Kopplung einer Aminosäure mit Phosphorsäure unter Anhydrid-Bildung.

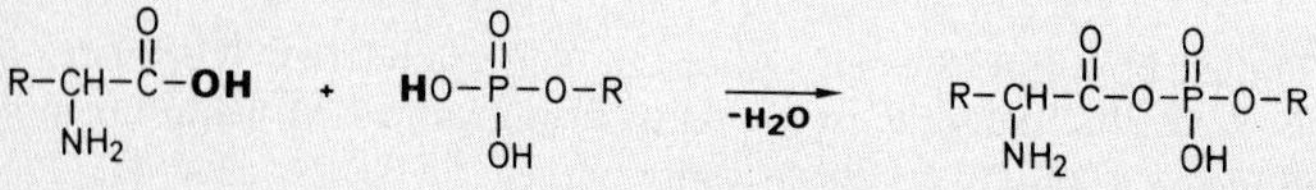

$$R-\underset{NH_2}{\underset{|}{CH}}-\overset{O}{\underset{\|}{C}}-OH + HO-\underset{\underset{OH}{|}}{\overset{O}{\underset{\|}{P}}}-O-R \xrightarrow{-H_2O} R-\underset{NH_2}{\underset{|}{CH}}-\overset{O}{\underset{\|}{C}}-O-\underset{\underset{OH}{|}}{\overset{O}{\underset{\|}{P}}}-O-R$$

Diese Verbindung ist ebenfalls sehr reaktionsfähig. Über sie wird die aktivierte Aminosäure mit einer zweiten Aminosäure peptidartig beim Eiweißaufbau verbunden.

Säurechloride

Säurechloride oder Säurehalogenide werden im chemischen Labor häufig wegen ihrer großen Reaktionsbereitschaft bei vielen Umsetzungen angewandt. Wegen ihrer großen Reaktivität sind sie, ähnlich wie die Säureanhydride, in biologischen Systemen nicht stabil. Ein wichtiges Synthesehilfsmittel des Chemikers ist z. B. **Acetylchlorid**.

Phosgen, das Chlorid der Kohlensäure, ist ein starkes Ätzgift. Die gasförmige Verbindung ist nur schwach riechend (nach faulem Heu). Sie entsteht bei Benutzung von mit Tetrachlorkohlenstoff gefüllten Feuerlöschern, da Tetrachlorkohlenstoff in Kontakt mit heißen Flächen und Sauerstoff Phosgen bildet. Man benutzt deswegen heute Feuerlöscher auf anderer Grundlage. In der technischen Chemie dagegen wird es häufig angewandt, wobei gute Sicherheitsvorkehrungen notwendig sind.

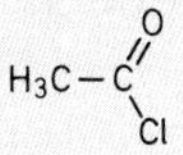

$$H_3C-C\overset{O}{\underset{Cl}{\diagdown}} \qquad O=C\overset{Cl}{\underset{Cl}{\diagdown}}$$

Acetylchlorid 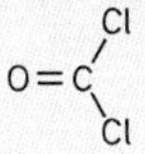   Phosgen

Da sich Phosgen im Licht aus Chloroform bilden kann, wird dieses wegen der Vergiftungsgefahr durch Phosgen als Inhalationsnarkotikum heute kaum noch angewandt.

Phosphorsäureester und -anhydride

Beispiele für gemischte Säureanhydride mit Phosphorsäure sind Carbamoylphosphat und Acetylphosphat. Beide spielen im Stoffwechsel eine Rolle. Carbamoylphosphat, das gemischte Anhydrid aus Phosphorsäure und Kohlensäureamid, ist Zwischenstufe im Harnstoff-Cyclus:

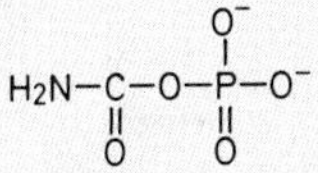

$$H_2N-\underset{\underset{O}{\|}}{C}-O-\underset{\underset{O}{\|}}{\overset{\overset{O^-}{|}}{P}}-O^- \quad \text{Carbamoylphosphat}$$

Das Phosphatgruppenübertragungspotential (s. S. 366) von Acetylphosphat ist kleiner als das des Phosphocreatins, aber größer als das des ATP:

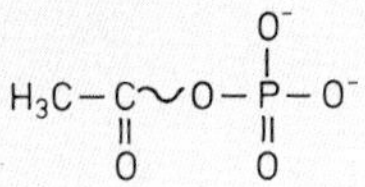

$$H_3C-\underset{\underset{O}{\|}}{C}\sim O-\underset{\underset{O}{\|}}{\overset{\overset{O^-}{|}}{P}}-O^- \quad \text{Acetylphosphat}$$

Ester der Phosphorsäure zeigen einige Besonderheiten. Wenn mehrere Phosphorsäure-ester-Einheiten unter Wasseraustritt reagieren und Säureanhydrid-Bindungen ausbilden (S. 82), dann entstehen Ester, in denen zusätzlich noch eine oder zwei Säureanhydrid-Bindungen vorhanden sind (z. B. ATP = Adenosintriphosphat). Es können auch gemischte Säureanhydrid-Bindungen auftreten, so zwischen Phosphor- und Schwefelsäure im PAPS (3'-Phosphoadenosin-5'-phosphosulfat) oder in der 1,3-Diphosphoglycerinsäure zwischen einer COOH-Gruppe und der Phosphorsäure. Schließlich kann auch ein Phosphorsäure-Molekül mit mehreren OH-Gruppen reagieren, wobei u. U. cyclische Ester resultieren (z. B. *c*-AMP = *cyclo*-Adenosinmonophosphat). In Tab. 64 sind diese Beispiele aufgeführt, in der die Säure in der undissoziierten Form geschrieben wurde, die nur im stark sauren Milieu vorliegt. Physiologischerweise kommt bei der Phosphorsäure und ihren Estern das zweifach negativ geladene Anion im Gewebe vor. Der Leser sollte an den Beispie-

Tab. 64   Phosphorsäureester und -anhydride

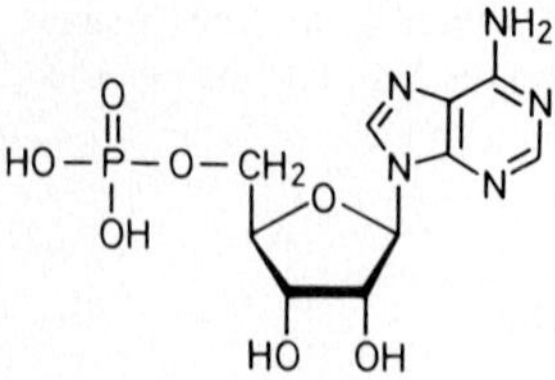

AMP

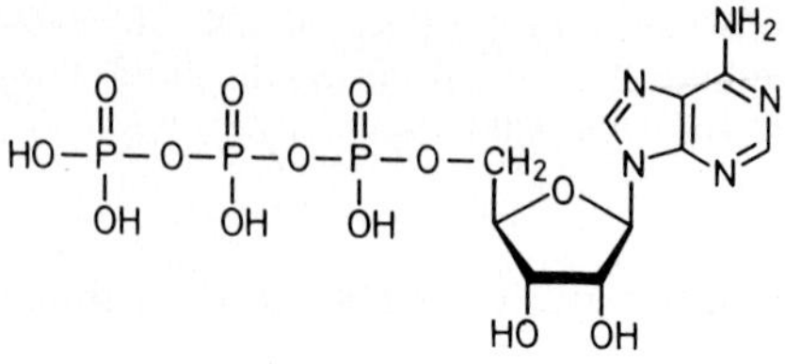

ATP

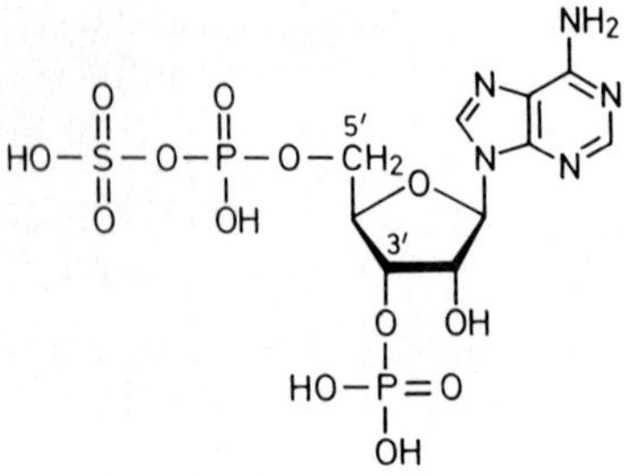

PAPS

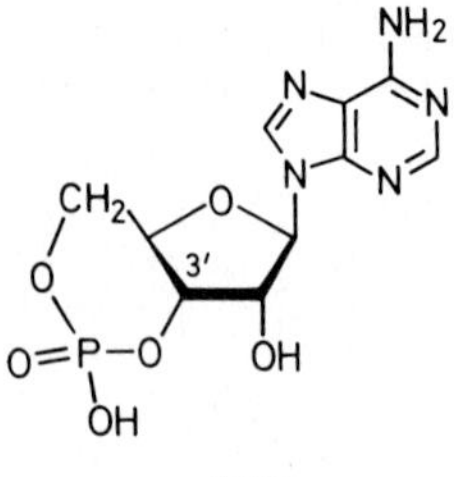

c-AMP

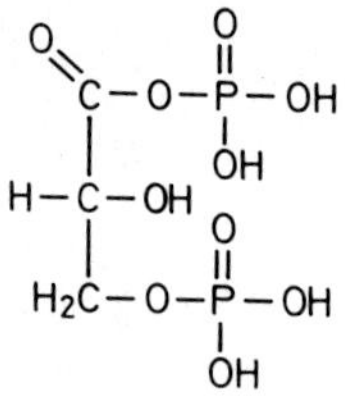

1,3-Diphosphoglycerinsäure

len üben, **in vorgegebenen Strukturformeln die Phosphorsäureester- und anhydrid-Bindungen zu kennzeichnen**
Die Phosphorsäureanhydrid-Bindung ist energiereich. **Bei ihrer Hydrolyse wird folglich viel freie Energie verfügbar** (S. 82). Unter Standardbedingungen beträgt die Größenordnung etwa **40 kJ · mol^{-1}. Wie stets, hängt auch hier die freie Energie von der Konzentration der Reaktionspartner ab** (S. 197).

Hydroxy- und Keto(Oxo)carbonsäuren

Eigenschaften. In Hydroxycarbonsäuren sind eine oder mehrere alkoholische OH-Gruppen mit einer COOH-Gruppe kombiniert. Steht die OH-Gruppe am nächsten C-Atom zur COOH-Gruppe, handelt es sich um eine α-Hydroxycarbonsäure. Biochemisch wichtig sind außerdem β-Hydroxycarbonsäuren, z. B. β-Hydroxybuttersäure, ferner die Citronensäure.

```
    COOH              COOH
     |                 |
                      CH₂
                       |
    HC—OH             HC—OH
     |                 |
     R                 R

α-Hydroxycarbonsäure   β-Hydroxycarbonsäure
```

In Ketocarbonsäuren sind eine oder mehrere Keto-Gruppen mit einer (oder mehreren) COOH-Gruppen kombiniert. Hier sind α- und β-Ketocarbonsäuren biochemisch wichtig.
Anhand der folgenden Beispiele kann **das Klassifizieren von Verbindungen, bei Vorgabe der Strukturformeln, als α- oder β-Hydroxy-, bzw. Ketocarbonsäure geübt werden** (s. Tab. 65, S. 294). Bei den aufgeführten Säuren handelt es sich um körpereigene Hydroxycarbonsäuren, die am Stoffwechsel maßgeblich beteiligt sind.

Reaktionen

1. Oxidations- bzw. Reduktionsreaktionen.
Hydroxycarbonsäuren mit einer sekundären OH-Gruppe können zu Ketocarbonsäuren oxidiert werden. Eine primäre OH-Gruppe wird zur Aldehyd-Gruppe, bzw. weiter bis zur Carboxy-Gruppe oxidiert, so daß aus einer derartigen Hydroxycarbonsäure eine Carbonsäure mit zusätzlicher Aldehydfunktion, bzw. eine Dicarbonsäure wird.

Analog können **Ketocarbonsäuren zu Hydroxycarbonsäuren reduziert werden**. Beide Reaktionen spielen im Stoffwechsel eine erhebliche Rolle.

Tab. 65 Biochemisch wichtige Hydroxy- und Ketocarbonsäuren (Namen der Anionen bzw. Salze in Klammern)

```
    O
    ‖
    C—OH                    CH₃                     COOH
    |                       |                       |
  H—C—OH                  H—C—OH                    CH₂
    |                       |                       |
  H₂C—OH                  COOH                    H—C—OH
                                                    |
                                                    COOH
```

Glycerinsäure   Milchsäure   Äpfelsäure
(Glycerate)   (Lactate)   (Malate)

```
                            COOH
    COOH                    |
    |                       CH₂
  H—C—OH                    |                       CH₃
    |                    HO—C—COOH                  |
  H—C—OH                    |                       C=O
    |                       CH₂                     |
    COOH                    |                       COOH
                            COOH
```

Weinsäure   Citronensäure   Brenztraubensäure
(Tartrate)   (Citrate)   (Pyruvate)

```
                            COOH
    COOH                    |                       COOH
    |                       C=O                     |
    C=O                     |                       C=O
    |                       CH₂                     |
    CH₂                     |                     H—C—COOH
    |                       CH₂                     |
    COOH                    |                     H₂C—COOH
                            COOH
```

Oxalessigsäure   α-Oxoglutarsäure   Oxalbernstein-
(α-Oxobernsteinsäure,   (Ketoglutarate)   säure
Oxalacetate)

Der Leser sollte deshalb **Redox-Gleichungen auf ihre Richtigkeit überprüfen, wobei die Strukturformeln zu untersuchen sind, sowie Abgabe oder Aufnahme von Elektronen und Protonen.**

```
    H₂C—OH                    H                        HO
    |                          \\                        \\
    (CH₂)ₓ         ⇌            C=O          ⇌           C=O
    |                          /                        /
    COOH                    (CH₂)ₓ                    (CH₂)ₓ
                              |                        |
                              COOH                     COOH
```

Hydroxycarbonsäure   Aldehydcarbonsäure   Dicarbonsäure

Eigenschaften und Reaktionen spezieller Stoffgruppen

$$\begin{array}{c} CH_3 \\ | \\ (CH_2)_x \\ | \\ HC-OH \\ | \\ (CH_2)_y \\ | \\ COOH \end{array} \quad \rightleftharpoons \quad \begin{array}{c} CH_3 \\ | \\ (CH_2)_x \\ | \\ C=O \\ | \\ (CH_2)_y \\ | \\ COOH \end{array}$$

Hydroxycarbonsäure   Ketocarbonsäure

Oxidation (oberer Pfeil) von Hydroxycarbonsäuren. Die Oxidationsprodukte können im Sinne des unteren Pfeils wieder reduziert werden.

2. Decarboxylierung.

Aus der COOH-Gruppe kann CO_2 abgespalten werden, wodurch die Kette des Kohlenstoff-Skeletts um ein C-Atom verkürzt wird. Die Decarboxylierungsreaktion erfolgt leicht, wenn in der Nachbarschaft auflockernde Gruppen vorliegen, wie β- oder α-ständige Keto-Gruppen, ferner α-ständige Hydroxy- und Amino-Gruppierungen. Ausgehend von den Aminosäuren werden sämtliche **biogenen Amine** gebildet.

$$\begin{array}{c} H \\ | \\ R^1-C-COOH \\ | \\ R^2 \end{array} \quad \rightleftharpoons \quad \begin{array}{c} H \\ | \\ R^1-C-H \\ | \\ R^2 \end{array} \quad + \quad CO_2$$

Beispiele sind die Decarboxylierung von Serin, bei der Ethanolamin entsteht [das dann weiter zu Cholin (s. S. 264) reagiert, das seinerseits zu dem wichtigen Acetylcholin umgesetzt wird (S. 265)], und Cystein, aus dem Cysteamin entsteht.

$$\begin{array}{c} COOH \\ | \\ H_2N-C-H \\ | \\ H_2COH \end{array} \quad \xrightarrow{-CO_2} \quad \begin{array}{c} H_2N-CH_2 \\ | \\ H_2COH \end{array}$$

Serin   Ethanolamin

$$\begin{array}{c} COOH \\ | \\ H_2N-CH \\ | \\ H_2C-SH \end{array} \quad \xrightarrow{-CO_2} \quad \begin{array}{c} H_2N-CH_2 \\ | \\ H_2C-SH \end{array}$$

Cystein   Cysteamin

Serotonin (S. 357) entsteht durch Decarboxylierung von 5-Hydroxytryptophan. Histidin decarboxyliert zu Histamin (S. 362) usw.

Zur Rückbildung der Carbonsäure muß der CO_2-Druck stark erhöht werden, was unter physiologischen Bedingungen nicht möglich ist. Folglich sind biochemische Decarboxylierungen nicht umkehrbar. Es muß daher Nebenschlüsse oder Umwege geben, um die Säure unter Umgehung des Decarboxylierungsschritts aufzubauen.

Bei Vorgabe der Strukturformel ist es nötig, Ausgangs- und Endprodukt bei der Decarboxylierung von Ketosäuren und α-Aminosäure zuzuordnen.

3. Keto-Enol-Tautomerie.

Bei Ketocarbonsäuren beobachtet man Keto-Enol-Tautomerie. Dabei wandert ein Proton innerhalb einer Verbindung. Die Keto-Form wird dabei in einen ungesättigten Alkohol (Enol) umgewandelt. Beide Formen (gr. tautos = beide) stehen im Gleichgewicht miteinander. Die Enol-Form ist schwach sauer (s. S. 276).

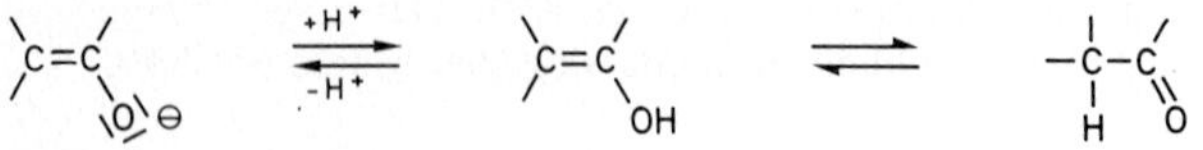

Enol-Form   Keto-Form

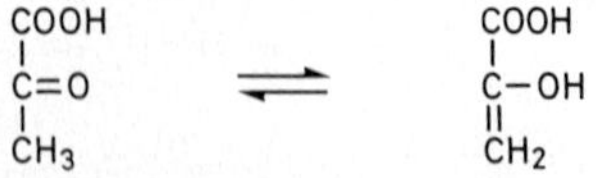

Brenztraubensäure   Enol-Form der Brenztraubensäure

Ein biochemisch wichtiges Beispiel der Keto-Enol-Tautomerie liegt bei der **Brenztraubensäure** vor, die über ihre Enol-Form beim Zuckerabbau anfällt. Diese Form ist an der OH-Gruppe des mittleren C-Atoms mit Phosphorsäure verbunden. Die Verbindung **Phosphoenolpyruvat** (PEP) hat eine zentrale Stellung im Stoffwechsel.

Ein anderes Beispiel einer innermolekularen Wasserstoffwanderung, allerdings unter Beteiligung von C=N-Doppelbindungen, bietet die Barbitursäure (S. 288). Andere Beispiele sind die Basenbestandteile der Nucleinsäuren. Sie sind **Pyrimidin-** bzw. **Purin-Derivate** (S. 244).

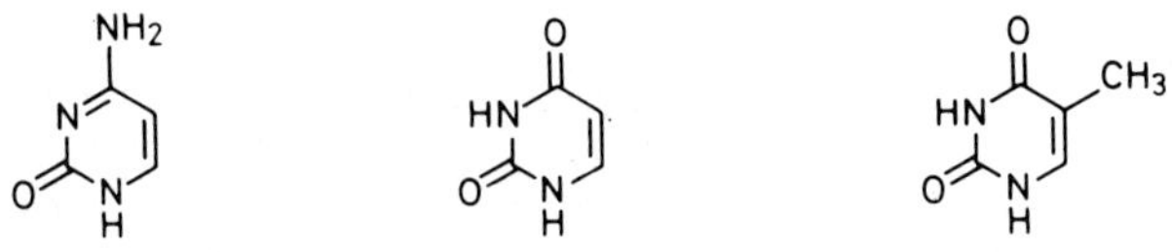

Cytosin   Uracil   Thymin

Die Verbindungen liegen fast nur in der Keto- und kaum in der Enol-Form vor.

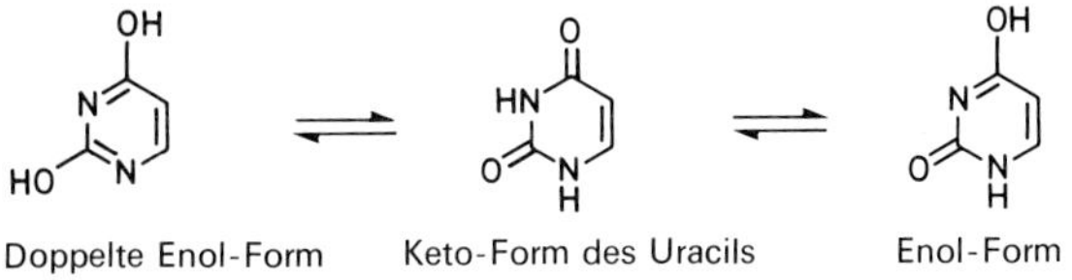

| Doppelte Enol-Form | Keto-Form des Uracils | Enol-Form |

Der biochemisch Interessierte sollte **Verbindungen anhand ihrer Strukturformel erkennen, die zur Keto-Enol-Tautomerie befähigt sind sowie Keto- und Enol-Form zuordnen.**

Biochemische Bedeutung von Hydroxy- bzw. Ketocarbonsäuren

β-Hydroxyfettsäuren treten beim Auf- und Abbau der Fettsäuren auf. Beim Aufbau resultiert aus der Aldoladdition der aktivierten Essigsäure eine β-Hydroxyfettsäure, die Wasser abspalten kann, wodurch eine ungesättigte Fettsäure entsteht, deren Doppelbindung vom α-C-Atom ausgeht. Sie wird zur Fettsäure hydriert, die dann um ein weiteres C_2-Stück verlängert werden kann. Der gleiche Prozeß wird – im Prinzip – beim Abbau der Fettsäuren in umgekehrter Richtung durchlaufen.

Die leichte Decarboxylierbarkeit der Oxo-carbonsäuren wird im Citronensäure-Cyclus (s. S. 382) ausgenutzt.

Zwischen α-Oxo-carbonsäuren und α-Amino-carbonsäuren besteht ein enger Zusammenhang über den Mechanismus der Transaminierung (S. 262), der durch Transaminasen gesteuert wird. Diese Enzyme kommen in der „chemischen Fabrik des Körpers", der Leber, vor. Bei einer Schädigung der Leberzellen werden deren Zellmembranen durchlässiger und die intrazellulär lokalisierten Enzyme werden in das strömende Blut geschwemmt und in die Peripherie getragen. Die Enzymmenge im Blut ist proportional dem Grad des Leberschadens. Durch Bestimmung der Aktivität der Transaminasen im Blut kann man das Ausmaß des Schadens feststellen und eventuelle Therapieerfolge beurteilen. Viel verwandt wird die Messung der SGOT, der Serum-Glutamat-Oxalacetat-Transaminase, S. 177.

Die **Acetessigsäure** ist eine β-Oxo-carbonsäure, die bei der Kondensation von 2 mol aktivierter Essigsäure als erstes Kondensationsprodukt bei der Fettsäuresynthese auftritt (S. 271). Sie ist beim Diabetiker manchmal Endprodukt des Fettsäureabbaus. Bei dieser Krankheit sind Zuckerabbau und Citronensäure-Cyclus gestört. Folglich staut sich die aktivierte Essigsäure zu Beginn des Cyclus und es entsteht Acetessigsäure in größerer Konzentration. Diese wird im Diabetikerharn ausgeschieden oder nach Decarboxylierung als **Aceton**. Acetessigsäure kann auch zu 3-Hydroxy-butansäure hydriert und ausgeschieden werden. Alle drei Stoffe faßt man als Aceton-Körper des Diabetikers zusammen. Ihre Bestimmung ermöglicht eine klinisch-chemische Diagnose dieser Stoffwechselstörung.

```
COOH                                    COOH
|                                       |
CH2           CH3                       CH2
|             |                         |
C=O           C=O                     H-C-OH
|             |                         |
CH3           CH3                       CH3
```

Acetessigsäure   Aceton   3-Hydroxybutansäure
(Acetoacetat)   (Hydroxybutyrat)

Di- und Tricarbonsäuren

Carbonsäuren mit zwei Carboxy-Funktionen sind Dicarbonsäuren. Carbonsäuren mit drei Carboxy-Funktionen die Tricarbonsäuren (Tab. 66). Die Liste gibt zugleich Gelegenheit, die **Klassifikation von Mono-, Di- und Tri-carbonsäuren** zu üben. **Citronensäure** ist eine biochemisch wichtige Tricarbonsäure (pK-Werte 3,7, 4,8 und 6,4), von der die Aufstellung der drei Dissoziationsgleichungen beherrscht werden sollte.

Tab. 66 Biochemisch wichtige Dicarbonsäuren (Namen der Salze in Klammern)

```
                                          COOH
                         COOH             |
                         |                CH2
COOH                     CH2              |
|                        |                CH2
COOH                     COOH             |
                                          COOH
```

Oxalsäure   Malonsäure   Bernsteinsäure
(Oxalate)   (Malonate)   (Succinate)

```
  H       COOH
   \     /
    C=C
   /     \
HOOC      H
```
                                HOOC-CH2-CH2-CH2-COOH

Fumarsäure   Glutarsäure
(Fumarate)   (Glutarate)

9 Beschreibung biochemisch wichtiger niedermolekularer Stoffe

Wir haben bisher schon eine ganze Reihe biochemisch wichtiger Stoffe kennengelernt – meistens beispielhaft als Zwischen- oder Endprodukte des Stoffwechsels. In diesem Kapitel sollen nun die Stoffgruppen zusammenfassend besprochen werden, die die Grundbausteine der Körperbestandteile bilden und die im Rahmen des Auf- und Abbaus derselben wichtig sind. Es handelt sich um die Aminosäuren, die Zucker (oder „Kohlenhydrate") sowie die Lipide.

9.1 Aminosäuren

Nomenklatur

α-**Aminocarbonsäuren.** Neben dem Namen ist die Abkürzung aufgeführt, die in der Aminosäure- und Proteinchemie zunehmende Bedeutung bekommt. Mit wenigen Ausnahmen wird sie aus den ersten drei Buchstaben des Namens gebildet.

Das zur COOH-Gruppe α-ständige C-Atom ist Asymmetriezentrum (S. 228). Die natürlich vorkommenden Aminosäuren haben L-Konfiguration. (Eine Ausnahme sei hier an dieser Stelle angeführt. Die Proteine mancher Bakterienwände sind reich an D-Alanin.) Die Formeln (Tab. 67) sind die Fischer-Projektionsformeln.

In der Tab. 67 sind die Aminosäuren in der Zwitterionenform (s. S. 88) aufgeführt. Sie entsteht aus der (nur in ungelösten, festen Aminosäuren) vorliegenden ungeladenen Form sofort nach Auflösung in Wasser.

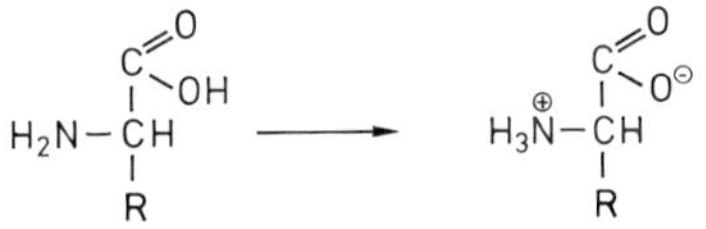

$$H_2N-\underset{R}{\underset{|}{CH}}-C\overset{\nearrow O}{\underset{\searrow OH}{}} \longrightarrow H_3\overset{\oplus}{N}-\underset{R}{\underset{|}{CH}}-C\overset{\nearrow O}{\underset{\searrow O^{\ominus}}{}}$$

Ornithin und Citrullin sind – zusammen mit Arginin – Bestandteile des Harnstoffcyclus, in dem dieses wichtige Ausscheidungsprodukt aus Ammoniak und CO_2 synthetisiert wird.

Tab. 67 Proteinogene Aminosäuren (Namen, Formel, Kurzsymbolik)

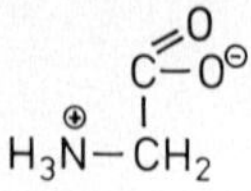

| Glycin (Gly) | L-Alanin (Ala) | L-Valin (Val) | L-Leucin (Leu) |

| L-Isoleucin (Ileu) | L-Phenylalanin (Phe) | L-Prolin (Pro) | L-Serin (Ser) |

| L-Threonin (Thre) | L-Cystein (Cys-SH) | L-Cystin (Cys-S-S-Cys) | |

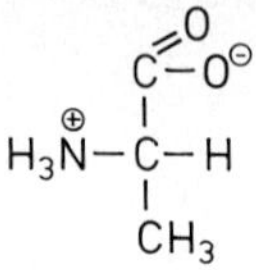

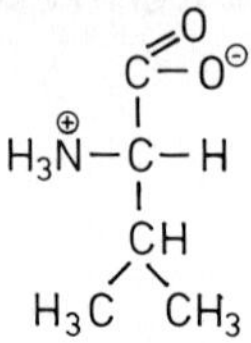

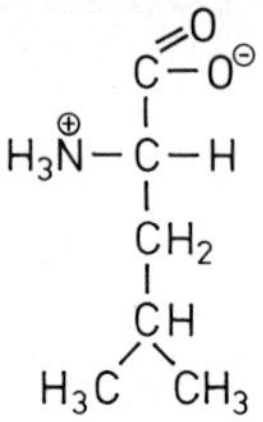

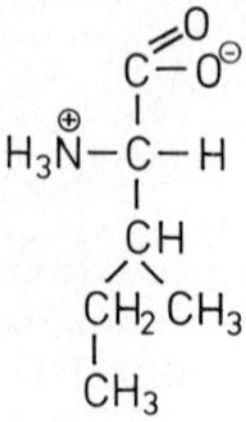

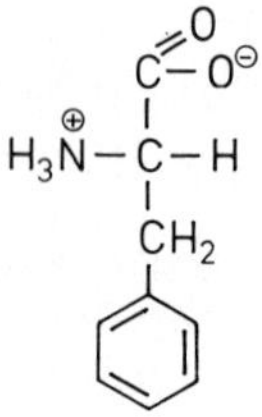

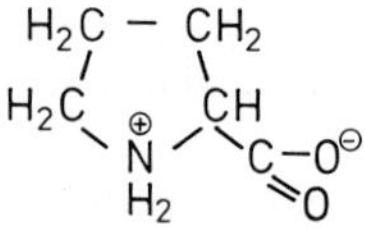

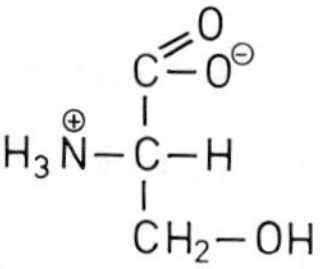

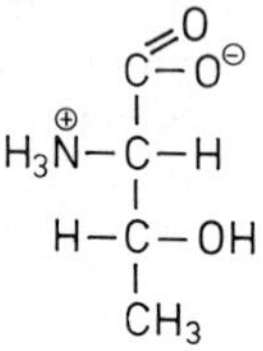

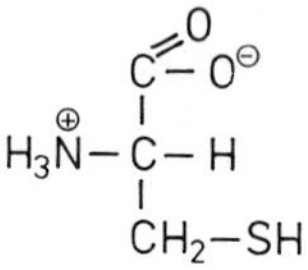

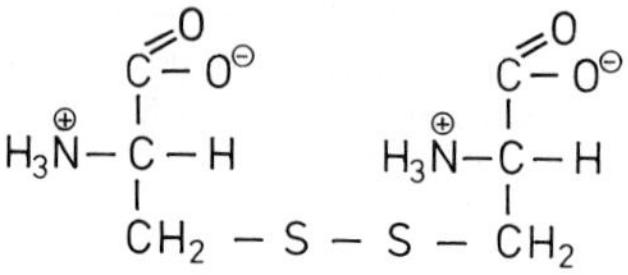

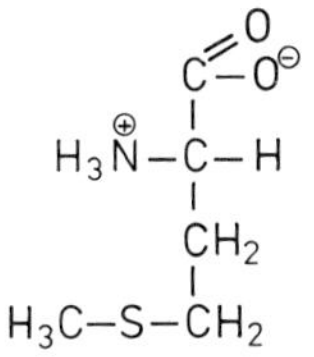

L-Methionin
(Meth)

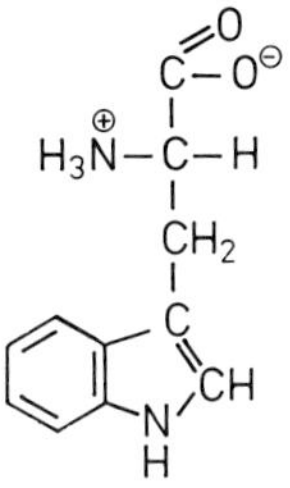

L-Tryptophan
(Try)

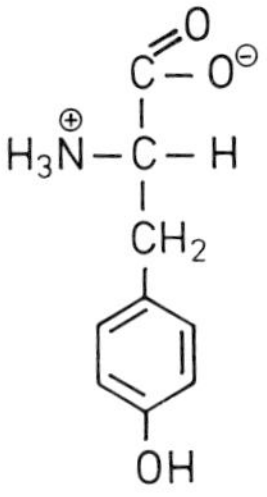

L-Tyrosin
(Tyr)

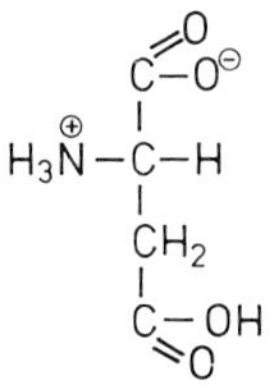

L-Asparaginsäure
(Asp)

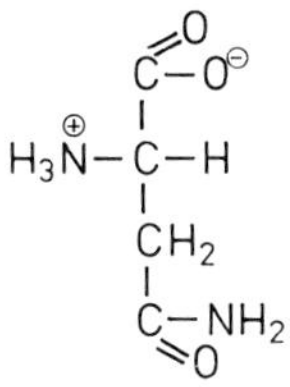

L-Asparagin
(Asp-NH₂ oder Asn)

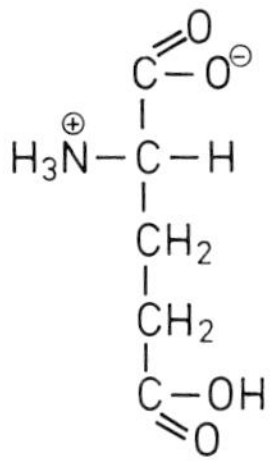

L-Glutaminsäure
(Glu)

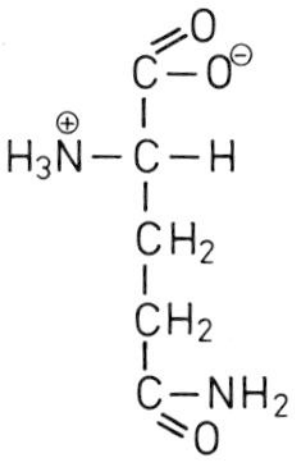

L-Glutamin
(Glu-NH₂ oder Gln)

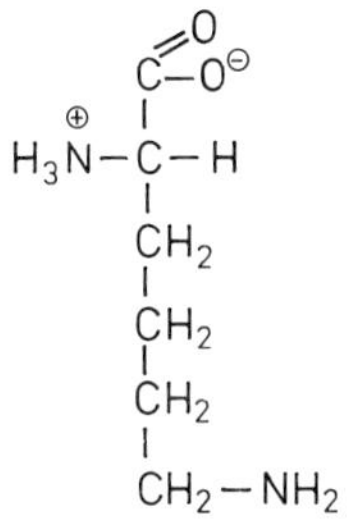

L-Lysin
(Lys)

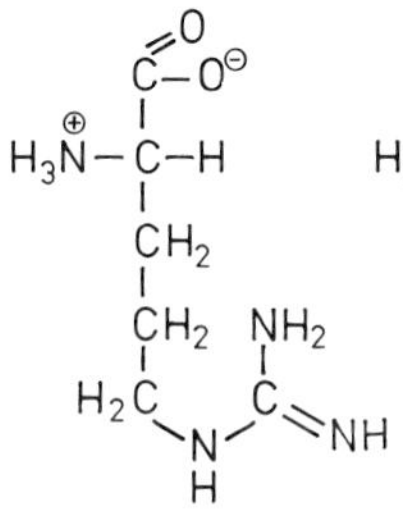

L-Arginin
(Arg)

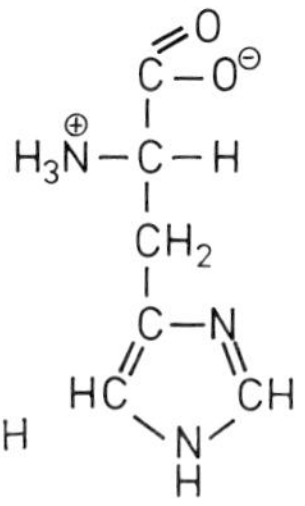

L-Histidin
(His)

```
    COO⁻                COO⁻
H₃N⁺—CH             H₃N⁺—CH
    |                   |
    CH₂                 CH₂
    |                   |
    CH₂                 CH₂
    |                   |
H₂C—NH₂             H₂C
                       \
  Ornithin              NH
                       /
                  O=C
                       \
                        NH₂

                     Citrullin
```

Die Beispiele ermöglichen das Üben der **Klassifizierung von Verbindungen als α-L-Aminocarbonsäuren, bei Vorgabe von Struktur bzw. Stereoformeln.**

In der Aufstellung finden sich **neutrale** Aminosäuren, bei denen eine COOH-Gruppe mit einer Amino-Gruppe kombiniert ist (z. B. Gly, Ala). In **sauren** Aminosäuren (Asp, Glu) stehen zwei Carboxy-Gruppen einer Aminofunktion im Molekül gegenüber. **Basische** Aminosäuren (Arg, His, Lys) sind durch zwei basische Gruppierungen und eine COOH-Gruppe gekennzeichnet. Schließlich sei auf die neutralen Aminosäuren hingewiesen, bei denen zwei NH₂-Gruppen im Molekül vorkommen, von denen jedoch die eine in einer Amidfunktion vorliegt (Amidaminosäure, Asn, Gln). Gly, Ala, Val, Leu, Ileu, Phe und Pro sind apolare Aminosäuren. Eine **Klassifizierung biologisch wichtiger Aminosäuren als neutral, sauer oder basisch** ist mit den gemachten Angaben möglich.

β-, *γ*-, *δ*-**Aminosäuren.** Im Stoffwechsel kommen neben α-Aminosäuren auch *β*- und *γ*-Aminosäuren vor.

```
                             COOH
                              |
  COOH                        CH₂
   |                          |
   CH₂                        CH₂
   |                          |
H₂C—NH₂                   H₂C—NH₂
 β-Alanin              γ-Amino-butansäure
                            GABA
```

β-Alanin entsteht durch Decarboxylierung der Asparaginsäure, **γ-Aminobutansäure** durch Decarboxylierung der Carboxy-Gruppe der Glutaminsäure, die in Nachbarschaft der Amino-Gruppe steht.

γ- und *δ*-Aminosäuren können unter Wasserabspaltung heterocyclische Fünf- oder Sechsringsysteme innerhalb des gleichen Moleküls ausbilden.

Diese inneren Amide nennt man Lactame. Biologisch wichtig ist das Lactam des Kreatins, das Kreatinin.

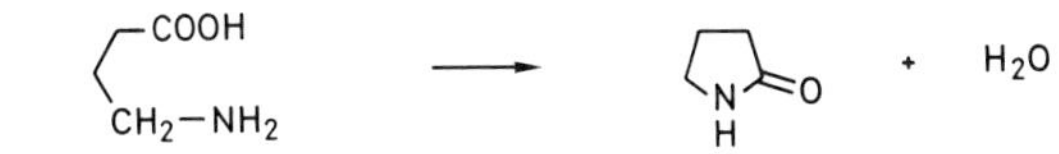

γ-Amino-butansäure → Lactam der GABA + H_2O

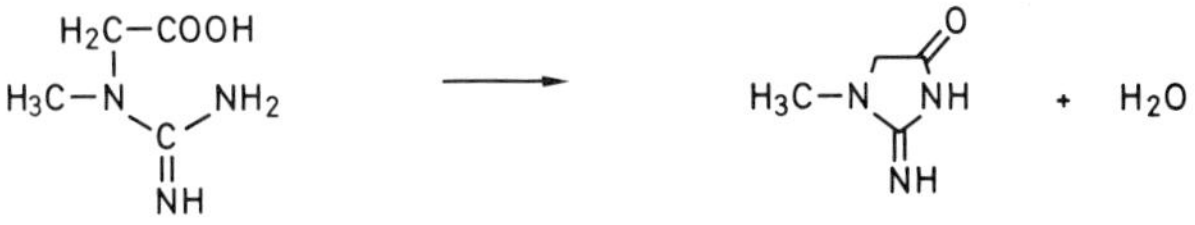

Kreatin → Kreatinin + H_2O

Eine künstlich hergestellte Substanz mit Amin- und Carbonsäure-Funktionen zugleich ist **EDTA**. Die Substanz ist ein hervorragender Chelatkomplexbildner, der in der Therapie zur Entgiftung (S. 63), zur Aufhebung der gerinnungsfördernden Wirkung des Ca^{2+}, *in vitro* (S. 63) und in der Analytik benutzt wird.

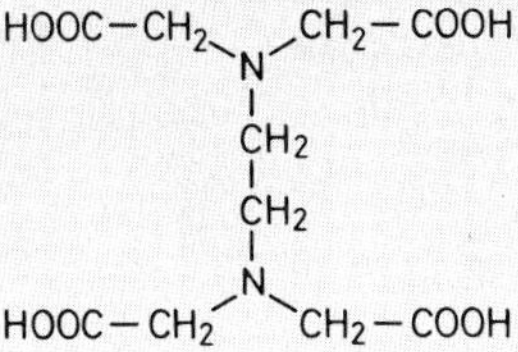

EDTA

Reaktionen

Isoelektrischer Punkt. Aminosäuren sind Ampholyte. Löst man eine neutrale Aminosäure in Wasser auf, dann bildet sich das Zwitterion (Struktur **b**). Gibt man zu dieser Lösung H-Ionen, dann entsteht Struktur **a**. Entzieht man der Lösung mit dem Zwitterion H-Ionen (durch Zugabe von Base), dann erhält man Struktur **c**.

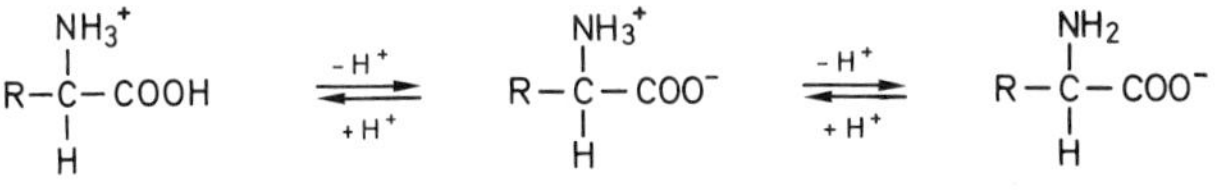

Struktur im Bereich, der saurer ist als der pI
a

Struktur am pI
b

Struktur im Bereich, der alkalischer ist als der pI
c

Das Schema gibt die **Struktur einer neutralen Aminosäure bei verschiedenen pH-Werten der Lösung** an. Der Übergang von Struktur **a** zu **b** entspricht der 1. Dissoziationsstufe einer zweiprotonigen Säure, also einem pK_{S1}-Wert. Der Übergang von **b** zu **c** entspricht der 2. Dissoziationsstufe mit dem pK_{S2}.

Die Titrationskurve einer (neutralen) Aminosäure zeigt auch – entsprechend dem Verhalten einer zweiprotonigen Säure – zwei waagerechte Abschnitte.

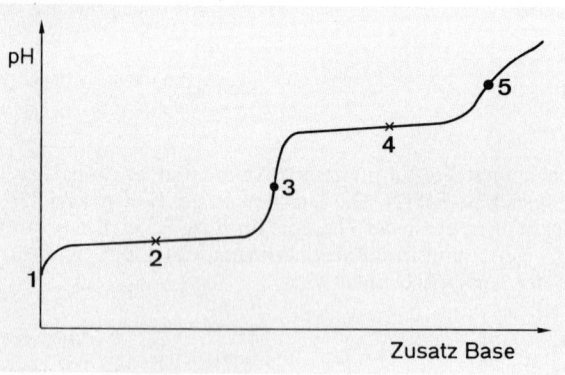

Abb. 78 Säure-Basen-Titration einer Aminosäure

Am Punkt **1** der Kurve findet sich ausschließlich die Form **a**. Am Punkt **3** liegt die Zwitterionenstruktur **b** vor, während im Alkalischen an Punkt **5** ausschließlich das Anion gegeben ist. Am Punkt **2** finden sich gleiche Mengen von Form **a** und **b**. Diesem Punkt entspricht der pK-Wert der 1. Dissoziationsstufe, also der Säure **a**. Analog entnimmt man Punkt **4** den pK-Wert der 2. Säuredissoziationsstufe – also der protonisierten Amino-Gruppe. Da Punkt **3** genau in der Mitte zwischen **2** und **4** liegt, gilt

$$pI = 1/2\,(pK_{S1} + pK_{S2}).$$

pK_{S1} ist der pK-Wert der COOH-Gruppe und pK_{S2} der der NH_3^+-Gruppe. Man beachte, daß gelegentlich bei der Aminofunktion auch der pK_B-Wert angegeben ist (Umrechnung S. 132).
pI ist der **isoelektrische Punkt** – also der pH-Wert der Lösung, an dem ausschließlich die Zwitterionen-Form der Aminosäure (-bzw. des Ampholyten) vorliegt. Es empfiehlt sich, die pI-Berechnung für neutrale Aminosäuren mit pK_s-Werten zu üben (Tab. 68).

Aminosäuren 305

Tab. 68 pK-Werte neutraler Aminosäuren

Name	pK_{S1} (COOH)	pK_{S2} ($-NH_3^+$)	pI
Glycin	2,3	9,7	6,0
Alanin	2,3	9,7	6,0
Glutamin	2,2	9,1	5,6
Tyrosin	2,2	9,1	5,6
Cystein	2,0	8,2	5,1

Der pK-Wert der phenolischen OH-Gruppe beim Tyrosin (10,1) bzw. der SH-Gruppe beim Cystein (10,3) ergibt keinen Beitrag zur Berechnung des pI.

Man entnimmt der Tab. 68, daß der pI ein individueller Wert für die einzelnen Aminosäuren ist. Der pI ist die Grundlage für die Anwendung verschiedener Trennverfahren – z. B. mit Hilfe des Ionenaustauschs. Eine Aminosäure liegt in einer Lösung, die basischer ist als ihr Ip, als Anion vor. Merkregel: **A**minosäuren sind im **A**lkalischen **A**nionen =3 A-Regel. Entsprechend verhält sie sich gegenüber einem Kationen-, bzw. Anionenaustauscher.

Der Titrationskurve entnimmt man, daß das maximale Pufferungsvermögen der Ampholyte nicht am Ip liegt!
Man kann dem Schema zugleich die Wanderungsrichtung der Aminosäure im elektrischen Gleichspannungsfeld entnehmen. Ist die Lösung saurer als es dem pI entspricht, wandert die Aminosäure als Kation zur Kathode, im alkalischen Bereich entsprechend als Anion zur Anode. Auf dieser Tatsache beruht ein Trennverfahren für Aminosäuren, bzw. Ampholyte, das sehr effektiv ist, wenn sich die Isoelektrischen Punkte stark unterscheiden. (Erwähnt sei, daß der pI basischer Aminosäuren im stark basischen Bereich, der saurer Aminosäuren im sauren Bereich liegt.)

Peptid-Bildung. Durch Kondensation von zwei Aminosäure-Molekülen entsteht ein **Dipeptid**:

```
H2N—CH—COOH    +    H2N—CH—COOH        ⎯⎯⎯→
     |                   |
     CH3                 CH3

                                   H2N—CH—CO—NH—CH—COOH
                                        |         |
                                        CH3       CH3
```

Alanyl-Alanin (H—Ala—Ala—OH)

Das Dipeptid hat eine terminale Amino- und eine Carboxy-Gruppe. Der Rest mit der COOH-Gruppe hat den vollen Namen der Aminosäure. Die andere Aminosäure wird mit der Endung **-yl** gekennzeichnet. Das obige Dipeptid heißt daher Alanyl-Alanin.

Wird an das Dipeptid eine weitere Aminosäure geknüpft, entsteht ein Tripeptid. **Verbindungen mit vorgegebener Strukturformel sind als Di- oder Tripeptide zu klassifizieren.** Dipeptide enthalten eine peptidische Bindung CO—NH, Tripeptide zwei. Man bezeichnet die Reihenfolge der Aminosäuren im Peptid als **Aminosäuresequenz**.

Aus 3 verschiedenen Aminosäuren gibt es verschiedene Tripeptide, je nach Reihenfolge der Anknüpfung. Ala-Gly-Lys ist etwas anderes als Gly-Ala-Lys oder Lys-Gly-Ala.

Das Amino-Ende findet sich – bei der üblichen Schreibweise der Sequenz von links nach rechts – dann am Anfang der Formel bzw. der Kurzsymbolik, also links. Das Carboxy-Ende steht auf der rechten Seite der Formel bzw. der Sequenzreihe mit den Kurzsymbolen.

Glutathion ist ein Tripeptid, das im Redoxhaushalt der Erythrocyten eine wichtige Rolle spielt. Bei der Substanz handelt es sich um das γ-Glutamyl-cysteyl-glycin. Ungewöhnlich ist, daß die γ-COOH-Gruppe der Glutaminsäure unter Bildung der Peptidbindung reagiert hat (das Übliche wäre die Reaktion der COOH-Gruppe, die in Nachbarschaft zur Amino-Gruppe steht). Man beachte damit, daß man nicht – versehentlich – das Carboxy-Ende des Tripeptids auf die Glu-Seite legt! Dort liegt vielmehr das Amino-Ende, und das COOH-Ende liegt beim Glycin.

Wegen der SH-Gruppe des Cysteins vermag Glutathion oxidativ in ein Disulfid überführt zu werden, das Glutathion-Disulfid. Beide Stoffe kommen im Erythrocyten vor. Je nach Notwendigkeit kann ein Überschuß an Sauerstoff oder eine überschießende Reduktionsleistung aufgefangen werden, um derartig z. B. auch die Zweiwertigkeit des Häm-Eisens zu gewährleisten.

Man übe sich, **verschiedene mögliche Sequenzen eines Tripeptids** aus drei **verschiedenen** Aminosäuren **zu erkennen, bei Verwendung üblicher Abkürzungen,** sowie die **C-terminale bzw. N-terminale Aminosäure.** Manchmal wird das C-terminale Ende in der Kurzform mit OH, das N-terminale mit H gekennzeichnet.

Biochemische Bedeutung

Die **Peptidbindung** ist der Sonderfall einer Säureamidbindung (S. 287). Sie wird (in Umkehr ihrer Bildung) durch Wasser hydrolytisch gespalten.

Diese Hydrolyse findet unter dem Einfluß verschiedener Enzyme im Verdauungstrakt statt. Der Großteil des Nahrungseiweißes wird als Aminosäure in der Darmmucosa resorbiert. Größere Eiweißbruchstücke werden nur in sehr geringer Menge aufgenommen, da die Zufuhr unveränderten körperfremden Eiweißes zu einer Immunantwort führt. Sie wird durch Spaltung der Nahrungseiweiße vermieden. Aminosäuren werden zum Aufbau körpereigner Proteine benötigt. Sie werden dazu in Form der zu hydrolysierenden Proteine über die Nahrung zur Verfügung gestellt.

Wichtig ist die Mesomerie der Peptidbindung:

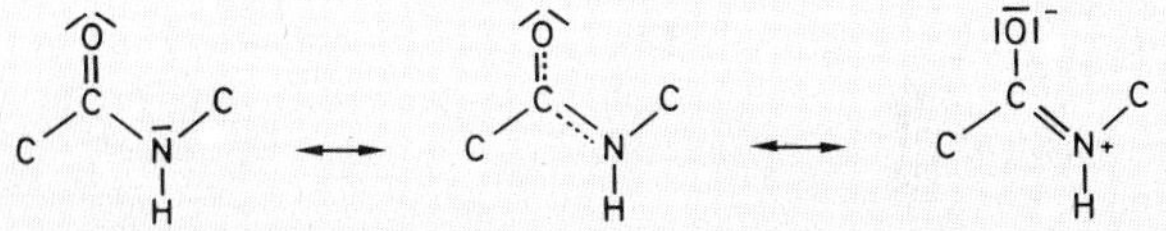

Der mesomere Zustand liegt auch hier wieder in der Mitte, wie es die Formel mit der Doppelbindung zwischen C und N andeuten soll. Damit sind *cis*- und *trans*-Isomere möglich:

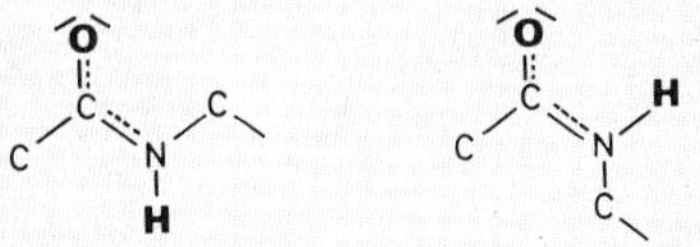

trans-Form   *cis*-Form

In natürlichen Eiweißkörpern liegt die *trans*-Form vor. Die Peptidbindung ist neutral, weil am Stickstoff kein freies Elektronenpaar als Anlagerungsort für ein Proton zur Verfügung steht. Es liegt vielmehr als Folge der Mesomerie und Ausbildung der Doppelbindung zwischen C und N am Stickstoff eine, schwach ausgeprägte, positive Ladung vor. Die Peptidbindung ist eben wegen des Doppelbindungscharakters (Abb. 79).

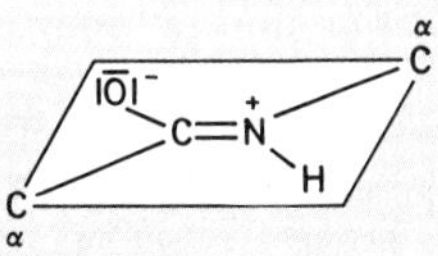

Abb. 79 Die Ebene der Peptidbindung

Beschreibung biochemisch wichtiger niedermolekularer Stoffe

Diese Angaben ermöglichen eine **Kennzeichnung der Peptidbindung in vorgegebenen Strukturformeln und eine Kenntnis der räumlichen Anordnung der Atome** (*trans*-Konfiguration in der Ebene der Peptidbindung). **Die Ladungsverteilung führt zu einer herabgesetzten Basizität des Amid-N-Atoms.**

Unter dem Einfluß starker Säuren oder Basen (S. 281) wird die Peptidbindung ebenso hydrolysiert wie die Amidbindung. Bei der Hydrolyse eines Tripeptids entstehen drei Aminosäuren. An den folgenden Beispielen kann geübt werden, die **Aminosäuren zu erkennen, die aus einem Tripeptid, dessen Strukturformel vorgegeben ist, durch Hydrolyse hervorgehen.**

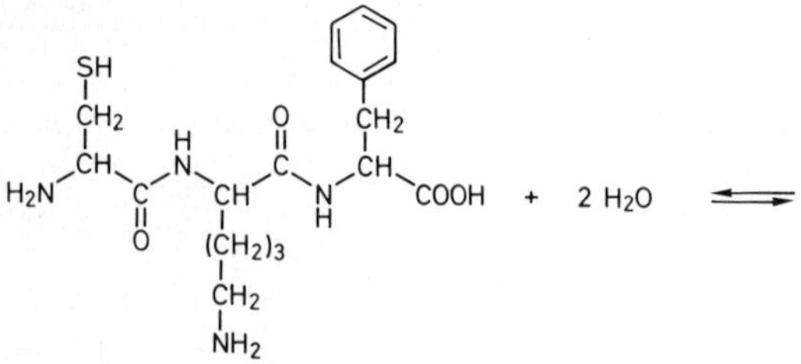

H—Cys-Lys-Phe—OH + 2 H$_2$O ⇌

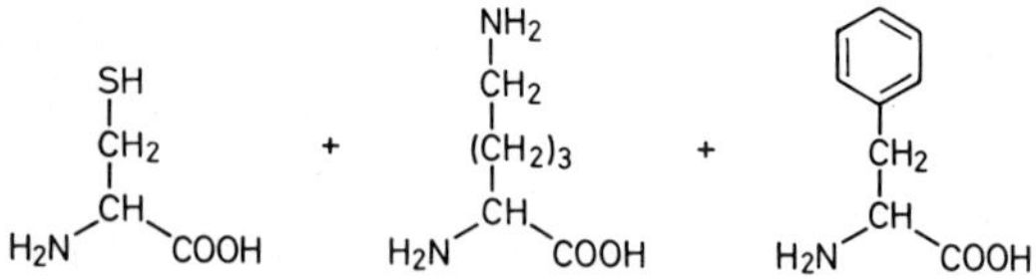

Cys + Lys + Phe

Oligopeptide

Werden mehrere (gr. oligos) Aminosäuren peptidartig verknüpft, dann resultieren Oligopeptide.
Manche Oligopeptide sind Hormone. Als Beispiel seien die Hypophysenhinterlappenhormone **Ocytocin** und **Adiuretin** (Vasopressin) mit ihrer Formel vorgestellt. Es handelt sich um cyclische Octapeptide, die sich nur in 2 Aminosäuren unterscheiden. Statt des Isoleucins des Ocytocins ist Phenylalin im Adiuretin eingebaut. An Stelle des Leucins kommt Lysin oder Arginin im Adiuretin vor.

```
H·Cys  →  Tyr              H·Cys  →  Tyr
 |        ↓                  |        ↓
 S       Ileu                S       Phe
 |        ↓                  |        ↓
 S       Glu(NH₂)            S       Glu(NH₂)
 |        ↓                  |        ↓
Cys  ←  Asp(NH₂)            Cys  ←  Asp(NH₂)
 ↓                           ↓
Pro  ←  Leu  ←  Gly·NH₂     Pro  ←  Lys  ←  Gly·NH₂
                                    (Arg)

   Ocytocin                   Adiuretin (= Vasopressin)
```

Ocytocin wirkt auf den Uterus – insbesondere am Ende der Schwangerschaft – kontraktionsfördernd (daher wurde es nach den griechischen Worten für „schnelle Geburt" bezeichnet; der alte Name Oxytocin sollte vermieden werden, da das Hormon nichts mit Sauerstoff zu tun hat). Ocytocin wird in der Geburtshilfe verwandt.

Adiuretin wirkt bei der Rückresorption des Wassers in den Nierentubuli mit (es heißt deswegen auch antidiuretisches Hormon → **ADH**).

Beide natürliche Hormone werden heute z. T. durch synthetisch leicht variierte analoge Octapeptide ersetzt, die gezieltere Wirkungen und weniger Nebenwirkungen haben. An diesen synthetischen Präparaten hat man wertvolle Untersuchungen über den Zusammenhang zwischen Struktur und Wirkung gemacht. So fehlt fast jede Wirkung, wenn die Disulfid-Brücke reduzierend geöffnet und das Molekül dadurch von der Ringform in eine länger gestreckte Konformation überführt wird.

9.2 Zucker (Kohlenhydrate)

Einteilungsmöglichkeiten

Zucker sind Polyalkohole mit einer Aldehyd- oder Keto-Gruppe (Polyhydroxycarbonyl-Verbindungen) und heißen entsprechend **Aldose** oder **Ketose**. Die einfachste Einteilung erfolgt nach der Zahl der Kohlenstoff-Atome in der Kette, **Triosen** (mit 3 C-Atomen), **Tetrosen** (4), **Pentosen** (5), **Hexosen** (6) und Heptosen (7). Zucker lassen sich oft mit Hilfe der allgemeinen Formel $C_n(H_2O)_n$ beschreiben, weswegen sie auch als Kohlenhydrate (oder – noch schlimmer – als Kohlehydrate) bezeichnet werden (es handelt sich aber nicht um hydratisierte Kohle bzw. Kohlenstoff!).

Von den Triosen sind **Glycerinaldehyd** und **1,3-Dihydroxyaceton** wichtig und stellen zugleich die einfachste Aldose und Ketose dar. Glycerinaldehyd kommt in D- und L-Form vor. Von der D-Form leiten sich die meisten Zucker ab (S. 231).

Die Aldosen leiten sich vom **Glycerinaldehyd** durch Verlängerung der C-Kette ab. **Damit bestimmt das unterste asymmetrische C-Atom** (der in der Fischer-Konvention aufgestellten C—C-Kette) **die Zuordnung zur D- oder L-Reihe.**

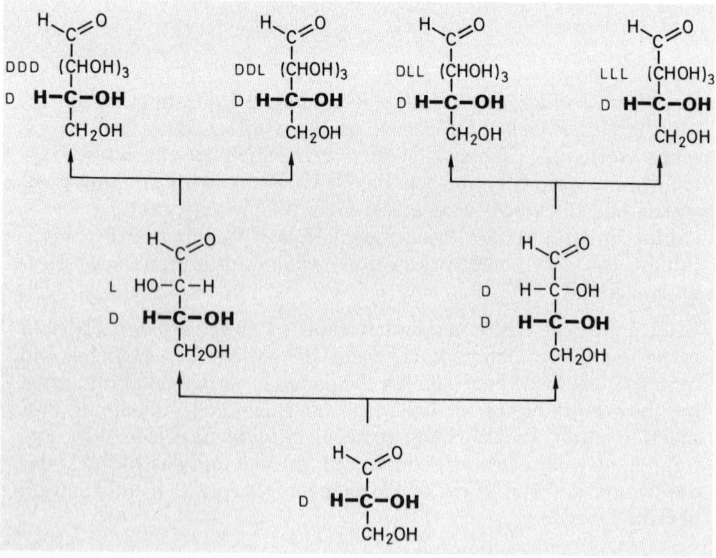

Abb. 80 Schematische Ableitung der D-Reihe der Zucker aus der D-Aldotriose Glycerinaldehyd (untere Formel), über D-Tetrosen zu den D-Hexosen (Pentosen nicht aufgeführt)

Die Bezifferung der C-Atome in der Kette geht vom C-Atom der Carbonyl-Gruppe aus. Es erhält die Zahl 1 bei Aldosen. Bei Ketosen steht die CO-Gruppe immer an C-Atom 2. Das am höchsten oxidierte C-Atom wird in der Fischer-Projektion in der Kette nach oben geschrieben.

Einige biochemisch wichtige Monosaccharide

Bei den **Pentosen** interessieren hier nur zwei Aldo-Pentosen, die beide Bestandteile der Nucleinsäuren sind, nämlich **D-Ribose** und **D-2-Desoxy-Ribose** (in Kurzformeln als Rib und dRib bezeichnet).

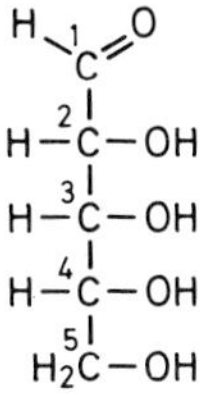

```
H   O                    H   O
 \\ //                    \\ //
  C¹                       C
H—C²—OH                  H—C—H
  |                        |
H—C³—OH                  H—C—OH
  |                        |
H—C⁴—OH                  H—C—OH
  |                        |
 H₂C⁵—OH                 H₂C—OH
```

D-Ribose (Rib) 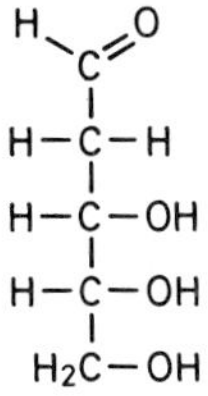   D-2-Deoxy-Ribose (oder D-2-Desoxyribose, dRib)

D-2-Deoxyribose ist eine 2-Desoxyaldose. Bei Aldopentosen der D-Reihe muß am C-Atom 4 die D-Konfiguration vorliegen.

Bei den **Hexosen** sind drei Aldosen und eine Ketose von Bedeutung. C-Atom fünf ist stets D-konfiguriert, das C-Atom drei stets L-konfiguriert.

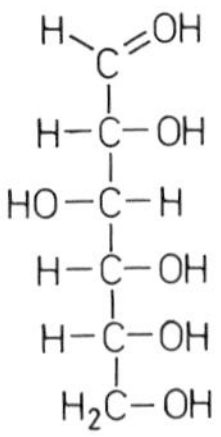

1a	1b	2	3
D-Glucose (Glc)		D-Galactose (Gal)	D-Mannose (Man)

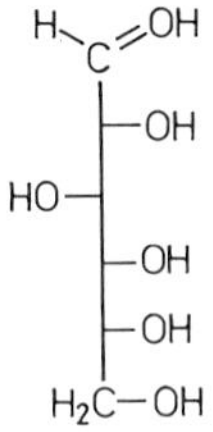

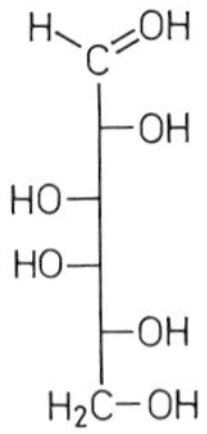

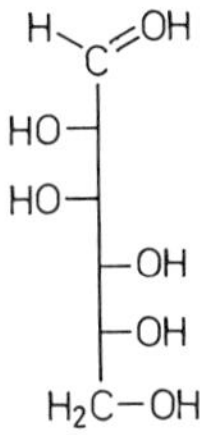

Glucose und **Mannose** unterscheiden sich nur durch die Konfiguration am C-2-Atom. **Galactose** und Glucose am C-4-Atom.

Glucose ist der biochemisch wichtigste Zucker. Aus ihm können die anderen beiden im Stoffwechsel entstehen. Es liegt die Konfiguration D-L-D-D (Eselsbrücke: ta-tü-ta-ta) an den C-Atomen zwei bis fünf vor.

Fructose ist eine Ketose, die die Carbonylgruppe an C-Atom zwei trägt. Die restliche Konfiguration des Moleküls ist identisch mit Glucose:

```
H2C—OH              H2C—OH                H   O
 |                   |                     \\//
 C=O                 C=O                    C
 |                   |                      |
HO—C—H              HO—|                  HO—|
 |                   |                      |
H—C—OH               |—OH                   |—OH
 |                   |                      |
H—C—OH               |—OH                   |—OH
 |                   |                      |
H2C—OH              H2C—OH                H2C—OH

 D-Fructose (Fru)    D-Fructose            D-Glucose
```

Die hier genannten Beispiele gehören der D-Reihe an, denn das asymmetrisch substituierte C-Atom mit der höchsten Nummer (Nr. 4 bei Pentosen, Nr. 5 bei Hexosen) ist D-konfiguriert. Die Strukturformeln sind Fischer-Projektionen.

Bei Vorgabe der Fischer-Projektionsformeln ist die Zuordnung zur D- oder (gegebenenfalls) zur L-Reihe möglich.

Cyclische Form der Monosaccharide

Die oben aufgeführten Hexosen und Pentosen kommen im Körper und in Naturstoffen kaum offenkettig vor. Vielmehr entstehen innere Halbacetale (bei Aldosen) bzw. Halbketale (bei der Ketose).
Da die sich bildenden Ringsysteme spannungsfrei sein müssen, können sich nur Fünfring- oder Sechsring-Systeme mit Sauerstoff als Heteroatom ausbilden. Unter Bezug auf die Heterocyclen Furan und Pyran nennt man die entstandenen ringförmigen Zucker **Furanosen** oder **Pyranosen**:

Furan   Pyran

In der Kurzformel des Zuckers ist Glc(p) Glucose in der Pyranose-Form und Fru(f) Fructose in der Furanose-Form.

Bei den Aldohexosen entstehen fast nur die Pyranose-Formen, deren Bildung am Beispiel der Glucose gezeigt sei. Der Ringschluß erfolgt zwischen der Carbonyl-Gruppe (C1) und der OH-Gruppe am C-5-Atom:

```
H    O                    H    OH
 \\ //                      \\ /
  C                          C
  |                          |
H-C-OH                    H-C-OH
  |                          |
HO-C-H          →         HO-C-H    O
  |                          |
H-C-OH                    H-C-OH
  |                          |
H-C-OH                    H-C────
  |                          |
H₂C-OH                    H₂C-OH
```

Bei der Fructose entsteht hauptsächlich durch Ringschluß eine Furanose mit der OH-Gruppe an C-Atom fünf.

```
H₂C-OH                    H₂C-OH
  |                          \    OH
  C=O                         C
  |                          |
HO-C-H          →         HO-C-H    O
  |                          |
H-C-OH                    H-C-OH
  |                          |
H-C-OH                    H-C────
  |                          |
H₂C-OH                    H₂C-OH
```

Bei den Aldopentosen bildet sich nur die Furanose-Form aus.

```
H    O                    H    OH
 \\ //                      \\ /
  C                          C
  |                          |
H-C-OH                    H-C-OH
  |                          |
H-C-OH          →         H-C-OH    O
  |                          |
H-C-OH                    H-C────
  |                          |
H₂C-OH                    H₂C-OH
```

Es sei vor der Verwechslung der Begriffe **Pentose** (Zahl der C-Atome) und **Furanose** (Zahl der Ringglieder im Halbacetal bzw. Halbketal) gewarnt! Analoges gilt für die Verwechslung von **Hexosen** (sechs C-Atome) und **Pyranose**-Form (sechs Glieder im Ring)!

Konformere bei Pyranoseformen

Bei den fünfgliedrigen Ringsystemen ist die Drehbarkeit sehr eingeschränkt. Es gibt folglich kaum größere Konformationsunterschiede. Bei den Sechsringsystemen der Pyranosen ist die Drehbarkeit etwas größer. Es gibt Sessel- und Wannenformen.
Die Gegenüberstellung der Wannen- und Sesselform der Glucose zeigt eindeutig, daß in der Sesselform die OH-Gruppen viel weiteren Abstand voneinander haben. Sie ist damit stabiler.

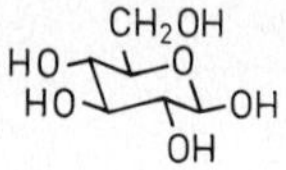

314 Beschreibung biochemisch wichtiger niedermolekularer Stoffe

Sesselkonformation der Glucose
(abgekürzte Schreibweisen)

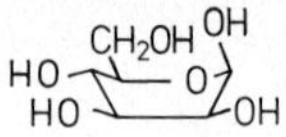

Wannenkonformation der Glucose

Bei den Pyranose-Formen der anderen Zucker ist auch stets die Sesselform stabiler.

Bei den Pyranosen gibt es zwei Konformationen der Sessel-Form. Hier ist nur diejenige interessant, in der, wie bei der Glucose, alle Substituenten maximal größten Abstand voneinander haben, d. h. wenn alle OH-Gruppen und die Bindung C_5-C_6 in equatoriale Richtung weisen. Die Glucose liegt dann in der $^4C_1$-**Konformation** vor:

Die beiden Sesselkonformationen der D-Glucose (es sind bei C_1 bis C_4 nur die Bindungen für die OH-Gruppen eingezeichnet). Bei der $^4C_1$-Konformation (links) liegen die OH-Gruppen an den C-Atomen 2, 3 und 4 in equatorialer Stellung vor (bei der anderen, weniger wichtigen Konformation rechts liegen diese drei OH-Gruppen in axialer Position vor).

Mannose (p) und Galactose (p) unterscheiden sich in der Sesselkonformation nur durch die Stellung einer OH-Gruppe, die axial aus dem Ringsystem herausragt (bei Mannose C-Atom zwei, bei Galactose C vier).

Vergleich verschiedener formelmäßiger Darstellungen

Am Beispiel der Glucose sei die unterschiedliche Aussagekraft verschiedener Formeldarstellungen erläutert (s. Abb. 81).

Bildung anomerer Zucker

Durch den Ringschluß zum Halbacetal bzw. Halbketal wird das C-Atom der Carbonyl-Gruppe asymmetrisch, das, ursprünglich sp^2-hybridisiert, Träger des Sauerstoffs der C=O-Gruppe war. Als Folge des Ringschlusses entstehen zwei Diastereomere, **Anomere** genannt, eine *β*-**Form** und eine α-**Form.**

Die *β*-Form liegt vor, wenn bei Hexosen in bezug auf die Bindung C_5-C_6 bzw. bei Pentosen C_4-C_5 eine *cis*-Stellung ausgebildet ist. Die OH-Gruppe steht am C-Atom 1. Es liegt folglich eine 1,3-Beziehung zum Bezugssystem an C 5 bzw. C 4 vor.

Zucker 315

[Structures 1–5 showing different representations of glucose]

Abb. 81 Verschiedene Darstellungsweisen der Glucose
1 Offenkettige Form
2 Offenkettige Form (vereinfachte Schreibweise)
3 Pyranose-Form (Schreibweise nach Tollens)
4 Pyranose-Form (Schreibweise nach Haworth) (*β*-Glc)
5 Pyranose-Form (Konformationsschreibweise) (*β*-Glc)

β-Form   α-Form

In der α-Form steht die OH-Gruppe in *trans*-Stellung zum Bezugssystem an C_5 bzw. C_4 (Merkregel: Alpha – trans).

Diese etwas fern liegende Bezugsrichtung ist deswegen gut geeignet, weil dort stets die gleiche Konfiguration bei allen D-Zuckern vorliegt. Dort befindet sich das von der Carbonyl-Gruppe am entferntesten stehende asymmetrische C-Atom, dessen Konfiguration die Zuordnung in die entsprechende Reihe bedingt.

Bei der Glucose stehen α- und *β*-Form in wäßriger Lösung über die offenkettige Form im Gleichgewicht. Etwa $^1/_3$ der Glucose liegt nach Einstellung des Gleichgewichts als α-Form, $^2/_3$ in der *β*-Form vor.

Bei den Furanosen sind ebenfalls die *β*-Formen (*cis*-ständig zu C4–C5 bzw. C5–C6) stabiler.

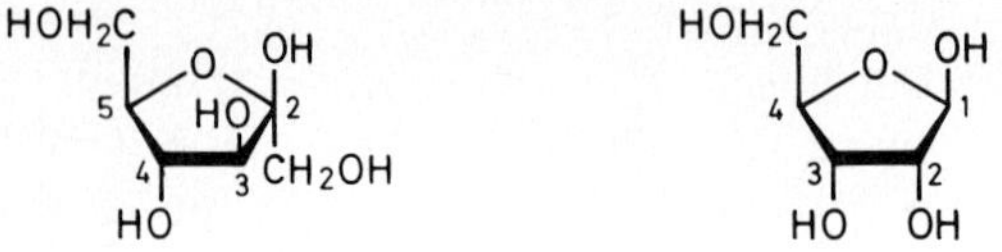

β-Fructose (f) β-Ribose (f)

Abkömmlinge von Zuckern

Aminozucker. Durch Ersatz der OH-Gruppe an C-Atom zwei durch eine NH_2-Gruppe entstehen Aminozucker, wie Glucosamin (Abkürzung GlcN) oder **Galactosamin** (GalN). Die Aminozucker sind häufig in Naturstoffen acetyliert oder bilden andere Derivate.

Zuckersäuren. Durch Oxidation können COOH-Gruppen am Kettenende aufgebaut werden. Wird am C-Atom eins oxidiert, entstehen Säuren, deren Namen auf **-on** enden, z. B. **Gluconsäure**.

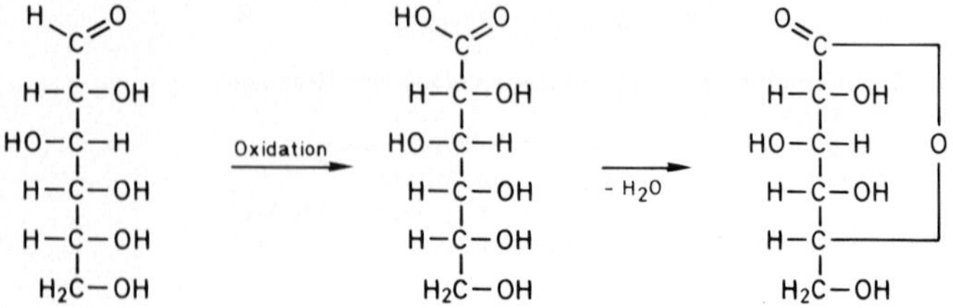

Gluconsäure bildet leicht einen inneren Ester – ein Lacton (S. 286). Diese Ringschlußreaktion darf nicht verwechselt werden mit der Halbacetal-Bildungsreaktion unter Ringschluß!

Wird am C-Atom sechs oxidiert, entstehen Säuren, deren Name auf **-uronsäure** endet, also z. B. **Glucuronsäure, Mannuronsäure, Galacturonsäure.** Da in ihnen die Aldehyd-Funktion noch erhalten ist, kann nach Öffnung des Halbacetal-Ringes eine andere Substanz addiert werden. Es werden so z. B. Phenole an Glucuronsäure gekoppelt. Die Kopplungsprodukte sind gut wasserlöslich, da die Glucuronsäure polare Gruppen enthält. Diese Kopplungsprodukte können durch die Nieren ausgeschieden werden. „Kopplung" ist ein Weg, körperfremde Stoffe wie Arzneimittel und Gifte zu eliminieren.

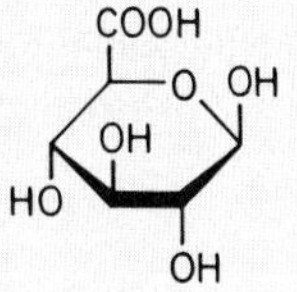

β-Glucuronsäure (Haworth-Formel)   β-Glucuronsäure (Sesselkonformation)

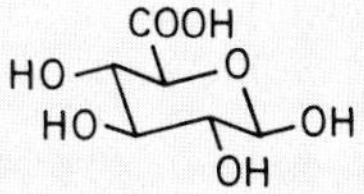

Zuckeralkohole

Durch Reduktion der Zucker entstehen „**Zuckeralkohole**", also Polyhydroxy-Verbindungen, die wegen der vielen OH-Gruppen süßen Geschmack haben und daher gelegentlich als Zuckerersatzmittel vorgeschlagen werden. Sie sind Zwischenstoffe bei manchen biochemischen Prozessen. Erwähnt seien (s. a. S. 249) **Sorbitol,** (früher Sorbit genannt), **Mannitol** (früher Mannit) und **myo-Inositol** (früher meso-Inosit, s. S. 232). Man beachte die Ähnlichkeit der Konfiguration mit Glc (bei Sorbitol) und Man (bei Mannitol).

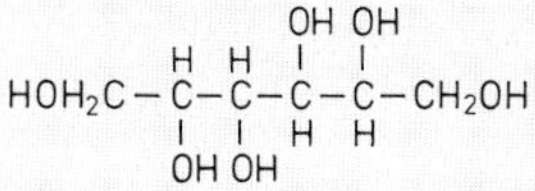

$$HOH_2C-\underset{\underset{OH}{|}}{\overset{\overset{H}{|}}{C}}-\underset{\underset{OH}{|}}{\overset{\overset{H}{|}}{C}}-\underset{\underset{H}{|}}{\overset{\overset{OH}{|}}{C}}-\underset{\underset{H}{|}}{\overset{\overset{OH}{|}}{C}}-CH_2OH$$

Mannitol

Phosphorylierte Zucker

Zucker können als Hydroxy-Verbindungen verestert werden. Besondere Bedeutung haben Ester der Phosphorsäure. Glucose wird durch verschiedene Enzyme am C-Atom eins oder am C-Atom sechs verestert. Nur in dieser veresterten Form ist ein Einschleusen der Glucose in den Stoffwechsel möglich. Analog wird Fructose nur als 1,6-Biphosphat metabolisch verwertet. Ribose und Desoxyribose kommen im menschlichen Körper nur als 5-Phosphorsäureester vor, d. h. die OH-Gruppe an C-Atom fünf ist verestert. Bei den Pentosen kommen auch noch andere OH-Gruppen, z. B. an C 3, zur Veresterung in Frage!

Glykosidische Bindung

Die Hydroxy-Gruppe des Halbacetal ist reaktionsfähig und kann bei einer Acetal- bzw. Ketal-Bildung unter Wasseraustritt mit anderen Stoffen reagieren, wobei im Fall der Zucker sogenannte Glycoside entstehen. Ist Glucose beteiligt, dann bezeichnet man das Produkt als Glucosid. Mit Galactose bildet sich ein Galactosid usw.

Die Reaktion läßt sich am einfachsten mit Methanol (in Gegenwart von Salzsäure) durchführen. Es entstehen α- und β-**Methylglucoside,** die getrennt werden können. Für β-Methylglucosid lautet die Gleichung:

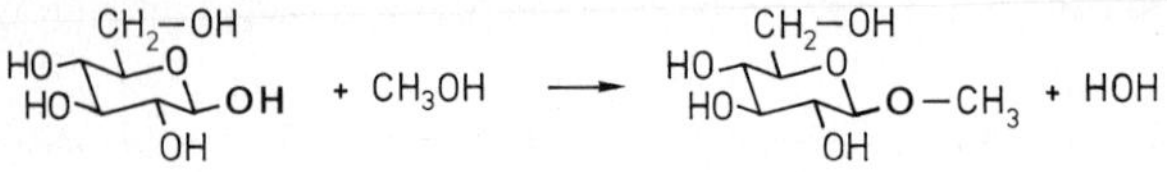

$$\text{Glucose} + CH_3OH \longrightarrow \text{β-Methylglucosid} + HOH$$

Während Halbacetale reduzierende Eigenschaften haben, reduzieren die Acetale nicht mehr.

Glucosid-Bildung erfolgt auch bei den Kopplungsreaktionen an Glucuronsäure. Viele Pflanzeninhaltsstoffe sind Glycoside. Sie bestehen aus dem eigentlichen Wirk- oder Farbstoff, dem **Aglycon,** und Zucker. Durch Spaltung der glycosidischen Bindung wird das Aglycon freigesetzt. Zum Beispiel sind die herzwirksamen Stoffe des Fingerhuts Digitalisglycoside, Steroidalkohole an Zucker gebunden. Die Farbstoffe der Anthocyanreihe – die meisten Blau- und Rotfarben des Pflanzenreichs – sind Glycoside aus phenolischen Aglyconen und Zuckern. Viele pflanzliche Arzneimittel sind Glycoside. Oft muß vor der Resorption im Magen-Darm-Trakt die glykosidische Bindung gespalten werden, da das Glycosid zu gut wasserlöslich ist. Die Spaltung kann durch höhere Säurekonzentrationen, wie beim Mechanismus der Acetalspaltung beschrieben (S. 268), begünstigt werden.

In diesen Beispielen liegen **O-glykosidische** Bindungen vor, die durch Reaktion mit Alkohol oder Phenol als Aglycon entstehen. Bei Reaktion zwischen einem Zucker und einem Amin erhält man **N-glykosidische** Bindungen. Sie spielen im Stoffwechsel der Tiere die wesentlichere Rolle.

Wichtige Beispiele sind die **Nucleoside** und **Nucleotide.** Nucleoside entstehen durch Reaktion von Nucleinsäure-Basen (S. 375) mit Pentosen, in der Regel Ribose, z. B. Adenin mit Ribose ergibt das Nucleosid **Adenosin:**

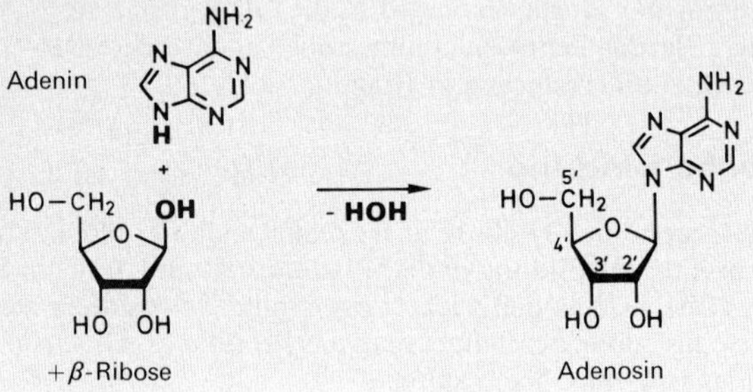

Adenin + β-Ribose $\xrightarrow{- HOH}$ Adenosin

Zur Unterscheidung von den Ziffern der Atome in der Base werden die C-Atome der Pentose mit Apostroph an der Nummer markiert.

Durch Veresterung der OH-Gruppe des Adenosins an C 5′ geht aus dem Nucleosid ein Nucleotid hervor. Merkregel: Ein Nucleo-**t**-id enthält **tri** [drei] Komponenten, Base, Ribose und Phosphorsäure. Aus Adenosin entsteht **Adenosin-monophosphorsäure AMP**:

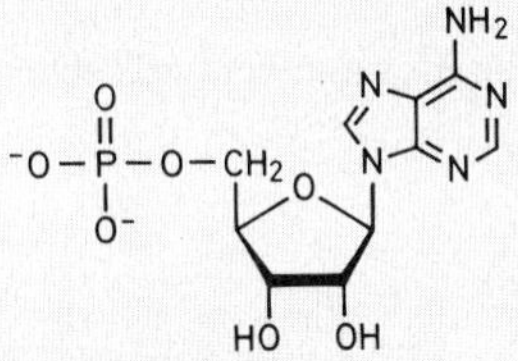

Das AMP findet sich in vielen Naturstoffen als Baueinheit wieder, z. B. im **Nicotinamid-adenin-dinucleotid NAD**, der wasserstoffübertragenden Gruppe in der Atmungskette (S. 384):

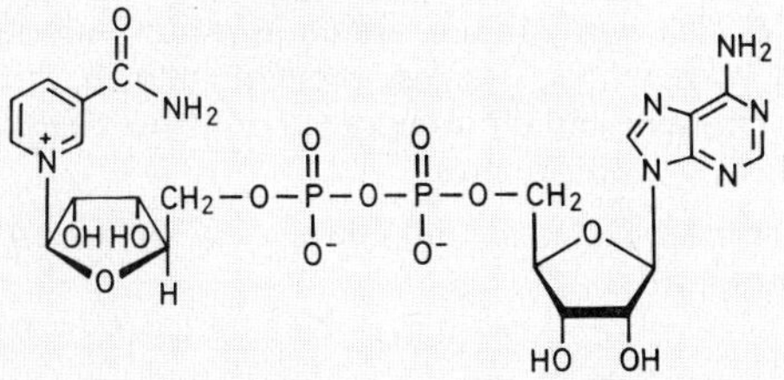

Im NAD ist das N-Atom des Pyridin-Rings des Nicotinsäureamids gleichfalls N-glycosidisch an eine Ribose gebunden, die als Phosphorsäureester vorliegt, der säureanhydridartig mit AMP verknüpft ist. Die Phosphorsäureester werden meist in der anionisch geladenen Form formuliert, weil sie so beim pH der meisten Gewebe vorliegen.

Disaccharide

Die bisher besprochenen Einheiten mit fünf oder sechs C-Atomen werden **Monosaccharide** genannt. Verknüpfung von zwei Monosaccharid-Einheiten durch eine glycosidische Bindung ergibt **Disaccharide**. Es bilden sich, je nach Verknüpfungsart und beteiligten Zuckern, verschiedene Disaccharide:

Maltose	Glc α	(1 $\longrightarrow$ 4) Glc
Isomaltose	Glc α	(1 $\longrightarrow$ 6) Glc
Cellobiose	Glc β	(1 $\longrightarrow$ 4) Glc

Saccharose Glc α (1 → 2) β-Fru
Lactose   Gal β (1 → 4) Glc

Maltose entsteht aus zwei Glucoseeinheiten, die 1–4-glycosidisch verknüpft sind. Liegen beide Moleküle an C_1 in α-Form vor, lautet die Kurzformel:

Glc(p) α(1 → 4) Glc(p) α.

Die Konformation der Maltose zeigt die Sesselform in beiden Zuckereinheiten.

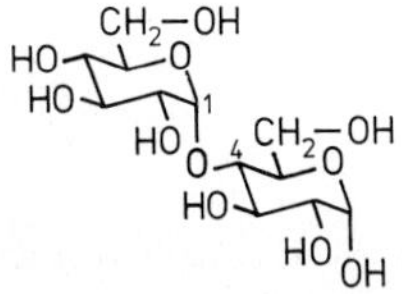

Maltose

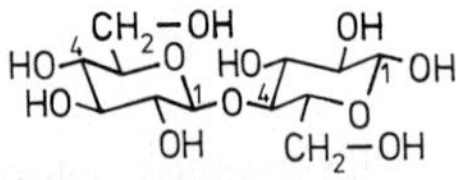

Cellobiose

Cellobiose unterscheidet sich von Maltose durch Verknüpfung der β-Form der Glucose. Im Vergleich zur Maltose entsteht ein mehr langgestrecktes Disaccharid. Drehung um die Achsen C_1—O bzw. O—C_4 ergibt ein weitgehend lineares Konformeres.

Bei **Lactose** ist die β-Form der Galactose mit Glucose am C-Atom 4 verknüpft, die an C_1 β-konfiguriert ist.

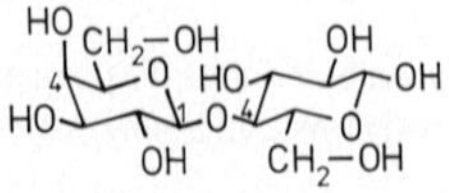

Lactose

Cellobiose, Lactose und Maltose enthalten noch eine freie Halbacetal-Gruppe am C-Atom eins der Glucose und reduzieren daher Fehlingsche Lösung (sie ist eine ammoniakalische Cu^{2+}-Lösung, die früher in der Zuckerchemie viel zum Nachweis reduzierend wirkender Zucker verwandt wurde).

Bei Stillenden geht auch Lactose ins Blut und in den Harn über. Damit wird im Harn laktierender Frauen ein reduzierender Zucker gefunden. An sich sollte dieser Befund zu dem Verdacht auf Vorliegen größerer Glucose-Konzentrationen im Harn führen, da diese als einziges Monosaccharid beim Menschen im Harn ausgeschieden wird.

Diese Situation tritt allerdings nur bei schwerem Diabetes auf, da die Nierenschwelle für Glucose sehr hoch ist. Erst wenn die Blutglucose-Konzentration 180 mg/100 ml Blut übersteigt, tritt Glucose im Harn auf. Diese Blutglucose-Konzentration ist aber fast das Doppelte der Norm des Gesunden. Nur bei Diabetes versagt die Regulation des Blutzuckerwertes, so daß es zur Ausscheidung im Harn kommen kann.

Bei der Stillenden ist allerdings die physiologisch ausgeschiedene Lactose als (eventuell zusätzliche) Ursache für eine positiv ausfallende Fehling-Reaktion zu berücksichtigen! Es sei in diesem Zusammenhang auf die Vorteile der enzymatischen Tests hingewiesen, die sehr spezifisch sind. So spricht der enzymatische Glucose-Test nicht auf andere Hexosen oder Pentosen an.

Mit **Saccharose** (oder „Rohrzucker") werden Speisen gesüßt. Er ist ein Disaccharid aus Glucose und Fructose. Glucose ist in α-Form mit der OH-Gruppe der Fructose verknüpft, die aus der Halbacetal-Bildung am C-Atom zwei vorliegt. Die Fructose ist β-konfiguriert. In beiden Zuckern sind die CO-Gruppen in Anspruch genommen und reduzieren nicht die Fehlingsche Lösung. Fehlingsche Lösung ist geeignet, um Vollacetale bzw. Ketale gegen Halbacetale bzw. Halbketale zu differenzieren, wenn keine zusätzlichen anderen reduzierenden Gruppen im Molekül vorhanden sind.

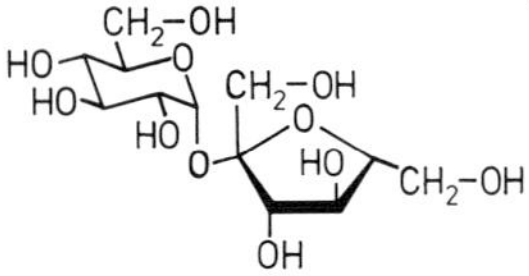

Saccharose

9.3 Lipide

Unter dem Begriff „**Lipide**" (s. S. 153) wird eine ganze Reihe unterschiedlicher Stoffe der Biochemie zusammengefaßt. Ihnen allen ist der apolare Bau gemeinsam. Die Substanzen lösen sich in Fettlösungsmitteln. Sie sind lipophil.

Chemisch unterscheidet man zwischen Esterlipiden, Steroiden und Carotinoiden (s. Abb. 82). Die Gruppe der Esterlipide ist weiter unterteilt.

322 Beschreibung biochemisch wichtiger niedermolekularer Stoffe

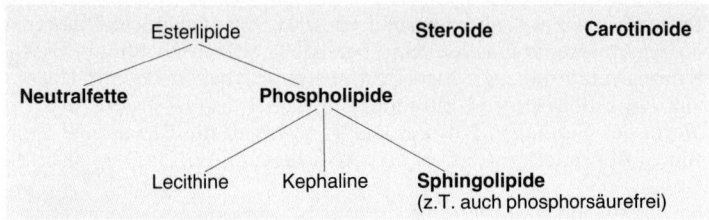

Abb. 82 Übersicht über Lipid-Typen

Neutralfette entstehen durch Veresterung langkettiger (gesättigter oder ungesättigter) Fettsäuren mit Glycerin. Man bezeichnet sie daher auch als Triacylglyceride oder **Triacylglycerole**. In Umkehrung dieses Entstehungsweges werden sie hydrolytisch in Glycerin und Fettsäuren zerlegt oder „verseift" (S. 282, 284). Bei der alkalischen Hydrolyse identifiziert man als Reaktionsprodukte Glycerin und fettsaure Salze bzw. in Lösung die Anionen der Fettsäuren. Ein Beispiel eines Neutralfettes ist die folgende Substanz, in der Palmitinsäure, Stearinsäure und Ölsäure mit Glycerin verestert sind.

Neutralfett mit Palmitin-, Stearin- und Ölsäure als Fettsäuren

Der Schmelzpunkt der Fette hängt von ihrem Gehalt an ungesättigten Fettsäuren ab. Je höher ihr Anteil ist, um so niedriger ist der Schmelzpunkt. Öle sind entsprechend reich an ungesättigten Fettsäuren.

Fette sind Reservestoffe, weil beim biochemischen Abbau der Fettsäuren viel Energie gewonnen werden kann. Der Körper kann – mit entsprechendem Energieaufwand – auch Fettsäuren aufbauen (S. 297). Fettsäuren können aber auch aus der Nahrung aufgenommen werden. Dazu werden die Nahrungsfette im Darmlumen z. T.

vollständig hydrolysiert oder aber auch nur bis zur Stufe der β-Monoglyceride abgebaut. Bei ihnen handelt es sich um Ester des Glycerins, dessen mittlere OH-Gruppe mit einer langkettigen Fettsäure (noch) verestert ist.

Eine wichtige Untergruppe sind die Phospholipide. Sie sind alle – im Vergleich zu den **unpolaren** Neutralfetten – **polarer** gebaut. Sie sind am Aufbau vieler Membranen beteiligt und finden sich auch reichlich in den Myelinscheiden der Nerven, wo sie eine Art elektrischer Isolatorfunktion übernehmen. Störungen des Phospholipid-Haushalts führen zu einer Reihe von Erkrankungen, deren biochemische Ursachen bekannt sind.

Für Phospholipide ist charakteristisch, daß an Stelle einer der langkettigen Fettsäuren (der Neutralfette) Phosphorsäure tritt. Sie ist ihrerseits esterartig mit der alkoholischen OH-Gruppe anderer Stoffe verknüpft. Handelt es sich dabei um Cholin, dann resultiert ein Lecithin (s. Formel). Man kennt viele Lecithine, je nach Art der langkettigen Fettsäuren.

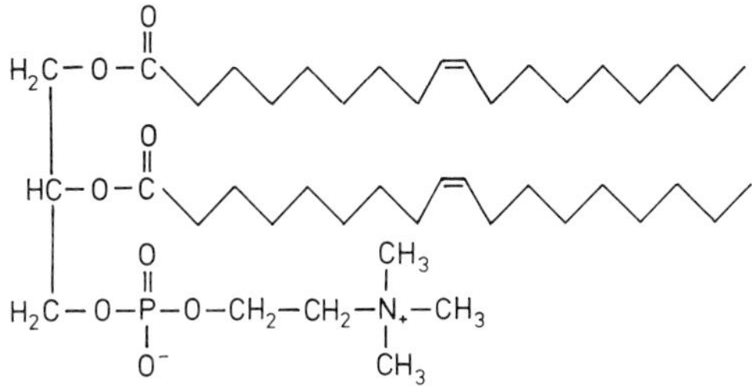

Lecithin (Phosphatidylcholin) mit zwei Ölsäure-Resten

Wird die Phosphorsäure mit Colamin oder der OH-Gruppe einer Hydroxyaminosäure – wie Serin (S. 301) – oder eines Zuckers verestert, dann resultieren Vertreter aus der Gruppe der Kephaline (s. Formel mit Colamin als Alkoholkomponente).

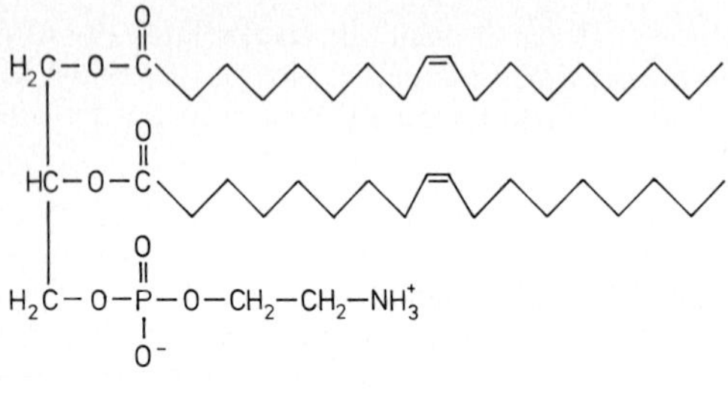

Kephalin (Phosphatidylethanolamin) mit 2 Ölsäure-Resten

Sphingolipide sind komplizierter gebaute Naturstoffe. Typisch ist das Auftreten des Aminoalkohols Sphingosin. Er trägt 2 OH-Gruppen und eine Amino-Gruppe. An die letztere ist in den Sphingolipiden eine langkettige Fettsäure amidartig angeknüpft. An die endständige OH-Gruppe wird Phosphorsäure esterartig gebunden, die ihrerseits mit Cholin verestert ist.

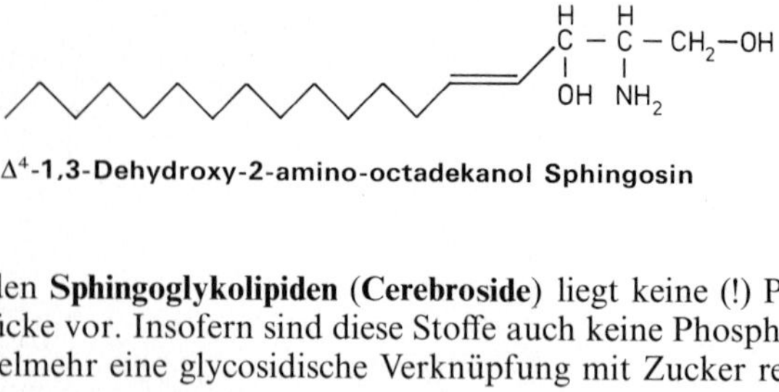

Δ^4-1,3-Dehydroxy-2-amino-octadekanol Sphingosin

Bei den **Sphingoglykolipiden (Cerebroside)** liegt keine (!) Phosphorsäurebrücke vor. Insofern sind diese Stoffe auch keine Phospholipide. Hier ist vielmehr eine glycosidische Verknüpfung mit Zucker realisiert.

Die Steroide wurden bereits in Form des wichtigsten Vertreters Cholesterin (= „**Cholesterol**") (S. 226) angesprochen. Es ist schon allein deswegen erwähnenswert, weil die Biosynthese aller anderen Steroide von ihm ausgeht. Beispiele für diese sind die Sexualhormone, von denen das **Testosteron** und das Östriol vorgestellt seien.

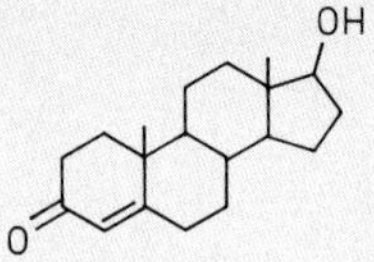

Testosteron 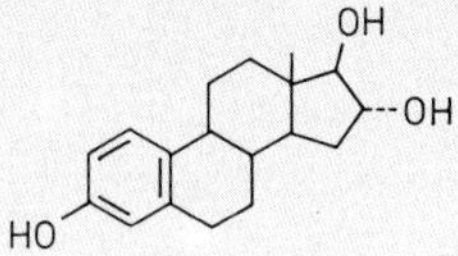   **Östriol**

Zur Steroid-Gruppe gehören die Nebennierenrindenhormone. Als Beispiel ist Cortisol angegeben.

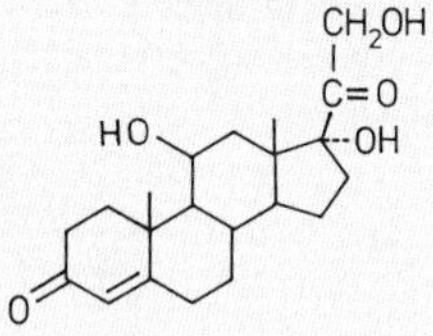

Cortisol

Die **Gallensäuren** haben wegen der (ungewöhnlichen) **cis**-Verknüpfung zwischen den Ringen **A** und **B**, sowie **C** und **D** einen abgeknickten Bau. Die Moleküle erhalten dadurch eine unpolare Seite und eine stärker geladene Gegenseite (im Formelschema „nach unten" weisend). Sie sind damit amphiphil (S. 277), weswegen diese Stoffe gute physiologische Emulgatoren sind. Da die Ladung in Form der geladenen Carboxylat-Gruppen erhöht ist, ist auch das Emulgiervermögen der Gallensäuren im alkalischen Bereich größer. Dieser ist – beim Gesunden – durch die alkalische Reaktion im Duodenum gewährleistet, in das die Gallensäuren ausgeschüttet werden. Fehlen sie – etwa als Folge eines Gallengangverschlusses –, dann kommt es zur mangelhaften Fettemulgation und zu entsprechenden Verdauungsstörungen.

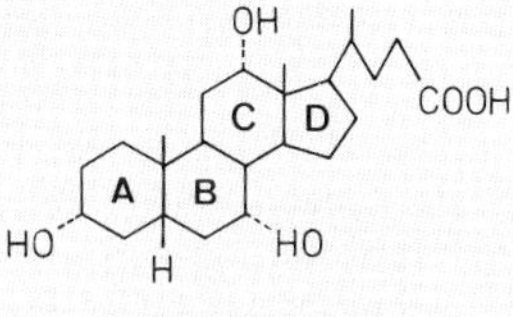

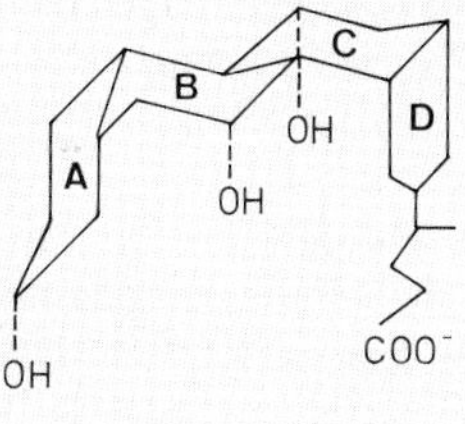

Cholsäure

Ein Vertreter der Carotinoide war bereits vorgestellt (S. 247). Hier seien zwei Produkte – nach Halbierung des β-Carotins – aufgeführt, das Retinol und das aus ihm durch Oxidation entstehende **Retinal**. Retinol bzw. Retinal sind am Sehvorgang beteiligt. Dabei wird durch die in den Zapfen oder Stäbchen der Retina aufgenommene Lichtenergie eine **cis-trans**-Umwandlung an den poly-ungesättigten Verbindungen eingeleitet. Das resultierende **all-trans**-Molekül mit seiner gestreckten Form läßt eine mesomere Verstreichung der π-Elektronenwolke über das ganze Molekül zu. Damit kann ein Elektronenfluß ermöglicht werden, der beim abgeknickt gebauten cis-Molekül nicht möglich ist. Man kann diese Reaktion mit der Funktion eines elektrischen Schalters vergleichen und so die Umwandlung der Lichtimpulse in die elektrischen Impulse im Gehirn zu erklären versuchen.

all-trans Retinol

Retinal 11-cis-Form   **11-trans- oder all-trans-Form**

Schlußbemerkung

Der Übergang vom Bereich der „Chemie für Mediziner" zur „Biochemie" ist fließend. Wir haben im ersten, bisherigen Teil dieses Buches die chemischen Grundlagen behandelt und dabei biochemisch wichtige Stoffe und Reaktionen in den Vordergrund gestellt. Derartige Absätze waren durch Unterlegung mit einem grauen Raster drucktechnisch gekennzeichnet.

Die nachfolgenden Abschnitte werden kaum noch neue chemische Grundlagen anbieten, da diese – soweit sie der Gegenstandskatalog für das Fach „Chemie für Mediziner" und die Approbationsordnung verlangen – vorgestellt (und durch Fettdruck kenntlich gemacht worden) sind.

Die folgenden Kapitel über Biopolymere, über einige Grundbegriffe der Biochemie und den Energiestoffwechsel sollen vielmehr – verstärkter als bisher – zeigen, wozu man die chemischen Grundlagen in der Biochemie benötigt (sie müßten in Fortführung der bis hierher geübten drucktechnischen Kenntlichmachung – eigentlich vollständig – gerastert markiert werden). Diese Anwendungsabschnitte werden zum Teil bisher vorgestellte Sachverhalte noch einmal wiederholen und sie vielleicht in anderen Zusammenhang stellen. Es wird damit noch einmal die Notwendigkeit der Auseinandersetzung mit den chemischen Grundlagen begründet.

Teil II
Verstärkte biochemische Anwendung chemischer Grundlagen

10. Biopolymere

Nach Kenntnis der Monomer- und der Oligomer-Bausteine können nun die Biopolymere vorgestellt werden. Es handelt sich um die Polysaccharide, die Proteine und die Nucleinsäuren.

10.1 Polysaccharide

Polysaccharide sind aus Zuckern als Monomer-Baueinheiten aufgebaut. Bei ihnen findet man am häufigsten die Glucose vertreten. Außerdem beobachtet man – neben anderen – Fructose, Galacturonsäure, Glucosamin, Galactosamin und acetylierte Aminozucker.

Wird immer nur ein und derselbe Baustein mit sich verknüpft, dann resultiert ein **Homoglykan**. Werden zwei oder noch mehr Komponenten zusammengefügt, dann entstehen **Heteroglykane**.

Wir wollen hier zuerst die **Stärke**, das **Glykogen**, die **Cellulose** und das Inulin als Beispiele von Homoglykanen besprechen. Mit Ausnahme des Inulins ist immer Glucose die Grundeinheit. Zum Schluß wird das Bauprinzip einiger **Glycosaminoglycane** vorgestellt, um einige Beispiele dieser biochemisch wichtigen Heteroglykane zu geben.

Homoglykane

Stärke besteht aus zwei (miteinander verknüpften) Anteilen – dem Amylopektin und der Amylose. Amylose ist weniger stark vorhanden. Sie ist ausschließlich aus α-Glc-Einheiten aufgebaut, die 1–4-verknüpft sind (s. Abb. 83).

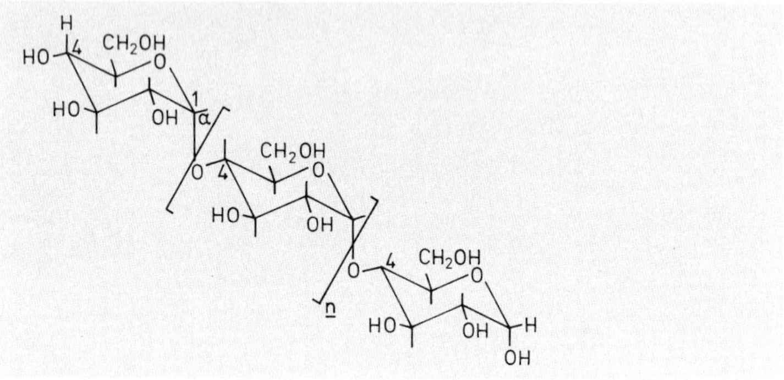

Abb. 83 Ausschnitt aus der Kette der Amylose

Man erkennt, daß die OH-Gruppe an C-Atom 1 der links gezeichneten Einheit mit der OH-Gruppe der nächsten Glucose-Einheit an C-Atom 4 unter Wasseraustritt reagierte. Die entsprechende Disaccharid-Einheit Maltose war schon vorgestellt (S. 319). Diese Einheit reagiert ihrerseits mit ihrer halbacetalischen, in α-Position befindlichen OH-Gruppe an C-Atom 1 zur dritten Einheit an C-Atom 4 usw. Bei Wiederholung resultiert ein strikt fadenfömiges, also lineares Polykondensationsprodukt mit einer Molmasse von etwa 10 000. Da die OH-Gruppe der α-Glucose an C-Atom 1 axial steht, ist auch die nächste Glucose-Einheit (über C-Atom 4) axial angeknüpft. Es resultiert dadurch ein abgeknickter Bau

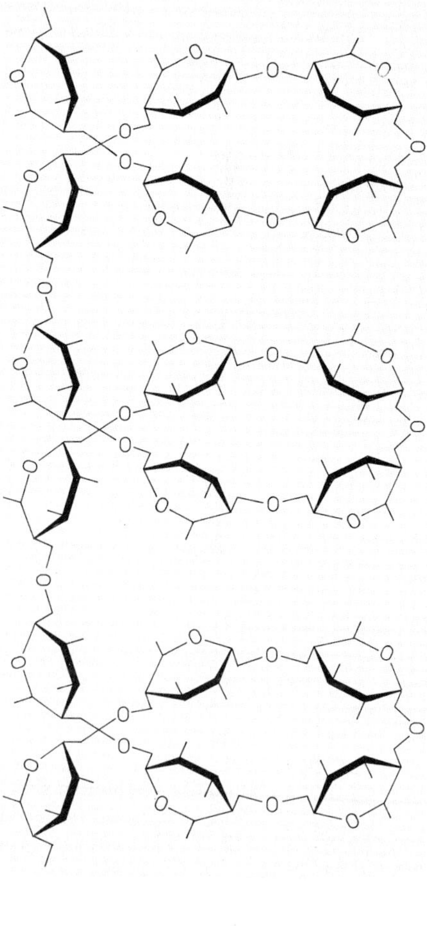

Abb. 84 Spiralförmige Sekundärstruktur der Amylose

der Kette, der bei Wiederholung schließlich zur Ausbildung von Spiralen – also zu **helikalem** Aufbau – führt (s. Abb. 84).

In einer Wendel liegen etwa 4–5 Glucose-Einheiten. Es gibt im ganzen Molekül nur eine einzige nichtglycosidisch verknüpfte OH-Gruppe (am C_1-Ende), die noch ihren Halbacetal-Charakter hat. Mit anderen Worten: Amylose reduziert etwas stärkere Oxidationsmittel, wie z. B. Cu^{2+}, nicht [mit Hilfe derartiger Oxidationsmittel – in Form der Fehlingschen Lösung – wurden früher reduzierende Zucker nachgewiesen (s. S. 320)].

Die Spirale ist eine Konsequenz der Konfiguration, aber auch der Konformation wegen der Ausnutzung der freien Drehbarkeit um die beiden Bindungen, die vom Brücken-Sauerstoff ausgehen. Durch diese Konformation entsteht ein gewisser „Selbstschutz" des Riesenmoleküls gegen Aufbrechen der glycosidischen Bindungen durch Hydrolyse.

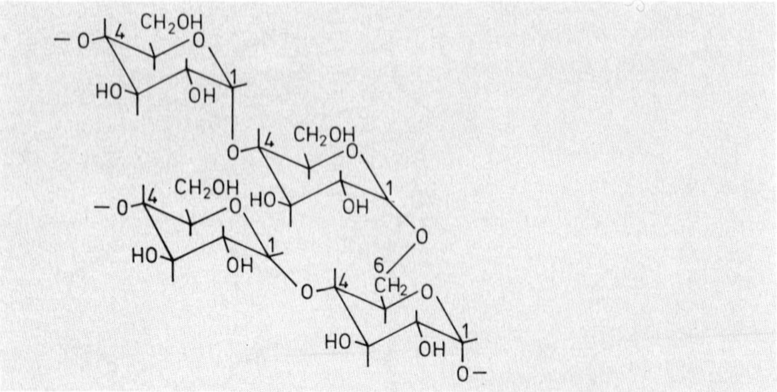

Abb. 85 Ausschnitt aus den (verzweigten) Amylopektin-Ketten

Im Amylopektin liegt gleichfalls ein lineares Polymeres – nach Art der Amylose – vor. Zusätzlich aber reagieren einige der Glucosen im Sinne einer $\alpha(1-6)$-Verknüpfung (s. Abb. 85). Dadurch entstehen Verzweigungsstellen (s. Abb. 86). Das Molekül ist also ein verzweigtes Polymeres. Aufgrund der (axialen) Konfiguration an C-Atom 1 und der Konformation resultieren auch hier wiederum Spiralen, die über die $\alpha(1-6)$-Verknüpfung miteinander verbunden sind – also ein wesentlich komplizierteres Molekül als es bei der Amylose der Fall ist [das Verknüpfungsprinzip der oben (s. S. 319) beschriebenen **Isomaltose** findet sich hier also zum Teil wieder].

Polysaccharide 331

Amylopektin hat eine Molmasse von ungefähr 1 Million. Amylopektin und Amyolyse sind die pflanzlichen Energiereservestoffe. Aus ihnen kann bei Bedarf in Umkehr der Biokondensationsreaktion – also durch Hydrolyse – wieder Glucose in Freiheit gesetzt werden.

Im tierischen Körper dient Glykogen als Kohlenhydrat- und Energiespeicherstoff. Die menschliche Leber enthält davon z. B. etwa 200 g. Bei völliger Nahrungsenthaltung wird dieser Vorrat im Verlauf von etwa 1 Tag abgebaut. Der Glykogen-Vorrat kann innerhalb eines gleichen Zeitraums auch wieder aufgebaut werden. Auch in der Muskulatur liegt Glykogen als Energiereservestoff vor.

Glykogen ist im Prinzip genauso gebaut wie Amylopektin (s. Abb. 86). Allerdings ist der Verzweigungsgrad größer, denn pro rund 6 Glucose-Einheiten gibt es eine C1–C6-Bindung. Folglich hat Glykogen auch mehr Kettenenden. Die Molmassen sind etwa 5- bis 10mal größer als beim Amylopektin.

Glykogen und Stärke stellen **Speicherformen** für Glucose dar, in denen viele Zucker-Moleküle, osmotisch wenig wirksam, in der Zelle abgelagert werden. Die gleiche Anzahl monomerer Glucose-Einheiten würde zu einer starken Zunahme des osmotischen Drucks führen (S. 166), der zum Wassereinstrom in die Zelle und letztlich zum Platzen führt. Die Zuckerstapelformen müssen aber auch bei Bedarf wieder mobilisiert werden können, und zwar beim Tier kurzfristig im Gegensatz zur Pflanze. Es ist deshalb günstiger, wenn das Molekül verzweigt ist, denn der Angriff kann dann an verschiedenen Stellen des Glycogen-Moleküls ansetzen. Bei Stärke ist nur ein Abbau von einem Kettenende her möglich.

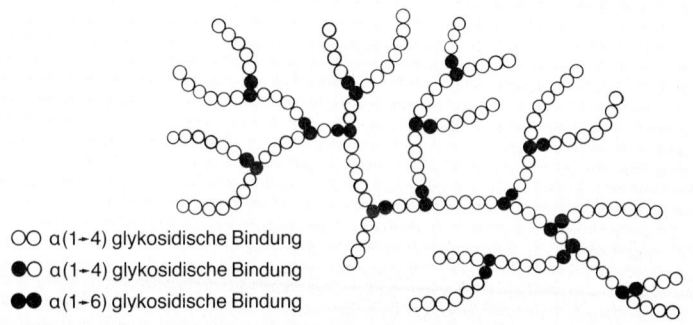

○○ α(1→4) glykosidische Bindung
●○ α(1→4) glykosidische Bindung
●● α(1→6) glykosidische Bindung

Abb. 86 Schema der makromolekularen Struktur des Glykogens (Ausschnitt)

Glykogen wird unter Mitwirkung vieler Enzyme aufgebaut. Der Abbauweg verläuft anders als die Synthese, wiederum unter Beteiligung von Enzymen. Ihre Aktivität wird durch Hormone – wie Adrenalin oder Glukagon – beeinflußt. Bei Störungen kommt es zur Speicherung von Glykogen im Gewebe und „Glykogenspeicherkrankheiten".

Zum Schluß sei das **Dextran** erwähnt, in dem α-Glucose 1–6-; 1–4- und 1–3-verknüpft vorliegt. Das Molekül mit Molmassen im Bereich von einigen Millionen ist Bestandteil mancher Bakterienmembranen. Durch hydrolytische Spaltung kann man niedermolekulare Dextrane mit Molmassen zwischen 40000 und 60000 gewinnen. Sie werden als Plasmaersatzmittel („Plasmaexpander") angewandt, weil die Lösungen dieser Stoffe Wasser binden und osmotisch wirksam werden können, ohne daß eine schnelle Ausscheidung durch die Niere oder den Stoffwechsel erfolgt – wie es bei niedermolekularen, osmotisch wirksamen Stoffen der Fall ist. Allerdings sieht man bei Verwendung von Dextranen in etwa 1% der Anwendungsfälle Unverträglichkeitsreaktionen bei den Infundierten. Die Unverträglichkeitsrate ist dagegen auf ein Zehntel gesenkt bei der Hydroxyethylstärke, einem künstlich hergestellten Derivat der Stärke, bei der auf 10 Gluose-Moleküle rund 5 bis 7 veresterte Gruppen vorliegen.

Cellulose besteht gleichfalls ausschließlich aus Glucose. Allerdings sind die Einheiten β-glucosidisch 1–4 verknüpft (der dimere Baustein Cellobiose war schon vorgestellt s. S. 320). Durch diese Art der Verknüpfung entsteht ein lineares Polymeres mit ziemlich gestreckten Bau (s. Abb. 87). Es kommt in allen Pflanzenzellen als Stützsubstanz vor. Die riesigen Cellulose-Mengen des Holzes der Wälder sind gewaltige Glucose-Vorräte, die allerdings die meisten Tiere direkt nicht nutzen können. Ihnen fehlen nämlich die Enzyme („Cellulasen") die β-glucosidische Bindung spalten. Nur durch Symbiose mit Mikroorganismen, die solche Cellulasen haben, kann die Glucose genutzt werden. So bedienen sich die Pflanzenfresser mit einem Pansen (Kuh usw.) dieser Hilfsorganismen.

Im Inulin ist Fructose in der β-Form 1–2-glycosidisch verknüpft. Das in Pflanzen vorkommende Polyfructosid mit einer Molmasse von etwa 5000 wird in der experimentellen Medizin als Indikatorsubstanz bei Diffusionsversuchen (s. S. 166) benutzt.

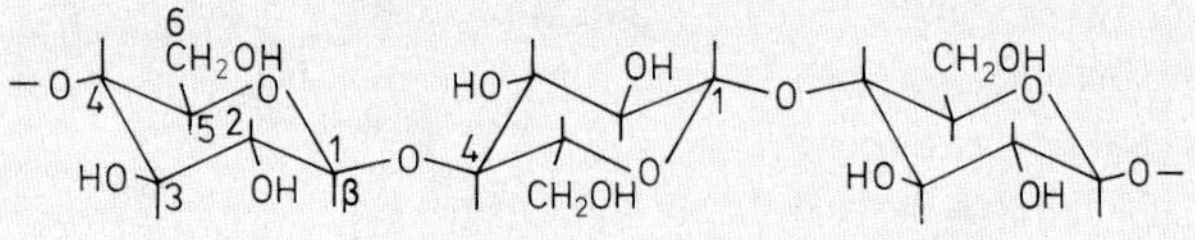

Abb. 87 Ausschnitt aus einer Cellulose-Kette

Heteroglykane

Es gibt eine ganze Reihe biochemisch interessanter **Heteroglykane**. Wir wollen hier nur ein paar Beispiele von **Aminoacylglykanen** vorstellen. Typisch für sie ist, daß eine Baueinheit aus einem Aminozucker besteht, der in der Regel an der Amino-Gruppe mit einem Säurerest – oft Essigsäure – amidartig verbunden ist. Häufig liegt am C-Atom 6 des Aminozuckers eine Schwefelsäureester-Gruppierung vor. Als zweite Baukomponente findet sich oft eine Zuckersäure – meist eine Uronsäure. In Abb. 88 sind Ausschnitte aus der Struktur des Chondroitinsulfats und der Hyaluronsäure angegeben. Chondroitinsulfat ist ein Hauptbestandteil des Knorpels. Hyaluronsäure findet sich im Bindegewebe, im Glaskörper des Auges und in der Nabelschnur.

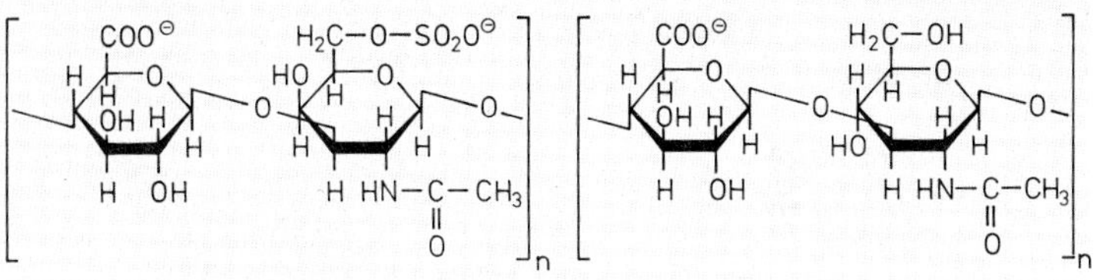

Abb. 88 a Disaccharid-Einheit des Chondroitin-6-sulfat

b Disaccharid-Einheit der Hyaluronsäure

10.2 Nucleinsäuren

Nucleinsäuren sind Biopolymere von fundamentaler Bedeutung. Sie tragen in Form chemischer Bindungen die gespeicherte, vererbbare Information für die Programmierung der Proteinbiosynthese und damit des Lebens schlechthin. Wir wollen uns daher mit diesen so wichtigen Komponenten hier kurz befassen.

In Nucleinsäuren kommen drei Bausteinarten vor. Neben Phosphorsäure findet man entweder D-Ribose oder D-2-Desoxyribose. Die Funktionen sind an das Vorhandensein der sogenannten Nucleinsäure-Basen geknüpft, von denen es fünf häufig vorkommende gibt, nämlich die Pyrimidin-Basen **Uracil**, **Cytosin** und **Thymin**, sowie die Purin-Basen. **Adenin** und **Guanin** (die etwas weniger häufigen, „exotischen" Basen können hier nicht beschrieben werden, obwohl sie auch sehr wichtig werden können für einzelne Teilfunktionen). Wegen ihrer Wichtigkeit seien die Formeln hier z.T. noch einmal wiederholt. Zugleich ist das Bezifferungsschema für die Atome der Hetero-Ringe angegeben. Die internationale Kurzbezeichnung für den Basennamen – sie besteht aus einem

Großbuchstaben – ist gleichfalls aufgeführt. Die Purin-Abkömmlinge A und G sind „große“ Basen, während die Pyrimidin-Basen U, C und T etwas kleiner sind. Alle Basenmoleküle sind aromatenähnlich strukturiert und daher planar (s. S. 213) gebaut.

Adenin A **Cytosin C**

Guanin G **Thymin T (nur DNA)** **Uracil U (nur RNA)**

In den **Desoxyribonucleinsäuren** – abgekürzt **DNA** (A für englisch acid) – liegt ausschließlich Desoxyribose als Zucker vor. In den **Ribonucleinsäuren** – abgekürzt **RNA** – findet sich ausschließlich Ribose.

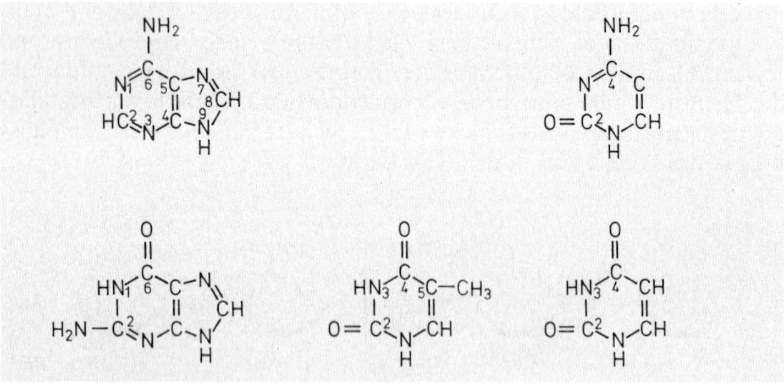

Bei den RNA gibt es durch ihre Molmasse und ihre Funktionen unterschiedene Typen – nämlich die „Boten“-RNA – abgekürzt m-RNA (nach dem englischen Wort für Bote: messenger). Die anderen spielen bei (Aminosäure-)Übertragungsprozessen eine Rolle und werden daher als Transfer-RNA (t-RNA) bezeichnet.
Schließlich gibt es an Ribosomen gebundene „ribosomale“ RNA (r-RNA).

DNA findet sich im Zellkern, t-RNA im Cytoplasma und die m-RNA – entsprechend ihrer Botenfunktion – in beiden Teilbereichen. Das zeigt auch eine kurze, stark schematisierte Beschreibung des Aufbaus einer Zelle mit Zellkern – also einer „eukaryonten“ Zelle (s. Abb. 89).

In ihr finden sich verschiedene Teilbereiche oder Kompartimente, die stets durch Membranen voneinander abgetrennt sind. Die Zelle ist damit ein biochemisch wichtiges Beispiel eines (sehr) heterogenen Systems (s. S. 77). Die Membranen sind für verschiedene Stoffe unterschiedlich durchlässig (s. S. 164). So hat die Kernmembran z. B. Poren, durch die die ziemlich großen Moleküle der m-RNA hindurchtreten können, während die Riesenmoleküle der DNA nicht passieren können.

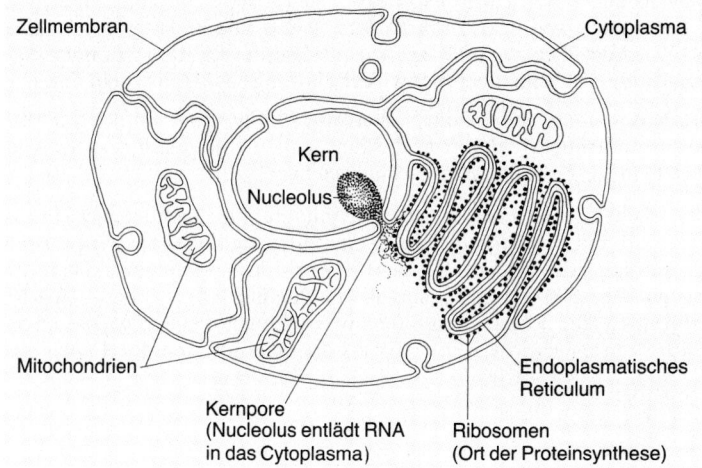

Abb. 89 Schema einer Zelle

Biochemisch wichtige Stoffwechselleistungen und Reaktionsketten laufen häufig nur in bestimmten Kompartimenten ab. Das hat zwei Vorteile. Einmal sind die Diffusionswege auf das Kompartimentinnere beschränkt. Ein Endstoff einer Reaktion braucht bis zum Umsatzort (Enzym) der nachfolgenden Reaktion nicht weit zu diffundieren. Dadurch können die einzelnen Schritte der Reaktionsketten schnell aufeinander abfolgen, und es verliert sich kein Stoff durch Diffusion. Der zweite Vorteil der Kompartimentierung besteht darin, daß innerhalb einer Zelle die gesamten Aktionen des Stoffwechsels – also z. B. Auf- und Abbau – ständig gleichzeitig ablaufen. So müssen auch Oxidationsreaktionen und Reduktionsreaktionen zugleich verlaufen. Manche Reaktionen erfordern einen anderen pH-Wert als andere. Dies alles wird durch Abtrennung der gegensinnig verlaufenden Vorgänge mit Hilfe von Membranen – also durch Kompartimentierung – erreicht. Schließlich sei noch erwähnt, daß ein Teil der Reaktionen an der Oberfläche von Membranen oder kleinen Partikel ablaufen, weil dort die Enzyme gebunden vorliegen.

Struktur

In allen Nucleinsäuren liegt ein Verknüpfungsprinzip vor, bei dem die Base mit dem N-Atom 9, bzw. 1 bei U, C oder T mit der Pentose an deren C-Atom 1 verknüpft ist, wobei die β-konfigurierte OH-Gruppe unter Wasseraustritt ein **N-Glykosid** bildet. Um die C-Atome des Heterocyclus nicht mit denen des Zuckers zu verwechseln, erhalten dessen C-Nummern einen Apostrophstrich (s. S. 319). Die Verknüpfung ist also zu C1' erfolgt. Die beiden Ringebenen (Heterocyclus und Furanose-System (s. S. 318) stehen bei dieser Verknüpfung senkrecht zueinander.

Die Pentosen sind an C-Atom 5' esterartig mit Phosphorsäure verknüpft. Die Grundeinheiten der Nucleinsäure sind damit durch das Schema Base-Pentose-Phosphorsäure gekennzeichnet.

Eine solche Grundeinheit reagiert nun mit ihrer (in 5'-gebundenen) Phosphorsäure mit der Ribose einer zweiten Grundeinheit. Sie wird (durch Veresterung über die OH-Gruppe) in Position 3' verbunden. Dadurch entsteht eine **5'-3'-Phosphorsäurediester-Bindung** oder – kurz – eine 5'-3'-Bindung. Die derart verknüpfte (zweite) Einheit reagiert wiederum 5'-3'-artig mit einer dritten usw. Es resultiert damit eine Art Faden aus

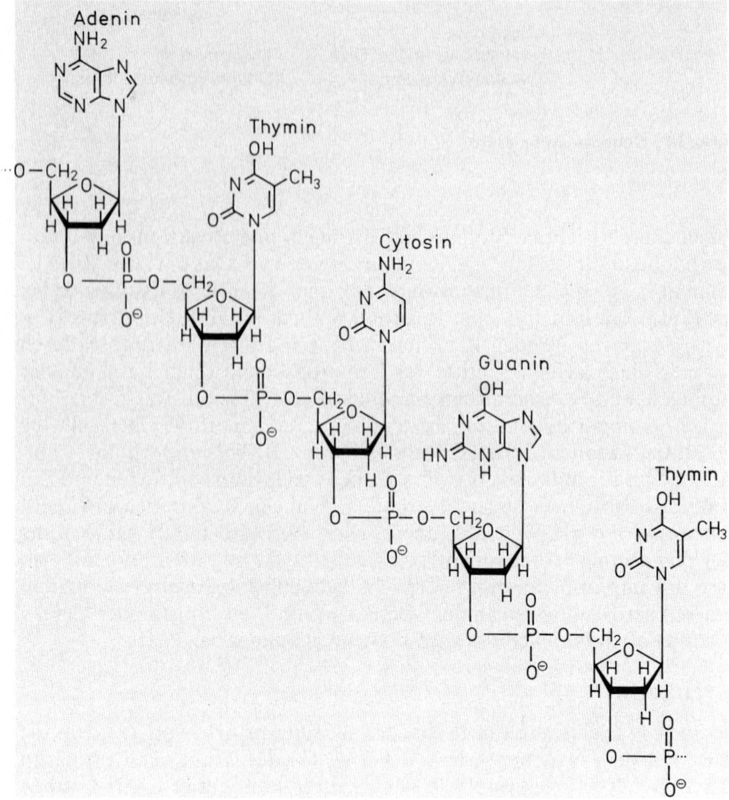

Abb. 90   Ausschnitt aus einer DNA

Pentose-Einheiten, die über die Phosphorsäureester-Brücke miteinander verbunden sind (Abb. 90). Wenn man sich eine solche Kette senkrecht hängend vorstellt, dann stehen die Basen jeweils waagerecht aus ihr heraus. Das Molekül ist ein riesiges Poly-Anion, denn pro Grundeinheit liegt eine negative Ladung in der Phosphorsäureester-Brücke vor. Nucleinsäuren sind – jedenfalls im Vergleich zu den biochemischen „üblichen" Carbonsäuren – relativ starke Säuren.

In der DNA findet man A, G, C und T als Basen, in den RNA A, G, C und U. Die Methyl-Gruppe des Thymidins (Methyluracil) scheint der

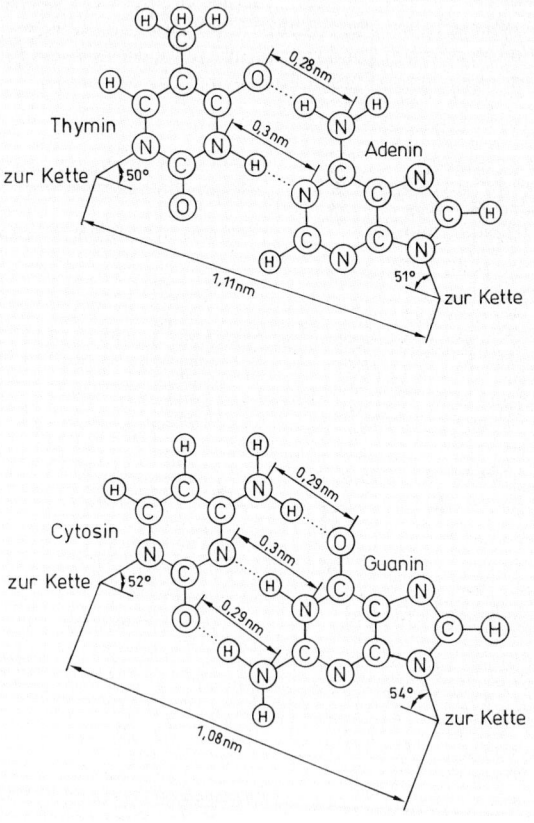

Abb. 91 Räumliche Dimensionen und Wasserstoffbrückenbildung bei der Basenpaarung in der DNA (1 nm = 10 Å = 10^{-7} cm)

OH-Gruppe an C2′ im Wege zu stehen. Deswegen wird diese dort durch das kleinere H-Atom ersetzt. In DNA ist also T in typischer Weise „unterbringbar", wohingegen U für die RNA-Zusammensetzung charakteristisch ist.

In den Desoxyribonucleinsäuren liegen Molmassen zwischen Millionen und Milliarden (!) vor. Bei den messenger-Ribonucleinsäuren und ribosomalen Nucleinsäuren findet man Massen von einigen Hunderttausend, während die Transfer-Ribonucleinsäuren Molmassen von etwa Zehntausend aufweisen. Die Kette einer sehr großen DNA mit einigen Millionen Basen hat eine Länge im Bereich von Hundertstel Millimetern, die man auch elektronenmikroskopisch sichtbar machen kann. Derartige Riesenketten müssen – genauso wie die auch etwas kleineren RNA-Einheiten – offensichtlich gegen Kettenbruch geschützt werden. Das geschieht wiederum durch Sekundärstrukturierung, wie es als analoges Prinzip bereits bei der Amylose geschildert wurde.

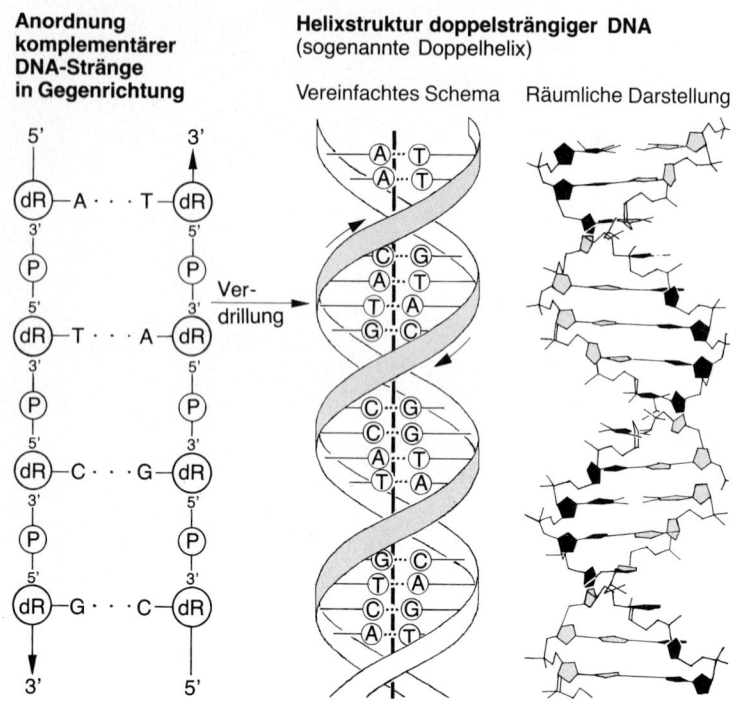

Abb. 92 Sekundär- und Tertiärstruktur der DNA

Das erfolgt – insbesondere bei der DNA – zusammen mit der „**Basenpaarung**". Darunter versteht man, daß sich dem einen Polymerstrang ein Gegenstrang in umgekehrter Richtung – also in 3'–5'-Richtung laufend – gegenüberstellt. Die Wechselwirkung erfolgt über die dann einander gegenüberstehenden Basen. Dabei muß aus räumlichen Gründen einer kleinen Base in dem einen Strang immer eine große im anderen Strang gegenüberstehen. Die Bindung erfolgt über Wasserstoffbrücken. Dabei können G und C drei Brücken ausbilden, während A und T nur über zwei Wasserstoffbrücken reagieren können (s. Abb. 91) (folglich sind zwei Stränge oder Strangabschnitte, die über viel G-C verbunden sind, fester verknüpft als solche mit hohem Anteil an A und T).

Das Gesetz der Basenpaarung lautet also G-C bzw. A-T. Die Sequenz der Basen in dem einen Strang wird im Gegenstrang durch das korrespondierende Bild widergespiegelt oder wie durch Form und geformtes Teil aufeinander abgebildet. Strang und Gegenstrang bilden eine Art Leiter, die stabiler ist als die beiden Einzelholme. Außerdem ist diese Leiter in sich spiralig verdrillt (Abb. 92). Dadurch kommen die Basen in der Mitte des entstehenden Systems in größere Nähe zueinander. Da sie genau parallel zueinander stehen, können sich zwischen ihnen gut stabilisierende schwache Wechselwirkungen der π-Elektronen der Ringe ausbilden. Das ganze Gebilde wird kompakter und derart gegen Eintritt und hydrolytischen Angriff von Wasser geschützt.

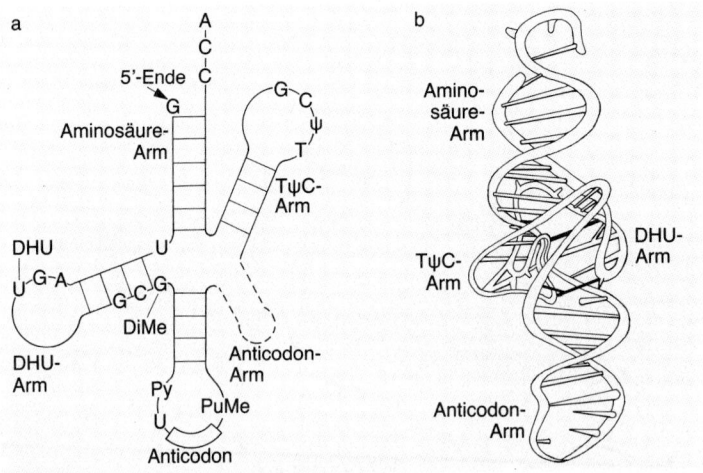

Abb. 93 a Sekundär- („Kleeblatt")-Struktur und
b Tertiärstruktur bei t-RNA

In der m-RNA und insbesondere in der t-RNA findet man gleichfalls derartige Basenpaarungen, allerdings weniger häufig. Es resultieren antiparallel liegende, z. T. auch verdrillte Abschnitte desselben Moleküls. Bei den t-RNA resultiert immer eine (mehr oder weniger ausgeprägte) „Kleeblattstruktur", bei der sich 3 Schlaufen erkennen lassen, deren Engstellen basengepaart sind (Abb. 93).

Die „Blätter" (oder „Arme") dieses Kleeblatts sind wiederum übereinandergeklappt, wodurch eine komplizierte, aber für jede t-RNA typische Raumstruktur entsteht. An ihr erkennt man ein 5'-Ende, das eine Aminosäure aufnehmen kann. Ihm ziemlich genau gegenüber liegen im Bereich des „Anticodons" drei für die jeweilige t-RNA und ihre Funktion spezifische Basen vor. Sie üben diese auch durch Basenpaarung aus.

Funktionen der Nucleinsäuren

Die Desoxynucleinsäuren liegen in den Chromosomen des Zellkerns vor (s. Abb. 94). Sie sind dort über ihre sauren Phosphat-Gruppen mit stark basischen Proteinen (**Histone**) verknüpft, die ihre Eigenschaften aus einem hohen Anteil basischer Aminosäuren (Lys, Arg, His) erhalten.

Bei der Zellteilung wird der Chromosomenfaden geteilt und eine Hälfte auf die eine Tochterzelle und die zweite auf die andere überführt. Hier interessiert das Verhalten der DNA bei diesem Prozeß. Die DNA der Ausgangszelle wird während der Chromosomenteilung völlig entspiralisiert und von ihrem Gegenstrang gelöst. An jedem freien Einzelstrang

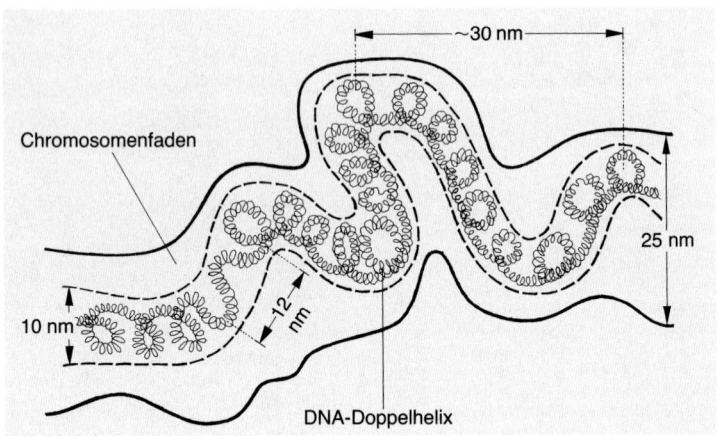

Abb. 94 Schema zum Aufbau eines Chromosoms (1 nm = 10 Å = 10^{-7} cm)

(bzw. Einzelstrangstück) wird dann der genau entsprechende Gegenstrang neu synthetisiert, worauf ein exakt kopiertes Paar zweier DNA-Moleküle entstanden ist, die dann auf die Tochterzellen verteilt werden. Sie erhalten damit genau die gleiche DNA-Ausstattung (mit gleicher Basensequenz usw.) wie die Ausgangszelle.

Werden die Basen – etwa durch chemische oder physikalische Einflüsse (z. B. radioaktive Strahlung) chemisch verändert, dann kann dieses „Reißverschlußprinzip" mit seiner automatischen Reproduktion nicht mehr funktionieren. Es kommt zu Erbschädigungen. Sie können allerdings in gewissem Maße durch Reparaturenzyme wieder kompensiert werden.

Die DNA enthält die Bauvorschriften für die Proteine. Um das zu verstehen, soll noch etwas mehr über Proteine ausgesagt werden.

10.3 Proteine

Die Proteine waren – in sehr stark vereinfachter Weise – schon vorgestellt worden (s. S. 112), weil viele Tatsachen der Einführung in die Biochemie, wie sie das Fach „Chemie für Mediziner" liefern soll, nicht ohne Hinweis auf Proteine erklärt werden können. Schließlich sind sie, neben Wasser, der zweitwichtigste Körperbestandteil. Auch ihr Name – von dem griech. Wort für erster abgeleitet – bedeutet, daß sie für das Leben unabdingbar sind.

Proteine sind aus 20 „proteinogenen" Aminosäuren aufgebaut, deren Formeln (s. Tab. 67) angegeben sind. Immer handelt es sich bei ihnen um L-Aminosäuren. Sie sind miteinander über Peptidbindungen verknüpft, die sich zwischen der α-Amino-Gruppe einer Aminosäure und der Carboxy-Gruppe einer anderen Aminosäure ausbilden. Über Dipeptide (s. S. 305) und Oligopeptide entstehen schließlich Polypeptide.

Primärsequenz

Die Reihenfolge der Aneinanderreihung – die **Primärsequenz** – ist biochemisch streng gesetzmäßig festgelegt. Man kann sie formal so beschreiben, daß man von einem „Rückgrat" der Kette ausgeht, in dem die Peptidbindungen mit jenem α-C-Atomen abwechseln, die ursprünglich Träger der Amino-Gruppe waren. Sie tragen jetzt noch die Reste R der Aminosäuren, die seitlich aus dem Rückgrat herausragen. Wegen der *trans*-Struktur der Peptidbindung (s. S. 307) stehen sie dabei abwechselnd auf der gegenüberliegenden Seite des ausgestreckten Fadens. Die Reste erteilen ihm dann die Eigenschaften – etwa beim Überwiegen saurer Reste einen isoelektrischen Punkt Ip (s. S. 305) im sauren Bereich oder beim Überwiegen unpolarer Reste einen überwiegend apolaren Charakter des gesamten Proteins.

Von einem Protein spricht man, wenn die Molmasse größer als 10 000 ist. Dem entspricht ein Gehalt von etwa 50–100 Aminosäuren. Ein solches Molekül hätte als Faden eine beträchtliche Länge. Es wäre im wäßrigen Milieu der Zelle ständig den Stößen von Wassermolekülen und anderen kleineren Molekülen ausgesetzt. Das gelegentliche Aufbrechen einer Peptidbindung in der Kette wäre wahrscheinlich, oder – mit anderen Worten – ein solches Molekül ist in dieser Form nicht existenzfähig. Es stabilisiert sich vielmehr unter Ausbildung einer Sekundärstruktur.

Sekundärstruktur

Man kennt eine ganze Reihe von **Sekundärstrukturen**. Verhältnismäßig oft findet man die sog. *α*-**Helix** oder die **Faltblattstruktur**. Erwähnenswert ist auch die Kollagenstruktur.

Die α-Helix sieht wie eine Schraube aus (s. Abb. 95).

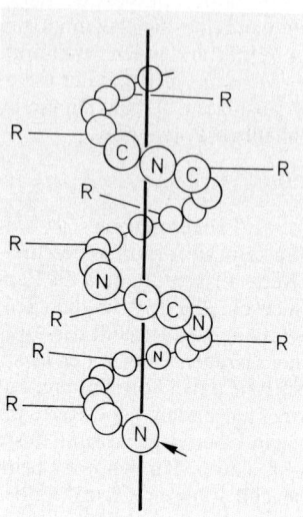

Abb. 95 Schematische Darstellung der *α*-Helix (es sind nur die C- und N-Atome als „Rückgrat" der Peptidkette aufgeführt)

Pro Windungshöhe sind etwa 4 Aminosäure-Einheiten beteiligt. Die Reste R ragen aus der Spirale seitlich heraus. Zwischen der Peptidbindung in einer Schraube und der darüberliegenden Peptidbindung wird je eine Wasserstoffbrücke ausgebildet. Im Mittel wird also die Helix durch vier Wasserstoffbrückenbindungen pro Schraubenganghöhe stabilisiert. Dem entspricht ein Energiebetrag von etwa 80 kJ/Mol Ganghöhe. Das sind Energien, die schon fast in die Nähe kovalenter Bindungsenergien gehen und damit die Stabilität der Sekundärstrukturen erklären. Bei einem Protein mit 100 Aminosäuren liegen dann etwa 25 Schraubenwindungen vor oder etwa 2000 kJ Energiebeitrag.

Die Ausformung der Sekundärstruktur wird stark durch die Ausbildung hydrophober Wechselwirkung beeinflußt. Es fällt auf, daß sich die α-Helix dann leicht ausbildet, wenn jede vierte Aminosäure der Primärsequenz apolar ist, während die anderen drei Aminosäuren polarer sind. Das möge das Schema symbolisieren (s. Abb. 96).

Nun haben die apolaren Reste im wäßrigen Milieu die Tendenz, sich zu Micellen (s. S. 192) zusammenzulagern. Das können sie aber nur, wenn sie sich einander stark annähern und sich gleichsam übereinander stapeln. Das führt aber zur Verdrillung des Proteinfadens im Sinne der Bildung einer α-Helix, die sich danach noch unter Ausbildung der Wasserstoffbrückenbindungen zwischen den Peptidgruppen stabilisiert (s. Abb. 96).

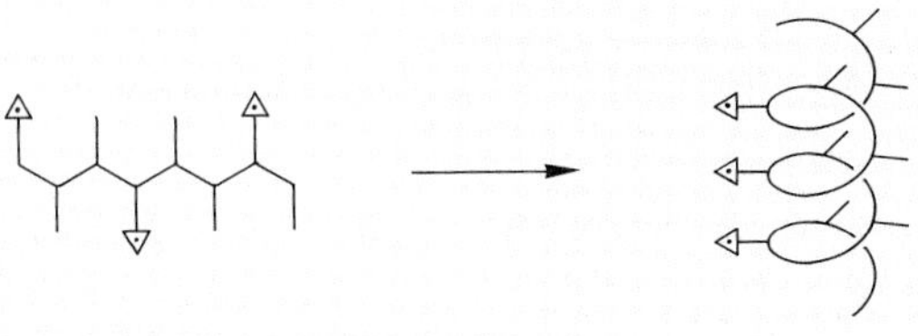

Abb. 96 Schema zur Bildung der α-Helix aufgrund hydrophober Wechselwirkungen zwischen apolaren Resten (als Dreiecke symbolisiert)

Neben der α-Helix gibt es eine ganze Reihe anderer schraubenartiger Sekundärstrukturen, die weniger häufig vorkommen. Sie unterscheiden sich in der Steilheit und auch im Windungssinn (Rechts- oder Linksschraube). Man kann alle Fälle sehr systematisch untersuchen und beschreiben, wenn man die beiden Winkel die das α-C-Atom mit den beiden Peptidebenen bildet, gegeneinander in einem Diagramm („Ramachandran-Diagramm") aufträgt (s. Abb. 97). Innerhalb einer Sekundärstruktur sind diese beiden Winkel immer gleich. Man findet, daß nur ganz bestimmte Winkelkombinationen in der Natur realisiert sind. Damit wird klar, daß sich die verschiedenen Proteinsekundärstrukturen durch

344 Biopolymere

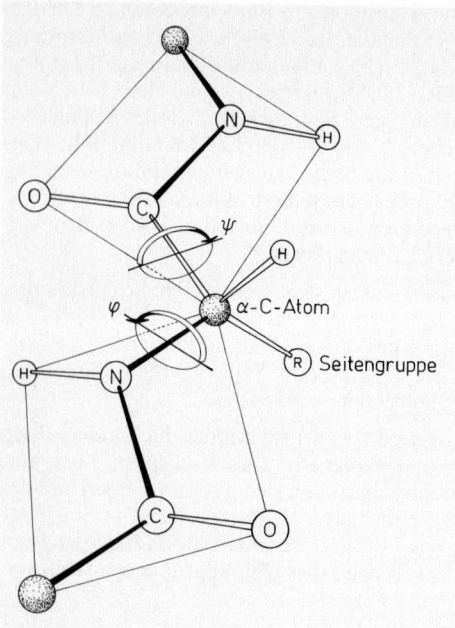

Abb. 97 Die beiden für die Beschreibung der Proteinsekundärstruktur maßgeblichen Winkel (hier mit φ und ψ gekennzeichnet)

unterschiedliche Ausnutzung der freien Drehbarkeit auszeichnen. Es handelt sich also bei ihnen um echte Konformationsunterschiede. Entsprechend spricht man auch von der Proteinkonformation als Resultat.

Ein relativ wichtiger zweiter Fall einer Schraube sei in Form der Kollagenhelix kurz vorgestellt. Bei ihr handelt es sich um eine relativ steile Spirale, bei der pro Windungseinheit nur 3 Aminosäuren beteiligt sind. Auffällig ist der hohe Anteil an der Imino-Aminosäure Prolin. In ihr ist die an der Peptidbildung beteiligte Amino-Gruppe Bestandteil des Rings. Dadurch ist die freie Drehbarkeit eingeschränkt, und es resultiert ein entsprechender Einfluß auf den Bindungswinkel in der Helix. Weiterhin fällt auf, daß etwa ein Drittel des Aminosäureanteils von Glycin – also der kleinsten und einzigen achiralen Aminosäure – herrührt. Bei der dritten Aminosäure ist eine relativ hohe Beteiligung von Lysin auffällig.

Ein wichtiges Beispiel eines etwas anderen Typs von Sekundärstruktur ist die Faltblattstruktur. Bei ihr erfolgt die Stabilisierung dadurch, daß sich Abschnitte der Fadenmoleküle parallel oder antiparallel nebeneinander lagern. Das geschieht, indem ein Faden zurückschlägt und sich antiparallel zu sich selbst legt und dann intramolekulare Wasserstoffbrücken zwischen den jeweiligen Peptidbindungen ausbildet. Die andere Möglichkeit besteht darin, daß verschiedene Moleküle nebeneinander gelegt werden und sich gegenseitig stabilisieren. Es entsteht dann ein flächenförmiges Gebilde – ein „Peptid-Rost" (s. Abb. 98). Die Ketten sind in sich noch etwas gefältelt, weshalb man von der Faltblattstruktur spricht. Durch Übereinanderlagerung mehrerer Roste oder Fäden entsteht dann letztlich ein dreidimensionales Gebilde mit Betonung der Fadenstruktur. Es fällt auf, daß häufig Alanin am Aufbau des Rosts beteiligt ist. Das sorgt für eine gewisse Apolarität und die Ausbildung hydrophober Wechselwirkungen zwischen den Fäden. Das hat aber auch räumliche Gründe. Diese relativ kurze Aminosäure ermöglicht das – biologisch oft gewünschte – Gegeneinanderverschieben der Ebenen leichter als wenn die Reste R von größeren, sperrigeren Aminosäuren stammen. Man hat diese Struktur zuerst im Fadenprotein des Seidenspinners – also der Seide – gefunden. Sie liegt vielen fadenförmigen – also „fibrillären" Proteinen – zugrunde.

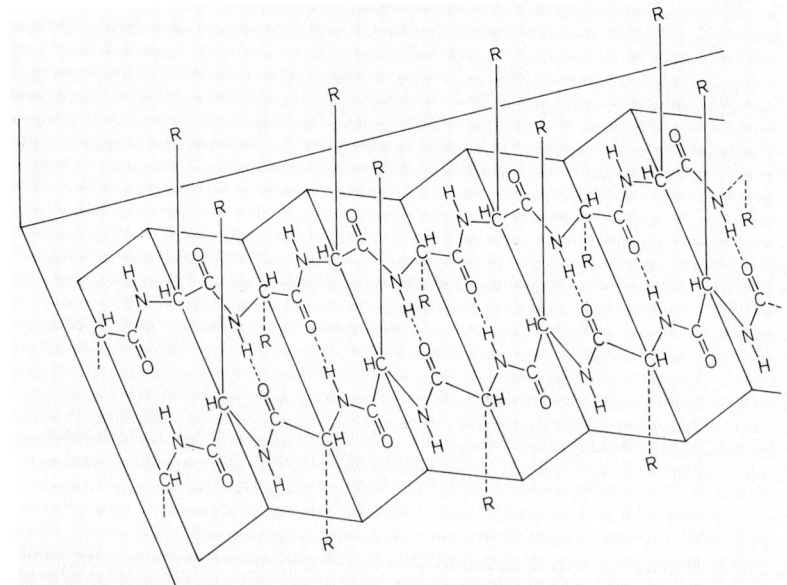

Abb. 98 Faltblattstruktur

Tertiärstruktur

Bei der α-Helix erkennt man, daß die apolaren Reste auf der einen Seite der Spirale angeordnet sind. Sie haben die Tendenz, sich noch stärker zusammenzulagern. Daß passiert, wenn sich die Helix ihrerseits fältelt und zu einem **tertiärstrukturierten** Gebilde zusammenlagert, in dessen Inneren sich die apolaren Aminosäurereste (weitgehend) befinden, während die polaren Reste aus der „Oberfläche" des Knäuels herausragen (s. Abb. 99). Man spricht in diesem Zusammenhang von einem „Öltröpfchenmodell", weil die Proteine – wie ein Öltröpfchen in Wasser – die Tendenz haben, sich zu kugelähnlichen Gebilden zusammenzulagern, die in ihrem Inneren apolar und im Äußeren polar strukturiert sind. Tatsächlich sind viele derartige Proteine Sphäroproteine (oder „**globuläre**" Proteine), also kugelförmig oder abgeplattet kugelförmig ellipsoid gebaut. Wichtige Beispiele sind die Albumine, die als Transportproteine im Blutplasma geringen Strömungswiderstand haben müssen. Das garantiert der nahezu kugelförmige Bau.

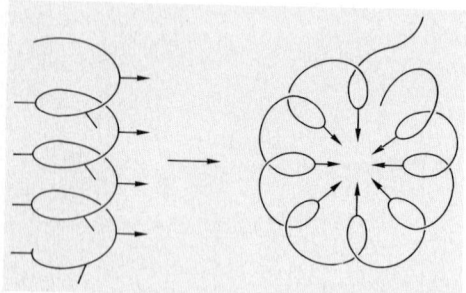

Abb. 99 Schema zur Ausbildung der Tertiärstruktur (nach dem „Öltröpfchenmodell")

Drei Kollagenhelices lagern sich in der **Kollagentripelhelix** zu einer Tertiärstruktur zusammen (s. Abb. 100). Dadurch werden die Einzelfäden miteinander verdrillt. Es resultiert ein reißfesterer Faden, wie er für die Eigenschaften der Fibrillen benötigt wird (kollagene Fibrillen kommen im Bindegewebe, in Faszien, Bändern, Knorpel und Knochen vor). Damit sich die drei Einzelfäden genügend eng aneinanderlagern können, ist es nötig, daß sich die Aminosäurereste nicht gegenseitig behindern. Deswegen ist die relativ kleine Aminosäure Glycin beteiligt. Ein Teil des Prolins wird nach der Bildung der Tripelhelix (unter Mitwirkung von

Vitamin C) oxidiert, wodurch eine OH-Gruppe in den Ring eingeführt wird. Es resultiert Hydroxyprolin. Außerdem wird bei einem Teil des Lysins die endständige Amino-Gruppe hydrolytisch gegen eine OH-Gruppe ausgetauscht, die dann zur Aldehyd-Gruppe oxidiert wird. Derartige Aldehyd-Gruppen können mit Amino-Gruppen unveränderter Lysin-Reste aus anderen Ketten unter Aldimin-Bildung (S. 261, 268) reagieren. Dadurch erfolgt eine kovalente Verbindung der Ketten miteinander. Schließlich können die OH-Gruppen der Hydroxyaminosäuren mit Zucker reagieren, wodurch weitere Vernetzungen eingeleitet werden.

Fibrilläre Proteine – allerdings nicht auf der Basis der Kollagenstruktur – findet man z. B. auch noch im Fibrinogen, jenem Molekül des Blutplasmas, das in einer stark abgeplatteten rotationselliptischen Form strömungstechnisch (noch) einigermaßen günstig vorliegt. Bei Verletzungen wird – im Verlauf einer Kaskade von Prozessen – das Fibrin entfaltet – ein langes fadenförmiges (fibrilläres) Protein. Die Fäden vernetzten sich im Fibringerinnsel, das dann Wunden abschließen kann.

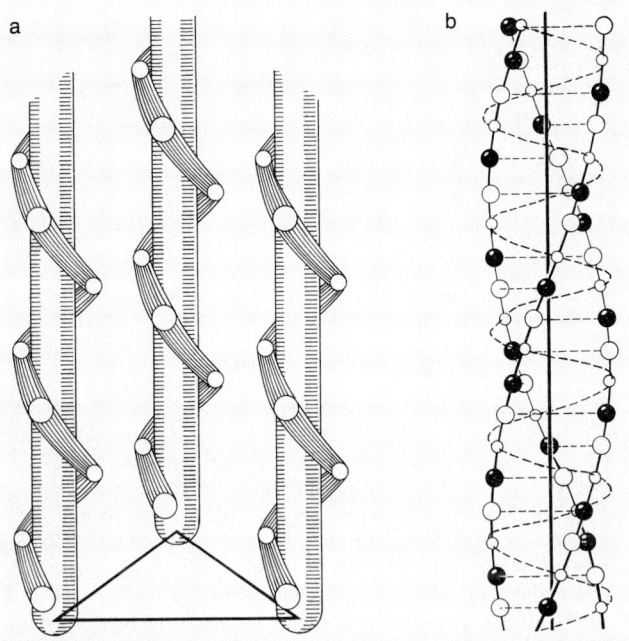

Abb. 100   Kollagentripelhelix, a) die 3 Einzelfäden, b) die 3 gegeneinander verdrillten Einzelfäden

Hingewiesen sei zum Schluß darauf, daß in der Biochemie der Begriff der Konformation in der Proteinchemie oft erst im Zusammenhang mit der Proteintertiärstruktur verwendet wird, obwohl die Proteinsekundärstrukturen auch durch freie Drehbarkeit (Abb. 97) entstehen – also auch bereits Konformere sind.

Quartärstruktur

Die tertiärstrukturierten Einheiten können sich unter Umständen zu **Quartäreinheiten** zusammenlagern. Fast immer ist das nötig, wenn Leistungen mehrerer Proteineinheiten stark miteinander koordiniert werden müssen. So liegen im **Hämoglobin** 4 Globineinheiten miteinander kombiniert vor (s. Abb. 101). Durch die Sauerstoffaufnahme wird ihre Lage zueinander derartig verändert, daß dadurch die Sauerstoffaufnahme beeinflußt wird.

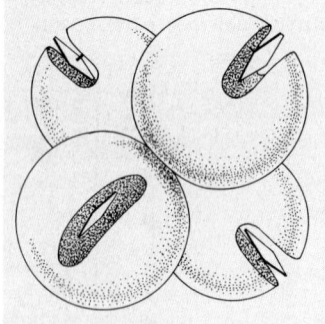

Abb. 101 Schema zur Quartärstruktur des Hämoglobins (die „Hämtasche" ist als Spalt dargestellt, in dem sich das planer gebaute Phosphyring-System befindet)

Andere Beispiele sind die Multienzymkomplexe. In ihnen sind mehrere Enzymproteine, die in einer Reaktionskette zusammenarbeiten müssen, quartärstrukturiert zusammengelagert. Dadurch wird das Produkt einer Enzymreaktion direkt ohne große Diffusionswege und -Verluste an das nächste Enzym als Substrat weitergereicht. Solche Multi-Enzym-Komplexe lassen sich elektronenmikroskopisch sichtbar machen. Sie stellen in dieser Form ein Beispiel für das Ziel unserer „Wanderung durch die Chemie" dar, bei dem ja von Einzelatomen ausgegangen war, die über Moleküle und Assoziate systematisch zusammengefügt wurden. Werden die Produkte genügend groß, dann wird der subelektronenmikroskopische niedermolekulare Bereich verlassen und der Übergang zum lichtmikroskopisch Sichtbaren geschaffen (s. a. S. 77).

Ein wichtiges Beispiel für Multi-Enzym-Komplexe ist der **Fettsäure-Synthese-Komplex**, in dem die Vorgänge der Kettenverlängerung der Fettsäuren (s. S. 297) ablaufen und der Komplex, der bei der oxidativen Decarboxylierung von Brenztraubensäure zu CoA mitwirkt. Diese Reaktionskette wird – als ein Beispiel – weiter unten detailliert besprochen.

Bindungskräfte in Proteinen

Beim Zusammenhalt aller „Über"-Strukturen – also der Sekundär-, Tertiär- oder Quartärstrukturen – spielen alle Bindungskräfte eine Rolle. Wichtig sind hydrophobe Wechselwirkungen, die oft die Prozesse der Zusammenlagerung einleiten. Hydrophobe Wechselwirkungen sind relativ schwach. Sie können sich aber – vielfach wiederholt – zu größeren Energiebeträgen aufschaukeln. Wegen ihrer Schwäche können sie andererseits beeinflußt und reguliert werden (s. S. 194).

Der Ausbildung hydrophober Wechselwirkungen schließen sich Stabilisierungsreaktionen an, bei denen die Verbindungsstellen richtig im Raum zueinandergelagert sein müssen (dies garantiert die „richtige" Primärstruktur). Ionale Bindungen über Carboxylat-Gruppen und protonisierte Amino-Gruppen spielen genau so eine Rolle wie Wasserstoffbrückenbindungen zwischen den entsprechend polarisierten Peptid-Gruppen (s. S. 307) oder zwischen anderen Donator-Acceptor-Gruppierungen.

Viele Strukturen werden schließlich durch Schließen von Disulfid-Brücken endgültig vernetzt. Auch hier müssen wieder die beiden beteiligten SH-Gruppen nach vorheriger Fältelung der Kette oder richtiger Aneinanderlagerung der zu verbindenden beiden Proteine passend im Raum zueinander stehen. Dabei bilden sich innerhalb eines Moleküls intramolekulare Brücken bzw. zwischen zwei Einheiten intermolekulare Brücken aus. **Insulin** ist ein Beispiel hierzu. Durch die Oxidation der SH-Gruppen werden kovalente Bindungen geschlossen mit entsprechend größerer Stärke. Die Reduktion ist bei Gabe entsprechender Wasserstoffdonatoren möglich. Oft verlaufen diese Reaktionen enzymkontrolliert.

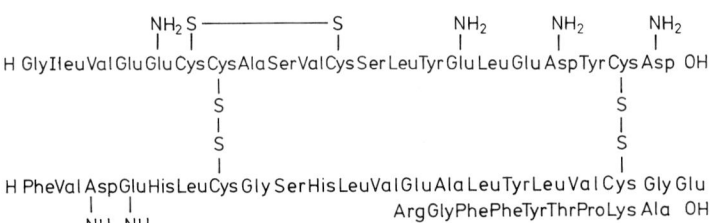

Die sekundär- und tertiärstrukturierten Proteine liegen in einer Form vor, die für ihre Funktion jeweils ideal ist. So ist die (kolloidale) Einbettung in das polare wäßrige Milieu durch die weitgehende Ausstattung mit polaren Aminosäureresten auf der Oberfläche erleichtert. Diese Reste sind mit ihren polaren Gruppen hydratisiert, wodurch ein guter Übergang zur wäßrigen Phase geschaffen wird.

Man bezeichnet diese Form der Proteine als die **native**. Sie garantiert die größte Stabilität durch gegenseitigen Schutz der Ketten.

Wird die Ordnung der Tertiär- und Sekundärstruktur gestört, dann wird das Protein **denaturiert**. Denaturierungen können durch Ionenzusätze erfolgen, die das Wechselspiel zwischen Partnern ionaler Wechselwirkungen stören. Besonders effektiv ist hier das kleine Wasserstoff-Ion, das wegen seiner großen Beweglichkeit auch in das Innere der relativ dicht gepackt gebauten Proteine eindringen kann. Säuredenaturierungen spielen in der Laborchemie und in der Verdauungsphysiologie eine Rolle. So sind native Proteine in der Regel durch die Verdauungsenzyme schwer angreifbar. Erst nach der Säuredenaturierung durch die Salzsäure des Magens kann das ungeordnete Knäuel oder der Faden der Primärstruktur hydrolytisch angegriffen werden.

Wassermischbare organische Solventien – wie niedere Alkohole, Phenole oder niedere Ketone – wirken denaturierend, weil sie die Hydrathülle stören. Auf dieser Tatsache beruht teilweise die desinfizierende Wirkung dieser Lösungsmittel, die dann die Bakterienproteine denaturieren.

Natürlich liegt auch in den ungestörten Sekundär- und Tertiärstrukturen der **fibrillären Proteine** der native Zustand vor. Denaturierungen wirken sich aber hier nicht so dramatisch auf die Löslichkeit aus, weil die sehr hochmolekularen Fadenproteine ohnehin meist schlechte Wasserlöslichkeit haben. Darauf beruht auch ihre Funktion. Sie sind häufig „Gerüstproteine", die der Festigung der Gewebsstruktur (Zelle, Haar, Nagel usw.) dienen.

Zusammengesetzte Proteine

Die bisher beschriebenen Proteine waren fast stets einfach, d. h., sie bestanden ausschließlich aus Aminosäuren als Baukomponenten. Biochemisch interessante Stoffe sind nun **zusammengesetzte Proteine**, Stoffe, die neben dem Proteinanteil auch noch einen oder mehrere andere Nicht-Protein-Komponenten enthalten.

In den Glykoproteinen liegen neben dem Proteinanteil noch Kohlenhydrate vor. Ein Beispiel einer Glykoprotein-Bindung war beim Kollagen vorgestellt worden. Die Blutgruppensubstanzen sind ein weiteres Beispiel. Sie bestehen aus einem Kohlenhydratanteil, in dem **N**-Acetyl-Glucosamin-Reste mit Galactose und **N**-Acetylgalactosamin verknüpft sind.

Außerdem findet man einen Zucker der L-Reihe – die Fucose. Diese etwas „ungewöhnliche" Konfiguration trägt offensichtlich zur Erkennung der verschiedenen Blutgruppen bei, zusammen mit Unterschieden in der Ausstattung mit den genannten Zuckern.

Die Verknüpfung zwischen Kohlenhydratanteil und Protein erfolgt in den Glykoproteinen häufig über die halbacetalische OH-Gruppe an C-Atom 1 einer Hexose (z. B. eines N-Acetyl-Zucker oder einer Galactose). Auf der Proteinseite können die OH-Gruppen aus Hydroxyaminosäuren (Serin, Threonin) beteiligt sein. Unter Wasseraustritt entsteht dann eine O-glycosidische Bindung. Es kann aber auch eine N-glycosidische Bindung entstehen, wenn die Amid-NH_2-Gruppe einer Amidaminosäure (Gln, Asn) beteiligt ist. In beiden Fällen entstehen kovalente Bindungen.

In Lipoproteinen liegen Lipide und Proteine vor.

Wichtige Lipoproteine sind z. B. die LDL und HDL-Körper des Serums. Bei den **LDL** (low density lipoproteins) handelt es sich um Stoffe mit einer relativ geringen Dichte, denn der Proteinanteil beträgt nur etwa $1/5$ des Moleküls, im High-density-Typ (**HDL**) dagegen 50%. Der restliche Anteil sind Lipide. Die kugelförmigen Moleküle (etwa 100 Angström = 10^{-6} cm Durchmesser) bestehen aus einer Proteinhülle, die auf der Innenseite mit apolaren Gruppen ausgekleidet ist. Die Bindungen zwischen ihnen und dem Hüllprotein sind z. T. kovalent, z. T. hydrophobe Wechselwirkungen. So können Lipide – wie Cholesterin, Phospholipide und Fette – in das Innere dieser Kugeln (im Rahmen ihrer Biosynthese in der Leber) eingeschlossen und im Plasma in die Peripherie zum Verbrauchsort transportiert werden. HDL ist relativ „leer" an Cholesterin, während LDL fast zur Hälfte aus Cholesterin besteht. Das Zahlenverhältnis der Konzentration HDL/VDL ist ein wichtiger diagnostischer Faktor, etwa bei Hypercholesterinämien.

Sehr häufig findet man niedermolekulare Gruppen bei Enzymen, die mit der Funktion derartiger Biokatalysatoren zu tun haben. Die Bindung des Substrats und sein Umsatz finden nämlich in diesen Nicht-Protein-Bezirken statt, die man auch **prosthetische Gruppen** nennt. Bei ihnen handelt es sich häufig um Vitamine oder – mit anderen Worten – fast immer wirken Vitamine als Wirkgruppen in zusammengesetzten Enzymproteinen. Außerdem gibt es noch andere niedermolekulare Gruppierungen – z. B. NAD^+, CoA (s. S. 377).

Manche Farbstoffe sind in mehr oder weniger fester Bindung an Proteine fixiert. Man nennt die gefärbten Großmoleküle Chromoproteide. Ein bereits vorgestelltes Beispiel war das Hämoglobin (s. S. 59–61). Ein anderes Beispiel sind die nahe verwandten Cytochrome (s. S. 390).

Zum Schluß der unvollständigen Aufzählung von zusammengesetzten Proteinen seien **Metallproteine** erwähnt, in denen Schwermetall-Ionen – wie die des Cu, Fe, Zn und andere – in komplexgebundener – oft chelatkomplexer (s. S. 57) Form vorliegen. Solche Metallproteine dienen oft als Transportform für die Metall-Ionen (S. 62). Manchmal ist auch ein Schwermetall Bestandteil eines aktiven Zentrums eines Enzyms.

11 Einige allgemeine Begriffe der Biochemie

11.1 Enzymaktivität

Proteine verrichten viele Funktionen, für die sie jeweils speziell ausgestattet sind durch ihren Aminosäureaufbau und ihre Strukturen. So sind die Strukturproteinen am Aufbau der Zellmembranen und des kollagenen Gewebes beteiligt. Transportfunktionen wurden ebenfalls schon erwähnt. Sehr interessante Eigenschaften haben die Proteine, die für die Muskelkontraktion oder die Beweglichkeit von Cilien – etwa der Spermienfäden – verantwortlich sind. Unabdingbar für die Lebenserhaltung sind auch die immunchemisch aktiven Proteine. Die Besprechung von Einzelheiten muß aber der Biochemie vorbehalten bleiben. Hier soll nur die Funktionsweise von **Enzymen** an einem relativ gut untersuchten Beispiel vorgestellt werden. Das wird auch noch einmal Gelegenheit bieten, die chemischen Grundlagenbegriffe zu wiederholen bzw. ihre Wichtigkeit zu betonen.

Carboxypeptidase als Beispiel

Carboxypeptidase ist ein Enzym, das Peptidbindungen hydrolytisch spaltet (Peptidasen können eine Peptidkette im Prinzip von außen her – also vom Kettenende – angreifen. Man nennt die mitwirkenden Enzyme Exopeptidasen. Die andere Möglichkeit ist, daß durch „Endopeptidasen" der Peptidfaden im mittleren Teil des Moleküls hydrolysiert wird). Carboxypeptidase ist eine Exopeptidase. Der Angriff erfolgt – daher der Name – vom Carboxy-Ende des Peptidfadens her. Carboxypeptidase greift diese letzte Aminosäureeinheit dann besonders leicht an, wenn sie einen aromatischen Ring trägt. Die Reaktion lautet:

$$HOOC-\underset{\underset{\bigcirc}{CH_2}}{\overset{H}{C}}-\underset{H}{N}-\overset{\overset{O}{\|}}{C}-R + H_2O \longrightarrow HOOC-\underset{\underset{\bigcirc}{CH_2}}{\overset{H}{C}}-NH_2 + \underset{HO}{\overset{O}{\overset{\|}{C}}}-R$$

Das Carboxypeptidase-Molekül, dessen Primär-, Sekundär- und Tertiärstruktur man genau kennt, ist etwa kugelförmig gebaut. Das aktive Zentrum, an dem der Substratumsatz stattfindet, liegt in einer breiten Senke der Moleküloberfläche. Im Zentrum befindet sich ein komplex gebundenes

Zink-Ion, das für die Enzymaktion wesentlich ist. Am aktiven Zentrum ist ferner eine hydrophobe Tasche auffällig, die mit entsprechend apolaren Aminosäuren der Carboxypeptidase ausgekleidet ist.

Die Enzymreaktion beginnt (s. Abb. 102a) mit der Anlagerung des Substrats. Das erfolgt einmal über die starke basische Guanidin-Gruppierung eines Arginin-Restes in Position 145 der Carboxypeptidase-Kette. Sie tritt mit der endständigen Carboxylat-Gruppe des Substrats in ionale Wechselwirkung. Danach werden hydrophobe Wechselwirkungen zwischen dessen Aromat und den apolaren Aminosäureresten der hydrophoben Tasche ausgebildet. Das Substrat wird dadurch so ausgerichtet, daß die CO-Gruppe der zu spaltenden Peptidbindung in die Nähe des Zink-Ions gerät. Dieses entfaltet einen Elektronenzug auf den Sauerstoff der zu spaltenden Carbonyl-Gruppe. Dieser Elektronensog wird an deren C-Atom weiterge-

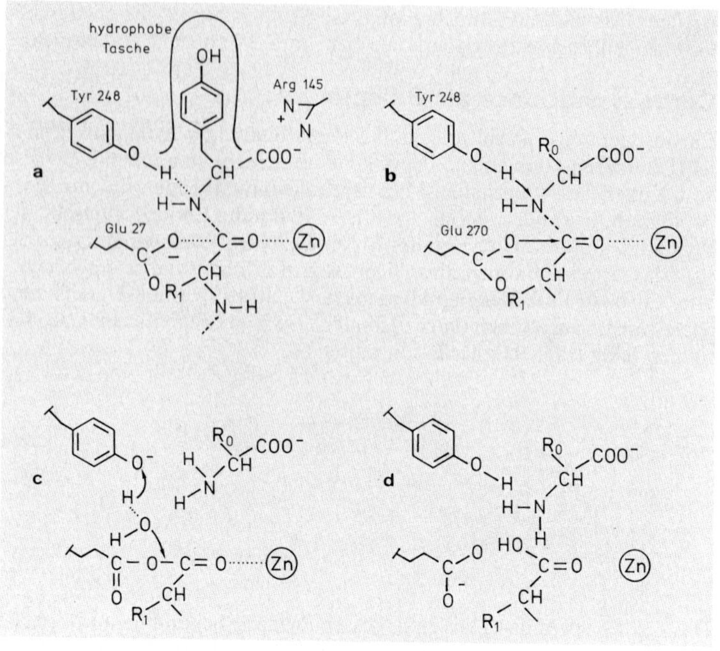

Abb. 102a–d **Einzelne Schritte des enzymatischen Umsatzes bei der Carboxypeptidase**

reicht, das dadurch positiv polarisiert wird. Es wird derartig für einen nucleophilen Angriff vorbereitet.

Die Spaltung der Peptidbindung beginnt (102b) mit einer Aktion der COOH-Gruppe einer Glutaminsäure, die sich in der Sequenz der Carboxypeptidase an Stelle 270 findet. Es bildet sich eine Art Säureanhydridbindung zwischen der COOH-Gruppe (Rest 270) und der Peptidgruppe aus. Dadurch wird ihre mesomere Struktur so beeinflußt, daß sich der Doppelbindungscharakter zwischen C und N in der Peptidgruppe verliert. Das N-Atom kann – nachdem ihm nunmehr wieder ein freies Elektronenpaar zugeordnet ist – als Protonanakzeptor fungieren. Als Protonendonator wirkt ein Tyrosin-Rest (Position 248 der Peptidkette der Carboxypeptidase). Durch die Protonenanlagerung wird die Peptidbindung gespalten.

Schließlich muß – in Erfüllung einer Grundforderung einer katalytischen Reaktion (s. S. 204) – die Ausgangssituation wieder hergestellt werden. Dazu dient Wasser, dessen Proton nach Dissoziation an die Phenolat-Gruppierung des Tyrosins wandert (Abb. 102c). Die OH-Gruppe des Wassers lagert sich an die Säureanhydridbindung zwischen Glutaminsäure und der Carboxyl-Gruppe des Substrats.

Es ist die endständige Carboxyl-Gruppe der Aminosäure entstanden, die ehemals an der vorletzten Stelle des Peptidfadens des Substrats stand. Das Spaltprodukt löst sich vom Enzym, weil der Elektronenzug des Zink-Ions nicht für die Bindung der Carboxyl-Gruppe ausreicht.

Allgemeine Aussagen zur Enzymaktivität (Energetik, Schritte der Reaktion, Dreipunktanlagerung, Molekülkarte)

Das Beispiel erlaubt einige Verallgemeinerungen über Enzymreaktionen. Zuerst einmal muß man feststellen, daß die chemischen Reaktion (s. S. 353), die nur den Anfangs- und Endzustand beschreibt und nicht die Einzelmechanismen, viel einfacher – aber bezüglich des Mechanismus viel weniger aussagekräftig – ist als die Enzymreaktion. (s. S. 354).

Diese hat aber ihren biochemischen Sinn eben gerade in der Zerlegung der Gesamtreaktion in viele Einzelstufen, die in sich besser regulierbar sind, weil sie eher umkehrbar („reversibler") sind. Außerdem können die Reaktionen am Enzym schneller ablaufen, weil die Reaktionspartner räumlich besser und „richtig" einander zugeordnet sind. Das Substrat wird am Enzym – wie in einer Form – im aktiven Zentrum festgehalten und den Reaktanden angeboten. In der freien Lösung – ohne eine solche „Halterung" – verlaufen die Stöße der Wassermoleküle weniger erfolgreich, weil sie einmal nicht alle an der „richtigen" Stelle treffen und weil außerdem die Peptidkette unter Umständen elastisch – ohne Reaktion –

einfach fortgestoßen wird. Dies kann z. B. am Enzym schon deswegen nicht passieren, weil der große Proteinanteil das Ausweichen des Substrats vor den Stößen der Wassermoleküle verhindert.

Gleich ist natürlich – wie immer bei katalysierter und nicht-katalysierter Reaktion – der Betrag der freien Energie bei beiden Reaktionen (s. S. 205).

Der Reaktionsablauf aller Katalysereaktionen und auch aller Enzymreaktionen verläuft in den drei Schritten: Anlagerung des Substrats – Bildung des Zwischenstoffs oder Substrat-Enzym-Komplexes oder „aktivierten Komplexes" und Reaktion in ihm – und Abspaltung der Reaktionsendprodukte. Der geschwindigkeitsbestimmende Schritt in Enzymreaktionsfolgen ist dabei in der Regel der letzte Vorgang.

Ein wichtiger Vorgang ist die Anlagerungsreaktion. Bei ihr wird das Substrat zuerst einmal durch die am weitesten reichenden Kräfte „eingefangen". Dies sind ionale Kräfte (s. S. 15). Schwächere Bindungskräfte – insbesondere Ion-Dipol- und Dipol-Dipol-Kräfte, sowie hydrophobe Wechselwirkungen – dienen dann einer zweiten Fixation des Substrats in richtiger Ausrichtung. Man spricht in diesem Zusammenhang von einem „Dreipunktmechanismus", bei dem das Substrat an 2 Punkten angelagert und räumlich fixiert wird und an einem dritten Punkt umgesetzt wird. Entsprechend kann man die wesentlichen Orte des Geschehens als Ecken eines Dreiecks beschreiben. Dessen Länge der Seiten entsprechen den Abständen der beteiligten Punkte sowohl im Enzym wie – genau passend – am Substrat. Analog sind die Winkel typisch. Man bezeichnet solche Beschreibungen als „Molekülkarten". Ihre Bedeutung wollen wir an zwei gut untersuchten Beispielen schildern und dazu kurz die Carboxypeptidase-Reaktion verlassen.

Das biogene Amin (S. 264) Serotonin ist ein Gewebshormon. Die in geringsten Konzentrationen im Körper vorkommende Substanz wirkt als Übertragersubstanz im Zentralnervensystem (Hypothalamus, Formatio reticularis). Sie wirkt ferner auf glatte Muskulatur, die kontrahiert wird. Serotonin spielt eine Rolle bei der Blutgerinnung.

Lysergsäurediethylamid (LSD) ist ein in kleinsten Konzentrationen halluzinatorisch wirkendes Rauschgift. Seine Wirkung beruht darauf, daß es Serotonin von seinem Rezeptor im aktiven Enzymbereich verdrängt. Die Molekülkarte (Abb. 103) zeigt den Abstand der beiden funktionellen Gruppen, die für die Wirkung am Rezeptor verantwortlich sind.

Serotonin ist – zusammen mit Histamin – am Ablauf allergischer Reaktionen beteiligt. Cortisol wirkt diesen Reaktionen entgegen und wird deswegen medizinisch („antiinflammatorisch") eingesetzt. Man stellt sich vor, daß Cortisol die Rezeptoren für Histamin und Serotonin blockiert, so daß die entsprechenden Wirkungen nicht auftreten können. Interessant ist eine in der experimentellen Pharmakologie häufiger gemachte Beobachtung, wonach die Chemie der beteiligten Atome bei Wechselwirkungen zwischen Enzym und Substrat weniger maßgeblich ist als die Elektronendichte – etwa in Form freier Elektronenpaare. Deswegen können offensichtlich den N-Atomen der Amine beim Cortisol O-Atome entsprechen.

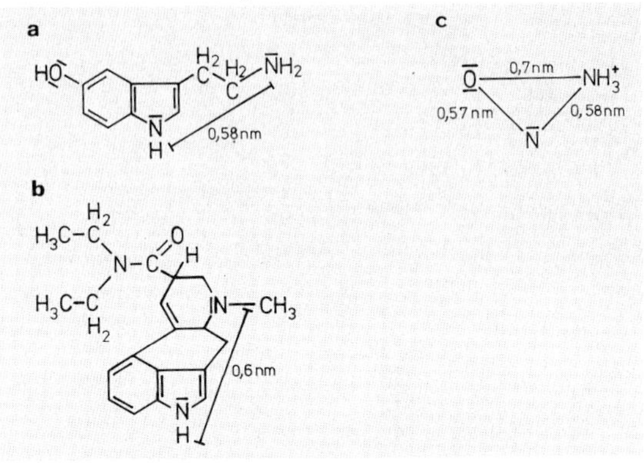

Abb. 103 a) **Serotonin und** b) **Lysergsäurediethylamid (LSD) mit dem Abstand der beiden funktionellen Gruppen, die für die Wirkung am Rezeptor verantwortlich sind.** c) „Molekülkarte" des Serotonins (Amino-Gruppe in der Seitenkette muß beim pH-Wert des physiologischen Milieus der Zelle protoniert angegeben werden)

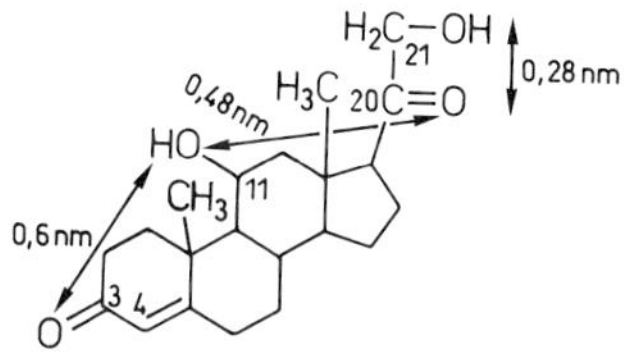

Strukturformel des Cortisols. Die pharmakologisch wichtigen Gruppen und die drei entscheidenden Abstände sind eingezeichnet. Außerdem sind die C-Atome angegeben, die Träger wichtiger funktioneller Gruppen sind.

Molekülkarten werden in der Regel so aufgestellt, daß man verschiedene Substrate reagieren läßt und feststellt, welche Gemeinsamkeiten des Molekülbaus und der Enzymreaktion bestehen.

358 Einige allgemeine Begriffe der Biochemie

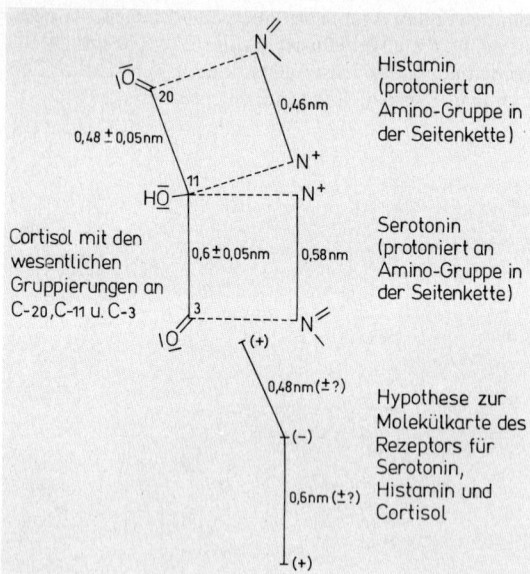

Abb. 104 **Hypothetische Molekülkarte des Rezeptors für Serotonin, Histamin und Cortisol (untere Abbildung). Obere Abbildung: Die wichtigsten Gruppierungen der drei Stoffe in ihren Molekülkarten**

Untersuchungsmethoden zur Aufklärung von Enzymreaktionsmechanismen

Die Mechanismen des Reaktionsablaufs kann man mit Hilfe verschiedener Methoden untersuchen. Häufig versucht man, durch ausgewählte chemische Reagentien bestimmte Aminosäurereste selektiv umzusetzen. Wird dadurch der Ablauf der Enzymreaktion beeinflußt, dann besteht der Verdacht, daß diese Aminosäure sich im aktiven Zentrum an einem der Dreieckspunkte befindet. Sehr oft wirkt z. B. die OH-Gruppe von Serin in diesem Sinn. Man kann sie mit Diisopropylfluorophosphat selektiv verestern und damit die Aktivität eines solchen Enzyms „verkrüppeln".

Diisopropylfluorophosphat (DFP)

Die Umsätze am Enzym erfolgen stereospezifisch – schon allein deswegen, weil das Enzym wegen der L-Konfiguration der Aminosäuren ein chirales Reagens (s. S. 230) ist. Mit ihm und den (häufigeren) chiralen Substraten entstehen dann Diastereomere. Würde dabei das Enantiomere angelagert, dessen Konfiguration „nicht üblich" ist, dann würde ein Diastereomeres entstehen, das unterschiedliche Eigenschaften zum „üblichen" Diastereomeren hat. (s. S. 230). Enzymreaktionen mit chiralen Substraten laufen also stereoselektiv ab. Wenn z. B. im Fall der Carboxypeptidase die Glutaminsäure-270-D-konfiguriert wäre, dann würde ihre Carboxy-Gruppe an einer völlig anderen Stelle des Enzyms stehen, und es käme nicht zur Reaktion mit dem Substrat. Analog könnte ein Peptid-Substrat mit einem D-konfigurierten terminalen Phenylalanin nie an das aktive Zentrum passen.

„Leichte" Abwandlungen in der Substratstruktur beeinflussen die Reaktionsgeschwindigkeit. So führt ein Ersatz des aromatischen Rings bei der C-terminalen Aminosäure – etwa durch einen aliphatischen Rest – zu einer Verschlechterung der Anlagerungsbedingungen und der räumlichen Orientierung. Unter Umständen wird auch ein Substrat angelagert und dann aber nicht weiter umgesetzt, weil zwar die Strukturmerkmale für die Fixation stimmen, aber der Reaktionsort nicht „in die Molekülkarte" paßt. Beide Fälle führen zu einer Hemmung des Enzyms.

Bei einigen Proteinen, (die nicht unbedingt Enzyme sein müssen), kennt man Formen mit einer abweichenden Aminosäuresequenz, die meistens Folgen eines genetischen Defekts und damit fehlgesteuerter Proteinbiosynthese sind (ein gut untersuchtes Beispiel ist das Hämoglobin). Fast immer resultieren – auch bei kleinsten Veränderungen – funktionelle Mängel, die zu pathologischen Reaktionen führen. Auch bei einem Enzym muß die Sequenz genau stimmen.

Würde z. B. Glu 270 durch eine Asparaginsäure ersetzt, dann würde der Abstand zwischen der Carboxy-Gruppe und der Peptidgruppe größer werden und die Reaktion zumindestens viel langsamer ablaufen als bei regelrechter Struktur. Würde Glu 270 durch eine neutrale oder gar basische Aminosäure ersetzt, dann würde gar keine Spaltung beobachtbar werden. Die Sequenz muß aber auch bei jenen Aminosäuren stimmen, die nicht in der Nähe des aktiven Zentrums stehen. Ändert sich nämlich an anderen Stellen die Aminosäurenzusammensetzung, dann resultiert unter Umständen eine Änderung der Fältelung zur Sekundärstruktur mit gleichfalls drastischem Einfluß auf die Lage der Aminosäure am aktiven Zentrum.

Schließlich kann man auch untersuchen, was passiert, wenn das Zink-Ion durch das ihm im Periodensystem entsprechende Cadmium-Ion ersetzt würde. Dessen Reaktivität und Ionengröße ist aber so viel anders, daß eine Beeinflussung evident ist. Oft kann man derartig toxische Reaktionen von Schwermetall-Ionen erklären.

Abhängigkeit der Enzymaktivitäten von Hemmstoffen, Aktivatoren, pH und Temperatur

Die Aktivität einer Reaktion eines Substrates S mit einem Enzym E kann im Zentrum von E beeinflußt werden. Hierbei sind Hemmungen und Aktivierungen möglich.

Andere Substrate – wie S_x, S_y usw. können hemmen. Die Reaktion kann reversibel sein, wenn durch Erhöhung der Konzentration von S der Hemmstoff vom Zentrum wieder verdrängt wird. Das ist in der Regel bewirkbar, wenn S und S_x ähnliche Struktur haben. Eine irreversible Hemmung kann darauf beruhen, daß S_x sehr fest an das Zentrum angelagert wird und durch eine noch so hohe Konzentration von S nicht mehr „vertrieben" werden kann. Eine irreversible Hemmung kann aber auch darauf beruhen, daß die reaktiven Stellen im aktiven Zentrum durch ein Reagens verändert werden. Ein Beispiel wäre die oben geschilderte Reaktion zwischen DFP und der OH-Gruppe eines Serin-Restes. Andere Beispiele sind die Aufhebung der Beteiligung von SH-Gruppen im Zentrum durch stärkere Oxidation oder durch Schwermetall-Ionen.

Eine Aktivierung sieht man häufig, wenn eine niedermolekulare Gruppe als prothetische Gruppe an der Reaktion im aktiven Zentrum beteiligt ist. Oft ist die Fixation eines solchen Aktivators nicht sehr fest. Durch Konzentrationserhöhung wird die Bindung an das aktive Zentrum und dessen Aktivität erhöht. Durch Entfernung des locker gebundenen Aktivators wird die Aktivität entsprechend erniedrigt. Manche Aktivatoren sind allerdings auch sehr fest – kovalent – und nicht abspaltbar gebunden.

Ein für biochemische Regulationen wichtiger Typ ist die „allosterische Modifikation", die sowohl zur Hemmung wie zur Aktivierung führen kann. Sie beruht darauf, daß das Enzym durch einen Wirkstoff in seiner Proteinkonformation beeinflußt wird. Der Hilfsstoff wird dabei immer außerhalb des aktiven Zentrums wirksam. Er verändert die Form des ganzen Proteinmoleküls – teilweise soweit, daß – wie beim Umstülpen eines Handschuhs – Teile des Inneren des Moleküls nach außen gekehrt werden, wodurch ein vorher mehr in der Tiefe liegendes Zentrum reaktionsbereit wird. Andere, weniger drastische Konformationsänderungen können zu einer Veränderung der Anlagerungspunkte – im Sinne einer Veränderung der Molekülkarte – führen, wodurch auch die Aktivität beeinflußt wird.

Enzymreaktionen hängen von der Temperatur und vom pH-Wert ab. Bei beiden Abhängigkeiten beobachtet man Maximumskurven. Die der Temperaturabhängigkeit war bereits dadurch erklärt worden (S. 207), daß einerseits mit steigender Temperatur die Substratumsatzgeschwindigkeit zunimmt, während andererseits die Proteinkonformation gestört wird. Viele Humanenzymsysteme haben ihr Temperaturoptimum in der Nähe von 37–42 °C.

Die pH-Abhängigkeit kommt dadurch zustande, daß sowohl für die Proteinkonformation wie für die Substratbindungen ionale Kräfte im Sinne von Säure-Basen-Reaktionen ins Spiel kommen. Im stark sauren Bereich sind zwar die basischen Gruppen stark protonisiert, aber die Carboxyl-Gruppen der schwachen organischen Säuren sind ungeladen. Es kommt zu keiner Wechselwirkung. Analoges gilt – im umgekehrten Sinn – für den stark alkalischen Bereich. Die optimale Wechselwirkung wird im mittleren pH-Wert-Bereich entfaltet. Dabei gibt es – wegen der Einflüsse der Nachbarschaft auf die beteiligten sauren und basischen Gruppen – Unterschiede in der Lage und Breite des Optimums. Es gibt einige Enzyme mit sehr scharfem pH-Wert-Maximum, während andere auch über breitere Intervalle hinweg ihre Aktivität entfalten (letzteres ist z. B. fast immer der Fall bei den Enzymen, die Nahrungsstoffe im Verdauungstrakt abbauen).

Nomenklatur der Enzyme

Zum Schluß sei kurz das Wichtigste zur Nomenklatur der Enzyme und ihrer Reaktionen gesagt. Alle Enzymreaktionen werden durch ihre Ausgangs- und Endstoffe bezeichnet. Diese „Substrate" (s. S. 203) und das dazugehörige Enzym werden nach einem Schema an die Stoffwechselpfeile geschrieben. Es gilt dabei für den Enzymnamen, daß er aus den Namen der Substrate sowie der Art der Enzymreaktion gebildet wird. Man hängt die Silbe „-ase" zur Kennzeichnung der enzymatischen Reaktion an.

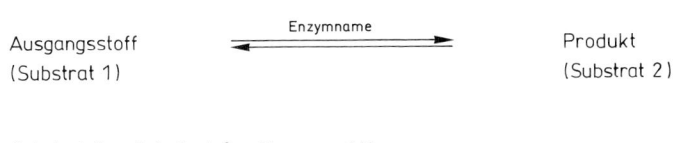

Substrat 1 — Substrat 2 — Enzymreaktion — ase

Schema zur Namensbildung

Wird bei einer Reaktion Histidin (s. S. 300) decarboxyliert (s. S. 295), dann reguliert Histidin-Decarboxyl-ase die Geschwindigkeit. Erfolgt eine katalytische Transaminierung von Glutamat zu Oxalacetat (s. S. 297), so wird sie durch die Glutamat-Oxalacetat-Transaminase enzymatisch gesteuert. Oft erwähnt man nur den Namen eines Substrats, insbesondere wenn die Gleichgewichtslage derartig ist, daß die Rückreaktion kaum stattfindet (so katalysiert zwar die Histidin-Decarboxylase auch die Reaktion zwischen Histamin (s. S. 264) und CO_2, jedoch ist die Gleichgewichtslage derartig, daß diese Rückreaktion im Gewebe keine Rolle spielt (s. S. 296). Schließlich sei erwähnt, daß man bei vielen

Enzymen noch historisch bedingte Trivialnamen benutzt. Andererseits gibt es eine genaue Bezifferung aller bisher bekanntgewordenen (rd. 2000) Enzyme, die einer Systematik folgt.

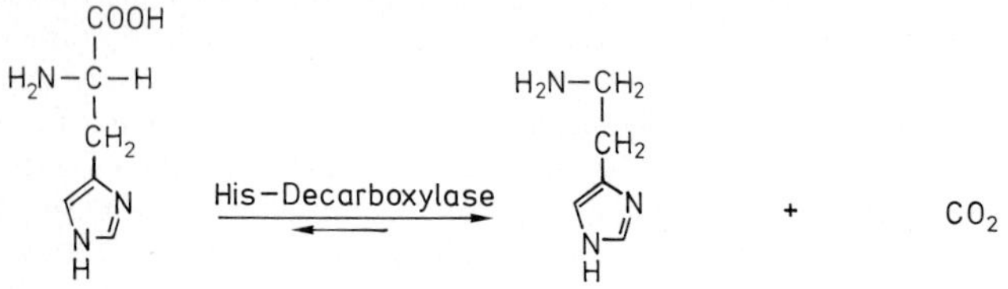

$$\text{Histidin His} \quad \xrightleftharpoons{\text{His-Decarboxylase}} \quad \text{Histamin} \; + \; CO_2$$

Bei vielen Enzymreaktionen spielen organische Säuren eine Rolle. Da diese schwach sind, liegen in den Geweben fast nur die Anionen vor (s. S. 276). Folglich sind diese die Substrate, die in den Enzymnamen entsprechend zu berücksichtigen sind.

Ohne Enzymaktivität ist Leben nicht möglich. Es erhebt sich die Frage, wie die subtilen Feinheiten im Aufbau der Proteinstruktur garantiert werden, um die volle Funktionalität der Enzyme zu gewährleisten. Die Antwort liegt im Mechanismus der Proteinbiosynthese.

11.2 Proteinbiosynthese

Die Prinzipien der Proteinbiosynthese können hier nur kurz vorgestellt werden. Zentraler Punkt ist ein enger Zusammenhang zwischen der Struktur der Nucleinsäuren und der Struktur der Proteine. Bei beiden Stofftypen handelt es sich ja um lineare Polymere, die sekundärstrukturiert sind.

In den Desoxyribonucleinsäuren des genetischen Materials – also den Chromosomen des Zellkerns – liegt die Information für die Proteinsynthese gespeichert vor. Die Art und Reihenfolge von jeweils drei Nucleinsäurebasen bestimmt, welche Aminosäure an einen aufzubauenden Peptidfaden angeheftet wird. Man bezeichnet diese Dreiersequenz als Code. In einer Analogie hat man den Nucleinsäurefaden mit einem Lochstreifen verglichen, dessen Perforationen abgelesen werden. Die abgelesenen Signale können dann zur Steuerung – etwa von Maschinen – dienen.

Bei der Ablesung werden immer die Daten von drei nebeneinanderliegenden Basen – also eines Basentripletts – so kombiniert, daß sie den Einbau einer ganz bestimmten Aminosäure codieren. 4 Basen – als Triplett kombiniert – ergeben $4^3 = 64$ Möglichkeiten. Das sind aber entschieden zu viele für die zu codierenden 20 proteinogenen Aminosäuren, selbst wenn man mit einrechnet, daß es einen Code für den Kettenanfang und einen Befehl für den Kettenabbruch gibt. Manche Aminosäuren sind also mehrfach codiert oder „überbestimmt". Die Abb. 105 gibt den genetischen Code wieder. Dabei bedeutet z. B., daß UCU Ser codiert oder UAU für den Einbau von Tyr sorgt usw.

1. Base	2. Base				3. Base
	U	C	A	G	
U	Phe	Ser	Tyr	Cys	U
	Phe	Ser	Tyr	Cys	C
	Leu	Ser	+	+	A
	Leu	Ser	+	Trp	G
C	Leu	Pro	His	Arg	U
	Leu	Pro	His	Arg	C
	Leu	Pro	GluNH$_2$	Arg	A
	Leu	Pro	GluNH$_2$	Arg	G
A	Ile	Thr	AspNH$_2$	Ser	U
	Ile	Thr	AspNH$_2$	Ser	C
	Ile	Thr	Lys	Arg	A
	Met^{++}	Thr	Lys	Arg	G
G	Val	Ala	Asp	Gly	U
	Val	Ala	Asp	Gly	C
	Val	Ala	Glu	Gly	A
	Val	Ala	Glu	Gly	G

$^+$ bedeutet Kettenende
$^{++}$ bedeutet auch Kettenanfang bzw. **N**-Formyl-Met

Abb. 105 Der genetische Code

Es fällt auf, daß chemisch ähnliche Aminosäuren auch einen ähnlichen Triplettcode haben. Beim falschen Ablesen ist dann in der Regel der Schaden nicht sehr groß. So haben alle apolaren Aminosäuren als zweite codierende Base U stehen. Interessant ist auch, daß die Tripletts „richtig" abgelesen werden, d. h., daß die Sequenz UCU/UAU auch so abgelesen wird und nicht etwa als ... U/CUU/AU.

Zur Ablesung muß die Doppelhelix in Teilbereichen so weit gelockert werden und der Abstand zwischen den gepaarten Basen so weit vergrößert werden, daß an einem der beiden nunmehr ungepaarten Strangabschnitten eine m-RNA synthetisiert werden kann (s. Abb. 106). So wird eine Kopie hergestellt oder **transkribiert**. Sie trägt die Information des DNA-Abschnitts in entsprechender „Spiegelschrift". Die m-RNA diffundiert durch die Poren der Kernmembran in das Cytoplasma. We-

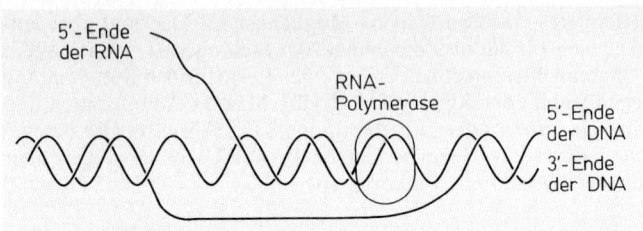

Abb. 106 Ablesung der DNA und Bildung einer m-RNA

gen ihrer relativen Kleinheit ist die m-RNA dazu imstande. Sie wird an ein Ribosom angelagert.

Im Cytoplasma sind t-RNA-Moleküle bereit, mit genau korrespondierenden Aminosäuren zu reagieren. Die Gebilde diffundieren an die Ribosomen-gebundene m-RNA. Ein kleiner Abschnitt ist an der Oberfläche des Ribosoms bereit, mit pasender t-RNA zu reagieren. Dabei wird von ihr jenes Triplett im Anticodon-Bereich (s. S. 339) abgelesen, das sich in der Kleeblattstruktur befindet. Nach den gleichen Strukturprinzipien wie bei der Basenpaarung wird die t-RNA angelagert. Wegen ihrer Tertiärstruktur nimmt sie eine bestimmte Konformation in bezug auf die bereits schon an der ribosomalen m-RNA „gerade vorher" angebundene Kleeblattstruktur ein. Dadurch wird die am Ende der t-RNA gebundene Aminosäure in die richtige Raumlage gebracht, um mit der Aminosäure aus der vorher fixierten t-RNA zu reagieren. Entsprechend wird die nächste Aminosäure – über ihre t-RNA herangetragen – deswegen angeheftet, weil eben das Basentriplett ihrer t-RNA auf das nächst abzulesende der ribosomalen m-RNA paßt. Der Vorgang der Informationsübertragung von der Basensequenz in der m-RNA auf die Aminosäuresequenz im Peptidfaden wird als **Translation** bezeichnet. Dabei wirken die m-RNA sozusagen als „Dolmetscher". Während des ganzen Vorgangs gleitet die m-RNA durch das Ribosom. Nur die an ihm befindlichen Tripletts sind bereit zur Basenpaarung mit t-RNA. Durch die Knüpfung der Peptidbindung wird die Aminosäure von ihrer t-RNA abgelöst. Es entsteht ein Peptidfaden, der sich in das Cytoplasma schiebt, wo er im wäßrigen Milieu unter Ausbildung hydrophober Wechselwirkungen sekundärstrukturiert wird. Zum Teil ist die Sekundärstruktur auch schon durch die Struktur der „Kleeblätter" vorgegeben, die für entsprechende Positionierung der Aminosäuren sorgen.

Im Endergebnis kann man also eine „Kolinearität" zwischen dem Programm bei der Ablesung der DNA (vom 3′- zum 5′-Ende hin) und der Aminosäuresequenz (vom Amino-Ende zum Carboxyl-Ende hin) feststellen.

Die Öffnung der DNA-Doppelhelix erfolgt mit Hilfe von Hormonen. Dabei werden unter Umständen mehrere Abschnitte aktiviert und transkribiert, die in der Regel nicht sehr lang sind. Folglich werden auch nur entsprechend kurze Polypeptid-Einheiten produziert, die dann unter Umständen noch im Cytoplasma zusammengefügt werden. Außerdem kann eine m-RNA über mehrere Ribosome gleiten, so daß gleichzeitig mehrere Peptidfäden synthetisiert werden. Alles dies sorgt für eine entsprechend schnelle und störungsarme Proteinbiosynthese.

Im Fall der Enzyme ist dieser Prozeß, der von der Aktivierung bis zum Ende der Proteinsynthese in der Größenordnung von Minuten abläuft, noch ein wichtiger Regulationsprozeß. Durch ihn können nämlich – falls notwendig – Enzyme hergestellt werden. Dadurch können Stoffwechselleistungen für den Fall angefacht werden, daß ein oder mehrere Substrate in größeren Mengen anfallen. Sollten die Enzyme nicht mehr benötigt werden, dann werden sie proteolytisch abgebaut. Zusammen mit der allosterischen Modifikation, die im Verlauf von Sekunden effektiv wird, und der Hemmung durch Substrate, die in Bruchteilen von Sekunden wirkt, steht damit eine Reihe von Mechanismen für Stoffwechselregulationen zur Verfügung.

11.3 Energetische Kopplung und die zentrale Rolle des ATP

Ohne Energie ist der Aufbau körpereigener Stoffe nicht möglich, denn viele von ihnen werden nur in endergonen Reaktionen gebildet (s. S. 188). Wichtige Beispiele sind die Proteine, die ein hohes Maß an Ordnung in ihrem Aufbau zeigen (S. 191, 341). Zur Gewährleistung des entsprechenden Entropieanteils kann nicht jede beliebige Energie – etwa Wärmeenergie – investiert werden, sondern es muß „freie Energie" eingesetzt werden.

Das geschieht dadurch, daß die beim Stoffwechsel (aus den chemischen Bindungen der Nahrungsstoffe) freigesetzten Energien von „Hilfssubstanzen" aufgefangen werden, die dann ihrerseits die Energie auf andere chemische Systeme übertragen können. Die in diesem Zusammenhang wichtigste Überträgersubstanz ist das ATP (s. S. 292).

Ihre Bedeutung erkennt man schon allein daran, daß täglich im menschlichen Organismus eine ATP-Menge synthetisiert wird, die etwa dem Körpergewicht entspricht (ein 70 kg schwerer Mensch produziert also jeden Tag etwa 70 kg ATP). Andererseits ist die ATP-Konzentration im Gewebe recht niedrig. Es muß also die ständig produzierte Menge an ATP fortlaufend zu AMP (s. S. 292) abgebaut werden. Allein dieser Sachverhalt beschreibt die enormen Leistungen und die Bedeutung des „Energiestoffwechsels".

ATP hat noch eine zweite Rolle zu erfüllen. Es ist nämlich ein Beispiel einer Substanz mit einem „hohen Phosphat-Gruppenübertragungspotential". Es gibt eine ganze Reihe biochemisch wichtiger derartiger Überträger (s. Tab. 69).

Tab. 69 Phosphat-Gruppenübertragungspotential einiger Verbindungen

	ΔG_0 (kJ · mol^{-1})
Kreatinphosphat	− 43,9
Phosphoenolpyruvat	− 33,5
ATP	− 29,3
Glucose-1-phosphat	− 20,9
Glucose-6-phosphat	− 13,8
Glycerin-1-phosphat	− 9,7

Sie reagieren alle so, daß sie die Phosphat-Gruppe auf eine andere Substanz übertragen können, die dadurch „phosphoryliert" wird. Die für den Übertragungsvorgang notwendige freie Energie liefern die Phosphat-Gruppenüberträger – unterschiedlich stark – gleich mit (sie heißen deswegen auch „energiereiche Phosphate").

Um die Größe der Energie der jeweiligen Vorgänge vergleichen zu können, hat man als Akzeptor für die Phosphat-Gruppierung Wasser gewählt oder – mit anderen Worten – die freie Energie der Hydrolysereaktion bestimmt. Sie findet sich in der Tab. 69.

Phosphorylierungsreaktionen sind oft Startreaktionen im Stoffwechsel, da die nicht-phosphorylierten Verbindungen nicht energiereich genug sind, um reagieren zu können. Ein Beispiel ist die Startreaktion des Glucose-Abbaus, bei der Glucose zuerst zu Glucose-6-phosphat verestert werden muß:

α-Glc + H$_3$PO$_4$ ⇌ α-Glc-6-P + H$_2$O

Diese Reaktion ist endergon und erfordert die Investition von $\Delta G_0 = 13{,}8$ kJ/mol an freier Energie. Die Reaktion zwischen Phosphorsäure und Glucose läuft also nicht freiwillig ab.

ATP hat ein Gruppenübertragungspotential von $\Delta G_0 = -29{,}3$ kJ/mol. Die folgende Reaktion läuft also unter Bildung von ADP sehr leicht ab.

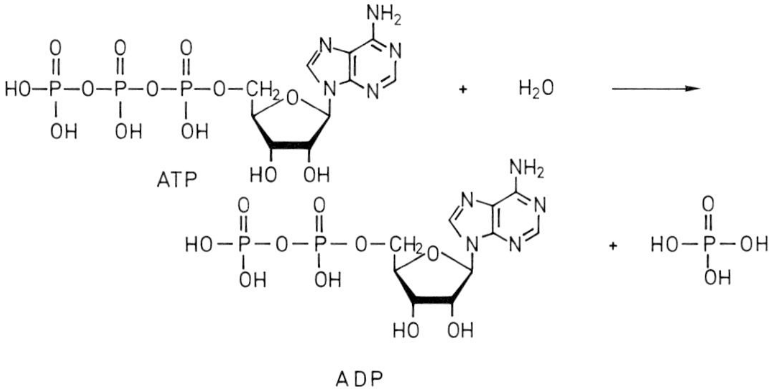

$$\text{ATP} + H_2O \longrightarrow \text{ADP} + HO-\underset{\underset{OH}{|}}{\overset{\overset{O}{\|}}{P}}-OH$$

Koppelt man die beiden Reaktionen, dann ergibt sich eine freie Energie von ΔG_0 $-15{,}5$ kJ/mol. Die gekoppelte Reaktion ist also freiwillig ablauffähig. Die hier gemachten Angaben beziehen sich auf Vorgänge unter „Standardbedingungen" (S. 194), also auf Umsätze, bei denen jeweils 1 mol Ausgangssubstanz eingesetzt werden. In der Zelle liegen nun andere Konzentrationsverhältnisse von Glc und ATP vor. Entsprechende Messungen und Berechnungen ergaben als Freie Energie der gekoppelten Reaktion unter biochemisch-intracellularen Bedingungen einen Wert von $\Delta G' = -32$ kJ.

Weil derartige Kopplungsvorgänge eine ziemliche Rolle spielen, verwendet man gern die Kurzsymbolik für die zu übertragende Phosphat-Gruppierung und die anderen Reaktionsteilnehmer – statt der aufwendigen Strukturformeln:

Glc + ATP → Glc-6-P + ADP

12 Energiestoffwechsel

12.1 Aufgaben des Stoffwechsels

Im Stoffwechsel (Metabolismus) des Menschen werden – wie der Name sagt – Stoffe umgebaut. Die Eingangsstoffe stammen dabei letztlich aus der Nahrung. Die Produkte des Metabolismus können auszuscheidende Abbauprodukte (Endprodukte) sein oder umgewandelte – also neu aufgebaute Verbindungen (Zwischenprodukte) –, die dem Körper als körpereigene Komponenten zu bestimmten Funktionen zur Verfügung stehen.

Eine zweite wichtige Funktion des Stoffwechsels ist die Energiegewinnung. Ohne Energie können die Leistungen der Muskelkontraktion – also der Fortbewegung, der Peristaltik – und der Nervenaktivität nicht erbracht werden. Auch wird Energie für den Abbau vieler metabolischer Produkte im Körper benötigt.

Wir wollen uns hier nur mit dem Energiestoffwechsel kurz befassen, obwohl an sich die Beschreibung der chemischen Leistungen im Rahmen der „Chemie für Mediziner" viel reizvoller ist. Die Erklärung des Energiestoffwechsels liefert aber verstärkt die didaktischen Möglichkeiten, die früher vorgestellten Begriffe der Energetik und der Elektrochemie noch einmal in biochemischen Zusammenhang zu bringen.

Die Nahrungsstoffe des Menschen, die im Metabolismus und im Energiemetabolismus verändert werden, sind Kohlenhydrate (s. S. 309), Proteine (S. 341) und Fette (S. 322). Wir wollen uns hier nur mit den Kohlenhydraten beschäftigen, obwohl – insbesondere – aus den langkettigen Fettsäuren der Fette und – abgeschwächt aus den Aminosäuren der Proteine erhebliche Energieanteile bereitgestellt werden.

Der wichtigste Zucker, der in den Stoffwechsel eingeführt wird, ist die Glucose (andere Kohlenhydrate werden in Glc überführt). Sie wird im Rahmen von 4 komplizierten Stoffwechselreaktionsketten – Glykolyse, Bildung von Acetyl-CoA, Citrat-Cyclus und Atmungskette – zu Kohlendioxid und Wasser abgebaut, wobei Energie gewonnen wird, die letztlich in Form von ATP anfällt (das dann für energiefordernde Prozesse bereitsteht).

12.2 Glykolyse

Der wichtigste Stoffwechselweg geht von der Hexose Glucose aus, die in zwei Triose-Bruchstücke gespalten wird. Dieser mehrstufige Prozeß wird Glykolyse genannt. Andere Zucker werden in sie eingeschleust.

Dazu werden die Biopolymeren wie Stärke (s. S. 328) oder Glykogen (S. 331) zuerst bis zur Glucose abgebaut. Andere Zucker – wie etwa die Disaccharide Saccharose (S. 320) oder Lactose (S. 320) – werden gleichfalls zu den Monosacchariden hydrolysiert. Bei den Monosacchariden gibt es Stoffwechselwege zur Umwandlung und Einbringung in die Glykolyse, die am Beispiel der Fructose (S. 373) und der Galactose (S. 374) beschrieben werden.

Der erste Schritt der Glykolyse (Reaktion 1 in Abb. 107) besteht in der Veresterung der alkoholischen OH-Gruppe von C-Atom 6. Es resultiert Glucose-6-phosphat, abgekürzt Glu-6-P. Die Reaktion ist stark exergon (s. Tab. 70) und deswegen ziemlich irreversibel. Sie läuft nur ab, weil ATP (neben der Phosphat-Gruppierung) auch die nötige Energie stiftet. Die Reaktion wird durch die „Hexokinase" katalysiert. Abgekürzt schreibt man mit der in der Biochemie üblichen Pfeilsymbolik (s. S. 120):

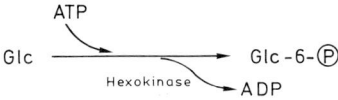

Man kann den gleichen Sachverhalt auch so formulieren, daß auf der einen Seite des Pfeils der eintretende Reaktionshilfsstoff und auf der anderen Seite der aus ihm gebildete austretende Stoff geschrieben wird.

```
           ATP
            |
Glc ─────────────────→ Glc-6-(P)
       Hexokinase ↘
                    ADP
```

Tab. 70 Werte der freien Energien ΔG der Glykolysereaktionen (unter den Konzentrationsbedingungen, die aktuell in der Zelle herrschen)

Reaktion	Enzym	ΔG (KJ) (abgerundet)	zusätzliche Eingangsstoffe	Bildungsstoffe
①	Hexokinase	− 34	ATP	ADP
②	Phosphoglucose-Isomerase	− 2		
③	Phosphofructokinase	− 22	ATP	ADP
④	Aldolase	− 1		
⑤	Triosephosphat-Isomerase	+ 2		
⑥	Glycerinaldehyd-3-phosphat	− 2	NAD^+, PO_4^{3-}	$NADH^+$ H^+
⑦	Phosphoglyceratkinase	+ 1	ADP	ATP
⑧	Phosphoglyceromutase	+ 1		
⑨	Enolase	− 3		H_2O
⑩	Pyruvatkinase	− 12	ADP	ATP

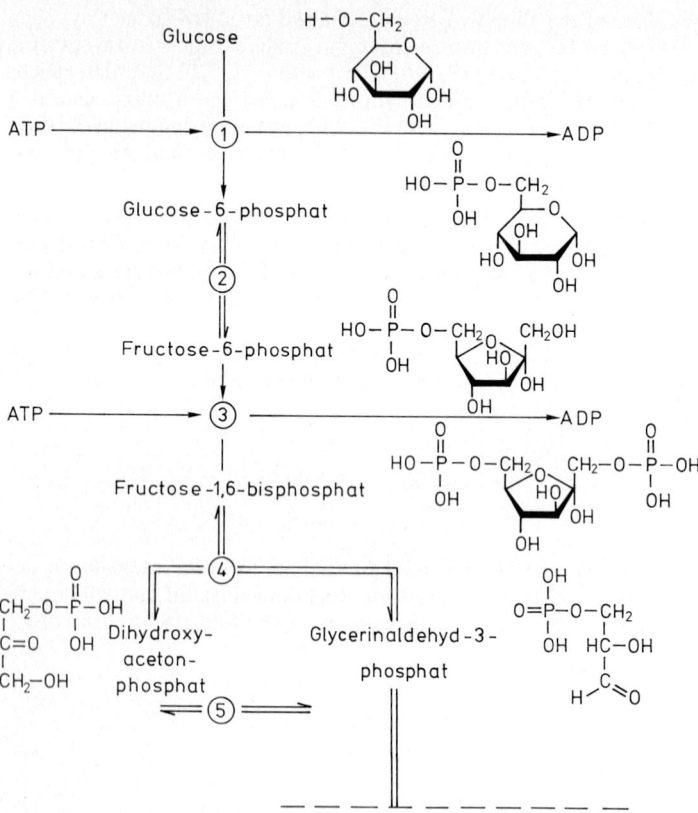

Abb. 107 Glykolyse

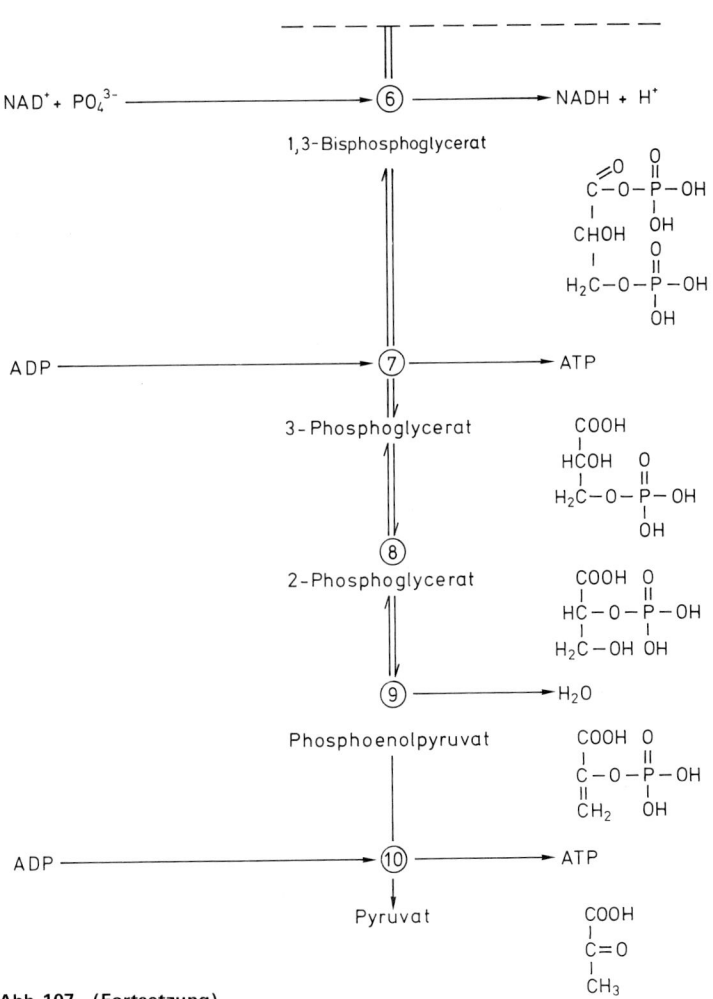

Abb. 107 (Fortsetzung)

In Analogie dazu wurden in Abb. 107 die in die Einzelreaktionen eingehenden Hilfsstoffe auf die linke Seite der senkrecht geschriebenen Reaktionspfeile eingetragen. Die aus den Hilfsstoffen gebildeten Produkte stehen rechts in der Tabelle.

Neben dieser Reaktionsübersicht zeigt Tab. 70 die freien Energien der einzelnen Reaktionen (unter biologischen Bedingungen in der Zelle). Schließlich sei auf eine letzte Tab. 71 verwiesen, die die Art der im Rahmen der Einzelschritte ablaufenden Reaktionen noch einmal beschreibt.

Tab. 71 Reaktionsarten der einzelnen Schritte der Glykolyse

Reaktion	Reaktionsart
①	Veresterung
②	Isomerisierung
③	Veresterung
④	Spaltung einer C-C-Bindung, Umkehr einer Aldol-Addition
⑤	Isomerisation
⑥	Oxidation und Säureanhydrid-Bildung
⑦	Esterspaltung und Bildung eines Säureanhydrids (ATP)
⑧	Isomerisation
⑨	Wasserabspaltung unter Bildung einer Doppelbindung
⑩	Esterspaltung und Bildung eines Säureanhydrids (ATP)

Der zweite Schritt (Reaktion ② in Abb. 107) ist eine Isomerisierung, bei der im Prinzip die Carbonyl-Gruppe (C-Atom 1 bei Glu) verschoben wird (zu C-Atom 2 der Fru). Diese Umwandlung ist relativ geringfügig. Der Energiebetrag ist klein (−2 kJ, also schwach exergon). Das Gleichgewicht ist daher relativ leicht umkehrbar. Je nach Konzentration des Ausgangsstoffs Glu-6-P oder des Produkts Fru-6-P wird es nach dem Massenwirkungsgesetz beeinflußt (s. S. 197). Die Entstehung von viel Bildungsprodukt „bremst" die Reaktion und läßt sie rückwärts ablaufen. Die Reaktion wird durch das Enzym Phosphoglucose-Isomerase katalysiert.

Die anderen Reaktionen lassen sich analog dem Glykolyseschema und der Tab. 70 mit den Enzymnamen und Energien sowie den weiteren Reaktionsbeteiligten entnehmen. Bei den angegebenen Energiewerten handelt es sich nicht um ΔG_0-Werte, sondern um die auf die Gleichgewichtskonzentrationen bezogenen $\Delta G'$-Werte (s. S. 198). Man hat die letzteren auf typische Durchschnittskonzentrationen der Metaboliten berechnet, wie sie sich in vielen Geweben finden.

Ab Reaktion ⑥ muß man die Entstehungsstoffe doppelt rechnen, denn aus Reaktion ⑤ entstehen pro Mol Glucose letztlich 2 Mol Glycerinaldehydphosphat, weil über die Isomerisationsreaktion das Dihydroxyacetonphosphat in das Glyceralphosphat umgewandelt wird, das seinerseits aus dem Isomerengleichgewicht durch Reaktion ⑥ abgezogen wird. Die Stoffmengenbilanz ergibt dann, daß aus 1 Mol Glucose 2 Mol Pyruvat gebildet werden. Dabei werden investiert: 1 ATP (Reaktion ①), 1 Mol ATP (③), 2 Mol NAD$^+$ (⑥) 2 PO$_4^{3-}$, (⑥) 2 ADP (⑦) und 2 Mol ADP (⑩). Es entstehen 1 Mol ADP (①) und 1 Mol ADP (③) sowie 2 NADH (⑥) nebst 2 H$^\oplus$ sowie 2 ATP (⑦) und 2 ATP (aus ⑩). Bilanziert man dies, dann resultiert Glc + 2 PO$_4^{3-}$ + 2 ADP + 2 NAD$^\oplus$ = 2 Pyruvat + 2 ATP + 2 NADH + 2 H$^\oplus$ + 2 H$_2$O.

Die Glykolyse liefert also ATP. Es gibt noch einen anderen Prozeß, der sehr viel mehr ATP liefert. Er ist durch Mitwirkung von Sauerstoff gekennzeichnet. Im Gegensatz dazu verläuft die Glykolyse anaerob – also ohne Mitwirkung von Sauerstoff (oder Luft). Die ATP-Produktion durch anaerobe Glykolyse ist also vergleichsweise gering. Ähnliches gilt für die Produktion des wichtigen Stoffes NADH (s. S. 386), der aus anderen Prozessen reichlicher anfällt.

Die Reaktionen ①, ③ und ⑩ haben sehr ausgepägte (negative) ΔG-Werte. Sie sind also stark exergon mit entsprechend ausgeprägten Gleichgewichtslagen auf der Seite des Bildungs- (oder glykolytischen Abbau-) produktes. Durch diese 3 Reaktionen erhält die Glykolyse ziemlichen „Einbahnstraßencharakter", weil ihre direkte Umkehr kaum möglich ist. Entsprechend gibt man in den Schemata auch keine Doppelpfeile bei den Reaktionspfeilen an. Soll die Glykolyse umgekehrt werden, dann müssen diese Einbahnstraßen auf Umweg-Reaktionen umgangen werden.

Die Glykolyse liefert Beispiele für die Kopplung von Reaktionen (s. S. 198). So wären die endergonen Reaktionen (⑤, ⑦ und ⑧) an sich kaum ablauffähig unter den im Gewebe herrschenden Konzentrationsbedingungen. Die nachfolgenden exergonen Reaktionen sorgen aber dafür, daß das bißchen Bildungsprodukt weiter reagiert und abgezogen wird (s. S. 200). Dadurch werden dann auch letztlich die endergonen Reaktionen zum Ablauf gezwungen.

12.3 Einschleusung anderer Kohlenhydrate in die Glykolyse

Fructose (Fru) stammt hauptsächlich aus der Saccharose, dem Rohrzucker, der mit Mengen von einigen 100 g/Tag aufgenommen zu werden pflegt. Folglich fällt Fru in der Menge von etwa 100 g täglich mit der Nahrung an. Die Umwandlung und Verwendung beruht auf dem folgenden Reaktionsschema:

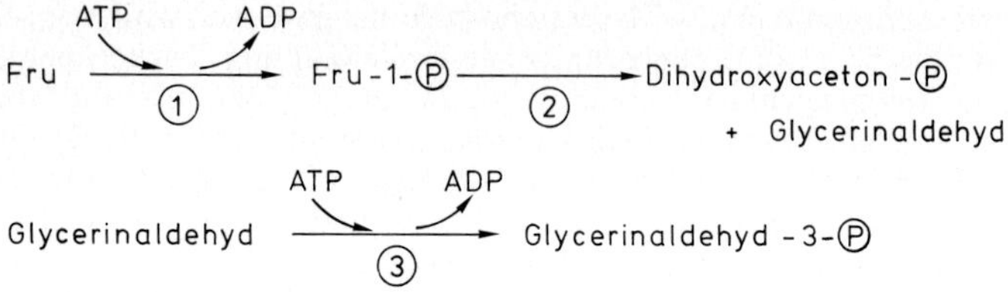

Energiestoffwechsel

```
         ATP    ADP
Fru  ─────↘  ↗────→ Fru-1-Ⓟ ────────→ Dihydroxyaceton -Ⓟ
           ①                    ②        + Glycerinaldehyd

                    ATP    ADP
Glycerinaldehyd ─────↘  ↗────→ Glycerinaldehyd -3-Ⓟ
                         ③
```

Reaktion ① wird durch eine Fructokinase, Reaktion ② durch die Fructose-1-phosphat-Aldolase und Reaktion ③ durch eine Triosekinase katalysiert. Die Endstoffe Dihydroxyacetonphosphat und Glycerin-3-phosphat können in die Glykolyse eingeschleust werden. Dabei wird der Schritt mit dem Schlüsselenzym Phosphofructokinase umgangen. Außerdem ist die Einschleusung der Fructose durch die Zellmembran hindurch in die Zelle hinein kaum Insulin-abhängig. Dies ist andererseits der Fall bei der Aufnahme der Glucose. Da der Haushalt des Hormons Insulin beim Diabetes in vielfältiger Weise gestört ist, wird Fructose als Glucose-Ersatz für Diabetiker vorgeschlagen. Dies ist allerdings nur mit Einschränkung möglich.

Galactose muß abgebaut werden. Dazu wird zuerst das Monosaccharid unter Mitwirkung einer Kinase aktiviert zu Gal-1-*P*:

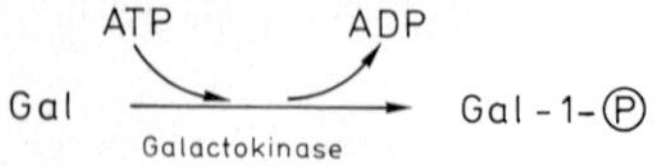

```
         ATP    ADP
Gal  ─────↘  ↗────→ Gal-1-Ⓟ
         Galactokinase
```

Gal-1-*P* reagiert mit Uridindiphosphatglucose. Man bezeichnet diese Substanz auch als „aktivierte" Glucose oder als die Substanz mit hohem Glucose-Übertragungspotential.

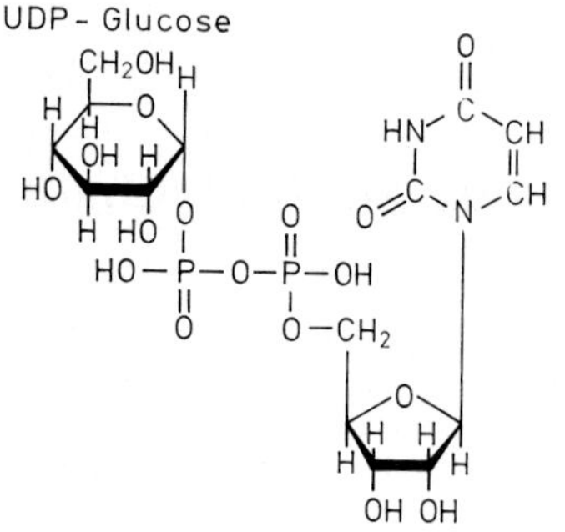

UDP- Glucose

Gal-1-Ⓟ + UDP-Glc ⟶

UDP-Gal + Glc-1-Ⓟ

Nach dieser Reaktion liegt nunmehr die Galactose in aktivierter Form vor. Sie wird an C-Atom 4 isomerisiert (Gal unterscheidet sich ja nur in der L-Konfiguration an diesem C-Atom von Glc). Die Umwandlung erfolgt so, daß die OH-Gruppe der Gal unter Wasseraustritt und Ausbildung einer C-C-Doppelbindung abgespalten wird. Dann wird wiederum Wasser angelagert, wobei allerdings ein Enzym dafür sorgt, daß die D-Konfiguration der Glc am C-Atom 4 entsteht.

12.4 Gruppenübertragende oder „aktivierte" Nucleosidphosphate

UDP ist ein Beispiel einer ganzen Reihe anderer Substanzen, die für die Übertragung einer anderen Gruppe – als der Phosphat-Gruppe des ATP – „zuständig" sind. Gemeinsam ist beiden Substanzen, daß es sich um Nucleosidphosphate handelt.

Substanzen, die aus bestimmten Heterocyclen und Ribose bestehen, bezeichnet man als Nucleoside. Die Verbindung zwischen dem N-Atom des Hetero-Rings ist in ihnen eine *N*-**Glycosid-Bindung** (s. S. 318). Da Ribose beteiligt ist, handelt es sich um eine β-ribosidische (S. 317) Bindung. Die Heterocyclen sind die Purin-Abkömmlinge (s. S. 244) Adenin (im Adenosin) und Guanin (im Guanosin). Pyrimidin-Derivate (s. S. 244) sind Cytosin (s. S. 296), das im Cytidin vorliegt, sowie Uracil (s. S. 296), das am Aufbau des Uridins beteiligt ist (Adenosin, Guanosin, Cytidin und Uridin sind Nucleoside).

Reagiert die OH-Gruppe am C-Atom 5' (s. S. 336) mit Phosphorsäure esterartig, dann entsteht ein Nucleosidmonophosphat, also Adenosinmonophosphat (AMP), Guanosinmonophosphat (GMP), Cytidinmonophosphat (CMP) und Uridinmonophosphat (UMP).

Reagiert die Phosphorsäure-Gruppierung des Esters (S. 291) mit Pyrophosphat (s. S. 82) säureanhydridartig (s. S. 82) weiter, dann entsteht eine energiereiche Verbindung (s. S. 293) – ein Nucleosidtriphosphat, also ATP, **GTP** (Guanosintriphosphat), **UTP** (Uridintriphosphat) und **CTP** (Cytidintriphosphat).

Die aktivierte Glucose entsteht durch Reaktion von UTP mit Glu-1-*P*

UTP + Glc-1-*P* → UDP-Glc + Pyrophosphat

Die gebildete UDP-Glucose ist an vielen Reaktionen der Glucose beteiligt. So werden in dieser Form die einzelnen Glu-Einheiten an eine Glycogen-Kette angelagert, um das Speichermolekül zu verlängern und zu vergrößern.

Wird die alkoholische OH-Gruppe an C-Atom 6 der Uridindiphosphatglucose oxidiert, dann entsteht UDP-Glucuronsäure. Nur in dieser aktivierten Form kann Glucuronsäure (s. S. 316) weiterreagieren, z. B. zur Bildung der wichtigen „Kopplungsprodukte" (s. S. 316).

GTP reagiert analog mit Mannose-1-phosphat unter Bildung der „aktivierten" Mannose.

Die Nucleosidphosphate werden auf verschiedenen spezifischen Wegen gebildet. Sie sind darüber ineinander umwandelbar, wie es das folgende Beispiel zeigt:

ATP + UDP = UTP + ADP

CTP wirkt nicht im Zuckerstoffwechsel. Es dient vielmehr der Bildung eines aktivierten Cholins (s. S. 264). Nur in Form dieser Substanz mit hohem Gruppenübertragungspotential kann dann die Synthese von Lecithin (s. S. 323) bewerkstelligt werden, jenes Stoffes, der als Bioemulgator und insbesondere als Bestandteil der Membranen (s. S. 193) eine so fundamentale Rolle spielt.

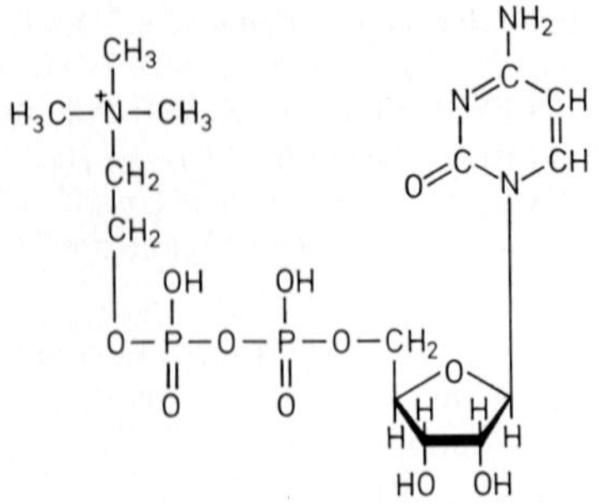

CDP - Cholin

Die Formeln zeigen 3 weitere Beispiele von Überträgersubstanzen, bei denen **Flavin-adenin-dinucleotid** (abgekürzt **FAD**) und Nicotinamidadenin-dinucleotid (abgekürzt NAD^+) bei Wasserstoffübertragungen – also im Rahmen von Redoxreaktionen – wirken, während **Coenzym** A an der terminalen SH-Gruppe mit Fettsäuren aktivierte Verbindungen bildet. Wichtigstes Beispiel ist aktivierte Essigsäure. Es gibt aber noch andere Fettsäure-CoA-Verbindungen – z. B. Malonyl-CoA. Erwähnenswert ist, daß der Nicotinsäureamid-Teil des NAD^+, bzw. 3-Ring-Heterocyclus des FAD Vitamincharakter haben. Das gleiche gilt für die Pantothensäure, die eines der wenigen Beispiele von Verbindungen biochemischer Genese mit quartärem C-Atom bietet.

Gruppenübertragende oder „aktivierte" Nucleosidphosphate 377

Coenzym A (=HS-CoA)

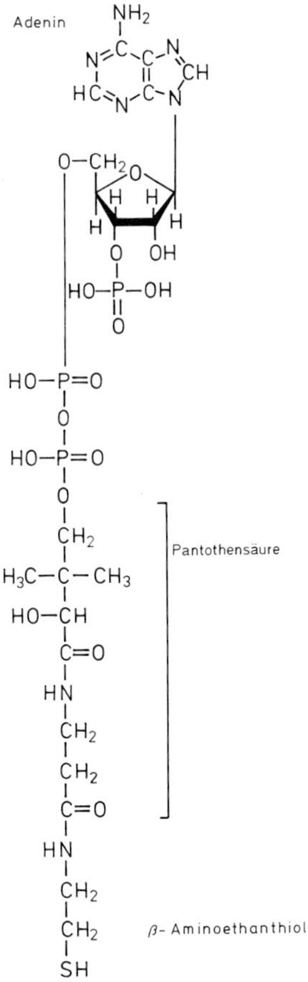

Adenin

FAD

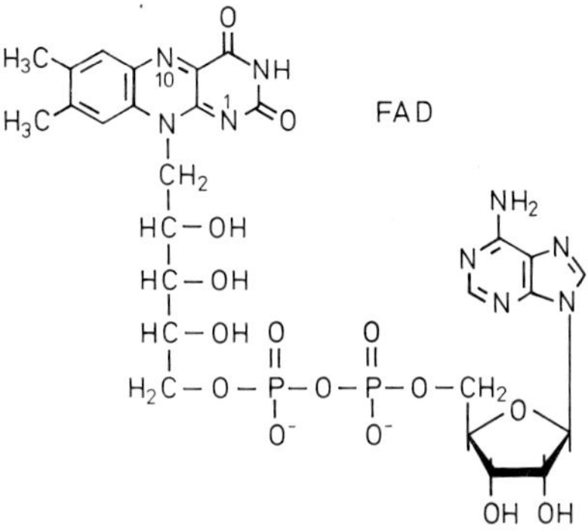

NAD⁺

Pantothensäure

β-Aminoethanthiol

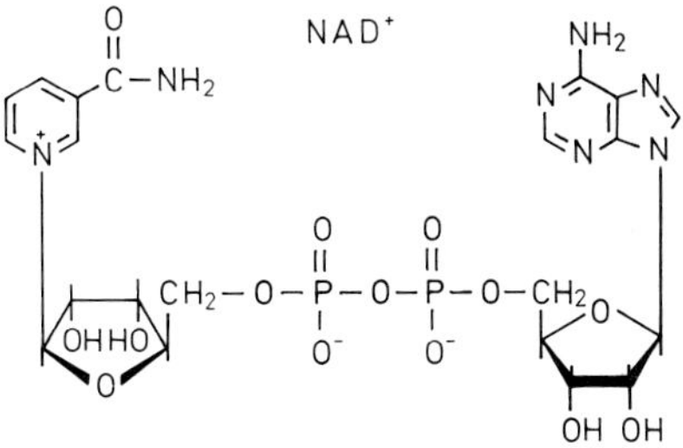

12.5 Bildung von Acetyl-CoA

Das am Schluß der Glykolyse gebildete Pyruvat wird in einer sehr komplizierten Reaktion in „aktivierte Essigsäure" überführt. Sie ist wiederum eine Schlüsselsubstanz für eine Fülle biochemischer Synthese- und Abbauleistungen, weswegen wir uns hier mit ihr kurz beschäftigen wollen.

Die Bildungsreaktion der Essigsäure könnte man – sehr stark vereinfacht – so beschreiben, daß Brenztraubensäure bzw. Pyruvat in einem ersten Reaktionsschritt decarboxyliert wird. Die Ketocarbonsäure ist dazu reaktionsbereit (s. S. 295). Es entsteht dabei Acetaldehyd, der zu Essigsäure in einer zweiten Reaktion oxidiert wird. Zusammengefaßt handelt es sich also um eine oxidative Decarboxylierung. Die Reaktion verläuft aber in der Zelle sehr viel komplizierter, aber dadurch auch besser regulierbarer als das „reinchemische" Schema angibt.

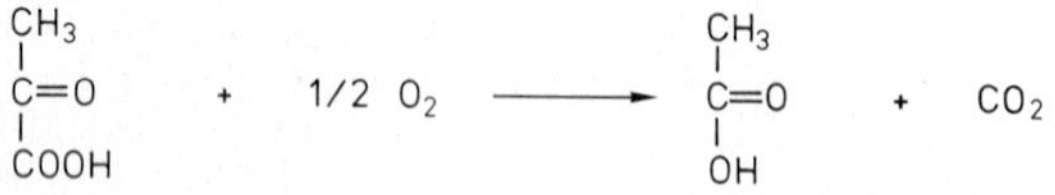

$$\begin{array}{c} CH_3 \\ | \\ C=O \\ | \\ COOH \end{array} + 1/2\ O_2 \longrightarrow \begin{array}{c} CH_3 \\ | \\ C=O \\ | \\ OH \end{array} + CO_2$$

An der Reaktion sind beteiligt: **Thiaminpyrophosphat** (TPP), ferner Liponsäureamid, NAD^+, Flavin-adenin-dinucleotid (FAD) und der Coenzymanteil (s. S. 376) des Acyl-Gruppenübertragenden Enzyms – kurz CoA genannt.

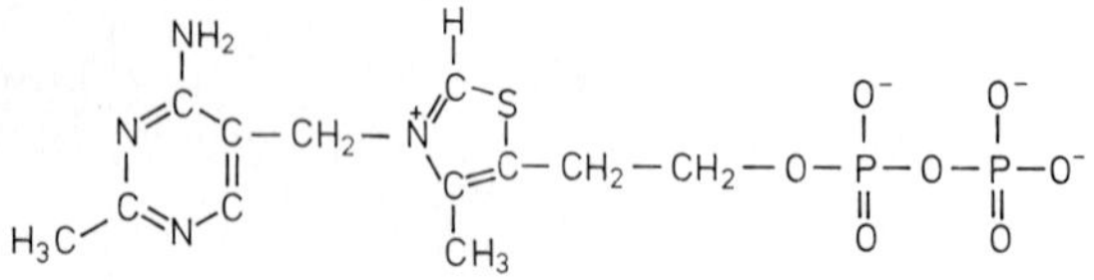

Thiaminpyrophosphat (TPP)

Der Thiazol-Ring (s. S. 244) des Thiamins kann vom Menschen nicht synthetisiert werden. Die Substanz ist für den Menschen ein Vitamin (der B-Gruppe). Chemisch ist die Substanz dahingehend interessant, weil sie ein weiteres Beispiel einer CH-reaktiven Substanz (S. 269–271) liefert. Durch die Elektronegativität des Schwefels und des Stickstoffs im Thiazol-Ring entsteht nämlich ein Elektronensog, der das H-Atom abgabefähig macht, so daß ein Carbanion **1** gebildet wird. Es reagiert mit carbonylgruppenhaltigen Substanzen – z. B. wie hier Pyruvat – nucleophil angreifend.

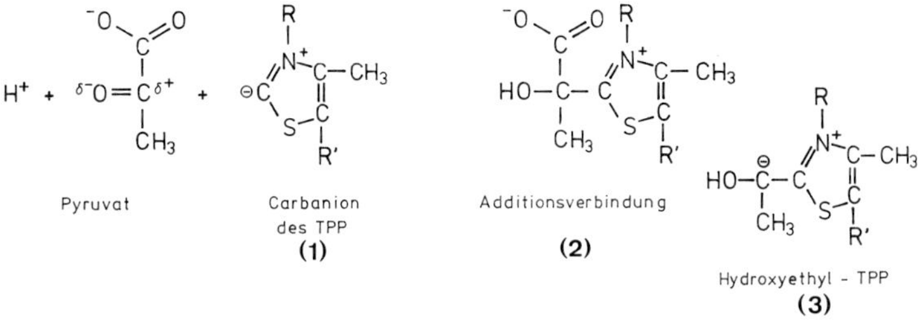

Bildung von Acetyl-CoA

[Structures:]

Pyruvat: $H^+ + {}^-O{-}C^{\delta+}({=}O){-}CH_3$ (with δ^-O)

Carbanion des TPP (1)

Additionsverbindung (2)

Hydroxyethyl – TPP (3)

Das Reaktionsprodukt **2** decarboxyliert leicht, wobei Substanz **3** entsteht. Sie wird durch Liponsäureamid dehydriert. Diese cyclische Verbindung weist in ihrem Ringsystem erhöhte Ringspannung (s. S. 50 auf, weil die beiden relativ großen S-Atome ihrem Durchmesser nach nicht zwei C-Atomen entsprechen (s. S. 244). Liponamid ist damit recht reaktiv und geht durch Hydrierung aus dem cyclischen Disulfid (s. S. 102) in eine Dithiol-Verbindung über. Sie nimmt die oxidierte Form des ehemaligen Aldehyds vom TPP in Form einer energiereichen Thioester-Verbindung (s. S. 289) auf (Verbindung **4**).

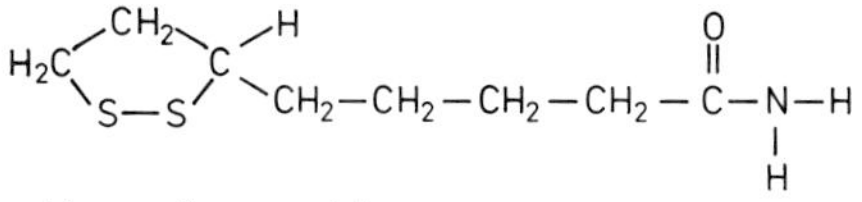

Liponsäureamid

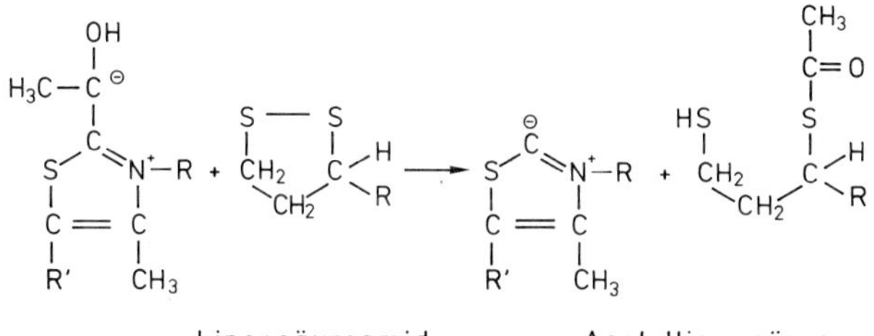

(3) + Liponsäureamid (vereinfacht) → Acetylliponsäureamid (4)

380 Energiestoffwechsel

$$\underset{(4)}{\underset{\text{CH}_2}{\overset{\text{HS}}{\text{CH}_2}}\overset{\overset{\text{CH}_3}{|}}{\underset{|}{\overset{\text{C=O}}{|}}}\overset{|}{\underset{|}{\text{S}}}\text{C}\overset{H}{\underset{R}{<}}} \;+\; \text{HS-CoA} \;\longrightarrow\; \underset{\underset{\text{hydrierte Form}}{\text{Liponamid,}}}{\underset{\text{CH}_2}{\overset{\text{HS}}{\text{CH}_2}}\overset{\text{SH}}{\underset{|}{\text{C}}}\overset{H}{\underset{R}{<}}} \;+\; \underset{\underset{(5)}{\text{Acetyl-CoA}}}{\overset{\text{CH}_3}{\underset{\text{S-CoA}}{\overset{|}{\underset{|}{\text{C=O}}}}}}$$

Von ihr wird sie auf CoA übertragen, wobei sich Acetyl-CoA **5** bildet. Um die erhöhte Reaktivität der Acetyl-Gruppe in der Überträgersubstanz Acetyl-CoA anzudeuten, pflegt man abgekürzt die Bindung durch eine Tilde anzudeuten.

$$\text{CoA-S} \sim \underset{\underset{\text{O}}{\|}}{\text{C}} - \text{CH}_3$$

Schließlich wird das hydrierte Liponsäureamid durch FAD oxidiert, indem diese Substanz den Wasserstoff aufnimmt und seinerseits in eine hydrierte Form (FADH) übergeht.

Auch hier verlaufen wieder – wie in sämtlichen bisher geschilderten biochemischen Reaktionen – die einzelnen Schritte unter Kontrolle entsprechender Enzyme. Sie sorgen für die richtig in der Reaktionskette aufeinander abgestimmten Geschwindigkeiten und auch für die richtige räumliche Anordnung der Reaktionspartner zueinander (s. S. 354). Gerade durch die letztere Fähigkeit wird eine hohe Spezifität der Reaktionen garantiert. Interessant im Zusammenhang mit dem hier geschilderten Mehrstufenprozeß ist, daß sich alle beteiligten Enzyme einschließlich der nötigen Hilfssubstanzen in einem „Multi-Enzym-Komplex" räumlich ganz dicht zueinander angeordnet [quartärstrukturiert (s. S. 348)] finden. So werden kurze Transportwege beim Weiterreichen der Substrate erreicht bzw. Verluste oder Störungen beim Ablauf der Reaktionskette vermieden. Man kann den Multi-Enzym-Komplex elektronenmikroskopisch sichtbar machen. Das hier vorgestellte Beispiel war eine der ersten Entdeckungen derartiger Funktionseinheiten.

Acetyl-CoA wirkt bei einer ganzen Reihe biochemisch wichtiger Reaktionen mit. Hier seien nur zwei Beispiele sehr kursorisch angeführt, die unter Verwendung radioaktiv markierter Essigsäure bzw. Acetyl-CoA aufgeklärt wurden.

So ist das gesamte C-C-Gerüst des Cholesterols aus C_2-Einheiten aufgebaut, die ausschließlich aus Acetyl-CoA stammen (Abb. 108). Das zeigt das Schema, in dem das eine der beiden C-Atome der Essigsäure mit einem Kreis umgeben ist. Die anderen, im Schema nicht gekennzeichneten C-Atome des Cholesterins stammen von dem Carboxy-C-Atom der Essigsäure.

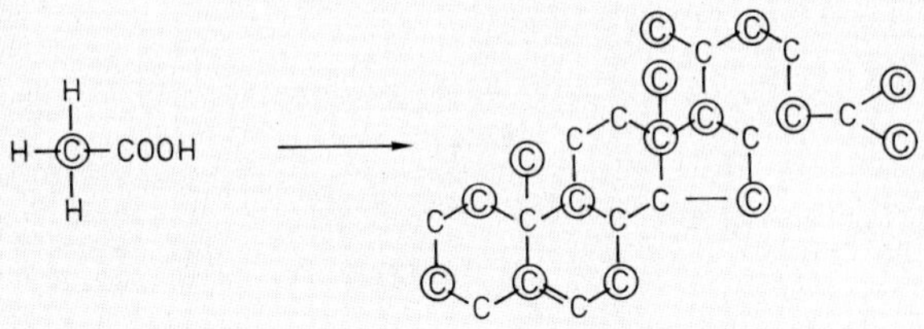

Abb. 108 Aufbau des C-Skeletts des Cholesterols aus Essigsäure-(C_2-)Einheiten

Die Reaktionen verlaufen unter Bildung eines **aktiven Isoprens** (S. 242, 247), das dann in komplizierten Reaktionen zu den 4 Ringen und der Seitenkette gefältelt wird.

Analog kann man zeigen, daß alle biochemisch wichtigen Fettsäuren, wie Stearinsäure (S. 274), Palmitinsäure (S. 274) und Ölsäure (S. 274) auch aus Acetyl-CoA aufgebaut werden. Immerhin fällt ja auf, daß deren C-Zahl stets durch 2 teilbar ist, was schon auf den Aufbau aus C_2-Einheiten hindeutet. Die Fettsäuren lassen sich auch in Umkehrung zu CoA abbauen, was für die Energielieferung wichtig ist. Diese läuft unter Einschluß des Citrat-Cyclus ab.

12.6 Citrat-Cyclus

Die einzelnen Reaktionsschritte des Citrat-Cyclus lassen sich aus Abb. 109 entnehmen. Wichtig ist die Eingangsreaktion ①, die in einer Kondensationsreaktion aus Acetyl-CoA und Oxalessigsäure besteht. Der Reaktionstyp ist wieder der einer Aldol-Addition (s. S. 270). Der Abbau der sehr symmetrisch gebauten und daher relativ schlecht angreifbaren Citronensäure wird durch die Isomerisierung zur Isocitronensäure eingeleitet. Dieser Schritt verläuft über eine Wasserabspaltung ② und erneute Wasseranlagerung ③ – diesmal unter dirigierendem Einfluß der „Aconitase" – in der Weise, daß das asymmetrische Molekül der Isocitronensäure entsteht. Die Anhäufung der negativen Ladungen und freien

Elektronenpaare bereitet die Decarboxylierung ④ vor. Es resultiert eine Ketocarbonsäure, die – wie alle derartige Säuren (S. 295) – wiederum leicht decarboxylierbar ist ⑤. Die einzelnen Stufen der Weiterreaktion lassen sich als Wechsel von Eliminations- und Additionsreaktion mit dem Ergebnis einer Substitution (s. S. 111) rein formal beschreiben. In Wirklichkeit verlaufen alle Reaktionen des Kreisprozesses enzymkatalysiert.

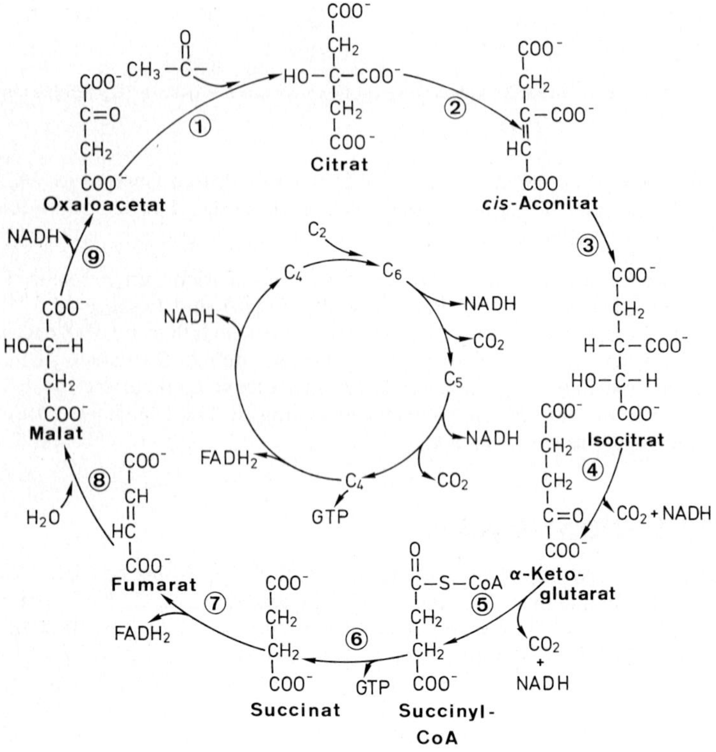

Abb. 109 Citrat-Cyclus

Der Citrat-Cyclus hat mehrere Funktionen (s. a. noch einmal das verkürzte Schema im Inneren der Abb. 109 zum Cyclus). Da ist zuerst einmal der Abbau der (aktivierten) Essigsäure – also eines C_2-Körpers – unter Bildung von CO_2 zu erwähnen. Da die aktivierte Essigsäure aus Glucose (und damit aus vielen anderen Zuckern und Kohlenhydraten) stammt, ist der Citrat-Cyclus letztlich ein letzter Schritt beim Aufbrechen der C—C-Bindungen unter Bildung von CO_2.

Analoges gilt für die Fette (s. S. 322). Sie werden zum Abbau zuerst unter Bildung von Glycerin und Fettsäure verseift (S. 284). Glycerin wird letztlich in die Glykolyse eingeführt, und die Fettsäuren werden in Acetyl-CoA zerlegt.

Der Citrat-Cyclus ist eine Drehscheibe des Stoffwechsels. So können z. B. viele Aminosäuren durch Desaminierung in Hydroxysäuren umgewandelt werden, die u. U. zu Ketocarbonsäuren oxidiert werden können.

$$\underset{R}{\underset{|}{H_2N-\underset{|}{CH}}-COOH} \xrightarrow[+H_2O]{-NH_3} \underset{R}{\underset{|}{HO-\underset{|}{CH}}-COOH} \xrightarrow{-H_2} \underset{R}{\underset{|}{\underset{|}{C}=O}-COOH}$$

So wird z. B. Glutaminsäure zu Ketoglutarsäure und Asparaginsäure in Oxalessigsäure umgewandelt. Diese Säuren können in den Citrat-Cyclus eingeschleust werden, so daß er letztlich auch ein Abbauweg für Proteine bzw. einige ihrer Aminosäuren ist. Da aus den Ketocarbonsäuren andererseits auch wieder andere Komponenten aufgebaut werden, dient der Citrat-Cyclus u. U. auch der Synthese.

In unserem Zusammenhang ist der interessanteste Aspekt die Bereitstellung von Wasserstoff, der in der nachfolgenden Atmungskette oxidativ zu Wasser verbrannt wird, wobei viel ATP bzw. Energie gewonnen wird.

Etwas sehr pauschal kann man die Bedeutung des Wasserstoffs in den Nahrungsstoffen auch an deren kalorischen Verbrennungswerten erkennen. So liefert 1 g Kohlenhydrat oder 1 g Protein im Mittel etwa 16 kJ, während 1 g Fett mehr als das Doppelte, nämlich etwa 36 kJ liefert. Da die Kohlenhydrate in Form ihrer vielen OH-Gruppen und die Aminosäuren in Form der Carboxyl-Gruppen schon teilweise oxidiert sind, ist die Verbrennung sozusagen schon etwas vorweggenommen, oder – mit anderen Worten – der kalorische Wert ist entsprechend geringer. Anders ist das bei den langkettigen Fettsäuren, die fast ausschließlich aus C und H bestehen. Sie sind entsprechende Energieträger.

12.7 Atmungskette

Die Reaktion, die in der Atmungskette abläuft, kann man formal als identisch mit der Knallgasreaktion $2H + {}^1/_2 O_2 \rightarrow H_2O$ beschreiben (s. S. 200). Bei ihr entstehen pro Mol gebildetes Wasser (exergon) 229 kJ. Die Reaktion ist in dieser Form stark irreversibel und daher schlecht umkehrbar oder – wie es auch der Name andeutet – schlecht kontrollierbar.

In biochemischen Systemen läuft der Vorgang dagegen über viele Einzelstufen ab, die wie die Räder eines Zahnrades ineinandergreifen oder wie die Abschnitte einer Kaskade eines Flusses hintereinandergeschaltet sind. (Wenn man sich vor Augen führt, daß zwischen Anfang und Ende der Stromschnellen eine Höhendifferenz besteht, dann kann man sich auch noch einmal die Regulierbarkeit deutlich machen. Würde die Höhendifferenz in Form eines einzigen Wasserfalls überwunden, dann ist dieser nicht umkehrbar. Läuft dagegen der Fluß über viele einzelne Treppenstufen mit nur geringen Höhendifferenzen, dann kann man unter Umständen leichter stauen und regulieren – je nachdem der Wassermengenanfall oder -bedarf ist. Leider ändert dieses schöne Bild nichts daran, daß man diese einzelnen Stufen der Atmungskette... lernen muß.)

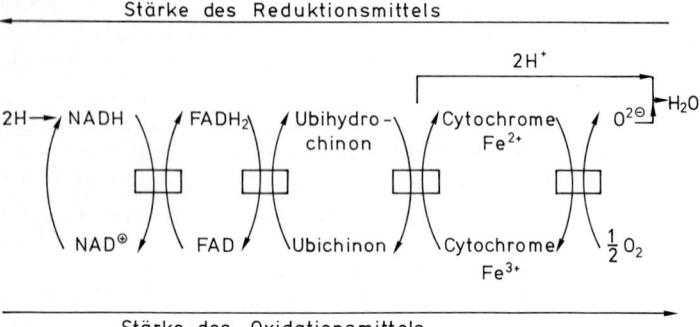

Abb. 110 Schema der Atmungskette

Das Schema zeigt, wie die einzelnen Glieder im Sinne gekoppelter Reaktionen miteinander verknüpft sind. Wird z. B. das Wasserstoff-Angebot erhöht, dann übt das einen Schub auf die Kreisprozesse dahingehend aus, daß letztlich mehr Sauerstoff „angefordert" wird. Fehlt auf der anderen Seite der Sauerstoff, dann gerät der ganze Prozeß bald ins Stocken. Im gleichen Sinn wirkt es, wenn eines der „Räder" dieser „Maschine" gestoppt wird.

In den Kreisen steht das Oxidationsmittel – also die oxidierte Spezies – unten. Die reduzierte Form – das Reduktionsmittel – steht oben. Das stärkste Reduktionsmittel in diesem System ist der Wasserstoff, das stärkste Oxidationsmittel der Sauerstoff. In den ersten Kreisprozeß wird Wasserstoff aus Substraten aufgenommen. Es entsteht die reduzierte Form von NAD^+ – also NADH. Sie reicht den Wasserstoff an FAD weiter, (der „Übergabeort" ist an der Berührungsstelle von Kreis 1 und 2 durch einen Kasten symbolisiert). Die Reaktionen lauten:

$$2H = 2H^+ + 2e^- \qquad (1)$$

$$NAD^+ + 2H\ (\equiv 2H^+ + 2e^-) = 2NADH \qquad (2)$$

$$2NADH + FAD \rightarrow FADH_2 + 2NAD^+ \qquad (3)$$

FAD ist ein stärkeres Oxidationsmittel als NAD^+. Es akzeptiert die Elektronen besser und transportiert sie – zusammen mit H^+ – in den nächsten Kreisprozess zu Ubihydrochinon. Diese reduzierte Form wird zum Ubichinon oxidiert. Während bisher H^+ und e^- gemeinsam transportiert wurden, „scheiden" sich hier die Wege. Der Wasserstoff wird in Form von H^+ ausgeschleust.

Die Elektronen werden weitergereicht über das (bzw. die) Cytochrom-System(e). Dabei findet ein Wertigkeitswechsel von Fe^{2+} zu Fe^{3+} – der oxidierten Form – statt. Im letzten Prozeß wird ein Cytochrom-Fe^{2+} durch Sauerstoff oxidiert, der die antransportierten Elektronen (als starkes Oxidationsmittel) akzeptiert. Dabei wird er in ein O^{2-}-Ion überführt, das sofort mit H^+ zu Wasser reagiert.

Man hat den ganzen Prozeß als Elektronentransportsystem bezeichnet. Da in ihm Sauerstoff „veratmet" wird, heißt der Vorgang „Atmungskette". Die einzelnen Abschnitte der Atmungskette sind räumlich ganz dicht aufeinander, in der gleichen Reihenfolge wie die Kreisprozesse des Schemas (Abb. 110), in den Mitochondrien aneinandergelagert. So wird vermieden, daß die starken Oxidationsmittel mit dem starken Reduktionsmitteln direkt reagieren, wobei Energieverluste auftreten würden. Die Abfolge in der Atmungskette in den Mitochondrien garantiert außerdem die bessere Regulierbarkeit, weil die freie Energie in kleinen Inkrementen zur Verfügung gestellt wird.

Wir wollen die einzelnen Reaktionen noch etwas genauer betrachten. Die Eingangsreaktion beruht darauf, daß Wasserstoff aus Substraten auf NAD^+ übertragen wird. Als Substrate können eine ganze Reihe – aber durchaus nicht immer alle – H-Donatoren dienen. Ein Beispiel war bei der Glykolyse in Form von Glycerinaldehyd-3-phosphat vorgestellt worden, der zum phosphorylierten Glycerat dehydriert wird. Andere Beispiele sind die Umwandlung von Isocitrat in Ketoglutarat bzw. dessen Umwandlung in Succinyl-CoA im Citrat-Cyclus. Im gleichen Cyclus wird Malat zu Oxalacetat dehydriert. Alle Reaktionen verlaufen enzymkatalysiert unter Mitwirkung NAD-abhängiger Dehydrogenasen. Von dieser Enzymgruppe kennt man etwa 200 verschiedene Vertreter. Auch das zeigt die große und allgemeine Bedeutung des NAD^+/NADH-Systems sowie die Vielzahl seiner Substrate.

Der Wasserstoff wird an den Pyridin-Ring des Nicotinamid-Anteils des NAD angelagert. Er liegt in der oxidierten – also dehydrierten – Form mit einem quartären N-Atom im Ring vor. Die weitere Verknüpfung über die Ribose an das Nucleosid-System läßt sich der Formel (s. S. 377) entnehmen. Die Hydrierungsreaktion bzw. ihre Umkehr spielt sich ausschließlich am Pyridin-Ring ab, so daß man sich angewöhnt hat, bei Reaktionen unter Beteiligung von NAD^+ nur diesen Teil zu skizzieren. Die abgekürzte Reaktionsgleichung, der man auch die pH-Abhängigkeit der Reaktion entnehmen kann, lautet dann:

NAD⊕ (oxidierte Form) ⇌ NADH (reduzierte Form) + H⁺

Bei der Anlagerung des Wasserstoffs ändert sich die Struktur des Heterocyclus von der benzoiden Form in eine chinoide (s. S. 272). Die sp^2-Hybridisierung des C-Atoms im Ring wird aufgehoben. Statt dessen resultiert eine sp^3-Hybridisierung. Durch die Hydrierung bzw. Dehydrierung ändert sich – wegen der Änderung der Ringstruktur – das UV-Absorptionsvermögen (s. Abb. 111).

Man nützt das aus, um die Konzentration des NAD^+ bzw. NADH durch Photometrie (s. S. 79) zu bestimmen. Das ist insofern biochemisch und klinisch-chemisch wichtig, weil es eben viele Substrate gibt, deren Wasserstoff enzymatisch auf NAD übertragen werden kann. Man kann über diesen „Redoxindikator" die Konzentration des Substrats oder die Enzymaktivität bestimmen. Das Verfahren wird „optischer Test" genannt.

NAD^+ ist ein relativ starkes Oxidationsmittel. Es nimmt jedenfalls „gern" Wasserstoff auf, der dann zu H^+ oxidiert wird. Das Redoxpo-

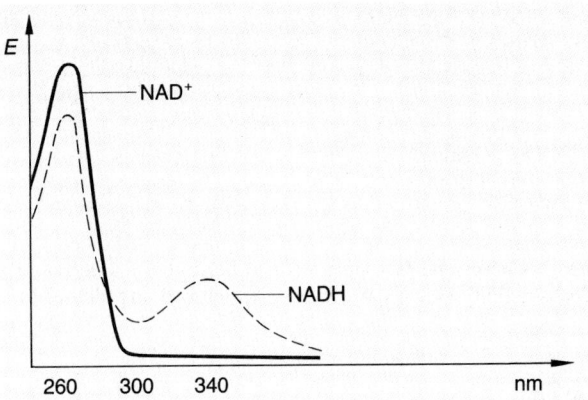

Abb. 111 Spektren von NAD⁺ und NADH

tential des Paares NADH/NAD⁺ in der biochemischen Skala (!) beträgt $E' = -0,32\,\text{V}$ [es sei noch einmal daran erinnert, daß man in der Biochemie in der Regel mit den auf pH 7 bezogenen Redoxpotentiale E' rechnet (s. S. 107)]. In der Zelle selbst kann sich der Wert des Redoxpotentials durch die Konzentrationsverhältnisse der beteiligten Partner etwas verschieben (s. S. 104).

Der negative Wert für NADH/NAD⁺ + H⁺ + e⁻ bedeutet, daß NADH ein relativ starkes Reduktionsmittel (oder Wasserstoffdonator) ist. Beschreibt man das Redoxpaar umgekehrt (Oxidationsmittel/Reduktionsmittel) – wie es bei der Reihe der Normalpotentiale in der Chemie üblich ist (s. S. 99) –, dann muß man den Wert des Vorzeichens umkehren (s. S. 101). Für das Paar NAD⁺ + H⁺ + e⁻/NADH resultiert $E' = +0,32\,\text{V}$, was besagt, daß NAD⁺ in der Tat ein relativ starkes Oxidationsmittel ist.

Die Elektronen (und das H⁺) werden vom NADH an das nächste System weitergegeben, das aus FAD und FADH besteht. Die Strukturformel des FAD war bereits schon einmal vorgestellt (s. S. 377). Auch hier läuft der Redoxvorgang nur in einem Teil des Moleküls ab, der im folgenden skizziert ist.

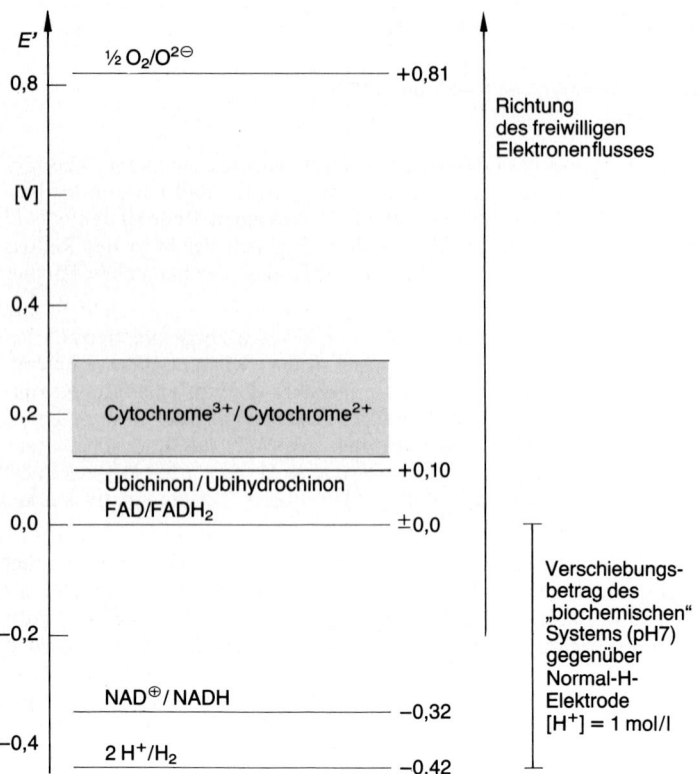

FAD
(= oxidierte Form)

FADH$_2$
(= reduzierte Form)

Das biochemische Normalpotential beträgt für das Paar FADH/FAD $E' = -0{,}06$ V. Damit ist der Elektronenfluß angedeutet (s. Abb. 112).

Abb. 112 Biochemische Normalpotentiale *E* der Komponenten der Atmungskette

Als Elektronenakzeptor für das $FADH_2$ wirkt das Ubichinon. Es wird bei der Übernahme von H (als H^+ und e^-) zum Hydrochinon reduziert. An sich gibt es mehrere Ubichinone, die sich durch die Struktur der Seitenketten unterscheiden. (Eine andere Bezeichnung für das Ubichinonsystem ist Coenzym Q.)

Wesentlich ist jedenfalls der am chinoiden/benzoiden Ringsystem ablaufende Wechsel, der im folgenden beschrieben ist:

Ubichinon
(oxidierte Form)

Ubihydrochinon
(reduzierte Form)

Das Hydrochinon-artige (s. S. 102) Ubihydrochinon ist als Diphenol eine schwache Säure (s. S. 252). Sie spaltet 2 Wasserstoff-Ionen ab, die letztlich mit O^{2-} zu Wasser reagieren. Auch bei den Ubichinonen beobachtet man einen Wandel des Spektrums – je nach Redoxlage. Der Wert des (biochemisch orientierten) Redoxpotentials beträgt etwa $+0,10\,V$.

Dem Ubihydrochinon/Chinon-Cyclus schließen sich 4 analoge Kreisreaktionen an, in denen chemisch nah verwandte, in vielen Zellen vorkommende, gefärbte Stoffe – die sogenannten Cytochrome – beteiligt sind. Allen Cytochromen gemeinsam ist das Porphyrin-Ringsystem, in dem chelatartig ein Eisen-Ion fixiert ist. Völlig anders wie beim – ähnlich gebauten – Hämoglobin kann (und muß) aber hier ein Wertigkeitswechsel des Eisen-Ions zwischen der (oxidierten) dreiwertigen Stufe und der (reduzierten) zweiwertigen Stufe stattfinden, um die Funktion zu gewährleisten. Die einzelnen Cytochrome unterscheiden sich u.a. durch die Seitenketten am Porphyrin-Ringsystem. In der Formel ist ein Beispiel aus der Gruppe der Cytochrome C angegeben. Außerdem sind die Trägerproteine für die verschiedenen Cytochrom-Systeme unterschieden. Die Redoxpotentiale liegen im Bereich zwischen $+0,1$ und $+0,3\,V$. Deswegen ist im Schema der Normalpotentiale ein schraffiert gezeichnetes Intervall eingetragen.

Energiestoffwechsel

```
                    NH₂
                    |
··· Lys—Cys—Ala—Glu—Cys—His ···
        |               |
        S               S
        |               |
       CH—CH₃  CH₃      |
                        CH—CH₃
  H₃C                 
         \N        N/
           \      /
            Fe
           /      \
         /N        N\
  H₃C                  CH₃

       CH₂      CH₂
       |        |
       CH₂      CH₂
       |        |
       COOH     COOH
```

Die letzte Reaktion der Atmungskette besteht in der Oxidation eines Fe(II)-Cytochrom-Systems durch Sauerstoff, der dadurch zum O^{2-}-Ion umgewandelt wird. Es reagiert mit Wasserstoff-Ionen zu Wasser.

In der gesamten Atmungskette werden 229 kJ Energie bereitgestellt. Da andererseits zur Umwandlung von 1 ADP in ein ATP 29 kJ benötigt werden, kann man ausrechnen, daß an sich pro Mol umgesetzte NADH etwa 8 Mol ATP gebildet werden sollten. Faktisch ist die Ausbeute an freier Energie aber nur etwa 40%.

Das NADH stammt aus den Einzelprozessen der Glykolyse, der oxidativen Decarboxylierung und insbesondere aus dem Citrat-Cyclus. Zusammen mit dem direkt in diesen Prozessen anfallenden ATP kann man berechnen, daß pro Mol oxidierter Glucose insgesamt 38 Mol ATP gebildet werden, davon allein 24 im Citrat-Cyclus:

$$\text{Glc} + 36\,\text{ADP} + 36\,PO_4^{3-} + 36\,H^+ + 6\,O_2 \rightarrow 6\,CO_2 + 36\,\text{ATP} + 42\,H_2O$$

Wir haben die hier – nur unvollständig – beschriebene Reihenfolge von Glykolyse, Citrat-Cyclus und Atmungskette hauptsächlich unter dem Blickwinkel der Energiegewinnung studiert. Dabei kam es darauf an, die im Anfangsteil des Buches gelehrten Tatsachen beispielhaft in ihrer Anwendbarkeit im Zusammenhang vorzustellen. Wir haben fast stets außer Betracht gelassen, welches biochemische Schicksal die Substrate und Hilfsstoffe im weiteren erleiden. Dies – und viele andere Zusammenhänge – zu lehren ist Aufgabe der Biochemie. Die nötigen Grundlagen zum Verständnis dazu sollten mit diesem Buch aber gelegt worden sein.

Abbildungsnachweise

Abb. 8, 63, 64 Sykes, Reaktionsmechanismen der org. Chemie
Abb. 19, 58, 61 Eberson, Organische Chemie (Thieme)
Abb. 20 Pauling, Chemie
Abb. 24, 25, 26 Christen, Chemie
Abb. 34 Documenta Geigy
Abb. 40 Wallhäuser-Schmidt, Desinfektion, Sterilisation
Abb. 57, 84, 98, 100 Karlson, Biochemie
Abb. 60, 97, 102 Dickerson u. Geiss, Struktur u. Funktion der Proteine
Abb. 83, 85, 87 Beyer, Lehrbuch der Organischen Chemie
Abb. 93, 108 Lehninger, Biochemistry
Abb. 86, 88, 92, 105, 106 Buddecke, Grundriß der Biochemie
Abb. 89, 94, Metzner, Die Zelle (Wiss. Verlagsges. Stuttgart)
Abb. 91 Korolkovas, Grundlagen der molekularen Pharmakologie
Abb. 92, 101, 109 Stryer, Biochemistry
Abb. 103, 104 Beyermann, Molekülmodelle

Sachverzeichnis

A
AAA-Regel 305
Abbau von CH-Ketten von
  Detergentien 279
Abführmittel 71
Abgase 109
abgeschlossenes System 122
Abklingfaktor 177
Abkühlungsgesetz 177
Ablesen des genetischen Codes 363
Absorption 154
Acceptor 54, 68
Acetal 267
Acetaldehyd 237, 378
Acetanhydrid 290
Acetat 238
– Puffer 136 f.
Acetessigsäure 284, 297
– Ethylester 284
Aceton 65, 150, 238, 269, 298
– Körper 298
Acetylaceton 269
Acetylchlorid 291
Acetylcholin 265
Acetylcholinesterase 265
Acetyl-CoA 381, 383
Acetylcysteamin 284
Acetylgalactosamin 350
Acetylglucosamin 350
Acetylphosphat 291
Acetyl-Rest 275
Acetylsalicylsäure 275, 284
Achterkonfiguration 40
Acidität 277
– Ch-acider Verbindungen 269
Acidose 134
Aconitase 381
Aconitat 382
acylgruppenübertragendes Enzym 378
Acyl-Gruppierung 261, 275
– Rest 275
Addition 110, 245, 266 f.
Additionsreaktion, Mechanismus 245
– pH-Optimum 266
Additions-Eliminations-Mechanismus
  267, 280, 283
Adenin 318, 333 f., 375
Adenosin 318, 375

Adenosindiphosphat, s. a. ADP 369, 376
Adenosinmonophosphat 292, 319, 375
Adenosintriphosphat 292, 369 ff.
ADH 309
Adiuretin 309
ADP, s. a. Adenosindiphosphat 369 f.,
  376
Adrenalin 332
Adsorption 154
Adsorptionschromatographie 157 f.
Adsorptionsgleichgewichte 170
Aerosol 76
Äpfelsäure 294
Aggregatszustand 74
Aglycon 318
Akkumulator 101
Aktionspotential 67
aktiver Transport 67, 170
aktives Zentrum im Enzym 352 ff.
aktivierte Essigsäure 271, 297, 378 f.
aktivierte Verbindung 289
aktivierter Komplex 201, 356
Aktivierung 360
Aktivierungsenergie 73, 181, 201 f.
Alanin 229, 301, 345
β-Alanin 302
Albumin 46, 70, 346
Albuminurie 166
Aldehyd 237, 250, 263, 265 f.
– Hydrat 266
Aldimin 261, 268, 347
Aldol-Addition 270, 372, 383
– Kondensation 271
Aldolase 369
Aldose 309 f.
alicyclisches System 221, 223 ff., 236
Aliphat 242
Alkalimetall 26, 36
– Gruppe 26 f.
– Ionen, Hydration 66
alkalische Esterhydrolyse 283 f.
Alkalose 134
Alkane 236, 241, 245 f.
Alkene 236, 242
Alkohole 48, 55, 68, 246, 248 f.,
  265 f., 276 f., 282
allergische Reaktion 356
allgemeine Gasgleichung 167

allgemeine Gaskonstante 104, 167, 181, 195
allosterische Modifikation 360
Alkyl 241
all-trans 325f.
Ameisensäure 238, 274
Amidaminosäure 351
Amide 68, 263, 287f.
Amin-Salz 136
Amine 47, 55, 88, 136, 258f., 274, 280
Amine, biogene 295
Aminoacylglykane 333
p-Aminobenzoat 275
Aminobenzoesäure 275
p-Aminobenzoesäure 275
γ-Amino-butansäure 302
α-L-Aminocarbonsäure 299f.
Amino-Ende 306, 364
Amino-ethanol 264, 295, 323f.
Aminoethanthiol 377
Aminosäure 88, 112, 290, 295, 297, 299f.
– basische 113, 302f., 340
– neutrale 302
– saure 113, 302f.
Aminosäure-Arm 339
Aminosäuren
– Decarboxylierung 295
– Desaminierung 383
– proteinogene 300f., 341
– und Citrat-Cyclus 383
α-Aminosäure 227f., 299f.
β-Aminosäure 302
γ-Aminosäure 302
δ-Aminosäure 302
Aminosäuresequenz 306
Aminozucker 316, 328, 333
Ammoniak 38, 45, 47f., 54f., 84, 150, 268, 280
Ammonium 130, 264
Ammoniumchlorid 86
Ammonium-Ion 86
– Salz 259, 264
– Verbindung 264
AMP, s.a. Adenosinmonophosphat 292, 319, 365
amorph 74
amphipathisch 277
amphiphil 277, 325
amphiphile Stoffe 192
Ampholyt 88, 159, 303f.
Amylopektin 328
Amylose 328f., 338
anaerob 104
Analgetikum, Formeln 234f.

– Wirkungsweise 235
analgetisch 234
Androstan 224
Anilin 259f.
Anilinium-Kation 259
Anion 34, 239
– Hydratation 67
Anionenaustauscher 158
Anlagerungsreaktion 356
Anomere 314f.
Anorganische Chemie 49
Anschwellfaktor 177
Anthocyanfarbstoffe 318
Anthracen 243
Antibiotika 63
Anticodon 339f.
Anticodon-Arm 339, 364
antidiuretisches Hormon 308
Apatit 90
apolar 152, 192, 239, 321
äquimolar 101
Äquivalenzpunkt 142f.
Aquokomplex 56
Arachidonsäure 274
Arbeitsenergie 183
Arginin 288, 299f., 340, 354
Aromaten 213, 219, 242ff., 247f.
aromatischer Ring, Bindungslänge 214
Arrhenius 180
Arzneimittel-Rezeptor-Beziehungen 186, 356
Asparagin 300, 351
Asparaginsäure 300, 383
Arsen 33
Aryl-Rest 243
Arzneimittel 153, 261
Arzneimittelwirkungen 235
Ascorbinsäure 104, 347
Assoziate 63f.
Assoziation 69, 249
Asymmetriezentrum 228, 299
asymmetrisch substituiertes C-Atom 216, 226f.
Atemluft 75
Atmungskette 200, 384f.
Atombindung 39
Atommasse, absolute 21
– relative 22
Atomradius 33
ATP, s.a. Adenosintriphosphat 292, 365, 369ff., 383
Aufstellung 228
Aussalzen 66
Ausscheidungskinetik 177
Austauschverteilungskoeffizient 158

Autoabgase 109
Avogadro-Konstante 22, 115
axial 221, 314, 329
Azomethin 261

B
β-glucosidisch 332
β-glucosidische Bindung 332
Bakterienmembran 332
Bakterizid 63, 253
Barbitursäure 288
Barium 33
Bariumsulfat 151
Base 81 f., 259
Basen (in Nucleinsäuren)
- große 334, 339
- kleine 334, 339
Basenpaarung 337, 339
Basentriplett 362
basischer Bereich 133
Basizität 244, 251, 259 f., 308
Benzoat 275
p-Benzochinon 272
Benzoesäure 275
benzoid 272
Benzol 150, 213, 243, 247
- ebener Bau 213
- Mesomerie-Energie 213
- Orbitalmodell 213
Benzolsulfonsäure 255
Benzoyl-Rest 275
Benzpyren 243, 248
Berechnung des isoelektrischen
 Punktes 304
Bernsteinsäure 298
Beweglichkeit, molekulare 72
Bezugselektrode 98
Bicarbonat 89
bidentat 57
Bildungsenergie 42
Bindigkeit 45
Bindigkeitsregeln 83
σ-Bindung 210
Bindungsachse 45
Bindungsabstand 45 f.
Bindungsenergie 42, 185
- kovalente Bindung 42
- koordinative Bindung 55
- hydrophobe Wechselwirkung 71, 192
- Wasserstoffbrückenbindung 68
- van-der-Wals-Bindung 71
Bindungslänge 45, 214
- Ozon 52
Bindungswinkel 47, 209, 211, 244
- bei sp^2-Hybridisierung 211

- sp^3-Hybridisierung 209
biogenes Amin 295
Biokatalysator 62, 134, 206, 354
1,3-Bisphosphoglycerat 371
Bittersalz 150
Blausäure 82, 150
Blei 33
Bleisaum 151
Bleisulfid 151
Blut 59, 75, 148, 156
Blutalkohol 163
Blutgerinnung 63, 274, 303
Blutgruppensubstanzen 350
Blut-Hirn-Schranke 166
Blutkonserve 63
Blutplasma 59, 133
Bodenkörper 149
Bohr-Effekt 134
Boten-RNA 334
Bowmansche Kapsel 166
Brechzahl 78
Brenztraubensäure 294, 378
Broenstedt 81 f.
- Base 81 f., 131 f.
- Säure 81 f.
Brom 26, 33, 245, 247
Bromierung 247
Bromthymolblau 146
Bromwasserstoff 51, 82
Butadien 212, 242,
Butan 217, 220
Butanol 237
2-Butanol 218
Butanon 238
Butansäure 238
Buten 236, 242
Buttersäure 78, 83, 238, 274
Butyl 241
Butylamin 237
Butyraldehyd 237
Butyrat 238, 274

C
Cadmium 33, 359
Calciumcarbonat 108
Calciumchlorid 89
Calciumfluorid 89 f.
Calciumsulfat 108, 150
Calcium-Ionen 90, 279
Calciumoxalat 149
Calciumphosphat 149, 151
c-AMP 292
Capronaldehyd 283
Capronat 283
Carbanion 270, 378

Carbonat 89
Carbonsäureamid 263, 280
Carbonsäureanhydrid 280, 290
Carbonsäurechlorid 263, 273
Carbonsäure-Derivate 263 f., 280
Carbonsäureester 126, 280 ff.
Carbonsäuren 238, 263 f., 274 f.
Carbonsäurethioester 284, 289
Carbonyl-Gruppe 214 f., 265 f., 276
– Polarisation 214
Carboxy-Ende 306, 364
Carboxypeptidase 353 f.
β-Carotin 247
Carotinoide 247, 322, 325
C = C-Doppelbindung 210 f.
Cellobiose 319 f.
Cellulasen 332
Cellulose 332
Cerebrosid 324
CH-acide Verbindung 269 f.
Chelat 57 ff., 114, 124, 254, 303
Chelatkomplex 352, 389 f.
Chelator 57, 151
chemische Bindung 39
– Energie 185
chemisches Gleichgewicht 119 f.
Chinhydronelektrode 103, 106, 141, 148
Chinoid 272
Chinon 102, 104, 271 f.
chirales Reagenz 230
Chiralität 215, 226 f.
Chiralitätszentrum 215, 226
Chloramphenicol 161
Chlorid-Ion 89
Chloroform 256, 291
Chlorwasserstoff 38, 51, 82
Cholesterol 192, 226, 324, 351, 381
Cholin 264, 295
– aktiviertes 376
Cholinesterase-Hemmer 265
Cholsäuren 255, 325
Chondroitinsulfat 333
CH-reaktiv 378
Chrom 32
Chromatographie, analytische 163
– präparative 163
chromatographische Daten 78, 163 f.
Chromoproteide 351
Chromosom 32
Chylomikronen 154
cis-Form 222 f., 314
cis-Stellung 314
cis-trans-Isomerie 215, 222 f.
cis-trans-Umwandlung 326
Citrat 63, 294, 382

Citrat-Cyclus 383
– und Aminosäuren 383
Citronensäure 86, 219, 271, 294, 297
– Cyclus 297, 383 f.
Citrullin 299, 302
CMP 375
Cobalamin 62
Cobalt 31 f.
– Isotop 21
Cobaltchlorid 89
Cobaltsulfat 89
Code, genetischer 363
– Ablesen 363
Coenzym A (= CoA) 254, 271, 376 ff.
Coeruloplasmin 62
Coffeinprobetrunk 145
Colamin 264, 295, 323
Compacta 90
Cortisol 325, 356
Cowpersche Drüsen 135
Cracken 246
C-terminales Ende 306
CTP 375
Cumarin 286
Cyanhämoglobin 62
Cyanid 56, 89
– Toxizität 57, 62
Cyankali 56
Cyano-Komplex 56
Cyanwasserstoff 82
cyclische Ester 286
– Ether 252
– Konjugation 212
cyclisches Halbacetal 312 f.
cyclo-Adenosinmonophosphat,
s. a. cyclo-AMP 292
Cycloalkan 50, 242
cyclo-AMP 292
Cyclobutan 236
Cyclohexan 221, 236, 243
– Derivate 222
Cyclohexan-diol 222
Cyclohexanhexol 232
Cyclohexanol 222
Cyclopentan 223, 236
Cyclopropan 236
Cysteamin 254, 295
Cystein 255, 265, 295, 301
Cysteinsulfonsäure 256
Cystin 301
Cytidin 375
Cytidinmonophosphat 375
Cytidintriphosphat 375
Cytochrome 62, 351, 389 f.
Cytochrom-Fe^{2+} 385

Cytoplasma 335
Cytosin 333 f., 375

D
d 22
Da 22
Dalton 22
Dampfdruckunterschiede 170
Darmsaft 133
Decarboxylierung 295, 297
DDT 257
D-Form 228, 310 f.
Dehydratisierung 245
Dehydrierung 245, 250
Dehydroascorbinsäure 102 f.
Dehydrogenasen 386
Dekontamination 63
delokalisiert 51, 61, 83, 206, 212
Denaturierung 191, 350
Depotwirkung 160
Desaminierung 383
Desinfektion 263
Desoxyribonucleinsäure 334 f.
Desoxyribose 311, 333 f.
Destillation 75, 170
Detektor 162
Detergentien 279
Detoxifikation 63
Dextran 332
deuteriertes Wasser 166
Deuterium 19
Dezimalwert 7
Diabetes 298, 321
Dialyse 165 f., 170
Diaminoethan 58, 124
Diastereomere 230, 232, 359
Dicarbonsäure 298
Dichlormethan 256
Dicumarol 274
Dielektrizitätskonstante 15, 149 f., 186
Dien 242
Diethylether 150, 251 f.
Diffusion 164, 180, 190 f.
Diffusionsgesetz 164 f.
Diffusionsversuche 332
Digitalisglycoside 318
Dihydrogenphosphat 89, 130, 136, 140
Dihydrostreptomycin 161
Dihydroxyaceton 271, 309
Dihydroxyacetonphosphat 370
Diisopropylfluorphosphat 358
Dimension 6
Dimethylamin 259
Dimethylbutan 217
Dimethylether 219

Dimethylketon 238
Dinatriumhydrogenphosphat 89
Diol 249
Dioxin 109 f., 258
Dipeptid 305 f.
p-Diphenole 102, 253
Diphosphoglycerinsäure 292
Dipol 15, 64
Dipolmolekül 53
D-Reihe 310, 312 f.
Disaccharid 319 f.
Dissoziation 81
– schwacher Elektrolyte 128 f.
– thermische 110
– von Säuren 196
Dissoziationsenergie 42, 185
Dissoziationsgleichung 84 f.
Dissoziationskonstante 123, 128 f.
Disulfid 102, 253, 349
– Brücke 102, 113, 253, 349
Disulfid, cyclisches 379
DNA 334 f.
– Doppelstrang 334 f.
Donnan-Gleichgewicht 167 f.
– Potential 169
Donor 54, 68 f.
Doping-Kontrolle 163
Doppelbindung 49, 110, 204, 210 f., 237, 242 f.
doppelte Umsetzung 81
d-Orbital 30
Drehbarkeit, freie 45, 49, 215 f., 219 f.
Drehung der Schwingungsebene 230
Dreifachbindung 49
dreiprotonig 81 f.
Dreipunktmechanismus 356
Dreisatz 10
Dreisatzrechnung 116
dreiwertig 248
Druck-Volumen-Arbeit 183
Dünnschichtchromatographie 163

E
Ebene der σ-Bindung 210 f.
Ebene der Peptidbindung 307, 343
Edelgase 26 f.
Edelgaskonfiguration 40, 43
EDTA 63, 303
Eichpuffer 147
Einheitsmembran 193
einprotonig 81 f.
einwertig 237, 243, 246, 248, 252
Einzelreaktion 127 f.
Eisen 32, 60
– Elektronenkonfiguration 61

Eisenchlorid 89
Eisen-Porphyrin-Komplex 60
Eiweiß (s. a. Protein) 64, 66, 70, 112, 134, 206, 262, 341 f.
Eiweißbindung 135, 162
Elaidinsäure 223
elektrische Leitfähigkeit 36, 50
elektrochemische Zelle 100
Elektrolyt 81 f.
– schwacher 81, 83
– starker 81, 85, 89
elektrolytische Dissoziation 81
elektromotorische Kraft 104
Elektron, Korpuskel 23
– Welle 23
Elektronegativität 35 f., 40, 50 f., 214, 378
Elektronegativitätsdifferenz 40, 51
Elektronen 17 f.
– abstoßender Effekt 261
– anziehender Effekt 261
Elektronenacceptor 40, 92
Elektronenaffinität 35
Elektronendelokalisation 51, 212
Elektronendichte 44, 272, 357
Elektronendichtekarte 272
Elektronendonator 40, 92
Elektronenkonfiguration 40
Elektronenpaarbindung 44
Elektronenpaare, freie 48, 54, 68 f.
Elektronenstruktur 104
Elektronentransfer 40, 92 f.
Elektronentransportsystem 385
Elektrophil 239 f.
elektrophiles Zentrum 266
Elimination 110
Eluat 162
eluieren 159, 162
Embolie 157
EMK 104
Emulgator 277 f., 325
Emulsion 76
Enantiomeres 229 f.
– Eigenschaften 229 f.
3'-Ende 364
5'-Ende 340, 364
endergone Reaktionen 201
endergonisch 188
Endopeptidase 353
endoplasmatisches Reticulum 335
endotherm 184
endständig 218
energetische Kopplung 198 f.
Energiediagramm 182, 188, 203
Energieprofil 201 f.

energiereiche Bindung 293, 365 f.
Energieschema 31, 213
Energiespeicherstoff 331
Enol 296 f.
Enolase 369
Entgiftung 63, 303, 316
Enthalpie 184
Entropie 187, 189 f., 192, 195
Entropieglied 187
Entzündung 135
Enzym 32, 134, 206 f., 233 f.
– Aktivierung 360 f.
– Hemmung 206, 235, 359, 360 f.
– pH-Abhängigkeit 361
– Nomenklatur 361
– Reaktionsspezifizität 205
– Selektivität 234 f.
– Substratspezifizität 205
– Temperaturoptimum 360
– Vergiftbarkeit 205
Enzym-Substrat-Reaktion 234
E_o-Wert 99 f.
equatorial 221, 314
Erdalkalimetall 36
– Gruppe 26 f.
Erdalkalisulfat 150
Erhaltungssatz 15
– von Massen 114
– von Ladungen 114
Erythrocyten 46, 59, 133, 159 f., 167
– Bildung 32, 160
Erythrocyten, mikroskopisches Aussehen 167
– Redoxpuffer in 306
Erythromycin 161
erythropoetisches System 20
Essigester 124, 126
Essigsäure 83 f., 124, 126, 128 f., 150, 238, 274, 277, 284
– Titrationskurve 144
Ester 250, 281 f.
– Bildung 282
– Mechanismus 282
– Gleichgewicht 126
Esterhydrolyse 283 f.
Esterlipide 322 f.
Esterverseifung 174, 178
Ethan 217, 220
1,2-Ethandiol 249
Ethanol 65, 124, 126, 150, 219, 237, 249, 280, 284
Ethen 211, 236
Ether, asymmetrische 251
– symmetrische 251
Ethyl 241

Ethylacetat 284
Ethylamin 237
Ethylmercaptan 254
eukaryont 334
exergone Reaktionen 201
exergonisch 188
Exopeptidase 353
exotherm 184
Extinktion 80
Extinktionskoeffizient 79
extrazellulärer Raum 66, 165
Extremwert 13 f.
EZR 160, 165, 169

F

FAD 376 ff., 380, 382, 384 f.
$FADH_2$ 380, 382, 384, 388
Faltblatt 342, 345
Faltblattstruktur 345
Faradaysche Konstante 104, 196
Fette 64, 286, 322, 351, 383
– Nachweis 154
– Schmelzpunkt 322
– Verseifung 287, 383 f.
Fettsäure 383
Fettsäure-Synthetase-Komplex 349
Fettsäuren, Abbau 297, 381
– Aufbau 297, 381
Feuerlöscher 291
fibrilläre Proteine 347
Fibrin 347
Fibrinogen 46, 347
Fischer-Konvention 228 f., 231
– Projektion 228 f.
– Projektionsformel 299 f., 311 f.
Flavin-adenin-dinucleotid 376
Fließgleichgewicht 122
Flüssigkeit 74
Flüssig-flüssig-Verteilung 153 f.
Fluoreszensfarbstoff 263
Fluorierung 90
Fluorwasserstoff 51
Flußsäure 87, 150
Flußsäureverätzung 87
Folsäure 275
α-Form 314 f.
β-Form 314 f.
Formaldehyd 237, 256, 262
Formiat 238, 274
freie Drehbarkeit 215, 220
freie Energie 187 f., 356
– Bestimmung 194 f., 197
– unter Standardbedingungen 194 f.
freie Enthalpie 187
freies Elektronenpaar 48, 54, 215

Fructokinase 374
Fructose 328, 332, 369, 373
Fructose-1,6-bisphosphat 370
Fructose-1-phosphat 374
Fructose-1-phosphat-aldolase 374
Fructose-6-phosphat, s. a. Fru-6-P 370, 372
Fru-6-P, s. a. Fructose-6-Phosphat 370, 372
Fucose 351
Fumarat 298, 382
Fumarsäure 174, 217, 222, 298, 382
fungizid 63
Funktionsisomerie 216
Furan 312
Furanose 312 f.

G

GABA 302
Galactokinase 374
Galactosamin 316, 328
Galactose-1-phophat 374
Galactosid 317
Galacturonsäure 316, 328
Galactose 311 f., 314, 320, 369, 374
Galle 133
Gallengangverschluß 325
Gallensäuren 192, 247, 278, 325
galvanisches Element 101
Gammexan 257
Gaschromatographie 163
Gas, ideales 72
– reales 72
Gasreaktion 126
Gasverteilungskoeffizient 155 f.
Gefriertrocknung 170
gekoppelte Reaktion 367
gekoppelte Säure-Basen 85
gekoppeltes Gleichgewicht 127 f., 198
Gelchromatographie 161
Gemenge 76
Gemisch 75, 78
genetischer Code 363
genetischer Defekt 359
Gerüstproteine 350
gesättigte Lösung 149 f.
Gesamtreaktion 127 f.
Gesamtreaktionsgeschwindigkeit 120 f.
geschlossenes System 122, 188
geschwindigkeitsbestimmender Schritt 175, 181
Geschwindigkeitskonstante 173 f.
Geschwindigkeitsverteilung 72 f.
– im Gas 72, 183
Gewebshormon 356

Gibbs' freie Energie 187
Gibbs-Helmholtz-Gleichung 187f., 195
Giftwirkung 62, 359
Gips 108, 150
Gitter 73f.
Gitterenergie 150, 186
Gitterpunkt 73
Gitterstruktur 150
Glas 74
Glaselektrode 147f.
Glasmembranelektrode 147f., 167
Gleichgewichtsbedingungen 189
Gleichgewichtsenergetik 182
Gleichgewichtskonstante 120, 124f., 178, 195f.
Gleichgewichtszustand 182
gliöse Grenzmembran 166
Globin 60, 134, 193
Globulin 70
Gluconsäure 284, 316
Gluconsäurelacton 284, 316
Glucosamin 316, 328
Glucose 38, 311f., 314f., 319f., 328, 366, 368ff.
Glucose, aktivierte 374f.
α-Glucose 174, 314f.
β-Glucose 174, 314f.
Glucoseersatz 374
Glucose-1-Phosphat 366
Glucose-6-Phosphat, s. Glu-6-P 366, 369f.
Glucosid 317
Glukagon 332
Glu-6-P, s.a. Glucose-6-Phosphat 366, 369
Glutamat-Oxalacetat-Transaminase 297, 361
Glutamin 300, 351
Glutaminsäure 300, 354, 383
Glutamyl-cysteyl-glycin 306
Glutarat 298
Glutarsäure 298
Glutathion 306
Glutathiondisulfid 306
Glycerat 294
Glycerin 249, 284, 383
Glycerinaldehyd 271, 307, 309f.
Glycerinaldehyd-3-phosphat 370, 386
Glycerinaldehyd-3-phosphatase 369
Glycerin-1-phosphat 366
Glycerinsäure 294
Glycin 114, 301, 344, 346
Glykogen 113, 135, 331, 369
Glykogenspeicherkrankheiten 332
Glykol 249

Glykolyse 368f.
Glykolyse, anaerobe 373
Glykoproteine 350
glykosidische Bindung 351, 375
GMP 375
Gonan 224
Grenzbedingungen 15
Grenzflächenspannung 277
Griseofulvin 161
Gruppe 27
Gruppenübertragung 255, 289, 375f.
Gruppenübertragungspotential 366, 375f.
Guanidin 260, 288, 354
Guanin 333f., 375
Guanosin 375
Guanosinmonophosphat 375
Guanosintriphosphat, s.a. GTP 375, 382
GTP, s.a. Guanosintriphosphat 375, 382

H
HDL 351
Häm 60f.
Häm-Eisen, Zweiwertigkeit 306
– Gruppe 193
Hämatokrit 59
Hämoglobin 31, 56, 59ff., 261, 348, 351, 359
Hämtasche 348
Händedesinfektion 279
H-Ionen 54, 131, 147, 350
Halbacetal 267, 312, 317
Halbketal 267, 312, 317
Halbwertszeit 20, 176
Halbzellen 98, 101, 105
Halbzellenreaktion 92, 95, 101, 105
Halogene 26f., 37
Halogen-Verbindung 256f.
Halothan 256
Harn 134
Harnbereitung 180
Harnstoff 38, 288
– Cyclus 288, 299
hartes Wasser 279
Hauptgruppenelemente 27, 29
1. Hauptsatz 183f.
2. Hauptsatz 187f.
Haut 279
Haworth 315, 317
Heidelberger Kapsel 145
Helical 330, 343
Helium 33, 157
α-Helix 112, 342
Hemmstoff 360f.

Hemmung 360f.
Henderson-Hasselbalch-Gleichung 137f.
Heptose 309
Heterocyclen 243f.
heterocyclisch 243
heterogene Gleichgewichte 141ff., 148ff.
heterogene Katalyse 204
Heteroglykan 328, 333
heterolytische Spaltung 110
heteropolare Bindung 39
Heteroringe, Bezifferung 334
Hexanhexol 249
Hexanol 237
Hexansäure 238
Hexen 236
Hexokinase 369
Hexose 309f., 368
Hexyl 241
Hexylamin 237
high density lipoprotein 351
Hilfselektrode 147
Hin-Reaktion 119f.
Histamin 145, 264, 295, 356, 362
Histidin 295, 300, 340, 361
Histidin-Decarboxylase 361
Histologie 154, 262
Histone 340
hochmolekular 38, 161
homogen 76
homogene Katalyse 204
Homoglykane 328ff.
homologe Reihe 217, 236f.
homöopolare Bindung 39, 42f.
Homöostase 134
Hormon 309, 332, 356, 365
Hungerkurve 177
Hyaluronsäure 333
Hybridisierung 47, 208f.
Hybridorbital 209
Hydrat 64, 266
Hydratation 64f.
Hydratationsenthalpie 186
Hydratationszahl 65
Hydrathülle 64, 350
Hydratisierung 245
Hydrazin 268
Hydrazon 268
Hydrierung 245
Hydrochinon 102, 104, 273
Hydrogencarbonat 84, 130
Hydrogenphosphat 84, 130
Hydrolyse 91, 174, 254, 279, 293, 308, 319f., 322, 330, 353, 366
Hydrolyseneigung 281
Hydronium-Ion 54

hydrophil 154, 239, 277
hydrophob 154, 239, 277
hydrophobe Tasche 354
hydrophobe Wechselwirkung 192f., 345, 349
Hydroxyaromat 252
Hydroxylamin 268
Hydroxonium-Ion 54, 67
Hydroxyaminosäure 347, 351
Hydroxybuttersäure 298
Hydroxycarbonsäure 286, 293f.
α-Hydroxycarbonsäure 293
β-Hydroxycarbonsäure 293
γ-Hydroxycarbonsäure 286
Hydroxyethylstärke 332
β-Hydroxyfettsäure 297
Hydroxylierung 248
Hydroxyprolin 347
5-Hydroxytryptophan 295
Hypercholesterinämie 351
hyperbare Oxygenation 156
hyperton 167
hypoton 167

I

ideales Gas 72
Imidazol 244, 261
Imin 268
Imino-aminosäure 344
Immunantwort 307
Indikator 145
Indikatormethode 145
Indol 244
infrarotes Licht 79
Infrarotspektroskopie 79
Inhalationsnarkose 157, 252, 257
innere Energie 183
innermolekulares Razemat 232
Insektizid 155, 163, 257
Insufflation 156
Insulin 32, 349, 374
intermolekular 69, 349
interzellulärer Raum 66, 165
intramolekular 349
Inulin 166, 332
Invert-Seife 279
Iod 32, 257f.
– Überempfindlichkeit 257
Iodwasserstoff 51, 82, 125
Ionenaustausch 157f., 305
Ionenaustauscher 157f.
– Säule 159
Ionenbeweglichkeit 66
Ionenbindung 39f.
Ionen, Form 42

Sachverzeichnis 401

Ionenkristall 149
Ionennamen 41
Ionenprodukt des Wassers 131 f.
Ionenradius 34
Ion-Ion-Reaktion 81
Ionisierungspotential 35
ionogen gebauter Kristall 149
isobar 184, 188
Isocitronensäure 219, 381 f.
Isocitrat 382, 386
isocyclisch 243
isoelektrischer Punkt 159, 305, 341
isolierte Doppelbindungen 212 f., 242
isoliertes System 122
Isoleucin 301
Isomaltose 319, 330
Isomerisierung 372, 383
Isomerenumwandlung 216
Isomerie 215
Isoparaffine 241
Isopren 242, 247
– aktiviertes 383
isotherm 188
Isotop 18
– medizinische Nutzung 20
Isotopenhäufigkeit 19
Isotopenmarkierung 21
Isotopie 18
IZR 165 f., 168

K

Kaliumcyanid 56
Kalium-Ion 89
Kaliumnitrat 89
Kalomelektrode 100 f.
kalorischer Brennwert 383
Kalk 108
Katalysator 203 f., 246
– Einfluß auf Gleichgewicht 204 f.
– Einfluß auf Reaktionsenthalpie 204
– Reaktionsweise 204
– selektive Wirkung 205
– Vergiftung 205
Katalyse 266 f., 282, 285
Kation 34, 239 f.
– Hydratation 64 f.
Kationenaustauscher 157
Kationenradius 35, 65 f.
kd 38
Keilformel 225 f., 228 f.
Kelvin 8
Kephalin 322 f.
Kernladungszahl 18
Kernmembran 334
Ketal 267

Ketimin 261, 268
Ketocarbonsäure 297 f., 382
Keto-Enol-Tautomerie 296 f.
Ketoglutarat 294, 382, 386
Keton 238, 250, 261 f., 265 f.
Ketose 309, 311
Ketten 49, 215 f.
Kettenbildung 111, 217 f.
Kettenverlängerung 270
Kettenverzweigung 217 f., 279
Kinetik 171 f.
Kleeblattstruktur 339 f., 364
Knallgasreaktion 200, 384
Knochen 90, 160
– Abbau 90 f., 135
– Aufbau 90 f., 135
Knochenmark 248
Kobalt(III)-Ion 62
Kochsalz 39, 74
Körperzusammensetzung 64
Kohlendioxid 38, 82, 109, 157
Kohlenhydrate 64, 309 f.
Kohlenmonoxid 61, 109
Kohlensäure 82, 85 f. 130, 136, 288, 291
– Hydrogencarbonat-Puffer 140, 142
Kohlenstoff-Isotope 21
Kohlenwasserstoff 50, 217 f.
Kolinearität 364
Kollagen 346
Kollagenhelix 344
Kollagentripelhelix 346
kolloidal 350
Kompartiment 334 f.
Komplementärstrang 339 f.
Komplex 55 f.
Komplexbildungsreaktion 58, 114, 124
Komplexstabilität 123
Kondensation 269
kondensierte Phasen 183
Konfiguration 215 f., 330
Konfigurationsformel 228 f., 234
Konformation 215 f., 330, 348, 360
$4C_1$-Konformation der Glucose 314
Konformationsformeln 220 f.
Konformere 313 f., 330
Konformeres 216, 220 f.
konjugierte Doppelbindungen 212, 242, 247, 326
Konstitution 215 f.
Konstitutionsformel 228
Konzentration 22
Konzentrationsabhängigkeit des Potentials 104 f.
Konzentrationsangabe 116
Konzentrationskette 107 f.

Koordinationszahl 56, 114
koordinative Bindung 54 f.
Kopplung, energetische 201, 367
Kopplungsprodukte 255
korrespondierendes Säure-Basen-Paar 132
kovalente Bindung 42 f.
Kovalenz 45
Kreatin 288, 303
Kreatinin 303
Kreatinphosphat 366
Krebserzeugung 248
Krebswachstum 177
Krebszellen 104
Kristallgitter 73, 189 f.
Kristallisation 170
Kunststoff 74
Kupfer 31 f.
Kupfersulfat 89

L
Lactam 302
Lactat 294
Lacton 284, 286
Lactose 320, 369
Lambert-Beersches Gesetz 79
Langmuir-Isothermen 158, 207
Laufmittel 162
Laugenverätzung 86
LeChatelier 127
LDL 351
Lecithin 88, 192, 278, 323
Leucin 301
L-Form 228
Licht, infrarotes 79
– sichtbares 79
– ultraviolettes 79
Ligand 55 f.
Ligandenaustausch 56
Lipide 154, 321 ff.
Liponsäureamid 378 ff.
lipophil 154, 239, 278, 321
lipophob 154, 239
Liquor cerebrospinalis 133
Lithium 33
– Ion 66
Löslichkeit 152, 186
Lösung, echte 75, 77
– grob-dispers 77
– kolloidal 77
Lösungsmittel 152, 249
Logarithmen, binäre 9
– dekadische 9
– natürliche 9
logarithmische Auftragung 176

Loschmidt-Zahl 22
Lokalanästhetikum 275
low density lipoprotein 351
LSD 264, 356 f.
Lungenfunktionsprüfung 33
Lysergsäurediethylamid 356
Lysin 300, 340 f., 344

M
Magensaft 83, 133, 145, 160
Magensaftacidität 145, 160
Magen-Darm-Passage 151
Magnesium-Ion 89 f.
Magnesiumamoniumphosphat 151
Magnesiumsulfat 150
Makromolekül 112
Malat 294, 382, 386
Maleinsäure 174, 222
Malonat 298
Malonsäure 288, 298
Malonsäurediester 269
Malonyl-CoA 376
Maltose 319 f.
Mangan 32
Mannitol 317
Mannose 311 f. 314
– aktivierte 376
Mannuronsäure 316
maskiert 57
Masse 116
Massengehalt 117
Massenkonzentration 116
Massenwirkungsgesetz 120, 282
– Ableitung 120 f.
– Gültigkeitsbedingungen 121
– in homogenen Systemen 120 f.
Massenwirkungskonstante 121
Massenzahl 18
maximale Pufferkapazität 140
MDP 151
mehrkernige Aromaten 243
mehrprotonig 81 f.
mehrprotonige Säure, Titrationskurve 144
Mehrstufenreaktion 175, 199 f.
mehrstufig dissoziierend 85
mehrwertig 248 f., 252
Membran 67, 280
Membranbestandteile 323
Membrangleichgewichte 164 f.
Membranpotential 66 f. 90, 147, 169
Mercaptan 253 f.
Meso-Form 232
Meso-Inosit 232
Meso-Weinsäure 232

Mesomerie 52, 212, 213, 270, 276, 307, 325
messenger-RNA 334, 363
Meßfehler 7
meta-Form 219
Metall 36, 50
Metallelektrode 97f.
metallische Bindung 36, 50
Metallkomplex 55f.
Metaphosphorsäure 82
Metallproteine 352
Methämoglobin 61
Methan 44f., 209, 217
Methanol 65, 150, 237
Methionin 255, 264, 300
Methyl 241
Methylamin 237, 259f.
2-Methyl-1,3-butadien 242
2-Methylbutan 217
2-Methylbutanole 218
Methylethylketon 238
Methylglucosid 318
Methyl-Gruppendonator 255
Methyliodid 256
3-Methylpentan 217
2-Methyl-2-propanol 249
Methylpropylketon 238
Methylrot 146
Methyluracil 337
Micelle 192, 277
Michaelis-Konstante 206
Michaelis-Menton-Gleichung 206f.
Milchsäure 135, 294
Misch-Schmelzpunkt 78
Mitochondrien 62, 108, 335, 385
mittlere Bindungsenergie 185
mobile Phase 162
mol 22, 116
Mol 22
molar 22
molare Enthalpie 184f.
molare Masse 38
– absolute 38
– relative 38
Molekel 37
Molekül 37
– Hydratation 67
Molekülgitter 152
Molekülkarte 356f., 360
Molekülorbital 44
Molekülschwingungsspektroskopie 79
molekular dispers 77
Molybdän 31
Monocarbonsäure 298
monodentat 58
Monomeres 112

m-RNA 334, 363
Multienzymkomplex 348, 380
Myelin-Figur 193
– Scheide 154, 193f., 247, 323
myo-Inositol 232, 317

N
NAD^+ 369, 371, 376, 384f., 387
NADH 369, 371, 376, 382, 384ff.
Nano 8
Naphthalin 243
Naphthochinon 271ff.
α-Naphthol 253
β-Naphthol 253
Narkosewirkung 155
nativ 350
Natrium 34f.
– Entzug 159
– Ion 35, 89
Natriumbromid 89
Natriumchlorid 39, 89
Natriumcyanid 57
Natriumdihydrogenphosphat 89
Natriumfluorid 89
Natriumhydrogencarbonat 87
Natriumhydroxid 86
Natriumiodid 89
Natriumnitrat 89
Nebengruppenelemente 29f.
Nebennierenrindenhormone 247, 325, 357
Nekrose 86
Nephron 180
Nernst-Verteilung 153f.
Nernstsche Gleichung 104f.
Nervenaktion 66, 90
Nervenimpulsleitgeschwindigkeit 180
Netzebene 73
Neutralfett 322
Neutralisation 87, 114
Neutralpunkt 133, 143
Neutron 17
Newman-Projektion 220f., 224
N-Glykosid 318, 335
n-Hexan 217
Nichtmetall 36
Nicotinamid-adenin-dinucleotid 319, 369, 371, 376
Nicotinsäure 237
Nicotinsäureamid 237, 319
niedermolekular 38, 161
Nierenkörperchen 166
Nierenschwelle für Glucose 321
Nierensteinauflösung 151
Nierentubulus 309

404 Sachverzeichnis

Nitrat 89
Nitrit 89
Nomogramm 12, 142
Noradrenalin 235
Normalparaffin 217, 241
Normalpotential 99f., 197, 387
– biochemisches 388
Normalwasserstoffelektrode 98
Novocain 275
N-terminales Ende 306
Nucleinsäure 38, 70, 113, 333f.
– Basen 296, 333f.
– Code 363
– Proteinbiosynthese 362
Nucleonenzahl 18
Nucleophile 239f., 266, 274, 280
nucleophiles Zentrum 266, 270
Nucleosid 375
Nucleosiddiphosphat 375
Nucleotid 319, 375

O

oberflächenaktiv 277
Octapeptid 308
Ocytocin 308f.
Ölsäure 223, 274, 322
Öltröpfchenmodell 346
Östirol 324
offenes System 122
O-Glycosid 318
OH-Ionen 130, 132
Oktettkonfiguration 40, 83
Oktettregel 40
Oleandomycin 161
Oleat 274
Oligopeptid 112, 308, 341
Onium-Verbindung 259, 264
optischer Test 104, 386
Orbital 23f., 29, 34, 42
d-Orbital 29f.
p-Orbital 25, 210f.
π-Orbital 211
Ordnungszahl 18, 25
Organische Chemie 49
Ornithin 299, 302
ortho-Form 219
Orthophosphorsäure 82f.
Osmose 180
osmotische Funktion 90
osmotische Verhältnisse 167
osmotischer Druck 166f. 331
Ostwaldsches Verdünnungsgesetz 130
Oxalacetat 294, 382f.
Oxalat 63, 298
Oxalbernsteinsäure 294

Oxalessigsäure 271, 294, 382
Oxalsäure 298
Oxidation 92f., 250, 273, 293
Oxidationsmittel 92f.
Oxidationsvermögen 104
Oxidationszahl 92f.
oxidative Ringsprengung 248
Oxim 268
Oxocarbonsäure 293f.
Oxoglutarsäure 294, 382
Oxonium-Verbindung 251
Ozon 52f.

P

Palmitat 274
Palmitin 274
Palmitinsäure 274, 322
Pantothensäure 376f.
Pankreassaft 133
Pantocain 275
Papierchromatographie 164
PAPS 256, 292
Paraffine 236f., 241f.
para-Form 219
– Stellung 219
Parallelreaktion 181
parenterale Fett-Ernährung 278
Partialdruck 127
Pauling 50
Penicillamin 254
Penicillin 161
Pentan 150, 152, 217
Pentanal 238
Pentanon 238
Pentansäure 238
Penten 23, 5
Pentose 309f.
Pentyl 241
Pentylamin 237
PEP 296
Peptidbildung 305f.
Peptidbindung, Mesomerie 307
– trans-Struktur 307, 341
– Spaltung 353f.
Peptidrost 345
Periode 27
Periodensystem 25f.
perpetuum mobile 199
Pflanzenschutzmittel 257
pH-Abhängigkeit 97f., 102f.
– Bestimmung 106
– Messung 145f.
– Wert 130f., 145f., 361
Pharmaka 135

Pharmakon-Rezeptor-Wechselwirkung 272
Phase 76
– mobile 162
– stationäre 162
Phasengrenze 277 f.
Phenanthren 243
Phenolat 252
Phenole 68, 252 f., 276
Phenolphthalein 146
Phenylalanin 301, 308
Phenylhydrazin 268
Phenylhydrazon 268
Phenyl-Rest 243
Phosgen 291
Phosphamid 287 f.
Phosphat 89
– Ion 83, 86, 90 f.
– Puffersystem 136 f.
Phosphatase 91
Phosphate, energiereiche 366
Phosphat-Gruppenübertragungspotential 366
Phosphoadenosin-phosphosulfat 292
Phosphoenolpyruvat 296, 366, 371
Phosphofructokinase 369, 374
Phosphoglucose-Isomerase 369, 372
Phosphoglyceratkinase 369
2-Phosphoglycerat 371
3-Phosphoglycerat 371
Phosphoglyceromutase 369
Phosphokreatin 289, 366
Phospholipide 323 f.
Phosphor 18
– Isotop 20
Phosphorpentoxid 82
Phosphorsäure 8 ff., 130
– Dihydrogenphosphat-Puffer 136 f., 140
– Titrationskurve 144
Phosphorsäureanhydride 291 f.
5′,3′-Phosphorsäurediester-Bindung 336
Phosphorsäureester 281, 287, 291 f.
phosphorylierte Zucker 317 f.
Phosphorylierung 366
Photodissoziation 110
Photometrie 79
pI 304 f.
piko 8
Piperidin 244, 260
pK-Wert 129 f., 132, 146, 196, 260, 277 f.
planar 213, 334
Plasma 59, 75
Plasmaersatzmittel 332
Plasmaexpander 332

polar 51, 152, 192, 239, 323
polares Lösungsmittel 152
polarisierte Bindung 50 f.
polarisiertes Licht 230
Polyalkohol 249, 317
polycyclische Aromaten 243
Polykondensation 112
Polykondensationsprodukt 329
Polymeres, linear 329
– verzweigt 330
Polymerisation 111
Polyol 249
Polypeptid 341
Polysaccharid 328 ff.
Polyzythämie 20
Porphyrin 59 f.
– Ring 245, 389
Potential 97 f.
– Berechnung 100, 104 f.
– Kurve 42
Potenz 7 f.
Potenzrechnung 8 f.
primär 218, 248, 258
primärer Alkohol 248
primäres Amid 287
primäres C-Atom 218
primäres Phosphat 89
Primärsequenz 112, 341
Primärstruktur 112
Prinzip von LeChatelier 127
Prolin 201, 344, 346
Propan 217
Propanol 237
Propanon 238
Propantriol 249
Propen 236
Propionaldehyd 237
Propionat 238, 274
Propionsäure 238, 274
Propyl 241
Propylamin 237
Prostaglandin 274
prosthetische Gruppe 351
Protein s. Eiweiß
Protein 38, 64, 66, 70, 112 f., 169, 191, 206, 341 ff.
– Biosynthese 362 f.
– fibrillär 345
– globulär 346
– Puffersystem 140 f.
– zusammengesetztes 350
Proton 17, 42
Prototropie 111, 296
Psychosen 33
Pufferkapazität 140

Puffersystem 140
- offenes 141
Pufferung 135
Pufferungsbereich 141 f.
Purin 244
- Derivate 292, 296, 333 f.
Pyran 312
Pyranose 312 f.
Pyridin 244, 260
Pyridin-Ring 386
Pyrimidin 244
Pyrimidin-Basen 333
- Derivate 296, 333 f.
Pyrophosphorsäure 82 f., 287, 291 f.
Pyrrol 244 f., 260
Pyrrolidin 244, 260
Pyruvat 371, 378
Pyruvatkinase 369
p_z-Orbital 210, 213

Q

quartäre Ammonium-Verbindung 264, 280
quartäres C-Atom 218, 376
Quartärstruktur 113, 348
Quecksilber 33

R

Racemat 230, 232
Radikal 110, 239
radioaktiv markiert 380
radioaktiver Zerfall 177
Radioaktivität 19, 177
Radium 21
Ramachandran-Diagramm 343
Raumformel 235
Raumgitter 73
Reaktion bei konstantem Druck 184
- konstantem Volumen 184
Reaktion erster Ordnung 175 f.
- nullter Ordnung 175, 207
- pseudo-erster Ordnung 175 f.
- zweiter Ordnung 178 f.
Reaktionen, gekoppelte 198, 373
Reaktionsenergie 186
Reaktionsenthalpie 185 f.
Reaktionsgeschwindigkeit 171 f.
- Temperaturabhängigkeit 179 f.
- Zahlenbeispiele 178 f.
Reaktionsgleichung 114
Reaktionsmechanismus 266 f., 270 f., 281, 283 f.
Reaktionsordnung 173 f. 285
Reaktionsspezifität 205
Reaktionsparameter 126

Reaktionsweg 201
Reaktionswegdiagramm 201 f., 283
reaktive Teilchen 239
reales Gas 72
Redoxelektrode 97 f., 101, 106, 148
Redoxreaktion 92 f.
- Bilanzierung 95 f.
Redoxvorgänge, pH-Abhängigkeit 107
Redoxskala, biochemische 107
Reduktion 92 f., 104, 250, 273, 293, 317
Reduktionsmittel 92 f.
R_f-Wert 164
Reiner Stoff 75
Reinheitskriterien 78
Resonanz 214
Resorption 154
Retentionszeit 163
Retina 326
Retinal 325 f.
Retinol 325
RGT-Regel 180
Ribonucleinsäure 334 f.
Ribose 311, 316, 318, 333
ribosidische Bindung 317, 375
Ribosom 335, 364
ribosomale RNA 334
3',5'-Richtung 339
Ringbezeichung bei Steroiden 224
Ringe 50, 213, 221, 223, 236
Ringspannung 50, 57, 379
Ringsysteme 224 f., 236, 243 f.
Ringverknüpfung 225 f., 243
RNA 334 f.
t-RNA 334, 364
Röntgenkontrastmittel 33, 151, 257
Röntgenstrahlen 78, 151
Rotationsbewegung 74
Rotationseinschränkung 211, 221 f.
Rück-Reaktion 119 f., 178
Ruhepotential 66

S

Saccharose 174, 320, 369, 373
Sägebockformel 220
Sättigung 149, 158, 207
Säulenchromatographie 162, 170
Säulenmethode 162 f.
Säureanhydrid 82, 287, 291, 366
Säure-Basen-Paar 84 f.
Säure-Basen-Titration 141 f., 304
Säureanhydrid-Bildung 372
Säurechlorid 290
Säuredenaturierung 350
Säuredissoziation 81 f.
Säuremantel der Haut 279

Säuren 81 f., 238, 250, 255, 263, 269, 271, 274 f.
Säuren, starke 255
Säurestärke 255, 277
Säureverätzung 87
Salicylat 275
Salicylsäure 275, 284
Salpetersäure 82, 89
salpetrige Säure 89
Salz 89
Salzsäure 82 ff.
– Titrationskurve 142
Samenflüssigkeit 135
Sauerstoff 156
– Transport 59 f.
saure Esterhydrolyse 285 f.
saure Salze 89
saurer Bereich 133
Schiffsche Base 261, 268
Schilddrüse 20
Schilddrüsendiagnostik 33
Schlagfrequenz des Herzens 180
Schmelzen 74, 148
– unterkühlte 74
Schmelzenthalpie 186
Schmelzpunkt 75, 78, 322
Schmelztemperatur 78
Schrödinger-Gleichung 23
schwache Säure 83 f., 129 f., 143
Schwarmbildung 69 f.
Schwarmmoleküle 192
Schwarmstruktur 65, 69, 192
Schwefeldioxid 82, 108
Schwefelsäure 82 ff.
Schwefelsäureester 281, 333
Schwefeltrioxid 82
Schwefelwasserstoff 48, 69, 82
Schweflige Säure 82
Schweiß 69
Schwermetall-Ionen 253
– Vergiftung 253
Sechserkoordination 60
Sehvorgang 325 f.
Seife 192, 277 f., 287
sekundär 218, 248, 258
sekundärer Alkohol 248
sekundäres Amid 287
sekundäres C-Atom 218
sekundäres Phosphat 89
Sekundärreaktion 151
Sekundärstruktur 112
– Nucleinsäuren 338
– Proteine 342
Selektivität 57
semipermeable Membranen 166 f.

Serin 301, 323, 351
Serotonin 264, 295, 357
Serum-Glutamat-Oxalacetat-
 Transaminase 297
Sesselform 221
Sesselkonformation 221 f., 224, 313 f., 320 f., 325, 328 f.
Seveso 258
Sexualhormone 247
SGOT 297
sichtbares Licht 79
Sieden 148
Siedepunkt 69, 78, 249
Siedetemperatur 78
Sigma-Bindung 45, 210 f.
Silbernitrat 89
SI-System 8
Skelettisomerie 215 f.
Solvat 67
Solvatation 67
Solvatationsenergie 186
Solventien 67
Sorbit 249, 317
Sorbitol 248 f., 317
s-Orbital 24 f., 208, 210
Speichel 133
Speicherformen 331
Spektroskopie 79
Spektrum 104, 387
Sphäroprotein 346
Sphingoglykolipid 324
Sphingolipidie 322, 324
Sphingosin 324
Spick-Methode 21
Spin 24
Spongiosa 90
spontan ablaufende Reaktion 188, 193, 195 f.
spontaner Reaktionsablauf 188, 193, 195 f.
Spurenelement 31, 62
sp^2-Zustand 210 f.
sp^3-Zustand 209 f.
s^2p^2-Zustand 208
α-ständig 224 f., 277
β-ständig 224 f., 277
Stärke 113, 328 f., 369
Stammsäure 82
Standardbedingungen 194, 367
Standardenergien, biochemische 198
starke Säure 83, 130, 141
stationäre Phase 162
stationärer Zustand 122
steady-state-System 122
Stearat 274

Stearinsäure 274, 284, 322
Stechapfelform 167
α-Stellung 224, 277, 314
β-Stellung 224, 277, 314
m-Stellung 219
o-Stellung 219
Stellungsisomerie 218 f.
Steran 224
Stereoisomerie 215
stereoselektiv 359
Steroide 224 f., 271, 322
Steroid-Hormon 163, 324
Stillende 321
Stoffmengenangabe 116
Stoffmengenkonzentration 22, 116
Stoffwechsel, Aufgaben 368
– anaerober 104
– Regulation 365
Strahlenbelastung 20 f.
Strahlungsart 20
Strahlungsenergie 20
Stemptomycin 161
Stromschlüssel 107
Struktur 38
Strukturformel 38, 47, 210 ff.
Strukturisomerie 215 f.
Sublimieren 148
Substituenteneinfluß 261, 277
Substitution 110, 246
Substitutionsreaktion 246
Substrat 203, 205 f., 353 f.
Substrat-Enzym-Komplex 356
Substratspezifizität 205
Succinat 298, 382
Succinyl-CoA 382
Sudanrot 154
Sulfat 83, 89
Sulfid 89
Sulfit 89
Sulfonamid 256, 261, 287
Sulfonsäure 255, 261, 287
Sulfonsäureamid 256, 261, 287
Sulfonyl-Rest 261
Sulfopyruvat 256
Summenformel 38
Suspension 76
System 122 f.
π-System 211

T
Tartrat 294
Taucherluft 157
Taurin 255
Taurocholsäure 256
Tautomerie 288, 296 f.

TCDD 109, 110, 258
Technetium 33
Telecobalttherapie 21
Temperaturoptimum 360
teratogen 2
tertiär 218, 248, 258
tertiärer Alkohol 218, 248
tertiäres C-Atom 218
tertiäres Phosphat 89
Tertiärstruktur 113, 346 f.
– Nucleinsäuren 338
– Proteine 346
Testosteron 324
Tetrachlorkohlenstoff 256, 291
Tetrachlormethan 150, 256
Tetrachlorodibenzo-*p*-dioxin 109, 258
Tetracycline 161
Tetraeder 48, 209
Tetraederwinkel 48, 209, 227
Tetrahydrofuran 244
Tetrahydropyran 244
Tetrose 309
theoretische Ausbeute 116
Thermodynamik 182 f.
Thiaminpyrophosphat 378
Thiazol 244, 378
Thioalkohol 55, 102 f., 253 f.
Thiocarbonsäure-Ester 289
Thiocyanat 52
Thioether 254 f.
Thiosäure 82
Thioschwefelsäure 82
Threonin 231, 301, 351
Thymin 296, 333 f.
Thymolblau 146
Thyroxin 252, 258
Titrationskurve, Redox 102
– Säure-Base 141 f., 304
Tollens 315
Toluol 243, 248
Toxizität 262, 359
Transaminase 262
Transaminierung 262, 297
Transferrin 62
Transfer-RNA 334
trans-Form 222 f., 225, 307
Transkription 363
Translation 364
tranlatorische Energie 194
Transmission 80
Transportproteine 346, 352
Triacylglycerole 322
Tricarbonsäure 298
Trichloressigsäure 258
Tridentat 57

Trien 242
Triglycerid 322
Trimethylamin 262 f.
Trinatriumphosphat 89
Trinkwasserfluorisierung 90
Triol 249
Triose 309, 368
Triosephosphat-Isomerase 369
Tripelhelix 346
Tripeptid 306 f.
Tristearin 284
tritiiertes Wasser 166
Tritium 19, 21
Tryptophan 300
Tyrosin 300, 354 f.

U
Ubichinon 384 f., 389
Ubihydrochinon 384 f., 389
UDP-Glucose 375
UDP-Glucuronsäure 375
Übergangszustand 201
Übersättigung 149
ultraviolettes Licht 79
Umlagerung 111
UMP, s. a. Uridinmonophosphat 375
Umschlagspunkt 146
Umwandlungsenergie 216
Umwelt 109
Umweltgift 33, 57, 109, 258
Ungleichgewicht 149
Unit membrane 46, 165, 193, 247
Universalindikator 146
Unordnungsgrad 189
unpolar 53, 152, 239, 323
unpolare Aminosäure 192
unpolares Lösungsmittel 152
Unschärfe-Beziehung 23
Uracil 296, 333 f., 375
Urharn 180
Uridin 375
Uridindiphosphatglucose 374
Uridinmonophosphat, s. a. UMP 375
Uridintriphosphat, s. a. UTP 375
Uronsäure 316, 333
Uterus 309
UTP, s. a. Uridintriphosphat 375
UV-Absorptionsvermögen 386 f.

V
Vaginalsekret 135
Val 117
Valenzelektronen 29, 208
Valzenwinkel 48
Valeraldehyd 238

Valerianat 238
Valin 301
van-der-Waals-Kräfte 71
Variable 11
Vasopressin 308
Verätzung 87
Verdünnungsgesetz 130
Veresterung 372
Vergiftbarkeit 205
1,2-Verknüpfung 320 f., 332
1,4-Verknüpfung 320 f., 328 f.
1,6-Verknüpfung 330 f.
Veronal 289
Verseifung 283 f., 287
Verteilung nach Henry 155 f.
Verteilungschromatographie 161
Verteilungsgleichgewichte 170
Verwitterung 108
Vielstufenreaktion 199
Vitamin 351
Vitamin A 247
Vitamin B_{12} 32, 62
Vitamin C 347
Vitamin D 155
Vitamin K 273, 286
Volumengehalt 117
Vorwärtsreaktion 178

W
Wärmeenergie 183 f.
Waldsterben 109
Wanderung im Gleichspannungsfeld 305
Wannenform 221
Wasser 47 f., 54 f., 64 f., 68 f., 131,
   150, 152, 240, 268
– als Ampholyt 88
Wasserabspaltung 372
Wasserreinigung 159
Wasserstoff 200
– Bindigkeit 45
– Molekül 43 f.
Wasserstoffbrücken 113, 134, 191,
   249, 252, 261, 333 f., 343, 349
– bei Alkoholen 68
– Amiden 68
– Bindung 68 f.
– Phenolen 68
– Säuren 68
– Wasser 68
Wasserstoff-Ionenkonzentration
   129, 131, 133
Wasserstoff-Isotope 19
Wasserstoffperoxid 92, 174, 204
Wechselwirkung, hydrophobe 186, 343,
   345, 349

Wechselwirkung, van-der-Waals 186
Weinsäure 232, 294
Wertigkeit 117
– Ionen 34, 41
Wilsonsche Erkrankung 63, 254
Wirkungsoptimum 134
π-Wolke 211

Z

Zahlenwertangabe 7
Zahnschmelz 90
Zehnerpotenz 8
Zelle 46
– eukaryonte 334
Zellkernmembran 46
Zellteilung 180, 340
Zentralnervensystem 154
Zentralteilchen 55
Zerfallskonstante 123
Zick-Zack-Kette 222

Zink 32, 354, 359
Zinksulfat 89
Zucker 67, 262, 268, 271, 309 ff.
– Abbau 271, 368 ff.
Zucker, cyclische Form, Bezifferung 336
– Bezifferung der C-Atome 310, 336
– L-Reihe 351
– Reihe 310
Zuckeralkohole 317
Zuckerersatz 317
Zuckersäure 333
Zustandsformen 72 f.
zweiprotonig 81 f.
zweiwertig 248
Zwischenstoff 356
Zwischenstoffkatalyse 204
Zwischenstufen 203, 283 f.
Zwitterionen 88, 303, 323
Zwitterionenform 88, 299
zytologische Größen 46